# AIDE-MÉMOIRE

# DU VÉTÉRINAIRE

# AIDE-MÉMOIRE

# DU VÉTÉRINAIRE

## MÉDECINE, CHIRURGIE

### OBSTÉTRIQUE

### FORMULES

### POLICE SANITAIRE ET JURISPRUDENCE COMMERCIALE

PAR

**Jules SIGNOL**      **Paul CAGNY**

VÉTÉRINAIRES

MEMBRES DE LA SOCIÉTÉ CENTRALE VÉTÉRINAIRE

**H.-J. GOBERT**

VÉTÉRINAIRE DE L'ARMÉE

---

TROISIÈME ÉDITION

MISE AU COURANT DES PLUS RÉCENTS TRAVAUX

Avec 328 figures intercalées dans le texte

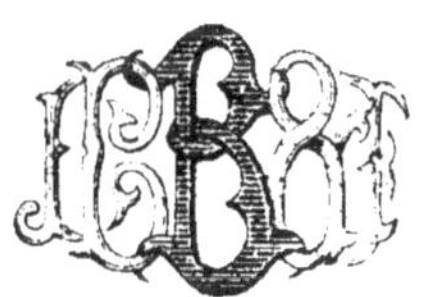

PARIS

LIBRAIRIE J.-B. BAILLIÈRE ET FILS

19, rue Hautefeuille, près du boulevard Saint-Germain

1904

# PRÉFACE

Dans la préface de son *Aide-Mémoire*, Signol disait :
« Comme l'indique le titre de ce livre, je me suis pro-
« posé de réunir, sous une forme aussi concise et aussi
« pratique que possible, les faits les plus importants de
« notre médecine ; j'ai voulu fournir aux praticiens, qui
« n'ont pas toujours le temps de se livrer aux travaux de
« cabinet, les principaux documents utiles, pour se tenir
« au courant de la science ; c'est pourquoi j'ai essayé de
« condenser les faits que je croyais devoir rappeler à leur
« mémoire.

« Pour arriver au résultat que je cherchais, c'est-à-dire
« le tracé des grandes lignes de la pathologie, de la chi-
« rurgie, de l'obstétrique, de la police sanitaire et de la
« jurisprudence, en même temps que je m'inspirais d'une
« pratique personnelle déjà longue, j'ai dû emprunter aux
« auteurs qui ont écrit sur la matière ; c'est ainsi que j'ai
« puisé dans l'œuvre considérable de M. H. Bouley, mon
« maître, dans les travaux si originaux de M. Chauveau,

« dans ceux de MM. Pasteur, Colin, Toussaint, Arloing,
« Cornevin et Thomas.

« J'ai mis ainsi à profit les observations de MM. Weber
« et Camille Leblanc, dont quelques-unes, pour être iné-
« dites, n'en ont pas moins une grande valeur pratique.

« En résumé, concision, exactitude, indication de do-
« cuments nouveaux, tels ont été mes objectifs, en rédi-
« geant ce *vade mecum* du vétérinaire. J'ai essayé d'être
« utile. Mes confrères apprécieront. »

Les vétérinaires l'ont apprécié favorablement, puisqu'ils demandent aujourd'hui une 3e édition de ce livre.

Signol avait une puissante faculté d'observation, un
esprit indiscutablement pratique et une évidente perspi-
cacité. C'était l'un des membres les plus estimés de notre
profession et le doyen de la Société centrale de médecine
vétérinaire. L'Académie de médecine avait récompensé
ses travaux en le nommant Correspondant. Il était déjà
malade lorsqu'il a fallu commencer la préparation de
cette édition.

Il me fit alors le grand honneur de me désigner pour
le remplacer.

Pour mettre cette nouvelle édition au niveau des progrès scientifiques acquis, avec la collaboration de M. Gobert, vétérinaire militaire, j'ai puisé dans les travaux de
Nocard, Leclainche, Cadiot et Almy, dans l'Encyclopédie
où M. Cadéac, professeur à l'École de Lyon, a groupé
autour de lui les professeurs Boucher, Montané, Conte,
Deland et Stourbe. Nous avons fait aussi des emprunts
aux livres publiés par nos confrères Butel, Jacoulet et
Chomel, Joly, Thary. Mais tenant avant tout à conserver

à l'ouvrage de Signol son caractère essentiellement pratique, nous avons demandé à deux de nos confrères de
l'Oise, MM. Bouchet (de Creil), et Delamarre (d'Acy), de
le relire avec nous.

Nous avons, M. Gobert et moi, cru pouvoir modifier la
division et la description des maladies adoptées dans les
éditions précédentes. Ainsi dans un chapitre nouveau, *Pathologie Générale*, les méthodes d'exploration de divers
organes et appareils ont été indiquées. Des maladies ont
été groupées : *Maladies contagieuses (microbiennes* et
*parasitaires)*, *Maladies internes* ou *des organes*, *Maladies
externes* ou *des régions*. Un chapitre spécial, *Chirurgie*,
a été consacré aux opérations courantes de la clientèle. Le
chapitre *Thérapeutique* a été remplacé par un résumé de
mon *Formulaire du Vétérinaire praticien*. J'ai gardé, tout
en les modifiant, les chapitres consacrés à *l'obstétrique*,
à la *Police sanitaire*, à *l'Inspection des viandes*, à la *Jurisprudence commerciale*.

Nous devons à l'obligeance de nos jeunes confrères de
Paris : Bricaire et Hénault, deux notices très intéressantes
sur les accidents du bétail en chemin de fer et sur le rôle
du vétérinaire chargé de les constater.

Ce livre étant un *Aide-Mémoire* pour l'exercice de
notre profession, nous avons attaché une importance particulière à l'indication des symptômes spéciaux de chaque
maladie, et nous avons éveillé l'attention du lecteur sur
les confusions possibles en matière de diagnostic.


J'ai à cœur de remercier M. Gobert. Dans cette refonte
du livre de Signol, j'ai mis à contribution l'amour du

travail et l'étendue des connaissances de M. Gobert dont j'ai pu apprécier l'utile collaboration dans la rédaction de notre *Dictionnaire Vétérinaire*.

Nous avons eu le regret de ne pas pouvoir soumettre notre travail à l'examen de Signol avant son décès survenu en janvier dernier. Nous serions très heureux si nos confrères jugeaient que cette édition n'est pas indigne de l'excellent praticien que fut Jules Signol.

Senlis (Oise), le 18 février 1904.

PAUL CAGNY.

# AIDE-MÉMOIRE
# DU VÉTÉRINAIRE

## LIVRE I

### PATHOLOGIE GÉNÉRALE

**Maladie**. — Perturbation survenant dans une ou plusieurs des parties du corps et se manifestant par le trouble des actes d'un ou de plusieurs organes, d'un ou de plusieurs appareils.

*Divisions*. — Très nombreuses : maladies innées (congénitales et héréditaires) et acquises ; maladies sporadiques (un ou plusieurs individus isolés), enzootiques (un certain nombre d'individus dans la même région), épizootiques (un grand nombre d'individus) ; maladies idiopathiques ou essentielles, symptomatiques, sympathiques ; maladies aiguës, chroniques ; maladies externes et internes, etc...

Une seule division est importante : *maladies contagieuses* qui sont susceptibles de se propager à d'autres animaux et *non contagieuses*. La *contagion* est *immédiate* quand la maladie se communique par simple contact, ou *médiate* quand elle se propage par l'intermédiaire de personnes, d'animaux, d'objets de pansage, des aliments, des boissons, etc... En réalité la contagion est presque toujours médiate. Les *microbes* ou *virus* sont les agents de la contagion.

ÉTIOLOGIE : Étude des causes. Celles-ci sont : *prédisposantes*, générales ou individuelles, qui diminuent la résistance de l'organisme et le rendent apte à contracter la maladie ; *occasionnelles* qui engendrent maladies sur individus prédisposés ; *déterminantes* déterminent maladie sur tous les sujets ; *spécifiques* déterminent maladies qui portent l'empreinte, le cachet de la cause.

Les principales causes sont : l'hérédité, le refroidissement, les agents physiques, chimiques, mécaniques, le surmenage fonctionnel et surtout les parasites et microbes.

*Microbes. Bactéries.* — Organismes inférieurs, microscopiques qui existent à l'état de germes (spores) ou à l'état adulte, dans les milieux (air, eau, terre), les corps qui nous entourent (fourrages, etc.) sur le corps et dans l'organisme des animaux. Ils se reproduisent par scissiparité ou par des spores. Les spores sont les organes de résistance des bactéries.

Au point de vue des formes on divise les bactéries en : *microcoques*, microbes arrondis, isolés qui peuvent être associés, par deux *diplocoques*, en chapelet *streptocoques*, en grappe *staphylocoques* : *bacilles*, qui ont la forme d'un bâtonnet, *vibrions*, *spirilles*, forme d'une spirale, etc... (voy. fig. 1, 2, 3).

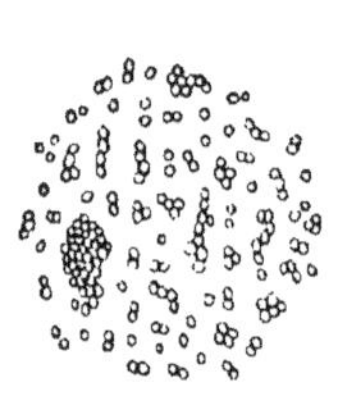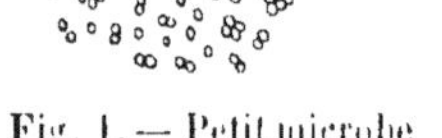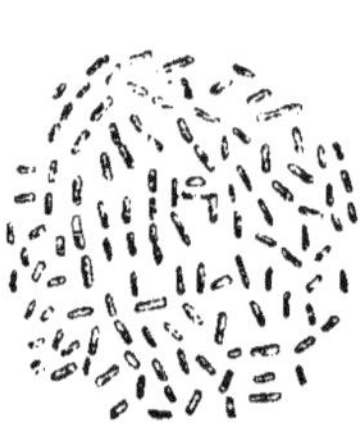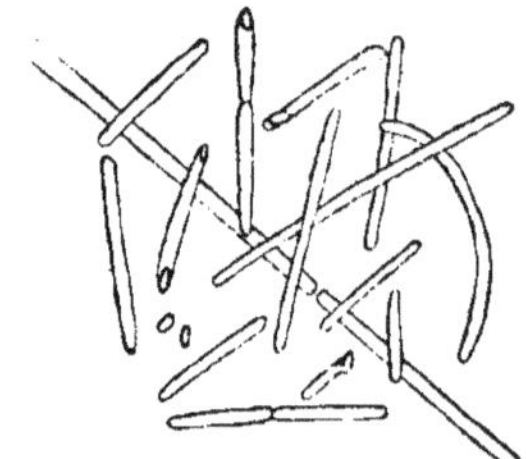

Fig. 1. — Petit microbe irrégulier.    Fig. 2. — Bactérie commune.    Fig. 3. — *Bacillus rigidus*.

On peut cultiver ces bactéries en les plaçant dans des milieux propices (*bouillons de culture*) et à une certaine température. On peut les étudier au microscope, à grossissement plus ou moins fort après *coloration* par différents procédés, etc.

Au point de vue de leurs effets, certaines bactéries vivent uniquement sur les matières organiques mortes qu'elles putréfient ou bien qu'elles transforment en substances assimilables pour les végétaux supérieurs, ce sont les bactéries *saprophytes* qui existent en grand nombre dans les eaux, la terre, les aliments, l'intestin, le poumon, etc... ; d'autres ont la propriété de vivre en parasites dans les tissus vivants et d'engendrer des maladies, ce sont les *bactéries pathogènes* qui sécrètent dans le corps des animaux des produits toxiques ou *toxines*, causes directes des lésions et des symptômes morbides. Certaines bactéries saprophytes peuvent devenir pathogènes sous l'influence de diverses causes. Dans toute maladie microbienne, il y a lutte entre l'organisme par l'intermédiaire de ses globules blancs (phagocytose) et les microbes. La maladie apparaît lorsque la résistance de l'organisme est diminuée (mauvaise hygiène, travail excessif, refroidissement, etc...) et lorsque la virulence des microbes a augmenté sous l'influence de causes dont beaucoup sont encore indéterminées. Parfois une maladie microbienne apparaît à la suite d'une autre infection microbienne préexistante (pasteurellose et gourme); ces *associations microbiennes* modifient généralement la virulence des microbes associés.

Symptômes : 1° *Généraux*. — Manifestation extérieure de la réaction générale de l'organisme contre l'inflammation ou l'infection microbienne. Sont dus au retentissement de la maladie sur le système nerveux (fièvre traumatique) ou le plus souvent à la résorption des toxines sécrétées par les microbes dans une partie ou dans tout l'organisme.

Le principal symptôme général est la *fièvre* (fièvre de réaction) : hyperthermie, accélération de la respiration et de la circulation, diminution des sécrétions, inappétence, modifications de l'état habituel du malade (faiblesse, somnolence, etc.).

2° *Locaux*, résultant des troubles produits dans l'organe malade lui-même ; ce sont des modifications de forme, d'aspect, de consistance, etc. (S. locaux proprement dits) et des troubles de la fonction (S. fonctionnels). Les S. locaux sont dits essentiels, caractéristiques, positifs, pathognomoniques.

Les *prodromes* sont les signes précurseurs d'une maladie. Les *syndromes* sont l'ensemble des symptômes diagnostiques d'une maladie.

On constate les symptômes en pratiquant l'examen du malade en général et de chaque système organique en particulier.

a) *Examen du malade en général*. — Tenir compte de l'attitude du malade, debout ou couché, en station et en marche, de la physionomie, du volume du corps, augmenté (obésité, hernies, météorisation) ou diminué (amaigrissement), de l'état de la peau (chaude ou froide, plus ou moins couverte de sueurs), de sa coloration (ecchymoses, pétéchies, rougeurs), de son aspect (exanthème, vésicules, pustules, escharres...), de son adhérence avec les parties sous-jacentes, de l'état des poils (poil piqué) ; enfin se rendre compte de la chaleur des oreilles, des pieds, de la chaleur et de la sensibilité des cornes, etc., examiner coloration des muqueuses apparentes, conjonctive, pituitaire, muqueuse buccale (anémiées, jaunes, congestionnées, pétéchies).

b) *Examen de l'appareil digestif.* — α) L'examen *de la bouche* se pratique : chez les grands animaux à l'aide du *pas d'âne* ou *speculum oris* (fig. 4), ou bien en attirant doucement la langue au dehors ; chez

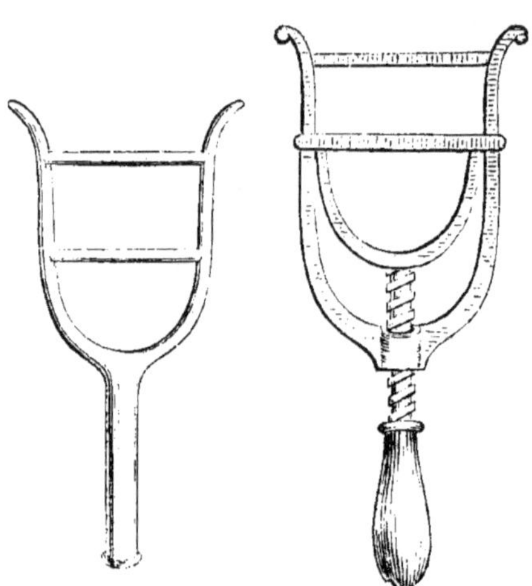

Fig. 4. — Pas d'âne.

le porc à l'aide d'un simple bâton formant levier pour écarter les mâchoires ; chez le mouton, le chien, en écartant les mâchoires avec la main ou une spatule. Tenir compte de la sécheresse, chaleur, odeur de la bouche, de l'état de la muqueuse, de la langue, du palais, des dents.

β) *Examen du pharynx.* — Difficile à pratiquer chez les grandes espèces ; mettre pas d'âne ou simplement bâillon (fig. 5) portant une ouverture suffisante pour pouvoir y passer la main et le bras et explorer cavité pharyngienne avec la main. Chez les petites

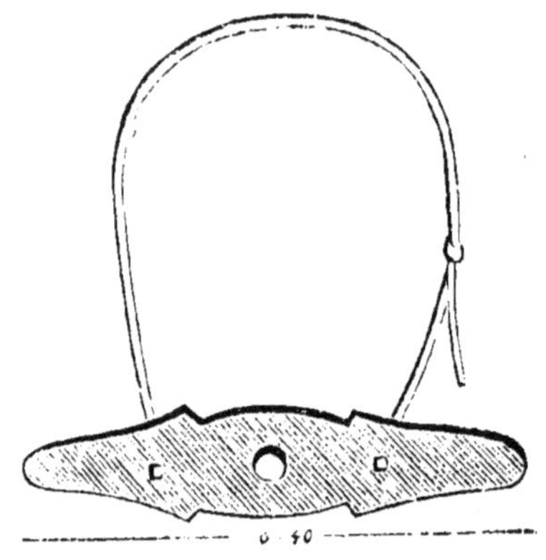

Fig. 5. — Bâillon

espèces, écarter fortement la mâchoire et abaisser la base de
la langue à l'aide d'une spatule.

On peut utiliser le *laryngoscope* (Voyez examen du larynx et des cavités nasales).

L'examen extérieur de la région de la gorge peut donner des indications.

γ) *Examen de l'œsophage.* — Examen extérieur par la palpation le long de la gouttière jugulaire gauche. Puis pratiquer le *cathétérisme.* Se munir d'une sonde ou d'un poussoir (fig. 6) de 1 m. 50 de long sur 1 centimètre et demi de diamètre (pour le bœuf ou le cheval), que l'on enduit de vaseline ; placer un spéculum ou un bâillon, mettre la tête dans l'extension et tenir la langue au dehors ; engager l'extrémité de la sonde dans l'ouverture du speculum, lui faire suivre le palais, le voile du palais sur la ligne médiane.

δ) *Examen de la cavité abdominale.* — Chez le *cheval*, le flanc gauche correspond à intestin grêle, côlon flottant, le flanc droit au cœcum, la région abdominale inférieure au gros côlon ; le lobe gauche du foie se prolonge sur contour du diaphragme, à gauche et inférieurement ; le lobe droit est en contact avec partie supérieure droite du diaphragme et parfois déborde en arrière le cercle de l'hypocondre ; rein droit en contact avec diaphragme, dernière côte, parfois avant-dernière ; le rein gauche a mêmes connexions mais est plus en arrière. Chez le *bœuf*, flanc gauche est en rapport avec rumen ; rein et corne utérine gauches peuvent être explorés au niveau de la partie postéro-supérieure du flanc (fig. 7), hypocondre droit recouvre, en avant et en haut le foie, en arrière et en bas le feuillet. Dans le flanc droit on peut reconnaître cinq régions (fig. 8) : celle de la caillette qui longe hypocondre en arrière et en bas ; plus en

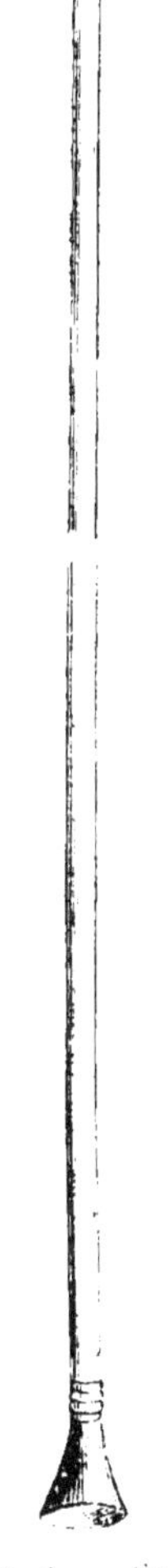

Fig. 6. — Sonde œsophagienne.

arrière et en bas, le sac droit du rumen, au-dessus l'intestin
grêle, au-dessus le gros intestin, enfin au-dessus, aucun viscère (chambre vide). Chez la vache pleine, utérus gravide
envahit progressivement régions intestinale et côlique
(Detroye).

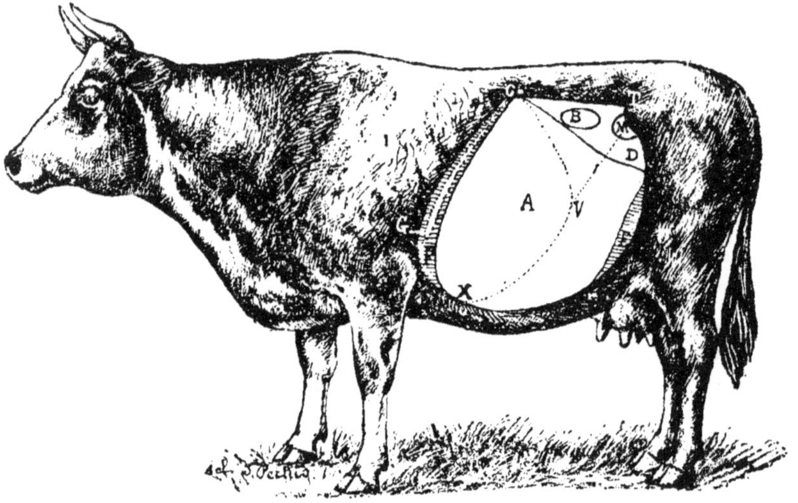

Fig. 7. — Exploration de l'abdomen (côté gauche) Detroye). — A, région du
rumen ; — B, région néphrétique gauche ou du rein gauche ; — CVX, ligne limite
de la partie costale et de la partie dépressible de la paroi latérale ; — CT, côté
du triangle ou distance iléo-costale ; — D, chambre vide ; — E, région inexplorable postérieure ; — F, région inexplorable antérieure ; — G, situation occupée
par la rate dans la région inexplorable antérieure ; — M, région correspondant à
la corne utérine gauche.

L'*exploration de l'abdomen* se fait par la vue ; tenir compte
des variations de *forme* ou de volume dues au ballonnement,
au tympanisme, au météorisme, aux hernies, kystes, abcès...,
variations de *tension*, de l'*abaissement* (ascite, gestation), de la
*rétraction*, etc. Elle doit se faire aussi par la *palpation* : se
placer à côté du flanc, le dos tourné à la tête de l'animal,
placer la main à plat ou bien le poing ou les doigts tendus
sur la région à explorer, puis presser progressivement et
doucement sur celle-ci, de façon à se rendre compte de l'état
des parois abdominales et des organes sous-jacents, de la
sensibilité, du degré de plénitude, de vacuité, de tension
de ceux-ci, etc. Se fait aussi par la *percussion* à l'aide de la

main ou du plessimètre ; suivant les régions, le volume des organes pleins, l'état de vacuité ou de plénitude du rumen, les flancs donnent un son clair ou tympanique, ou mat. Enfin *l'auscultation* du flanc gauche du bœuf permet d'entendre les bruits du rumen (ceux-ci disparaissent lors d'indigestion) : l'auscultation de la région moyenne du flanc droit chez la vache pleine permet d'entendre quelquefois, vers le 6ᵉ mois de la gestation, les battements du cœur du fœtus.

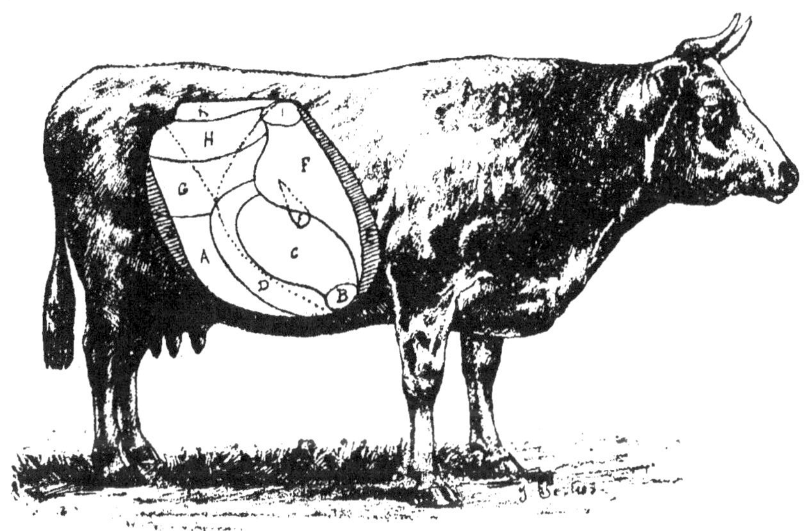



Fig. 8. — Exploration de l'abdomen (côté droit (Detroye). — A, région droite du rumen ; — B, région de la pointe du réseau ; — C, région du feuillet ; — D, région gastrique proprement dite ou de la caillette ; — E, région inexplorable antérieure ; — F, région hépatique ou du foie ; f, vésicule biliaire ; — G, région intestinale ou de l'intestin grêle ; — H, région colique ou du gros intestin ; — I, région néphrétique droite ou du rein droit ; — J, région inexplorable postérieure ; — K, chambre vide.

ε) *Examen des dernières portions de l'intestin*. — Se fait par *l'exploration rectale* ; faire lever un pied antérieur après application du tord-nez, ou bien entraver les membres postérieurs ; vider au préalable le rectum par des lavements ou une injection de 10 gr. de glycérine ; s'enduire la main et le bras d'huile ou de vaseline ; enfoncer la main dont les doigts sont étendus et réunis en cône, par un mouvement de pression et de rotation ; explorer les organes de la cavité pelvienne, vessie, utérus, vagin, puis enfoncer le bras plus profondément ; la main étendue à plat est portée par une pression douce, en tous sens. Chez le *cheval*, elle peut explorer en haut, la voûte sous-lombaire, l'aorte et en arrière sa quadrifurcation, en avant l'origine de la grande mésentérique, en avant et à droite le rein droit masqué par l'arc du cœcum, en arrière et à gauche le rein gauche, palper aussi les ganglions lymphatiques, les ovaires suspendus un peu en arrière des reins ; ensuite descendre la main et explorer la masse intestinale et les organes génito-urinaires, à gauche l'intestin grêle et le côlon flottant (le premier plus mou, plus mobile, le deuxième bosselé), à droite le cœcum, les courbures du gros côlon, plus en arrière et en bas la courbure pelvienne du gros côlon et sur femelle pleine, le fœtus (dès le troisième mois ; ses mouvements sont perceptibles au sixième mois de la gestation) ; enfin explorer régions latérales de la cavité abdominale (main droite pour flanc gauche et *vice versa*) ; tout à fait en avant et à droite on peut sentir le lobe droit du foie et à gauche parfois la rate, en arrière, près de l'entrée du bassin, le canal inguinal et le cordon testiculaire. Chez le *bœuf*, la main rencontre mêmes organes que chez le cheval dans le plan médian supérieur ; à droite elle peut palper le gros côlon et l'intestin grêle, en bas le cul-de-sac droit du rumen et au-dessus de celui-ci la corne gravide, fœtus peut être senti au quatrième mois ; à gauche la main explore le rumen dont la vessie conique gauche s'engage souvent à l'entrée du bassin.

Symptomes rationnels fournis par appareil digestif. *Coliques.* — Se caractérisent par certains gestes, des attitudes particulières qui traduisent troubles digestifs. Les principaux signes résultent des douleurs qui ont leur siège dans les organes abdominaux ; ce sont les *coliques*. Animal paraît triste, inquiet, cesse de manger, s'agite, gratte le sol, se frappe le ventre avec un membre postérieur, regarde son flanc, agite sa queue, se couche avec précaution, se relève, parfois tombe violemment, se roule, se relève et se couche sans cesse. Les coliques sont continues ou intermittentes, dans ce cas se manifestent par *accès* ; elles sont *violentes* ou *sourdes*. Le cheval peut prendre certaines positions, en chien

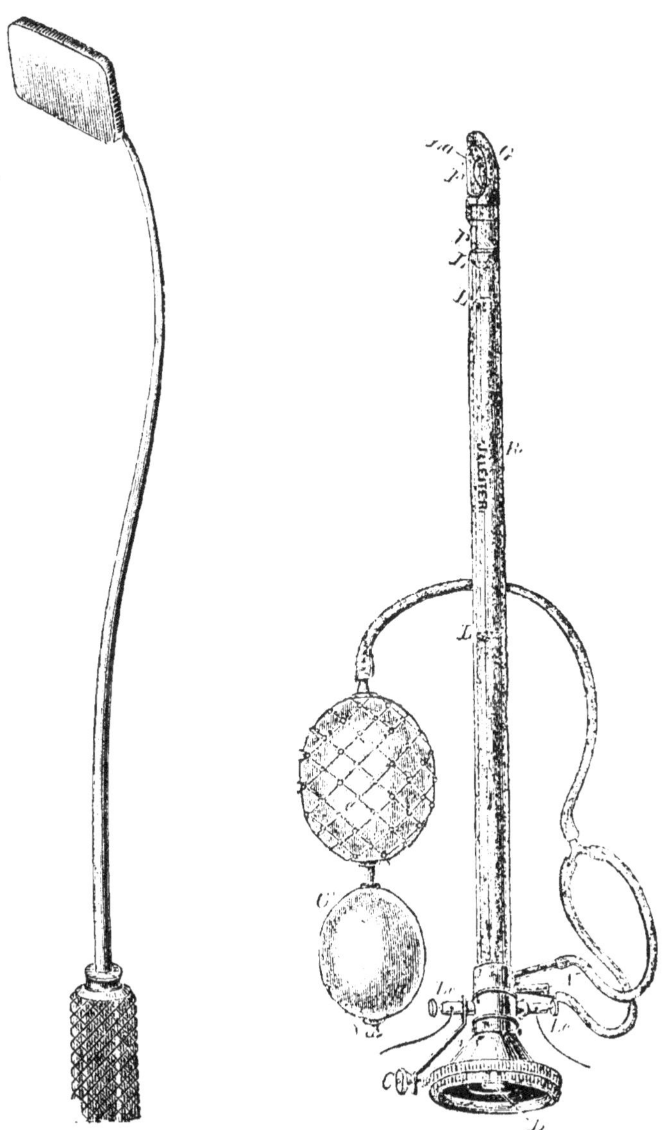

Fig. 9. — Miroir laryngien en acier, de grandeur moyenne avec sa tige flexible à volonté.

Fig. 10. — Laryngoscope de Polansky Schindelka, d'après Friedberger.

assis, en sphynx, ou se mettre à genoux, etc... Voyez maladies de l'appareil digestif.

SYMPTOMES FONCTIONNELS : Salivation, ptyalisme. Inappétence : appétit dépravé (pica), soif, éructations ; vomissements (glaireux, bilieux, sanguinolents, alimentaires) ; suppression de la rumination ; constipation, diarrhée (fibrineuse, bilieuse, cholériforme, hémorragique, dysentérique), épreintes ; ténesme rectal. Tenir compte de l'état des crottins même sur l'animal en santé.

*c*) *Examen de l'appareil respiratoire*. — α) *Cavités nasales*. — Écarter les ailes du nez et examiner à la lumière ; explorer aussi à l'aide des doigts. Explorer les parties profondes à l'aide du laryngoscope et extérieurement par la percussion

β) *Larynx*. — Extérieurement se rendre compte de sa forme, de son volume, de sa sensibilité. A l'auscultation on entend un bruit laryngien dû au passage de l'air à travers la glotte. L'examen intérieur se pratique avec *laryngoscope*, miroir porté par une tige jusque dans le larynx, reçoit rayons lumineux venant d'une lampe, réfléchis par miroir extérieur dont le centre percé d'un trou correspond à l'axe visuel de l'observateur (fig. 9). On peut aussi éclairer le larynx à l'aide d'une petite ampoule électrique portée par un tube creux ; un système de miroirs renvoie à l'extérieur l'image du larynx (fig. 10).

γ) *Poitrine*. — L'examen extérieur porte sur formes et dimensions. — *Percussion*. Se fait à l'aide du plessimètre (fig. 11). La sonorité de la poitrine est augmentée (son tympanique) ou diminuée (submatité) ou nulle (matité). — *Auscultation*. Se pratique en plaçant l'oreille sur les parois de la poitrine ; on entend, à l'inspiration et à l'expiration, le *murmure respiratoire* naturel qui est le bruit de la respiration normale dû à l'entrée de l'air dans les alvéoles et au retentissement du bruit laryngien. Ce murmure est plus accentué après l'exercice, sur les animaux jeunes ; il est plus rude chez le bœuf, plus clair chez les petits animaux (fig. 12, 13). Dans l'état de maladie, ce murmure est exagéré, affaibli ou aboli ; il est *exagéré* dans les parties saines du poumon hépatisé ou congestionné ; il est *diminué* lors de congestion commençante ; il est *aboli* dans la congestion, l'inflammation du poumon, dans la pleurésie, etc. Des bruits anormaux peuvent se faire entendre : *râles crépitants, sibilants, souffle tubaire, râle caverneux, souffle amphorique*, etc. Des bruits anormaux peuvent se produire dans la cavité pleurale, *bruits de frottement, de clapotement, amphorique*.

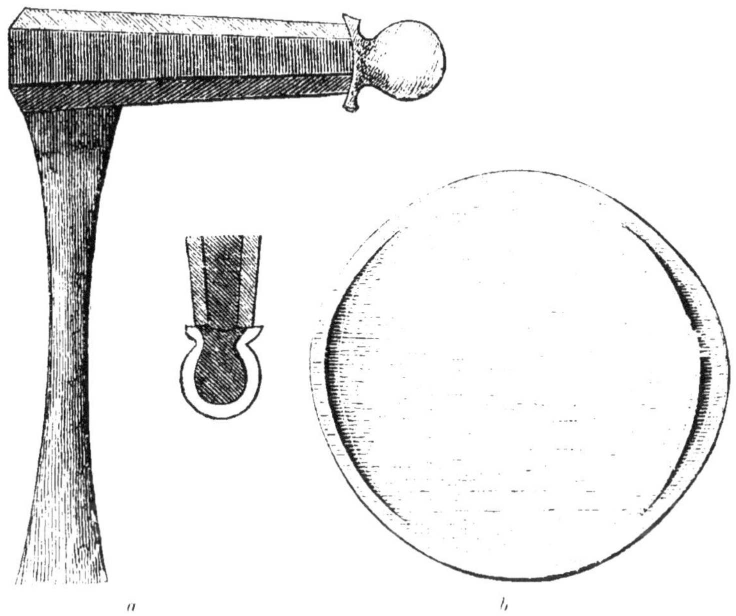

Fig. 11. — Plessimètre. — *a*, marteau à percussion ; — *b*, plessimètre rond.

SYMPTOMES FONCTIONNELS : Modifications de la voix (rage). Plainte, téguement, bâillement, ébrouement, éternûment. *Toux* due à l'excitation anormale de la muqueuse respiratoire au larynx et à la base de la trachée ; pour faire tousser un animal, lui presser assez fortement le larynx en imprimant à la trachée une petite secousse : la toux est plus ou moins fréquente, se manifeste à l'écurie ou au travail ; elle est forte ou faible ou avortée, sèche, ou humide, ou grasse, elle peut être quinteuse.

*Jetage* ou rejet à l'extérieur, par les naseaux, de certains liquides pathologiques : il est plus ou moins abondant, continu ou intermittent, muqueux, muco-purulent, sanguinolent,

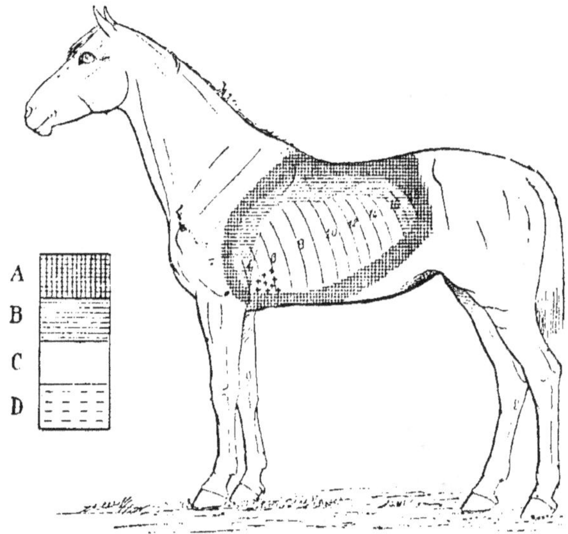

Fig. 12. — Respiration du cheval, d'après Saint-Cyr. — **A**, respiration silencieuse ; B, respiration faible, C, respiration forte, D, chute du cœur.

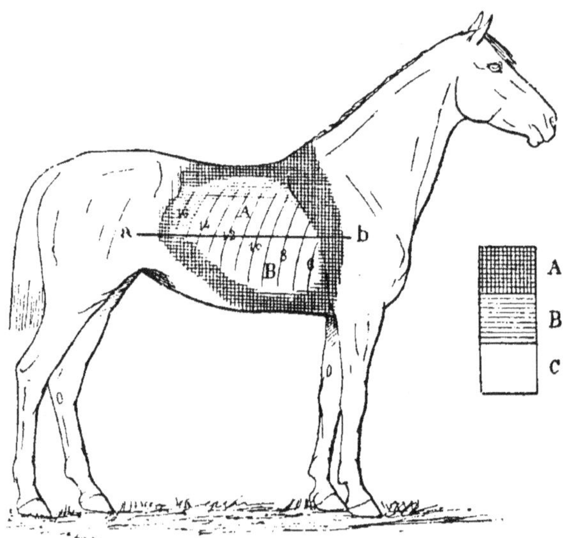

Fig. 13. — Respiration du cheval, d'après Saint-Cyr. — A, respiration silencieuse ; B, respiration faible, C, respiration forte.

grumeleux, gangréneux, poisseux, alimentaire ; il est inodore, ou fétide, ou infect. *Expectoration*, rejet de produits
pathologiques par la bouche ; pour empêcher les animaux
de déglutir produits expectorés, aussitôt après la toux qui
produit l'expectoration, saisir la langue et l'attirer au dehors.

*Mouvements respiratoires* : Nombre normal est de 10 à 18
chez le cheval, 12 à 20 chez le bœuf, 25 chez le mouton, 15 à
22 chez le chien ; ce nombre est augmenté (maladies inflam-

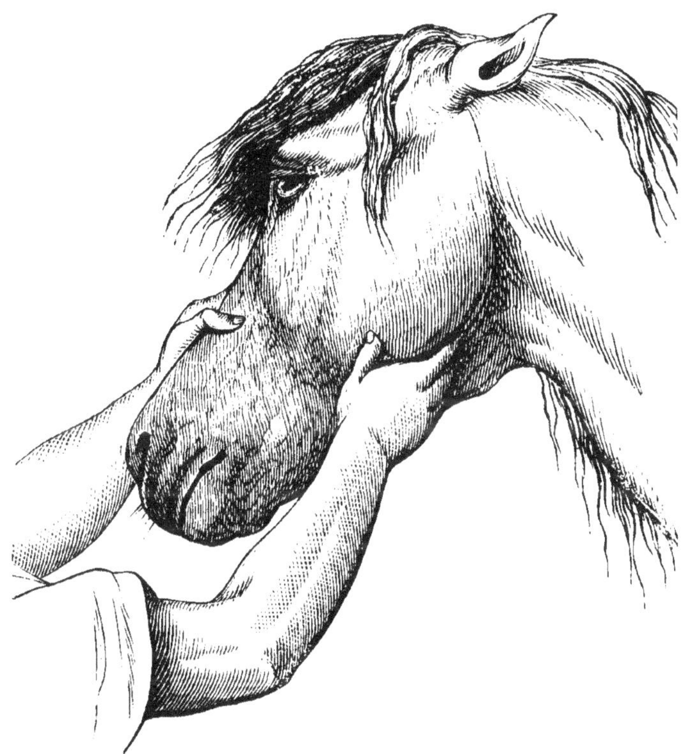

Fig. 14. — Exploration du pouls chez le cheval.

matoires), ou diminué (affaiblissement, maladies nerveuses) ;
suivant leur amplitude on dit respiration longue ou courte,
suivant leur forme, la respiration est régulière, irrégulière,
interrompue, saccadée, soubresautante, discordante (côtes
s'abaissent quand flanc s'élève et réciproquement), tremblo-

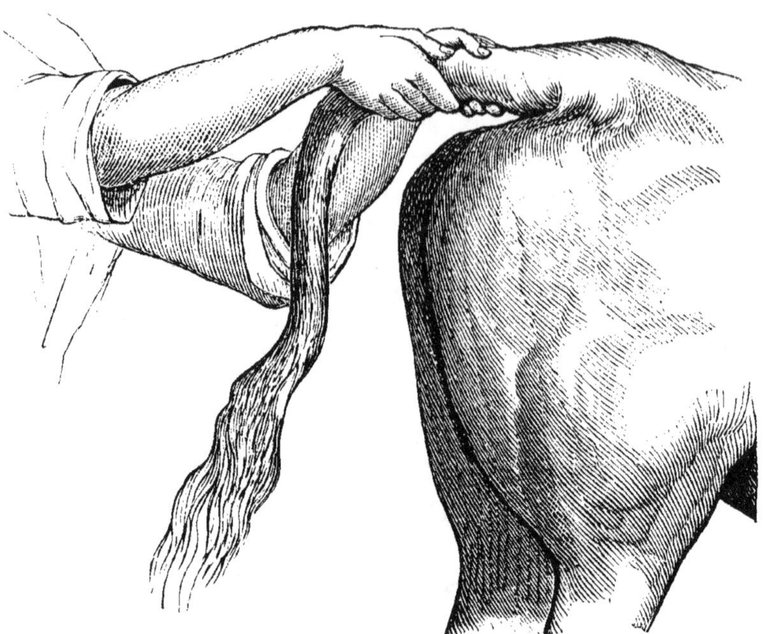

Fig. 15. — Exploration du pouls chez la bête bovine.

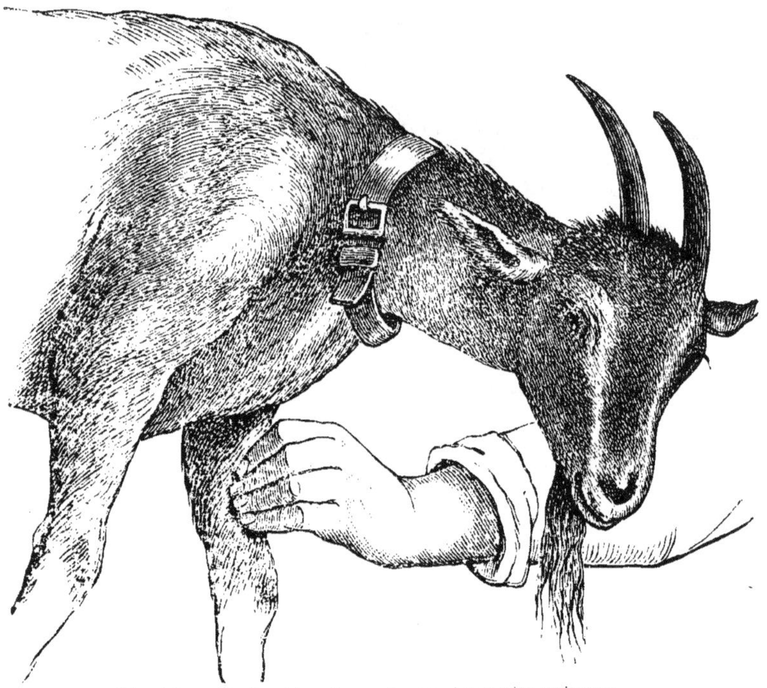

Fig. 16. — Exploration du pouls chez les petits animaux.

tante ; enfin respiration est facile ou difficile, dyspnéique, sifflante, ronflante, râlante, plaintive.

d) *Examen de l'appareil circulatoire.* — α) *Sang.* — Se rendre compte de sa couleur, de sa consistance, de sa coagulation, puis l'examiner au microscope, avec ou sans coloration, parfois faire l'énumération de ses globules : 7 millions de globules rouges et 15.000 globules blancs pour 1 mm. c. de sang normal.

β) *Veines.* — Se rendre compte de leur degré de tension, de réplétion ; parfois on constate à la jugulaire du pouls veineux qui se produit à chaque systole auriculaire.

γ) *Artères.* — Le *pouls* s'observe : à l'artère glosso-faciale ou maxillaire externe chez le cheval (fig. 14) ; à la glosso-faciale, aux artères coccygiennes chez le bœuf (fig. 15), à l'artère fémorale ou humérale chez les petits animaux (fig. 16), à l'auriculaire postérieure chez le porc : comprimer très légèrement l'artère avec la pulpe des doigts. Le *nombre* des pulsations est de 36 à 40 chez le cheval, de 40 à 50 chez l'âne et le mulet, 40 à 45 chez le bœuf, 70 à 80, chez mouton, chèvre, porc, 80 à 90 chez chien. Le pouls est accéléré, vite, fréquent, ou lent, il est fort ou faible ou insensible, large, grand ou petit, mou, filant, il peut être tremblant, irrégulier, intermittent... L'auscultation des artères à l'aide du stéthoscope (fig. 17) peut donner renseignements lors d'anévrysmes.

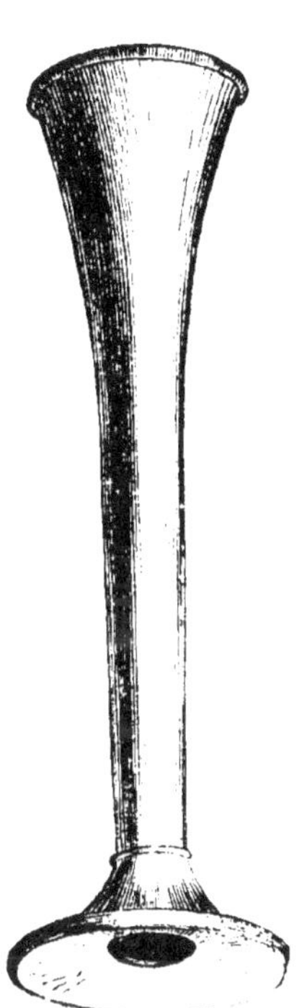

Fig. 17. — Stéthoscope de Louis.

δ) *Cœur.* — Les *battements* du cœur peuvent être perçus en appliquant main à plat sous le coude et l'épaule gauches ; ils sont violents, tumultueux ou faibles, ou ralentis. Pour *ausculter* le cœur, faire trotter l'animal sur 100-200 mètres, puis l'amener dans un endroit silencieux ; faire porter en avant le membre antérieur gauche, par un aide ; appliquer ensuite l'oreille sur paroi antéro-inférieure gauche de la poitrine au niveau du cœur. On entend deux *bruits normaux*, le premier ou *grand bruit* un peu sourd, qui dure assez longtemps et qui correspond à la systole ventriculaire, le deuxième ou *petit bruit*, clair, métallique, de durée moindre, qui correspond à la fermeture des valvules sigmoïdes. Chaque révolution cardiaque comprend donc : un grand bruit suivi d'un petit silence, puis un petit bruit qui précède un grand silence. Ces bruits peuvent être modifiés dans leur siège, étendue, intensité, timbre, rythme, fréquence ; si les deux cœurs ne se contractent plus en même temps, les bruits sont *dédoublés*. Enfin des *bruits anormaux* nouveaux peuvent apparaître.

**BRUITS CARDIAQUES**

*Souffle systolique*
- Dû à l'insuffisance des valvules mitrale ou tricuspide ;
- Se fait entendre durant le petit silence ;
- S'entend surtout vers base du cœur.

*Souffle diastolique*
- Dû à insuffisance des valvules sigmoïdes ;
- Se produit pendant grand silence ;
- S'entend sur toute l'étendue de la masse ventriculaire.

*Souffle présistolique*
- Dû à rétrécissement de l'orifice auriculo-ventriculaire :
- Se produit à la fin du grand silence ;
- S'entend sur toute la région ventriculaire jusqu'à la pointe.

**BRUITS PÉRICARDIQUES**

*Bruit de frottement* : au début de la péricardite.
*Bruit de clapotement* : lorsque l'exsudat s'est épanché.

*e) Examen de l'appareil génito-urinaire.* — Chez le *mâle*, exploration manuelle du fourreau, du pénis, des testicules. Sondage de l'urèthre et de la vessie à l'aide d'une petite sonde en gutta, longue de 1 m. 10 pour le cheval (fig. 18), sur l'animal debout et entravé ou couché. Le cathétérisme ne peut être pratiqué entièrement qu'en 2 fois et après l'uréthrotomie ischiale chez le bœuf en raison de la double inflexion du pénis. Pour le chien se servir d'une sonde en gomme de 30 à 35 centimètres sur 2 à 3 millimètres (fig. 19).

Compléter l'examen par l'exploration rectale qui permet d'explorer vessie, uretères et parfois reins.

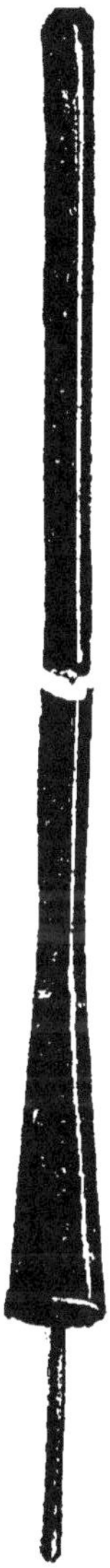

Chez la femelle sonder l'urèthre avec sonde en gomme ou métallique, longue de 20 centimètres pour la jument et que l'on introduit dans le méat après avoir soulevé la valvule qui recouvre ce dernier. Chez la vache, il existe une valvule fixée sur la paroi inférieure de l'urèthre. Compléter examen par exploration rectale, qui renseigne sur état de la vessie, de l'utérus, des ovaires, des reins. Pratiquer aussi l'exploration vaginale avec beaucoup de précautions pour reconnaître état du vagin, du col de l'utérus et chez la jument et la vache pour explorer la vessie.

SYMPTOMES FONCTIONNELS : Troubles de la miction qui est plus ou moins fréquente (polyurie), difficile, ou douloureuse (strangurie), il peut y avoir incontinence ou rétention d'urine. Enfin *caractères de l'urine* (trouble, sanguinolente, hématurie, plus ou moins colorée) ; compléter par l'analyse de l'urine (présence de pigments biliaires, d'hémoglobine, d'albumine, de sucre, etc.).

f) *Examen du système nerveux.* — Se rendre compte par des piqûres du degré d'anesthésie ou d'hyperesthésie, de la peau, des muscles d'une partie ou de tout le corps : regarder les pupilles qui sont souvent inégalement dilatées ou contractées ; troubles de la vue.

SYMPTOMES RATIONNELS : Exagération ou diminution de la sensibilité générale. Excitation ou assoupissement, hallucinations, vertige, épilepsie, etc.

SYMPTOMES FONCTIONNELS : Modifications des mouvements respiratoires et circulatoires. Raideur, contractions musculaires, paralysies, etc.

Fig. 18. — Sonde pour le cathétérisme de la vessie chez le cheval.

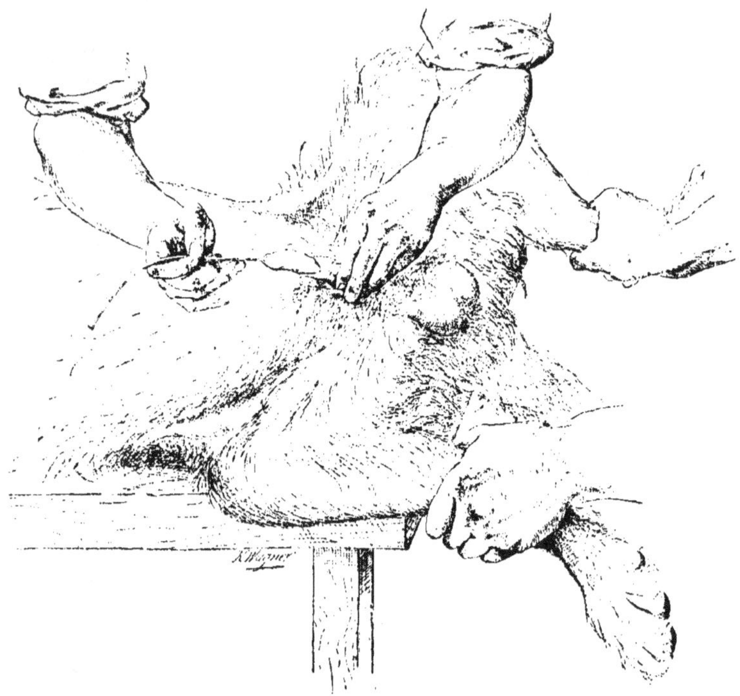

Fig. 19. — Cathétérisme de l'urètre chez le chien.

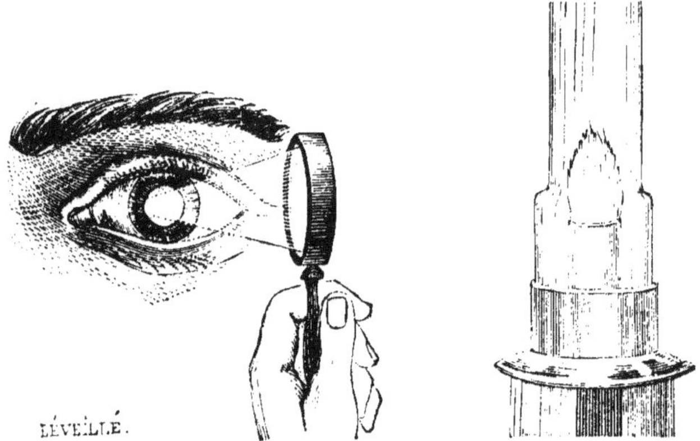



Fig. 20. — Éclairage latéral.

g) *Examen de l'œil. — Ophtalmoscopie. — α* A l'œil nu.

β) *A l'éclairage latéral ou oblique.* — Se munir d'une lampe et d'une lentille biconvexe de 15 dioptries. Placer l'animal dans un local sombre. Un aide tient la lampe allumée à côté de l'œil à examiner à 20 ou 30 centimètres de celui-ci et à sa hauteur, soit en avant ou en arrière. Interposer lentille entre l'œil à examiner et la lampe de façon à ce que faisceau lumineux converge vers cornée ou chambre antérieure ou iris ou cristallin (fig. 20).

Pour examiner l'iris, faire une heure avant l'examen une instillation d'atropine. Si l'œil est normal, la pupille se dilatera et aura forme régulièrement circulaire. Si des adhérences (*synéchies*) relient l'iris à la face antérieure du cristallin, la pupille ne pourra se dilater au niveau de ces adhérences (fluxion périodique).

γ) *A l'ophtalmoscope. Principe de la méthode.* — Miroir au centre duquel se trouve surface arrondie dépourvue de tain (fig. 21). Plaçons en regard une source lumineuse ; elle envoie rayons qui se réfléchissent sur miroir et vont tomber sur l'œil à examiner placé en face ; un certain nombre de ces rayons passent à travers l'orifice pupillaire et vont éclairer les membranes profondes de l'œil. L'œil de l'observateur placé derrière le miroir peut alors examiner, à travers la zone de celui-ci dépourvue de tain, les membranes ainsi éclairées.

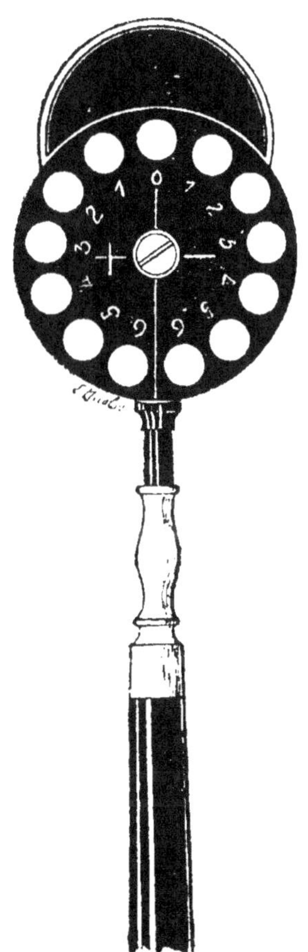

Fig. 21. — Ophtalmoscope à réfraction, modifié, du Professeur Badal.

*Technique* : Instillation d'atropine une heure avant l'examen. Placer le cheval dans local sombre, la tête tournée du côté opposé à la lumière (fenêtre, porte). Opérateur place ophtalmoscope dans l'angle interne de l'orbite, comme un monocle et attire à lui la tête du cheval par l'oreille, de façon à placer l'œil à examiner en regard du sien (fig. 22). Il se rend compte

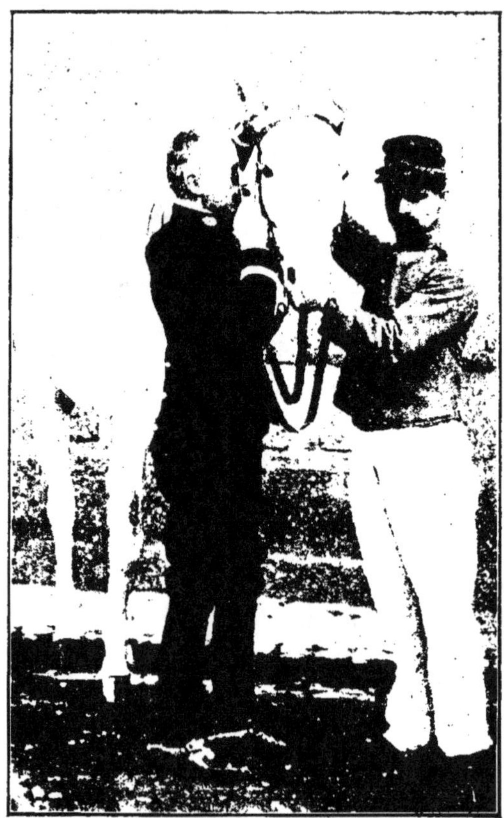

Fig. 22. — Examen ophtalmoscopique (Nicolas et Fromaget).

de l'état des milieux de l'œil et des membranes profondes. Pour l'étude de la réfraction statique par l'examen ophtalmoscopique à l'image droite ou par la kératoscopie, voyez traités spéciaux (Voyez Nicolas et Fromaget, *Traité d'ophtalmoscopie vétérinaire*).

Diagnostic : Opération de l'esprit que fait le praticien, après la constatation de certains symptômes, l'absence d'autres, pour arriver à déterminer la nature et le siège de la maladie. Son importance est souvent capitale au point de vue du traitement.

Pronostic : Jugement du praticien sur l'issue probable de la maladie. Basé sur la nature de la maladie, son siège, son étendue, l'intensité des symptômes généraux et locaux et aussi sur l'état antérieur du malade.

Traitement : Il est médical ou chirurgical, général ou local, externe ou interne, etc. Il est surtout préventif, prophylactique ou curatif. Le premier qui a une importance capitale (mieux vaut prévenir que guérir) consiste dans l'application de mesures propres à empêcher l'apparition des maladies ; il repose tout entier sur la connaissance des causes des maladies et il a pour but de faire disparaître ces causes ou de détruire leur action. Les agents du traitement préventif sont : 1° modifications du régime hygiénique ; 2° mesures sanitaires ; 3° injections de virus ou de sérums dits *préventifs* qui ont la propriété d'empêcher le développement de certaines maladies (rage, tétanos, charbon, péripneumonie, etc.).

Le traitement en vétérinaire doit être avant tout économique.

# LIVRE II

## MALADIES CONTAGIEUSES

---

## CHAPITRE PREMIER

### MALADIES MICROBIENNES

**Choléra des poules.** (*Pasteurellose aviaire*).

Maladie contagieuse, sévissant sur poules et oiseaux de basse-cour.

Étiologie : Bactérie ovoïde du genre pasteurella ; maladie se transmet par contagion indirecte (aliments, eaux de boisson contaminés).

Symptomes : Tristesse, somnolence, frissons, plumes hérissées, ailes tombantes, crête flasque et violacée, diarrhée fétide, mousseuse mêlée d'exsudats blanchâtres. Peau se couvre de marbrures rougeâtres ; crête violacée, respiration suffocante. Mort en 12-60 heures. Parfois symptômes atténués et maladie dure 1-2 semaines avec diarrhée. Parfois accidents articulaires.

Diagnostic : On peut confondre avec *peste aviaire*, *diphtérie aviaire*, *dysenterie épizootique*, les *septicémies*, *tuberculose*, etc. Autopsie (lésions intestinales et exsudat péricardique) et examen bactériologique assurent diagnostic.

Traitement : *curatif*. En boisson, eau contenant 2 gr. acide phénique ou sulfurique par litre.

*Préventif* : Vaccination. Mesures sanitaires : désinfection ; isoler les oiseaux par petits groupes ou mieux, sacrifier tous les animaux de la basse-cour infectée.

**Diphtérie aviaire.**

Maladie contagieuse des oiseaux de basse-cour.

Étiologie : Bactérie. Contagion se fait par locaux, aliments, eaux, etc., souillés par déjections virulentes.

Symptomes : Tristesse, faiblesse, inappétence ; respiration

sifflante, déglutition difficile. Muqueuse buccale enflammée, se couvre de fausses membranes ; inflammation gagne cavités nasales, conjonctives, diarrhée survient ; mort en 5-8 jours.

Dans *formes chroniques*, s. généraux atténués ; des exsudats membraneux recouvrent les muqueuses buccale, pharyngienne, nasale, conjonctive ; ils se dessèchent et s'exfolient ou bien la suppuration les entraîne. La respiration et la déglutition sont très gênées. Animaux résistent pendant des mois ; guérison peut survenir.

*La transmission à l'homme est possible.*

DIAGNOSTIC : Choléra. Certaines mycoses (Aspergillose).

TRAITEMENT : Dans forme chronique, enlever fausses membranes et badigeonner muqueuse avec solution antiseptique forte.

PROPHYLAXIE : Isoler malades. Répartir les contaminés par lots isolés. Désinfection des locaux. Soumettre oiseaux nouvellement achetés à quarantaine.

### Diphtérie des pigeons.

Sévit à l'état épizootique dans les colombiers.

ÉTIOLOGIE : Microbe (bacillus diphteriæ colombarium). Maladie se transmet par ingestion d'aliments souillés.

SYMPTOMES : Analogues à ceux de la diphtérie aviaire.

### Psittacose. — (*Septicémie des perruches*).

Se manifeste par des symptômes analogues à choléra des poules à marche lente. Due à un microbe (bactérie).

La *maladie est contagieuse à l'homme* qui contracte une pneumonie infectieuse.

### Peste aviaire.

Signalée surtout en Italie et en Allemagne. Son agent microbien est à trouver.

Symptômes analogues à ceux du choléra des poules mais absence de diarrhée et à l'autopsie lésions intestinales peu marquées.

### Dysenterie épizootique des poules et des dindes (Lucet).

Fréquente pendant l'été en Loiret. Due à une bactérie. Se manifeste par tristesse, inappétence, légère hyperthermie, plumes hérissées, ailes pendantes, faiblesse, et surtout diarrhée jaune verdâtre, avec sang ; faiblesse augmente et mort survient en 10-20 jours.

PROPHYLAXIE. Voyez *Diphtérie*.

**Pneumonie contagieuse du porc. Pasteurellose du porc** (Swine-plaque : Schweineseuche).

Maladie virulente, septicémique du porc, due à une pasteurella et restée confondue jusqu'ici avec la *peste du porc* sous le nom de *pneumo-entérite infectieuse*. Les deux infections coexistent en la plupart des foyers et même chez beaucoup de malades. Elles se manifestent par des symptômes à peu près analogues.

**Pneumo-entérite infectieuse du porc. Peste du porc** (Hog. Choléra, Schweinepeste).

Maladie contagieuse caractérisée par entérite de type spécial.

Étiologie : Bacille. Se transmet par contagion (marchés, porcheries, wagons, aliments, eaux, litières, sols infectés, etc.). Jeune âge favorise infection. Infection se fait au niveau de l'intestin.

Symptômes : 1° *Forme suraiguë*. — Inappétence, soif, fatigue, hyperthermie (41-42°). Taches rouge cuivre sur cuisses, ventre, cou. — Respiration dyspnéique, mort en 2-3 jours.

2° *Forme aiguë*. — Symptômes vagues au début, tristesse, isolement, faiblesse, peu d'appétit, soif, hyperthermie. Prostration augmente jours suivants ; station est difficile, parésie du train postérieur, météorisme et constipation ; respiration difficile, parfois toux avec jetage. Taches cutanées aux oreilles, au cou, aux cuisses, au ventre, d'abord rosées, puis foncées, qui se couvrent parfois de vésicules ; ganglions inguinaux, œdématiés. Parfois ulcérations sur muqueuse buccale avec exsudat diphtéritique. Troubles respiratoires prédominent (forme thoracique) : dyspnée, jetage, toux, matité ; ou bien on observe troubles digestifs (forme abdominale), diarrhée, ventre rétracté, douloureux. Parfois complications nerveuses avec accès de vertige. Amaigrissement, faiblesse augmentent ; malades meurent dans le coma en 8, 30 jours. 70 à 90 0/0 des malades succombent.

Des formes avortées sont constatées (troubles intestinaux, toux, engorgements ganglionnaires).

3° *Forme chronique*. — Appétit capricieux, pica, amaigrissement ; constipation suivie de diarrhée ; conjonctivite ; stomatite ulcéreuse avec exsudats diphtéritiques ; taches rouges sur corps avec croûtes ; jetage, toux.

Diagnostic : Voyez plus loin.

Traitement : Bons soins hygiéniques (locaux aérés, aliments liquides, lait, farines). Antithermiques et antiseptiques (inoculations sous-cutanées d'acide phénique à 2 0 0), excitants diffusibles. Médication de symptômes.

Il vaut mieux abattre malades au début.

*Mesures sanitaires.* Voyez *Rouget.*

## Rouget du Porc.

Maladie contagieuse, virulente du porc.

Étiologie : Bacille spécifique. Jeunes animaux (au-dessous de 4 mois) sont rarement atteints. Saison influe (épizooties se montrent durant saison chaude). Il est « des années à rouget ». Maladie se transmet par contagion. L'infection se fait par voies digestives.

Symptômes : Réaction fébrile intense apparaît presque brusquement : hyperthermie, accélération des fonctions, inappétence, prostration, frissons et tremblements, peau chaude, brûlante, paupières tuméfiées, parfois épistaxis et vomissements. Ces troubles s'aggravent. Du 2ᵉ au 3ᵉ jour, taches rosées puis violacées apparaissent sur les régions où la peau est fine ; peau non enflammée ; ganglions engorgés. Enfin diarrhée continuelle, paraplégie, hypothermie et mort en 48-60 heures. Mort peut survenir en 12-24 heures sans que taches rouges soient apparues (*Rouget blanc*). Guérison est rare, souvent incomplète.

Parfois, surtout sur jeunes, maladie se manifeste par troubles généraux et par éruption cutanée (taches plus ou moins grandes ou vésicules) ; quand celle-ci est achevée, l'état général s'améliore et guérison survient en 10 jours (*urticaire fébrile*).

*Les formes chroniques* sont un reliquat des précédentes ; amaigrissement, anémie, tristesse, signes de l'*endocardite* ou bien diarrhée, œdèmes, synovites.

Diagnostic : Voyez tableau plus loin.

Traitement : Vomitifs (ipéca, émétique), purgatifs (calomel 3-5 gr.) Bains froids, enveloppements froids. Antiseptiques (frictions, breuvages, injections sous-cutanées d'acide phénique à 1/2 p. 100), surtout *sérothérapie* dès que les premiers signes apparaissent (10-20 cc. sérum à la face interne des cuisses toutes les 6 à 8 heures jusqu'à disparition des symptômes).

PROPHYLAXIE : *Vaccination* par virus atténués (méthode pasteurienne) ou par injections combinées de sérum immunisant et de virus (méthodes de Lorenz et de Leclainche). *Mesures sanitaires.* Séquestration des porcs de la région envahie, prohibition de l'importation et de l'exportation. Isolement des malades. Désinfection, etc.

POLICE SANITAIRE. — Articles 14 à 22 de l'arrêté du 28 juillet 1888. Prescriptions communes à rouget et pneumo-entérite. Malades et contaminés soumis à la surveillance du vétérinaire sanitaire. Ils ne peuvent être abattus sans autorisation et vente pour la boucherie est seule permise ; viande ne peut être consommée qu'avec autorisation du maire sur avis du vétérinaire sanitaire. Inoculation préventive autorisée après déclaration au maire. Déclaration d'infection levée un mois après constatation du dernier cas.

Art. 42 du code rural prohibe consommation de la viande des morts et abattus comme atteints de rouget.

## Diagnostic différentiel de la pneumonie contagieuse, de la peste et du rouget du porc

**SUR L'ANIMAL VIVANT**

*Pneumonie contagieuse* — Sévit sous forme enzootique. Prédominance des troubles respiratoires.

*Pneumo-entérite infectieuse* — Forme épizootique. Atteint les animaux de tout âge. Évolution plus longue. Gravité des troubles intestinaux.

*Rouget* — Forme épizootique. Jeunes souvent épargnés. Évolution rapide. Localisations pulmonaires et intestinales peu manifestes.

On peut encore confondre avec : érysipèle, coup de chaleur, charbon bactéridien.

**SUR LE CADAVRE**

*Pneumonie contagieuse* — Hépatisation pulmonaire. Lésions pleurales. Nature des lésions intestinales.

*Pneumo-entérite infectieuse* — Accidents thoraciques peu accusés. Lésions abdominales (entérite caséeuse).

*Rouget* — Lésions viscérales consistant en congestions simples.

Lésions chroniques peuvent être prises pour *tuberculose*.

DIAGNOSTIC EXPÉRIMENTAL : Examen bactériologique et inoculation à pigeon qui meurt en 3-5 jours dans le cas de Rouget.

## Pneumo-entérite du mouton (*Pasteurellose. Septicémie hémorragique*).

ÉTIOLOGIE : Microbe spécifique (*pasteurella*). L'infection se fait par les fourrages, les eaux souillés. La contagion est possible. Humidité des sols et surtout l'infection parasitaire (cachexie vermineuse) sont des causes importantes. La maladie sévit à l'état enzootique.

SYMPTÔMES : Tristesse, somnolence, inappétence, fièvre, diarrhée fétide, respiration dyspnéique, toux quinteuse, jetage, signes de pneumonie lobulaire, avortement ; parfois signes de pleurésie, de péricardite, péritonite ; mort par asphyxie ou dans le coma en 8-20 jours ; guérison exceptionnelle. Parfois évolution suraiguë et mort en 2-6 heures. Dans *forme chronique* on observe des signes d'anémie progressive, avec œdèmes et amaigrissement, toux sèche, rauque, jetage, troubles respiratoires et digestifs (soubresaut, signes de broncho-pneumonie, diarrhée) ; la mort survient en 2 à 8 mois.

DIAGNOSTIC DIFFÉRENTIEL : Fièvre charbonneuse. Distomatose. Strongylose.

TRAITEMENT : Seulement efficace dans les formes chroniques ; médication de symptômes, toniques, bons soins hygiéniques.

PROPHYLAXIE : Émigration des troupeaux ou bien alimentation à l'étable. Bons soins hygiéniques. Isolement des malades. Désinfection.

## Pasteurellose du bœuf.

1° *Septicémie hémorragique. Broncho-pneumonie infectieuse. Pneumo-entérite.*

Sévit en France sous forme sporadique ou d'enzooties limitées.

ÉTIOLOGIE : Microbe spécifique (*pasteurella*). L'infection se fait par l'intermédiaire des fourrages, des eaux souillés.

SYMPTÔMES : Signes de congestion pulmonaire apparaissent brusquement ; après 12-24 heures, les symptômes généraux s'aggravent et on note les symptômes de pneumonie lobaire étendue, parfois des signes d'entérite aiguë. Durée de l'évolution 2-4 jours, gravité variable suivant les enzooties. Parfois guérison incomplète et il persiste de la broncho-pneumonie chronique.

Dans la forme *œdémateuse* (très rare en France) on observe brusquement des signes généraux graves et un engorgement œdémateux qui débute à la gorge et qui envahit la tête, le cou. Dans une seconde période on note des troubles digestifs (diarrhée). La mort arrive en 12-36 heures.

DIAGNOSTIC DIFFÉRENTIEL : Fièvre charbonneuse. Congestion pulmonaire. Entérite aiguë. Péripneumonie.

TRAITEMENT : Dans formes à évolution lente essayer les antithermiques, les antiseptiques, la révulsion, les bons soins hygiéniques. Isolement et désinfection.

2° *Pleuropneumonie septique des veaux* (*mal de la courade*).

*Espèces affectées* : Veau, chevreau, porcelet.

ÉTIOLOGIE : Celle de la septicémie hémorragique et en outre contagion.

SYMPTOMES : Alarmants dès le début, fièvre, inappétence, accélération des fonctions, grande fatigue musculaire, raideur, boiteries ; signes de la pleuropneumonie avec essoufflement accusé ; diarrhée fétide ; mort en quelques heures ou bien en 1 ou 2 jours.

Dans une *forme bénigne* on constate des signes de bronchopneumonie, de la toux, du jetage et de la diarrhée à certains moments.

TRAITEMENT : Voyez septicémie hémorrhagique.

3° *Diarrhée des veaux d'Irlande*.

ÉTIOLOGIE : Pasteurellose. L'infection s'opère par la souillure de la plaie ombilicale par les microbes entretenus dans les sols et les fumiers des étables et aussi dans les intestins des adultes.

SYMPTOMES : Tristesse, amaigrissement, fièvre, flux intestinal intense avec épreintes. La mort est plus ou moins rapide. La guérison peut survenir mais les complications de bronchopneumonie, d'arthrites aiguës multiples, sont fréquentes.

PROPHYLAXIE : Éviter la souillure de la plaie ombilicale par l'antisepsie et de bons soins hygiéniques (litière propre).

4° *Entéqué.*

Pasteurellose qui sévit dans l'Amérique du Sud et qui se manifeste soit par des accidents intestinaux, soit par un état de cachexie progressive.

**Pneumonie infectieuse. Fièvre typhoïde du cheval.** (*Pasteurellose du cheval*).

CAUSES : Bactérie du genre *pasteurella*. Se transmet par contagion et par infection proprement dite. Variations étendues dans la contagiosité. Jeune âge et agglomération de chevaux (régiments) prédisposent.

SYMPTOMES : a) *Forme suraiguë.* — Troubles généraux caractérisant l'« état typhoïde » apparaissent plus ou moins brusquement : tristesse, inappétence, prostration, hyperthermie (40-41°), accélération de la respiration (20-40 par minute), pouls vite, dur, peu perceptible (80 à 100), battements du cœur violents et tumultueux ; conjonctive infiltrée, tuméfiée, de teinte safranée avec des pétéchies ; œil pleureur, bouche sèche, muqueuse buccale rouge foncé, gencives bordées d'un liseré violacé ; parfois coliques, diarrhée sanguinolente.

Signes de la congestion pulmonaire apparaissent souvent. Mort survient en 24-36 heures.

b) *Forme aiguë.* — Symptômes généraux moins intenses. En 5-8 jours résolution survient annoncée par retour de l'appétit, et de l'excitabilité, abaissement de la température. Mort arrive dans 5 p. 100 des cas.

Complications fréquentes dans cette forme.

1° *Complications pulmonaires. Pleuro-pneumonie infectieuse. Brustseuche.*

Signes locaux apparaissent un ou plusieurs jours après le début de l'état typhoïde. Toux rare, faible. Parfois jetage. Exagération du murmure, râles crépitants (pneumonie profonde) puis matité d'un côté ou souvent des deux côtés (pneumonie double) ; à ce niveau râles crépitants, souffle tubaire ou silence. Parfois on note signes de la pleurésie (pleuropneumonie) : matité des deux côtés et à la même hauteur.

Les jours suivants : signes de la *résolution*, ou bien mort par *asphyxie*, ou bien symptômes de la *suppuration* ou de la *gangrène pulmonaire* et mort par intoxication putride.

AIDE-MÉMOIRE DU VÉTÉRINAIRE.                    2.

2° *Complications nerveuses.*

Signes de la *congestion cérébrale* lors de localisation au cerveau.

Parésie du train postérieur puis paraplégie lors de localisation médullaire.

3° *Fourbure.*

Apparaît au début ou tardivement.

4° *Altérations du cœur (Myocardite d'intoxication).*

Avec stase veineuse généralisée et congestion passive du foie, des reins, etc.

5° *Accidents oculaires :* conjonctivite, kératite, iritis et hypopion.

6° *Monoplégies.*

7° *Arthrites et Synovites,* surtout durant convalescence.

c) *Formes légères.* — Symptômes de l'état typhoïde apparaissent brusquement mais atténués, puis signes d'engouement ou d'hépatisation dans les régions inférieures des poumons. Troubles s'atténuent en 4-5 jours et disparaissent.

Parfois l'affection se localise sur la *muqueuse respiratoire* et on observe les signes de la *bronchite* ou de la *laryngo-trachéite.*

Diagnostic différentiel : On peut confondre les formes suraiguës avec *fièvre charbonneuse, anasarque aigu,* certains *empoisonnements.*

Traitement : Révulsion étendue. Antithermiques. Antiseptiques. Excitants diffusibles. Diurétiques, etc. Voyez *Pneumonie, Pleurésie,* etc., pour traitement.

Isoler les malades. Évacuer et désinfecter écurie contaminée.

**Maladies des chiens. Maladie du jeune âge** (*Pasteurellose du chien*).

Maladie contagieuse sévissant sur les chiens et les chats et surtout sur les jeunes. — *Causes.* Microbe du genre pasteurella. Se transmet par contagion ou par infection. Race, âge, individu, climat, hygiène, refroidissements jouent un rôle prédisposant.

Symptomes : Tristesse, abattement, faiblesse, inappétence, frissons, tremblements, sécheresse et chaleur du nez, hyperthermie. Souvent on observe une éruption cutanée de vésicules au ventre, à la face interne des cuisses, ou bien sur les muqueuses nasale, buccale, oculaire, auditive (catarrhe), ou bien un exanthème étendu à diverses régions. C'est la *forme*

*cutanée* ou *éruptive* qui s'observe seule ou associée aux autres.
· Parfois, au début, *troubles oculaires*: conjonctivite purulente, kératite, ulcérations de la cornée et ophtalmie interne.

Généralement l'inflammation se porte sur la muqueuse respiratoire (*forme respiratoire*) : signes du coryza avec ou sans angine, éternûments, toux, jetage muco-purulent, strié de sang, dyspnée. Dans formes légères, ces troubles disparaissent en 15 jours. Dans formes graves, complications bronchiques et pulmonaires (*broncho-pneumonie*) avec ou sans troubles digestifs (vomissement, diarrhée) ; la mort arrive brusquement par asphyxie.

Parfois l'inflammation se porte sur la muqueuse digestive (*forme digestive*) ; soif, vomissements, bouche sèche et fétide, constipation puis diarrhée et dysenterie : complications de stomatite ulcéreuse, d'ictère, de renversement du rectum, d'invagination. Mort par épuisement.

Les *complications nerveuses* s'observent au cours des trois formes précédentes : méningite, chorée, épilepsie, paralysie ou anesthésie locale ou généralisée. Si animal survit, il persiste troubles nerveux.

Diagnostic : Certaines complications nerveuses peuvent faire confondre avec rage.

Traitement : Malade placé au chaud et très couvert. Soutenir les forces par les excitants, café, thé, alcool, caféine en injections sous-cutanées, quinquina. Boissons chaudes et stimulantes. Antithermiques, quinine, caféine. Antiseptiques, salol, naphtol dans lait. Injections de 5 cc. de sérum antistreptococcique.

Médication de symptômes.

Nourriture : bouillon et lait (en boissons ou lavements; le lait sera donné seul ou coupé d'eau de riz, lors de forme intestinale), viande crue hachée donnée souvent et en petites quantités. Café. Isolement des malades. Désinfection des niches ou chenils. Surveillance des contaminés.

*Vaccination* : Vaccin de génisse, aucun résultat. Vaccin de Phisalix, sérum atténué de Lignières ; résultats à contrôler.

**Typhus du chien.**

**Pasteurellose suraiguë du chien :** se manifeste par troubles digestifs : 1° *forme grave* : signes généraux graves, vomissements muqueux puis sanguinolents, excréments durs, striés de sang ; inappétence absolue ; ventre douloureux. En 2-3 jours, température baisse ; stomatite ulcéreuse, vomissements de sang noir, dépression nerveuse ; mort dans 80 p. 100 des cas. *2° forme légère*, mêmes symptômes atténués ; pas d'ulcérations de la muqueuse buccale. Guérison en 8-12 jours.

Traitement : Calmer les vomissements (opiacés, chloroforme, potion blanche de Sydenham). En boissons, eau bouillie froide et acidulée souvent et à petites doses. Lavements alimentaires. S'il y a hypothermie, boules, briques, couvertures chaudes ; bains chauds. Quand les vomissements ne se produisent plus, bouillon, lait, souvent et en faible quantité.

**Fièvre charbonneuse** (*Charbon bactéridien. Sang de rate*). Maladie virulente commune aux principales espèces domestiques et à l'homme.

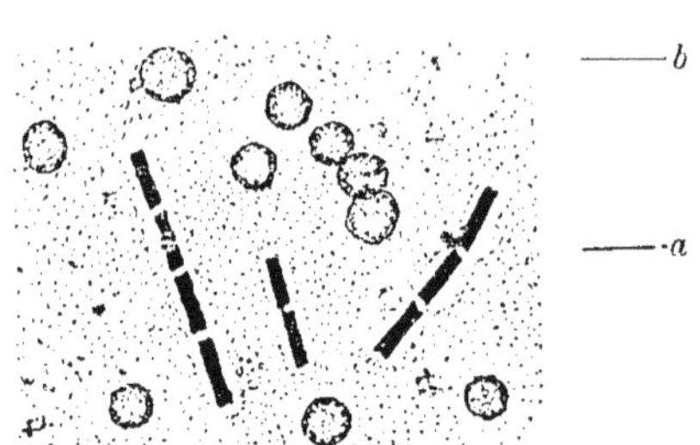


Fig. 23. — Sang de cobaye, mort de charbon. — *a*, bactéridie charbonneuse ; — *b*, globule sanguin.

*Espèces affectées.* — Herbivores (cheval, bœuf, mouton, chèvre) généralement atteints. Porc contracte difficilement. Carnassiers très rarement atteints. *Homme exposé à l'infection* (pustule maligne). Étiologie : Microbe (*bactéridie charbonneuse, bacillus anthracis*) (fig. 23 et 24) aérobie, répandu dans le sang et tous les tissus. Contagion s'opère indirectement par cadavres enfouis dans le sol (bactéridies s'échappent du corps avec les liquides issus de la putréfaction, cultivent dans le milieu favorable qui leur est fourni par terre fraîchement remuée et contenant de l'air et par chaleur produite par putréfaction du corps ; elles sont ramenées à la surface du sol par les vers de terre), par déjections virulentes répandues sur les sols (ces deux causes expliquent l'existence des « champs maudits », des « montagnes dangereuses » et aussi la transmission de la maladie à distance par des fourrages contaminés), par sang, crins, peau, etc., provenant des malades, etc. Le virus pénètre à la faveur d'une plaie de la peau ou des muqueuses et surtout de la muqueuse digestive.

SYMPTOMES : 1° **Cheval.** — Prostration; coliques; hyperthermie (41-42°); muqueuses injectées, pouls vite, imperceptible; battements du cœur violents et tumultueux; respiration précipitée; tremblements musculaires. En quelques heures ces symptômes s'aggravent ; marche titubante, parfois accès de vertige, muqueuses couvertes d'ecchymoses, respiration dyspnéique, diarrhée sanguinolente, urine sanguinolente, parfois tuméfaction sur tronc, gorge ; sang noir, visqueux, saignée baveuse. Mort en 8-30 heures.

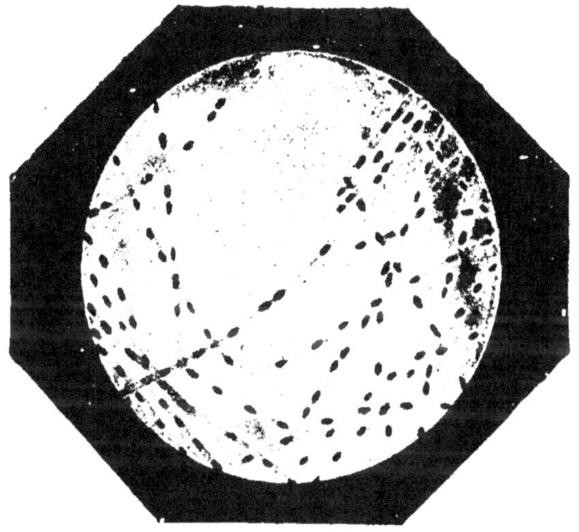

Fig. 24. — Formation des spores, chez le Bacillus anthracis.

Quelquefois la maladie apparaît moins brusquement (*sang lent*). Parfois maladie débute par apparition à l'épaule, encolure, aine, gorge, tête... d'une tumeur inflammatoire qui augmente rapidement de dimensions, peut occasionner du cornage, l'asphyxie, etc. : c'est le *charbon externe*. Symptômes du charbon interne apparaissent bientôt et mort survient en 3-8 jours. Guérison peut s'observer.

2° **Bœuf.**

Généralement symptômes du charbon du cheval (*forme*

aiguë). Dans *forme suraiguë* mort survient en 1-2 heures. Dans *forme subaiguë*, abattement, coliques, diarrhée, boiteries, oscillations étendues de la température, puis symptômes du type aigu ordinaire ; guérison peut survenir.

Le *charbon externe* peut être observé comme chez le cheval (rare en France).

### 3º Mouton.

Inquiétude, inappétence brusque, accélération des grandes fonctions, hyperthermie, coliques, urine et excréments sanguinolents, tremblements, faiblesse, chute sur le sol et mort en 1-4 heures. Parfois marche est encore plus rapide. D'autres fois des signes précurseurs sont observés (isolement, inappétence, suspension de la rumination, coliques). Enfin mouton peut rester couché et mourir dans le coma.

### 4º Porc.

Assoupissement, engorgement œdémateux au niveau de la gorge. Accélération des fonctions. Fièvre. Porc reste couché ; parésie du train postérieur. Diarrhée. Mort en 24-36 heures. Guérison est possible.

DIAGNOSTIC : *Maladies avec lesquelles on peut confondre le charbon.*

Cheval : Congestion intestinale ; invagination. Fièvre typhoïde. Morve aiguë. Anasarque. Intoxication (arsenic).

Bœuf : Pasteurellose. Charbon symptomatique. Intoxication.

Mouton | Pasteurellose.

TRAITEMENT : Applicable seulement lors d'évolution subaiguë ; excitants diffusibles, sudorifiques, antiseptiques, frictions d'essence de térébenthine sur la peau, cautérisation des tumeurs.

PROPHYLAXIE : 1º *Vaccination.* — Inoculations avec 2 vaccins fournis par Institut Pasteur, à 12-15 jours d'intervalle. Doit être renouvelée chaque année.

2º *Mesures sanitaires.* Isolement des malades. Désinfection. Destruction complète des cadavres ou bien création de cimetières animaux, etc.

POLICE SANITAIRE. Loi de 1881. Règlement de 1882. Arrêté de 1888. Malades isolés. Cadavres détruits ou enfouis avec peau tailladée. Désinfection. Vaccination préventive autorisée à condition d'en avertir maire de la commune.

**Charbon symptomatique.** — *Charbon emphysémateux, Ch. bactérien.*

*Espèces affectées.* — Surtout les bovidés. Mouton, chèvre, porc le sont rarement.

Étiologie : Microbe spécifique anaérobie (Bacterium Chauvaci) (fig. 25). On suppose que contagion s'opère de la même façon que pour la fièvre charbonneuse. Réceptivité varie suivant race (bétail algérien offre résistance relative).

Symptomes : Symptômes généraux graves puis apparition d'une tumeur en un endroit variable du corps généralement riche en muscles. L'apparition de la tumeur aux membres est précédée d'une

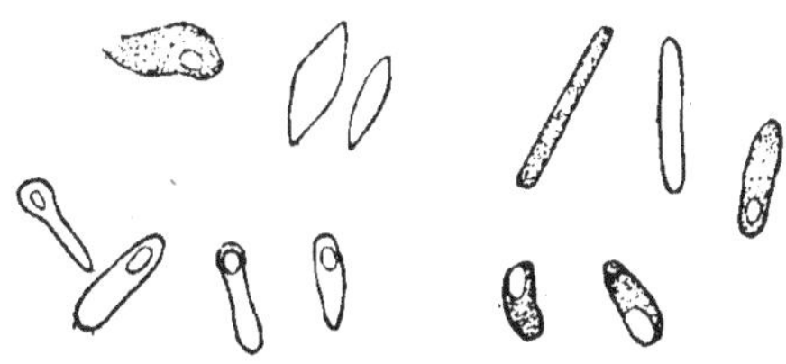

Fig. 25 — Bactéries du charbon symptomatique, d'après Arloing, Cornevin et Thomas.

boiterie. Tumeur irrégulière qui augmente rapidement ; d'abord homogène et douloureuse elle devient en son centre insensible, crépitante et sur la coupe laisse écouler sang noirâtre ou sérosité spumeuse. Parfois tumeur évolue dans profondeur des muscles et la réaction fébrile seule est appréciable. Symptômes généraux s'aggravent, température s'abaisse, mort survient en 12-60 heures.

On peut observer une *forme suraiguë* à évolution rapide, sans tumeur extérieure, ou bien une *forme ébauchée* dans laquelle la guérison peut survenir en 3-6 jours.

Chez le *porc*, tuméfaction de la tête, du cou, etc., tumeur crépitante ; mort en 24 heures.

Diagnostic : On peut confondre avec fièvre charbonneuse, fièvre vitulaire, septicémie hémorrhagique.

Sur cadavre, muscles ont odeur de *beurre rance*.

Traitement : Sans effet.

Prophylaxie : 1° *Vaccination.* — Deux inoculations successives à 10 jours d'intervalle avec 2 vaccins de virulence différente (ces vaccins sont envoyés en poudre, par paquets de dix doses; on dilue la poudre dans 10 cc. d'eau bouillie; 1 cc. par animal, un peu moins pour les jeunes). L'inoculation se pratique à la face inférieure du *toupillon* (fig. 26, 27, 28, 29).

2° *Mesures sanitaires*. — Voyez fièvre charbonneuse.

POLICE SANITAIRE. — Voyez fièvre charbonneuse.

### Péripneumonie.

Maladie contagieuse, *spéciale au bœuf*.

ÉTIOLOGIE : Microbe d'une ténuité extrême. Transmission s'effectue par contagion.

SYMPTOMES : Appétit capricieux ou nul, abattement, faiblesse, peau sèche, poil piqué, accélération de la respiration et de la circulation, fièvre, coliques intermittentes, constipation et diarrhée ; toux faible, avortée ; thorax sensible aux pressions. Symptômes généraux s'aggravent, respiration s'accélère, toux fréquente, quinteuse, expiration accompagnée de plainte (*téguement*). Percussion indique matité des régions inférieures (épanchement pleurétique) ou zone de matité étendue (hépatisation lobaire), ou zones de matité disséminées (ilots d'hépatisation lobulaire). A l'auscultation, le murmure respiratoire est remplacé au niveau de ces zones par des râles crépitants et sibilants humides : le bruit de souffle n'est pas entendu avant le 5ᵉ jour ; parfois bruit de gouttelette aux naseaux. En quelques jours symptômes s'aggravent encore, fièvre élevée, respiration petite, discordante, œdème sous-thoracique gagne fanon et ventre, avortement survient.

Evolution complète en 10-15 jours.

TERMINAISONS : *Résolution* annoncée par abaissement de la température et amélioration de l'état général. Elle est rarement complète. *Passage à l'état chronique*; toux persiste, jetage, troubles digestifs, amaigrissement. Si lésions étendues, mort par asphyxie ou par épuisement en quelques semaines. *Mort* due à asphyxie ou à intoxication putride.

Parfois (*forme suraiguë*) mort arrive par asphyxie en 2-8 jours. Dans *forme subaiguë*, lésions sont localisées et ne se manifestent que par toux et à certains moments par fièvre et accélération de la respiration. Lésions rétrocèdent ou bien il survient poussée aiguë.

DIAGNOSTIC DIFFÉRENTIEL : On peut confondre avec péricardite traumatique, bronchites (catarrhale, vermineuse, chronique),

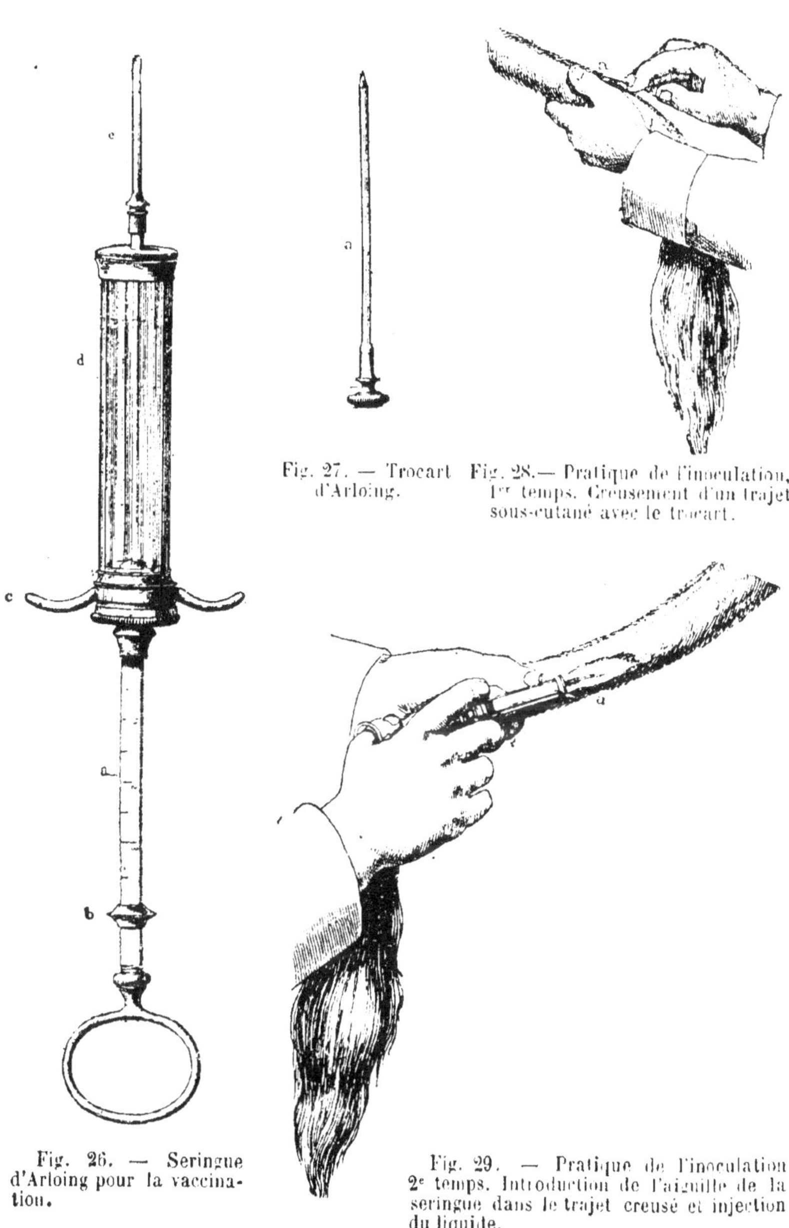

Fig. 27. — Trocart  Fig. 28.— Pratique de l'inoculation,
d'Arloing.                1ᵉʳ temps. Creusement d'un trajet
                          sous-cutané avec le trocart.

Fig. 26. — Seringue
d'Arloing pour la vaccination.

Fig. 29. — Pratique de l'inoculation
2ᵉ temps. Introduction de l'aiguille de la
seringue dans le trajet creusé et injection
du liquide.

Fig. 26 à 29. — Vaccination du charbon symptomatique, méthode
d'Arloing, Cornevin, et Thomas.

emphysème pulmonaire, échinocoques, tuberculose, pasteurellose.

Baser diagnostic sur hyperthermie persistante, toux faible et douloureuse, sensibilité du thorax et surtout sur signes d'épanchement pleural ou d'hépatisation lobaire.

Sur *cadavre*, baser diagnostic sur hypertrophie des cloisons interlobulaires et sur les colorations diverses des lobules envahis.

TRAITEMENT : Nul puisque loi ordonne l'abatage.

PROPHYLAXIE : 1° *Inoculation préventive.* — Intra-cutanée ou mieux sous-cutanée (à l'aide de séton ou seringue Pravaz) de une ou deux gouttes de sérosité épanchée dans les cloisons interlobulaires du tissu pulmonaire hépatisé ; ou bien inoculation de 1/4 à 1/2 cc. de culture en bouillon Martin-sérum (Nocard, Roux, Dujardin-Beaumetz).

L'inoculation se pratique sur la face inférieure de la queue et à 3-4 centimètres de son extrémité à l'aide de la seringue Pravaz, d'un simple fil imbibé de sérosité virulente et passé sous la peau, ou de la lancette à inoculation (fig. 30).

Si aucun engorgement ne se produit à la région inoculée, il faut recommencer inoculation 6 semaines après. Immunité est acquise 15-20 jours après l'inoculation ; elle dure un an.

2° *Mesures sanitaires.* — Abatage des malades. Inoculation préventive de tous les bovidés dans les foyers infectés.

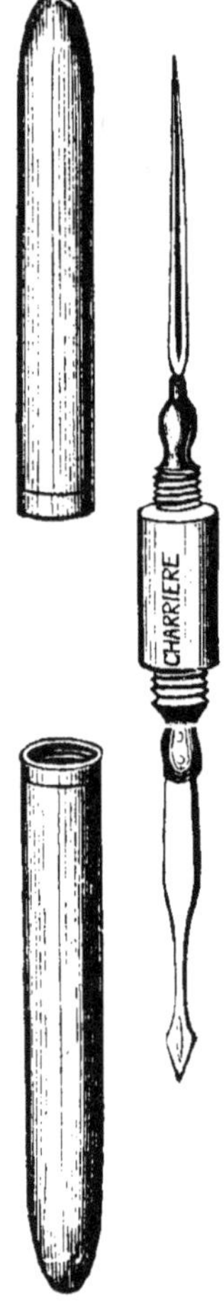


Fig. 30. — Lancette.

POLICE SANITAIRE. — Art. 37, 46 du Code rural ; 21, 28, 65, 66, 70, 84 du décret de 1882. Après constatation de la maladie par le vétérinaire délégué, le Préfet ordonne l'abatage des malades et l'inoculation des bovidés dans la zone déclarée infectée. Inoculation non obligatoire pour animaux livrés à la boucherie. Ministre peut ordonner abatage des contaminés. Indemnité de moitié de la valeur (pas supérieure à 400 francs) si l'animal est atteint, des trois quarts (pas supérieure à 600 fr.) s'il est contaminé, de la totalité (pas supérieure à 800 francs) s'il est mort des suites de l'inoculation. Veaux nés dans étable infectée sont abattus par ordre du Préfet (indemnité des trois quarts) sauf s'ils doivent être livrés à la boucherie. Envoi des poumons péripneumoniques aux Écoles vétérinaires.

**Peste bovine** (*Typhus contagieux*).

Maladie contagieuse caractérisée par état typhoïde grave et par accidents spécifiques sur muqueuses. Rare dans l'Europe occidentale.

*Espèces affectées.* — Bovidés, ruminants sauvages, moutons, chèvres.

Étiologie : Microbe non encore découvert. Maladie se transmet très facilement par contact direct ou indirect. Gravité de la maladie varie suivant la race. Une première atteinte donne l'immunité.

Symptomes : Fièvre intense (41-42°), tristesse, abattement, parfois accès de vertige suivis d'état comateux ; muqueuse vulvaire et vaginale congestionnée (Gamgee) ; accélération de la respiration et de la circulation ; bâillements, grincements de dents, coliques légères, sécrétion lactée diminuée ou supprimée. Symptômes généraux s'aggravent, prostration, grande faiblesse, frissons, tremblements musculaires, mouvements d'oscillations de la tête et de l'encolure avec déplacements latéraux du train antérieur (*bruit de chaînes*). Muqueuses très congestionnées ; écoulement de larmes mêlées à un liquide muco-purulent ; bourrelet violacé au niveau des gencives, muqueuse buccale parsemée d'érosions ou de foyers caséeux jaunâtres, ou de surfaces ulcérées étendues, papilles turgescentes ; bave d'odeur fétide ; pituitaire recouverte d'un exsudat purulent ; jetage épais, air expiré fétide, mufle fendillé et sec. Grandes fonctions très accélérées ; signes stéthoscopiques de la congestion du poumon ou de l'emphysème. Diarrhée intense et continue ; dysenterie. Amaigrissement très rapide. Mort survient en 4-7 jours.

Parfois (épizooties peu graves) *éruptions cutanées* de vésico-pustules au voisinage des organes génitaux. D'autres fois emphysème sous-cutané. Avortement est constant. Mortalité varie avec races et épizooties.

Sur les bœufs des steppes on peut observer une évolution avortée.

Sur le mouton, les symptômes sont atténués ; la guérison survient généralement.

DIAGNOSTIC : Dans milieu infecté, facile. Dans milieu indemne, on peut confondre avec coryza gangréneux, fièvre charbonneuse, fièvre aphteuse (forme digestive), dysenterie, certains empoisonnements.

TRAITEMENT : Révulsifs, excitants diffusibles, antiseptiques (acide phénique), sérothérapie (100 à 300 cc. de sérum en injections sous-cutanées au début, ou intra-veineuses lors de traitement tardif. Ce sérum provient de bœufs rendus réfractaires par atteinte antérieure et auxquels on injecte doses croissantes de sang pesteux). Kock préconise l'inoculation de 10 cc. de bile fraîche provenant de bovidés morts de la peste.

POLICE SANITAIRE. — Art. 34, 35 et 46 du code rural, 8 à 20, 68, 69, 83, décret de 1882.

Après arrêté du préfet, malades et contaminés sont abattus par ordre du maire, sur proposition du vétérinaire et après évaluation. Moutons et chèvres exposés à la contagion sont séquestrés. Indemnité des trois quarts (maximum 600 francs) aux propriétaires des animaux abattus pour peste bovine. L'entrée en France des ruminants provenant des pays infectés (Serbie, Bulgarie, Turquie, Grèce, Russie, Egypte, etc.) est interdite.

**Coryza gangréneux du bœuf.** *Mal de tête de contagion. Typhus sporadique. Fièvre catarrhale. Anasarque...*

Maladie générale, infectieuse, spéciale au bœuf.

ETIOLOGIE : Microbe spécifique (Leclainche). Certaines conditions favorisent l'infection : aliments altérés, froid, étables malpropres. Maladie est due à l'infection. Contagion ne joue qu'un rôle étiogénique secondaire. Les microbes pénètrent au niveau de l'intestin et produisent des toxines qui déterminent accidents observés.

SYMPTOMES : Troubles généraux communs aux maladies graves. Peu après conjonctivite, tuméfaction des paupières, kératite ; exsudat liquide, jaunâtre, s'écoule sur les joues ; pituitaire enflammée, rouge-brun ; jetage séro-purulent, strié desang ; mufle sec, fendillé ; cornes chaudes et très sensibles ; tête « lourde » appuyée sur l'auge ou sur le sol ; fièvre (41-42). Après 2-5 jours symptômes ont acquis leur maximum d'intensité : cornée d'un blanc opaque, parfois exsudat dans la chambre antérieure de l'œil ; pituitaire présente des ulcérations ; jetage fétide, sanguinolent ; orifice des naseaux rétrécis ; respiration dyspnéique ; déglutition très difficile ; bave visqueuse ; amaigrissement, faiblesse, état comateux. Hypothermie et mort.

Parfois on observe des troubles digestifs : diarrhée sanguinolente, rejet de fausses membranes ; troubles oculaires moins intenses.

Dans certains cas on observe des troubles accessoires : accès de vertige au cours desquels le malade peut succomber. Eruption de boutons à la base des cornes, aux onglons, au cou, au dos, aux mamelles, aux lèvres, ou sur tout le corps.

Evolution complète en 5-7 jours ; mort peut survenir en 24 heures ou après 2-3 semaines. Guérison peut survenir mais convalescence est longue.

Des *formes atténuées* peuvent s'observer qui se terminent généralement en 3-5 semaines par la résolution.

Diagnostic : Coexistence de troubles oculaires, des lésions de la pituitaire et des symptômes généraux.

On peut confondre avec : peste bovine, coryza simple, conjonctivite et kératite épizootiques, entérites toxiques (lors de forme digestive).

Traitement : Généralement inefficace. Il vaut mieux sacrifier le malade au début, alors qu'il peut être utilisé pour la boucherie. On conseille les antithermiques, les injections intra-trachéales iodo-iodurées, les lavages des cavités nasales avec les antiseptiques, le collargol (argent colloïdal) en injections veineuses (50 centigr. à 1 gr. par jour en solution à 1 p. 100), les purgatifs doux et surtout les injections sous-cutanées (4 litres en 2 fois par jour) de sérum physiologique (sel marin 7 gr ; eau bouillie 1 litre).

Prophylaxie : Isolement des malades. Désinfection. Amélioration de l'hygiène, réfection des locaux...

### Fièvre aphteuse.

Maladie contagieuse, caractérisée par un état fébrile suivi d'une éruption vésiculeuse sur les muqueuses et sur la peau.

*Espèces affectées.* — Surtout les bovidés. Le porc, le mouton, la chèvre sont moins facilement atteints. Herbivores sauvages sont aptes à l'infection.

*La maladie est transmissible à l'homme.*

Étiologie : Microbe non encore découvert. Maladie se transmet par contagion ; celle-ci est extrèmement subtile et s'exerce par les modes les plus divers. L'infection se produit au niveau de l'intestin (aliments) ou des muqueuses extérieures et de la peau (inoculation). Le jeune âge augmente la réceptivité.

Aptitude individuelle très variable. Première atteinte confère immunité pendant 2 ans environ ; une seconde atteinte est bénigne.

Symptomes : Tristesse, fièvre, appétit diminué, rumination irrégulière, peau chaude, sécrétion lactée diminuée. Peu après l'éruption se produit soit à la bouche, aux espaces interdigités ou à la mamelle, soit en ces trois régions à la fois.

*Localisation buccale.* — Symptômes de stomatite, salivation, grincements de dents, préhension et mastication pénibles. En 1-2 jours vésicules ou *aphtes* apparaissent sur face interne des lèvres, gencives, bourrelet de la mâchoire supérieure, sur le mufle, parfois sur la langue, le palais, les joues. Parfois on observe vésicules sur la pituitaire, la conjonctive, le bord des paupières. Les vésicules crèvent ; les mouvements des mâchoires sont de plus en plus difficiles, l'inappétence est souvent complète, la bave s'écoule visqueuse, sanguinolente. Les plaies consécutives à l'ouverture des aphtes sont granuleuses et se cicatrisent d'ordinaire rapidement. L'évolution est complète en 8-15 jours.

*L'éruption interdigitée* (mal des onglons), se montre sur un ou plusieurs membres ; elle est précédée par la congestion de la peau de l'espace interdigité et de la couronne ; la boiterie est accusée, la démarche est pénible, le malade piétine sur place ou bien soustrait son membre à l'appui. Les vésicules se forment ; les malades restent longtemps couchés et présentent quelques troubles digestifs. Les plaies sont bourgeonneuses et suppurent; la corne est parfois décollée. Evolution complète en 8-10 jours.

La *localisation mammaire* est ordinaire chez les laitières. Tuméfaction, rougeur, sensibilité de la peau des mamelles. Les aphtes apparaissent d'ordinaire sur les trayons. Parfois (formes bénignes) l'aphte évolue sans s'ouvrir.

On peut observer, au cours d'une des formes précédentes, une éruption sur le périnée, l'anus, la vulve, la face interne des cuisses...; sur la muqueuse des premières voies digestives (symptômes de pharyngite), des premières voies respiratoires (symptômes de laryngite).

Les COMPLICATIONS les plus ordinaires sont le décollement et la chute de l'onglon, la mammite. Parfois on observe, après la disparition de l'éruption, des tuméfactions articulaires, de l'entérite, de la parésie ou de la paralysie du train postérieur.

Les *formes graves* sont dues à la localisation de l'éruption sur les muqueuses digestive (fréquentes sur veaux nourris à la mamelle) (symptômes généraux graves, troubles digestifs, diarrhée dysentérique, mort en 5-6 jours ou cachexie), respiratoire (fièvre intense, toux, jetage, signes de broncho-pneumonie, mort en 1 à 6 jours) ou bien à des évolutions septicémiques (mort foudroyante ou bien accidents cérébraux).

Chez le *mouton*, la *chèvre*, le *porc*, la maladie est généralement bénigne sauf sur les jeunes.

DIAGNOSTIC DIFFÉRENTIEL : Érosions dues à fourrages durs. Brûlures de la bouche, stomatite mercurielle. Cow-Pox (sur ma

Fig 31. — Trayonotome triangulaire Gasselin.

melle). Piétin du bœuf. Lors de formes graves on peut confondre avec : entérite suraiguë, congestion pulmonaire, pasteurellose, fièvre charbonneuse.

Chez le *mouton* on peut confondre avec *clavelée*, *piétin*.

TRAITEMENT : Soins hygiéniques, aliments de facile mastication, litière propre, souvent renouvelée. Mulsions fréquentes à l'aide du tube trayeur (fig. 31). Désinfection des plaies (solutions antiseptiques et astringentes étendues pour la bouche); graisser les trayons avec de la vaseline boriquée ou phéniquée. Lors des formes graves, médication de symptômes.

*Utilisation des viandes.* — La viande peut être consommée si elle n'est pas fiévreuse.

POLICE SANITAIRE. — Déclaration d'infection des locaux contaminés. Séquestration et surveillance des animaux atteints et contaminés. Suppression momentanée des foires et marchés. Arrêté d'infection levé 15 jours après constatation du dernier cas et après désinfection.

### Vaccine. Horse-Pox. Cow-Pox.

Maladie virulente, inoculable, commune à l'homme, au cheval et à la vache, caractérisée par une éruption de pustules sur les téguments et déterminée par un élément virulent non encore déterminé. Elle se transmet par contagion. L'identité de la *variole* et de la *vaccine* n'a pas encore été démontrée mais ces deux infections sont très voisines.

1° *Horse-Pox.*

SYMPTOMES : Rarement on observe des troubles généraux, au début. L'éruption se produit sur la muqueuse buccale, alors les ampoules ou vésicules de teinte opaline rosée ont l'aspect de perles et en même temps des pustules apparaissent sur lèvres, bout du nez, au pourtour des naseaux. Elle peut se produire aussi sur la pituitaire (vésico-pustules de la grosseur d'une tête d'épingle ou d'une lentille) ; plus rarement sur la conjonctive, dans ce cas il y a ophtalmie externe et de petites pustules se montrent sur la conjonctive et sur la sclérotique. Elle peut avoir lieu sur la muqueuse génitale (pénis et muqueuse vulvaire) et en même temps sur la peau du périnée, du fourreau, des mamelles de la face interne des cuisses. L'éruption peut se produire à la peau, être généralisée ou localisée en certaines régions ; lors d'éruption confluente aux membres, on peut observer de l'engorgement simulant les eaux aux jambes, des lymphangites et des adénites suppurées.

DIAGNOSTIC DIFFÉRENTIEL : Morve aiguë ou chronique. Dourine. Exanthème coïtal. Gourme. Acné contagieuse. Exanthème pustuleux.

TRAITEMENT : Soins hygiéniques. Lors d'éruption buccale, nourrir avec des aliments de facile mastication ; irriguer la bouche avec une solution antiseptique faible. Interdire la monte aux étalons affectés ; ne pas faire saillir les juments.

Lors d'éruption sur les membres, litière propre, laver fréquemment les plaies avec solutions antiseptiques.

Prophylaxie : Isoler les malades. Éviter la transmission indirecte par les harnais, les objets de pansage, les personnes, etc... Si un certain nombre de chevaux sont atteints dans un effectif nombreux, il vaut mieux inoculer (2 ou 3 scarifications à l'encolure) tous les chevaux avec du virus des pustules (Joly).

2º *Cow-Pox*.

Symptomes : Éruption d'un petit nombre de pustules ou de vésico-pustules sur les mamelles ; chez le veau l'éruption siège sur le mufle, les lèvres. L'éruption peut être généralisée sur le corps.

Diagnostic différentiel : Fièvre aphteuse.

Traitement : Soins de propreté. Éviter la transmission aux autres animaux et à l'homme.

## Clavelée.

Maladie contagieuse, spéciale au mouton, caractérisée par éruption pustuleuse sur la peau et les muqueuses.

Étiologie : L'agent de la virulence claveleuse n'est pas encore découvert. La contagion est extrêmement facile ; elle se fait surtout pendant dessiccation du claveau. Elle a lieu directement ou indirectement et à distance.

Symptomes : Symptômes généraux graves, tristesse, abattement, faiblesse, inappétence, soif vive, accélération de la respiration et de la circulation, muqueuses injectées, hyperthermie, hyperesthésie de toutes les régions. Cette période *d'invasion* dure 4 jours. Puis symptômes généraux diminuent d'intensité en même temps que l'éruption se produit sur tout le corps en commençant par parties dépourvues de laine ; d'abord taches rouges, puis boutons durs, puis pustules. Éruption peut se produire sur muqueuses : conjonctive (ophtalmie externe intense), pituitaire (jetage, épistaxis). buccale (salivation, mastication gênée). Cette période *éruptive* dure 4-5 jours. Les boutons claveleux deviennent des vésico-pustules qui crèvent et le *claveau* s'écoule et se concrète en croûtes jaune-foncé. Parfois nouvel accès fébrile. Durée de la période de *sécrétion*, 4-5 jours. Les croûtes se dessèchent et se détachent peu à peu en poussières virulentes tandis que la cicatrisation s'opère.

Durée 4-6 jours. Parfois les pustules se mortifient et s'éliminent comme une eschare. Parfois éruption secondaire 4-8 jours après la première. Evolution complète en 20-30 jours.

On peut observer des *formes éruptives graves*. Dans ces cas, les symptômes généraux sont alarmants. Des engorgements envahissent les membres, l'extrémité de la tête, les oreilles ; la peau, à leur niveau, est très enflammée. Certains animaux (agneaux) succombent. Plus souvent, l'éruption parcourt ses phases. Parfois l'éruption se produit sur la muqueuse des bronches et le poumon : fièvre, respiration dyspnéique, toux, jetage, symptômes de broncho-pneumonie, mort par asphyxie. Ou bien l'éruption se produit sur les voies digestives, prostration, sensibilité de l'abdomen, diarrhée, mort. Parfois on note des signes de méningite. Enfin dans certains cas, pustules cutanées s'affaissent, se dessèchent et on observe signes de métastase sur le poumon ou l'intestin.

*Complications.* — Lors d'éruption cutanée confluente, les plaies se cicatrisent mal et se compliquent de nécrose des tendons, des ligaments, d'arthrites, etc., ou bien éruption conjonctivale suivie de perte de l'œil. Les éruptions laissent taches cicatricielles (*picotte*). L'avortement est de règle.

Pronostic : **20 pour 100** des animaux succombent.

Diagnostic différentiel : Piqûres du Juncus acutus. Petits abcès miliaires de la peau de la mamelle et de la face interne des cuisses. Fièvre aphteuse.

Traitement : Bons soins hygiéniques. Isoler les animaux présentant des complications ; dans ce cas médication de symptômes.

Prophylaxie : *Clavelisation* ou inoculation sous-cutanée du claveau. Le claveau provient de pustules bien développées (10 ou 12 jours) sur antenais vigoureux présentant éruption discrète et bénigne ; ou bien il est récolté sur grosses pustules d'inoculation à la lancette ou à la seringue Pravaz (Soulié). Il est employé frais ou conservé. L'inoculation (piqûre sous-épidermique à l'aiguille cannelée ou à la lancette ou bien inoculation intradermique après avoir tondu et savonné la région) se fait à la queue ou mieux à l'extrémité de l'oreille.

Ne pas claveliser les agneaux au-dessous de 3-4 mois, ni les brebis pleines à la fin de la gestation. Pertes de 1 à 5 pour 1000 en Algérie, 1 à 3 pour 100 dans le nord et le centre de la France.

Police sanitaire. — Malades séquestrés et soumis à la surveillance du vétérinaire sanitaire.

Lors d'épizootie de clavelée, si le propriétaire ne fait pas claveliser les animaux du troupeau infecté, le préfet peut faire exécuter cette mesure. En dehors d'une épizootie, la clavelisation des troupeaux sains ne peut être exécutée sans autorisation du préfet qui prend arrêté de déclaration d'infection. Les moutons venant d'Algérie ne peuvent être importés en France que s'ils ont été clavelisés un mois avant l'embarquement.

En *Algérie*, clavelisation autorisée par le maire ; lors d'épizootie, le préfet ordonne la clavelisation.

### Tuberculose.

Maladie contagieuse, commune à l'homme et à toutes les espèces domestiques.

*Espèces affectées.* — Tous les mammifères domestiques, surtout le bœuf, le chien, le chat, le porc ; le cheval, le mouton, la chèvre sont peu exposés ; la plupart des animaux sauvages et surtout le singe ; les oiseaux de basse-cour, de volière, d'appartement.

Étiologie : Microbe spécifique *(bacille de Koch)*. Maladie se transmet par contagion ; celle-ci s'opère généralement à la suite d'une cohabitation intime et prolongée. Chez le porc et les carnassiers la tuberculose est souvent d'origine alimentaire (lait virulent). Différences considérables des espèces et des individus pour l'aptitude à contracter la maladie ; les circonstances individuelles qui favorisent l'infection sont le jeune âge et les causes qui diminuent la résistance de l'organisme (mauvaise hygiène, travail excessif, lactation prolongée.....) ; l'hérédité joue un certain rôle.

Symptômes : 1º **Bœuf**. — La maladie évolue ordinairement sous forme chronique ; des poussées aiguës peuvent être observées.

La *localisation pulmonaire* est la plus fréquente : toux petite, sèche, un peu sifflante à quintes courtes ; essoufflement rapide ; vaches deviennent parfois « taurelières » ; à certains moments hyperthermie subite ; apparence extérieure de la santé. Accidents peuvent rester limités ou bien progressent ; alors on note : amaigrissement, poil piqué, peau collée, appétit capricieux, perverti, signes de l'anémie, lait séreux, hyperthermie vespérale ; respiration accélérée, courte, entrecoupée ; toux fréquente, quinteuse, sèche ou grasse ; à la percussion, zones de matité ou bien résonance parfaite ; à l'auscultation, murmure respiratoire affaibli en certains points, râles, parfois bruit de souffle ; parfois tuméfactions ganglionnaires. A une dernière période, cachexie tuberculeuse, troubles respiratoires et digestifs, toux, jetage, hémoptysies, œdèmes du fanon et des membres ; l'urine est souvent albumineuse (Moussu).

Parfois les accidents sont localisés sur la muqueuse respiratoire, bronches, trachée, larynx (respiration ronflante, cornage, toux et rejet de muco-pus, grande sensibilité à la pression).

La *localisation digestive* est moins fréquente et coexiste souvent avec la précédente. Symptômes peu nets (troubles digestifs, amaigrissement, constipation et diarrhée), sauf lors de stomatite ou de glossite tuberculeuse.

Les *séreuses splanchniques* sont atteintes avec les viscères ou séparément. Pleurésie et péritonite tuberculeuses sont difficiles à reconnaître.

Les *ganglions* sont généralement envahis secondairement ; les superficiels (gorge, parotide, flanc) apparaissent tuméfiés, sensibles ; leur hypertrophie amène des troubles fonctionnels (déglutition gênée, boiterie, stase veineuse).

La *mamelle* est parfois atteinte ; symptômes de mammite chronique avec atrophie de la glande.

Les *organes génitaux* peuvent être atteints (vaginalite, orchite, vaginite, métrite tuberculeuses).

L'extension aux *méninges cérébrales*, au *cerveau*, à la *moelle* provoque des accidents variables, généralement de l'hébétude, des troubles de la locomotion, des paralysies.

Des *arthrites* tuberculeuses peuvent être observées. Enfin tumeurs tuberculeuses de la peau et du tissu sous-cutané.

2º **Cheval**. — Mêmes localisations, diversement associées, que chez le bœuf. Au début essoufflement rapide, faiblesse au travail, plus tard amaigrissement, appétit capricieux, polyurie, hyperthermie constante de 1° ou 1°5, accès fébriles. Symptômes locaux variables, peu caractéristiques.

3° **Porc**. — La forme *abdominale* est la plus fréquente : amaigrissement, tristesse, faiblesse, troubles digestifs, palpation de l'abdomen douloureuse, on peut sentir masses dures qui sont ganglions mésentériques altérés ; généralement tumeurs ganglionnaires dans l'auge, au niveau du cou (formant chapelet ou collier de tumeurs bombées), à l'entrée de la poitrine (tuberculose *ganglionnaire, scrofulose*).

4° **Chien**. **Chat**. — Symptômes de cachexie progressive. Toux sèche, suivie de vomituritions. Appétit nul ou exagéré, amaigrissement rapide avec atrophie des crotaphytes et enfoncement des yeux. Poussées fébriles. Signes locaux assez nets, broncho-pneumonie, souvent pleurésie ou bien ascite ou péritonite...

5° **Oiseaux**. *Tuberculose viscérale* se traduit à période avancée par amaigrissement, perte de l'appétit, diarrhée, étisie et mort.

Tuberculose de la *peau* se manifeste par des tumeurs verruqueuses ou des cornes. Sur la langue, le palais, on peut trouver des tumeurs ulcérées qui gagnent les cavités nasales, les cavités orbitaires.

DIAGNOSTIC : Suspicion lors d'amaigrissement sans cause appréciable. On le confirme par *a*) l'inoculation de matière recueillie, sous la peau de la face interne de la cuisse (produit impur, jetage, pus) ou dans la cavité abdominale (produit pur, suc ganglionnaire, lait) du cobaye ; dans le 1er cas, après 10-12 jours abcès avec bacilles spécifiques, dans le 2e cas après 25-40 jours mort de tuberculose abdominale ; *b*) l'injection de *tuberculine* : 3 à 5 cc. de tuberculine diluée injectés sous la peau de l'encolure du bœuf, vers 6 heures du soir ; prendre température 12, 15, 18 et 21 heures après ; si l'hyperthermie atteint ou dépasse 1°5, l'animal est tuberculeux.

TRAITEMENT : La maladie est incurable sauf au début dans le cas de lésions récentes et peu graves qui peuvent disparaître par les injections successives de tuberculine ou par un bon régime hygiénique.

PROPHYLAXIE : Soumettre tous les animaux d'une étable et tous ceux que l'on veut y introduire par la suite, à l'épreuve de la tuberculine. Désinfection.

POLICE SANITAIRE. — Le code rural prescrit que les animaux tuberculeux doivent être abattus sur ordre du maire. Art. 9, 10, 12, 13, de l'arrêté de 1888, prescrivent : bovidés tuberculeux sont mis, par arrêté du préfet, sous la surveillance du vétérinaire sanitaire. Tout animal tuberculeux est isolé, séquestré et ne peut être qu'abattu ; le vétérinaire sanitaire en fait l'autopsie, rédige procès-verbal qu'il envoie au préfet. Utilisation des peaux après désinfection. Vente et usage du lait provenant de vaches tuberculeuses, interdits sauf pour alimentation des animaux. Les viandes sont saisies en totalité ou en partie suivant nature et étendue des lésions. *Indemnité* lors de saisie de viande et d'abatage des animaux pour cause de tuberculose. Tiers de la valeur au moment de l'abatage (maximum 200 fr.), lors de tuberculose généralisée ; trois quarts (max. 450 fr.), lors de tuberculose localisée ; totalité si l'animal n'était pas tuberculeux (Loi de 1899). En outre indemnité pour animaux non soupçonnés et trouvés tuberculeux à l'abatage et saisis en totalité ou partie (Loi de 1902).

**Morve.**

Maladie contagieuse caractérisée par production de tubercules dans parenchymes et d'ulcérations sur la peau et muqueuses.

*Espèces affectées.* — Cheval, âne, mulet, carnivores *L'homme peut contracter la maladie.*

ÉTIOLOGIE : Microbe spécifique. Contagion s'effectue généralement par intermédiaire d'objets souillés par jetage, bave, pus (fourrages, litières, auges, seaux, harnais, instruments de pansage...). La cohabitation favorise l'infection surtout si promiscuité est grande. Carnivores s'infectent en mangeant viandes morveuses.

SYMPTOMES : 1° *Morve aiguë.* — État fébrile intense (42°), prostration, faiblesse, inappétence, accélération de la respiration et de la circulation, etc. Après 1 à 3 jours, apparition des accidents spécifiques ; pituitaire congestionnée présente vésico-pustules qui s'ouvrent et laissent plaies ulcéreuses ou chancres : jetage bilatéral muco-purulent, safrané, sanguinolent ; les chancres s'agrandissent ; en même temps, engorgements œdémateux, douloureux se produisent aux membres, aux flancs, aux épaules, à la tête ; des boutons apparaissent, s'ulcèrent et laissent des chancres qui s'agrandissent, se réunissent et donnent pus sanieux, lie de vin ; cordes lymphatiques apparaissent dans ces régions, des nodosités se montrent sur leur trajet s'abcèdent et s'ulcèrent ; ganglions explorables (sous-glossiens, inguinaux), hypertrophiés, parfois s'ulcèrent. Symptômes généraux s'aggravent, amaigrissement rapide. parfois on note des synovites, arthrites, inflammations testiculaires. Mort en 8-30 jours.

2° *Morve chronique.* — a) *Morve cutanée ou farcin.* — Symptômes évoluent seuls ou avec ceux de la morve chronique. Apparition de tumeurs cutanées ou *boutons farcineux* généralement aux endroits où peau est fine ; après temps variable ils s'abcèdent, s'ouvrent et laissent écouler liquide visqueux, oléiforme (huile de farcin) ; la plaie ou *chancre farcineux* s'étend en profondeur et en surface et donne pus huileux. En outre, inflammation des vaisseaux lymphatiques voisins ; les *cordes farcineuses* qu'ils forment s'ulcèrent en de nombreux points. Les ganglions qui collectent la lymphe des régions envahies s'enflamment, se densifient et forment une masse unique, dure, bosselée (*adénite farcineuse*).

b) *Morve nasale.* — Formation sur la pituitaire de plaies ulcéreuses ou *chancres*, à bords indurés taillés à pic, à fond gris-jaunâtre, finement granuleux, recouverts d'un enduit muco-purulent. Chancres s'agrandissent ou bien se cicatrisent lentement. *Jetage* souvent unilatéral, visqueux, poisseux, jaunâtre ou strié de sang, parfois mêlé de grumeaux. *Glande* unilatérale ou bilatérale, arrondie, mamelonnée, dure, indolore, rarement adhérente à la peau, fixée profondément dans l'auge. Elle suppure rarement.

c) *Morve laryngo-trachéale.* — Grande sensibilité du larynx et de la trachée. Toux et expectoration de mucosités sanguinolentes striées de sang.

d) *Morve pulmonaire* (morve interne). — Symptômes peu caractéristiques de bronchite chronique, d'emphysème, de pleurésie locale.

Des accidents divers peuvent être rencontrés dans toutes les formes : collection des sinus, collection des poches gutturales, lymphangite des membres, inflammations testiculaires, synovites, arthrites, kératite.

La *marche* de la maladie est très variable. Une guérison complète est possible au début de l'infection.

Diagnostic : 1° *Sur l'animal vivant.* — a) *Examen clinique.* — On peut confondre *morve aiguë* avec fièvre charbonneuse, pasteurellose suraiguë, gourme septicémique, anasarque… *Farcin* peut être confondu avec : lymphangites simples, éruptions de horse-pox, plaies ulcéreuses des membres, plaies d'été, gourme, exanthème pustuleux, lymphangite épizootique, lymphangite ulcéreuse. *Morve nasale* peut être confondue avec : collection des sinus, collection des poches gutturales, inflammations non spécifiques de la pituitaire, abcès de la cloison, plaies, carie dentaire, horse-pox, tumeurs des cavités nasales et des ganglions sous-glossiens.

b) *Culture et recherche du bacille.* — Ensemencer pomme de terre avec produit suspect ; après quelques jours, surface ensemencée prend teinte fauve qui se fonce ensuite.

c) *Inoculation.* — Inoculation dans péritoine de cobaye des produits *purs* (liquide de bouton. pulpe ganglionnaire) détermine orchite (vaginalite). Inoculation par piqûres ou scarifications, de matière sur crâne du chien ; après 3-4 jours apparition de plaies ulcéreuses. Inoculation à l'âne (même technique) provoque chez celui-ci une évolution suraiguë.

d) *Malléine.* — Extrait stérile des cultures du bacille de la morve sur différents milieux. Fournie par Institut Pasteur de Paris. Injecter sous la peau de l'encolure 2 cc. 1/2 de malléine diluée ; faire l'injection entre 8 et 10 heures soir, prendre température toutes les 2 ou 3 heures, à partir de la 9e jusqu'à la 29e heure après l'injection. S'il y a hyperthermie de 1°5 et plus avec réaction organique (tristesse, inappétence…), l'animal est morveux ; l'animal qui ne réagit pas n'est pas morveux (Nocard).

2° *Sur le cadavre.* — Constatation des lésions spécifiques sur la peau et les muqueuses. Dans le poumon, constatation des tubercules miliaires donnant la sensation d'un corps fibreux, dur, enchâssé dans le tissu élastique de l'organe (ne pas confondre avec péri-bronchite noduleuse, bronchite chronique, pseudo-tubercules parasitaires, tubercules, tumeurs). On peut assurer le diagnostic par l'inoculation et la recherche du bacille.

TRAITEMENT : La morve, surtout au début, peut guérir ; les injections intra-trachéales de la solution iodo-iodurée (5-30 grammes par jour), ont donné bons résultats. Injections successives de malléine (au début de l'infection). Bonne hygiène.

POLICE SANITAIRE. — Abatage, sur ordre du maire, des animaux morveux et farcineux (art. 36 Code rural). Ceux qui ont été exposés à la contagion sont placés sous la surveillance du vétérinaire délégué pendant deux mois. Pour ceux de ces animaux qui ont présenté des symptômes de maladie la surveillance est de un an (art. 44 et 46 décret de 1882). Comité des épizooties prescrit (14 septembre 1894) : soumettre à l'épreuve de la malléine les compagnons d'écurie des morveux. Animaux présentant réaction ordinaire seront reconnus suspects et soumis à surveillance pendant un an. Ils seront soumis à l'épreuve de la malléine tous les deux mois. Ceux qui présenteraient un des signes cliniques de la morve seront reconnus morveux et abattus. Ceux qui ne réagiront pas à deux injections successives seront déclarés sains et remis dans le rang. Les suspects pourront être utilisés sous certaines conditions. Les contaminés qui n'ont pas réagi doivent être isolés des suspects et ne peuvent être vendus durant les deux mois qui suivent l'épreuve de la malléine.

## Lymphangite épizootique.

*Espèces affectées.* — Cheval, mulet.

ETIOLOGIE : Microbe spécifique (Nocard). La maladie se transmet par inoculation à la faveur des plaies cutanées. Agglomération et cohabitation favorisent la transmission.

SYMPTOMES. — Lésions siègent sur les membres, surtout les postérieurs, sur le garrot, le dos, les épaules, l'encolure..... La lymphangite débute au niveau d'une plaie préexistante qui s'ulcère, ou elle apparaît après cicatrisation de la plaie. Cordes allongées, sinueuses allant jusqu'à ganglions ; nodosités apparaissent sur son trajet, qui s'abcèdent et laissent plaies couvertes de bourgeons exubérants d'où s'écoule pus jaunâtre, huileux, caillebotté. Ganglions s'enflamment et s'abcèdent. Évolution lente, cicatrisation se fait difficilement. Récidives sont à craindre. Parfois malades succombent.

DIAGNOSTIC DIFFÉRENTIEL : Farcin. Gourme. Horse-Pox.

TRAITEMENT : Au début, curettage, cautérisation, pansements

antiseptiques. Extirpation des cordes bien délimitées. Frictions de vésicatoire. Lors de lésions étendues, attaquer le foyer à la périphérie, intervenir largement avec le fer, le feu, les antiseptiques, l'eau très chaude.

PROPHYLAXIE : Isolement absolu des malades. Désinfection. Prévenir contamination par objets de pansage, harnais, etc...

### Gourme.

*Espèces affectées.* — Cheval et à un moindre degré, âne et mulet.

ETIOLOGIE : Microbe (*Streptococcus equi* de Schuetz). Contagion très facile, se fait directement par dépôt de virus sur surfaces absorbantes (muqueuses) ou indirectement par aliments, eaux, objets de pansage, harnais, personnes ; séjour dans locaux infectés. Causes prédisposantes : jeune âge, acclimatement, encombrement.....

SYMPTOMES : Aspect clinique très variable. Généralement (*gourme catarrhale*) tristesse, inappétence, faiblesse, fièvre, empâtement des parotides et de l'auge, gorge sensible, symptômes d'angine pharyngée ou laryngée, parfois de coryza ; ganglions de l'auge volumineux, infiltrés ; ganglions pharyngiens hypertrophiés amènent troubles de la déglutition, gênent la respiration (cornage) ; toux fréquente, grasse, quinteuse, jetage abondant, purulent ; suppuration des ganglions de l'auge et parfois engorgement de la région des joues et inflammation des lymphatiques. Puis, symptômes s'amendent et disparaissent en 15-30 jours.

Des *complications* diverses apparaissent soit d'emblée, soit secondairement et dans ce cas résultent de l'extension du catarrhe gourmeux : *collection des sinus*, rare ; *collection des poches gutturales* avec parfois des accidents nerveux (vertige, amaurose) et des troubles respiratoires et circulations ; *trachéo-bronchite* qui évolue comme bronchite simple mais avec accès fébriles passagers dus à poussée congestive du côté de la peau et des ganglions ; souvent les animaux guéris restent corneurs ; *broncho-pneumonie* annoncée par aggravation des symptômes généraux et par signes locaux de l'hépatisation lobulaire ou lobaire, souvent passe à l'état chronique ; enfin *pleuro-pneumonie* terminée généralement par mort.

Des *suppurations gourmeuses* sous forme d'abcès ou d'infiltrations diffuses peuvent être constatées : à la peau, aux points exposés aux traumatismes, au fourreau *(gourme de castration)*, dans le tissu conjonctif périrectal, lymphangite des membres ; voile du palais, langue, pharynx, intestin, ganglions mésentériques ; larynx, trachée, ganglions de la cavité thoracique, poumon ; centres nerveux ; muscles, os, synoviales .. Enfin la gourme peut évoluer sous forme *congestive*, *hémorragique* ou *septicémique* et processus congestifs se manifestent par poussées annoncées par accès fébriles. Ordinairement les localisations se font à la peau *(gourme cutanée* avec éruption vésiculeuse ou bulleuse, échauboulure), aux muqueuses (pituitaire, conjonctive, lèvres, muqueuse génito-urinaire, *gourme coïtale)*, *anasarque gourmeuse*, aux viscères (congestions, pneumonie), aux séreuses (pleurésie, péricardite, péritonite), aux articulations (synovite, arthrite), au système nerveux, à l'œil (iritis .

Cette gourme septicémique est grave ; souvent malades succombent dès le début, ou bien guérison est très longue ; grande tendance aux récidives.

*Marche* : Très variable. Complications fréquentes ; température donne bonnes indications pronostiques.

Diagnostic différentiel : Catarrhe simple des muqueuses ; morve ; ne pas confondre gourme cutanée avec horse-pox, herpès, échauboulure...

Traitement : Placer malade bien couvert dans local aéré, à température constante ; donner breuvages tièdes, mashs, grains cuits, verts, carottes... Breuvages alcalins. Différer opérations chirurgicales (castration). Médication de symptômes. Isolement des malades. Désinfection.

## Actinomycose.

*Espèces affectées.* — Diverses espèces animales surtout les bovidés. *L'homme peut être atteint.*

Étiologie : Parasite (streptophrix) ayant aspect de petites touffes formées d'une masse centrale filamenteuse avec ramifications divergentes terminées par renflements en massue (fig. 32) ; les touffes forment dans les lésions des amas jaunâtres, muriformes. L'infection se fait par les végétaux porteurs de parasites (pailles, épillets) qui s'implantent ou blessent la muqueuse des premières voies digestives ou bien la peau.

Symptomes : 1º *Mâchoires. Ostéosarcome.* — Tumeur dure, bosselée plus ou moins volumineuse. Trajets fistuleux. Suppuration liquide, sanieuse avec grains jaunâtres. Mastication gênée. Amaigrissement.

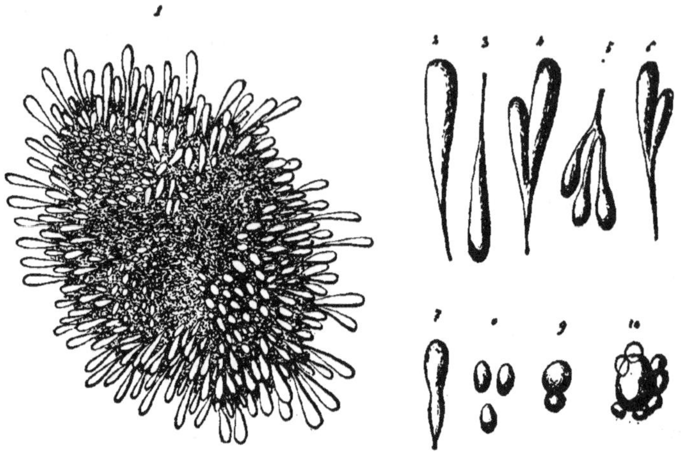

Fig. 32. — Actynomyces d'une tumeur du maxillaire inférieur d'un bœuf. — 1. une granulation entière. 1/500 — 2, 3, 4, 5, 6, 7, formes diverses des éléments en masse, — 8, 9, 10, éléments arrondis 1/1200.

2º *Langue. Langue de bois.* — Langue volumineuse, dure, rigide, portant sur ses côtés des tubercules blanc jaunâtres, muqueuse couverte d'ulcérations ; préhension, mastication, déglutition très difficiles, salivation ; amaigrissement rapide.

3º *Pharynx.* — Troubles de la déglutition, parfois de la respiration, avec tuméfaction de la région ; tumeurs sont reconnues par exploration buccale.

4º *Cou* (fig. 33). — Tumeurs de la peau, grosseur d'une noix à un œuf au niveau des parotides, gorge, joue, bord supérieur de l'encolure ; souvent s'abcèdent ; cicatrisation lente.

5º *Localisations diverses.* — Voies digestives (lèvres, parotide, œsophage, foie), respiratoires (pituitaire, larynx, trachée, poumon) ; mamelles, os, etc.

Diagnostic différentiel : Tuberculose : tumeur.

Traitement : Iodure de potassium (8-12 grammes). En outre traitement chirurgical pour actinomycose osseuse (curettage des fistules, injections iodo-iodurées, ablation des tumeurs).

## Botryomycose.

*Espèces affectées.* — Cheval, parfois bœuf et porc ; homme.

ÉTIOLOGIE : Parasite (*botryomyces equi*) qui se présente dans tissus en amas mûriformes. Peut-être infection se fait par plaies.

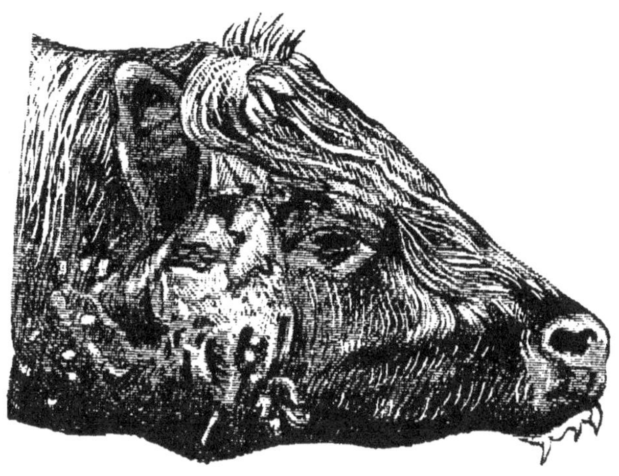

Fig. 33. — Actinomycose du cou. *Annual Report of the Board of Agriculture London, 1897.*

SYMPTOMES : Tumeurs cutanées ou sous-cutanées de volume variable, dures, indolores, mobiles, siégeant aux endroits exposés aux frottements (épaule, coude, garrot, gorge, membres), ou bien au fourreau, à la suite de la castration (*Champignon*, voy. ce mot) ou bien aux mamelles..... Les viscères peuvent être infectés (poumon, péritoine, foie, rate, reins).

TRAITEMENT : Iodure de potassium. Ablation.

## Rage.

*Espèces affectées.* — Tous les mammifères, *y compris l'homme;* chien surtout atteint.

ÉTIOLOGIE : Microbe spécifique non encore déterminé. Maladie se transmet exclusivement par morsures, parfois par dépôt de bave virulente sur plaies ou sur muqueuses. Durée de l'incubation est très variable ; en moyenne de 15 à 60 jours chez chien, chat, cheval, de 1 à 3 mois chez bœuf, de 15 à 30 jours chez mouton, porc. Cette durée est d'autant plus courte que l'inoculation a été faite plus près du cerveau.

Symptomes : **Chien**. 1° *Rage furieuse*. — Modifications du caractère, tristesse, inquiétude, surexcitation ou manifestations affectives plus grandes. Dans le premier cas, l'animal cherche les endroits obscurs, s'isole au fond de sa niche ou de l'appartement ; dans le second, il disperse sa litière, va, vient, en quête d'une piste inconnue. Il a des sortes d'hallucinations, saute aux mouches, aboie contre des êtres imaginaires. Expression de l'œil, vague, triste, inquiète. Le chien ne refuse pas encore la nourriture ; il n'y a pas d'hydrophobie, et souvent il essaie de boire malgré la difficulté de la déglutition. Plus tard, non seulement l'appétit diminue ou disparaît, mais il se déprave et les animaux déglutissent des corps étrangers à l'alimentation. Tendance à mordre.

Quand la rage est confirmée, l'animal entre en fureur parfois sans motifs, ou, par suite de la plus légère excitation ; il mord toutes choses à sa portée. Voix changée ; après un aboiement ordinaire, mais d'un ton rauque, on entend un hurlement d'une tonalité différente. C'est dans ces accès que la bave s'écoule plus abondante, à la suite des excitations éprouvées.

Le chien entre en fureur rabique à la vue d'un animal de son espèce. Souvent il manifeste en divers points un prurit violent. La perception de la douleur semble amoindrie, et l'animal ne crie plus sous les coups ou les violences dont il est l'objet.

Ces accès sont intermittents, et le calme leur succède pour plus ou moins longtemps.

A ce moment, il fuit la maison et devient dangereux pour les hommes et les animaux qu'il rencontre. Se méfier du chien qui a déserté sa demeure et y rentre épuisé.

Après un temps variable, suivant les excitations que l'animal a subies, toutes les facultés semblent s'éteindre, le chien se paralyse de l'arrière-train et ne tarde pas à mourir.

2° *Rage mue* : Les symptômes au début ne sont pas différents, puis apparaît progressivement ou d'emblée la paralysie de la mâchoire inférieure. Alors l'animal est triste, sa langue est pendante et la salive s'écoule avec abondance ; muqueuse buccale souvent cyanosée, recouverte de poussière et de souillures.

Explorer avec précaution la gorge et éviter le contact de la bave en cas de plaies aux mains.

Dans l'un et l'autre cas, la durée varie de un à huit ou dix jours ; généralement la mort arrive vers le quatrième.

Chez les autres animaux, mêmes symptômes généraux que la rage type du chien, sauf les modifications que comportent la force et le caractère.

C'est ainsi que le **chat**, plus nerveux, plus irritable, est plus enclin à mordre et à griffer.

Le **cheval**, à cause de sa force, a des attaques plus dangereuses, mordant, frappant du devant et du derrière. Pas plus que les autres animaux il n'est hydrophobe. La vue du chien excite ses fureurs, et il n'est pas rare de le voir se mutiler lui-même.

La voix n'est pas sensiblement changée. Enfin la paralysie arrive et l'animal meurt.

*Chez le* **bœuf** : il y a souvent des coliques et des manifestations génésiques. Au pâturage, il se lance contre des objets imaginaires et attaque le chien du troupeau.

*Chez le* **porc** : il y a hyperesthésie de la peau (symptôme fréquent chez l'homme), frissons, cris, excitabilité extrême.

*Chez le* **lapin** (Galtier) : la propension à mordre est rare ; la durée très courte de l'incubation chez cet animal en fait un réactif précieux.

Au résumé : mêmes caractères essentiels chez tous les animaux ; modification du caractère, accès furieux, paralysie.

DIAGNOSTIC DIFFÉRENTIEL : 1° *Animal vivant.* — Douleurs intestinales. Corps étrangers. Vers intestinaux. Épilepsie. Acariase auriculaire. Empoisonnement par strychnine. Irritants cutanés, piqûres de guêpes. Rhumatisme aigu. Maladie du jeune âge (forme nerveuse). Excitation génésique. Paralysie de la mâchoire inférieure, corps étrangers de la bouche, tétanos (pour rage mue).

2° *Cadavre.* — Basé sur présence de corps étrangers dans estomac et intestin (ce caractère n'est pas certain), sur glycosurie, sur lésions nerveuses (ganglions du pneumo-gastrique).

Confirmer diagnostic par inoculation dans cerveau de lapin, après perforation du crâne, d'émulsion de bulbe dans eau bouillie ; la rage apparaît 7-15 jours après ; on peut aussi inoculer dans l'œil d'un chien ou d'un lapin 3 ou 4 gouttes de l'émulsion.

Mais avantages restreints car certitude pas absolue et résultats connus trop tard. En général dans le doute se prononcer par l'affirmative.

TRAITEMENT : Nul pour la rage confirmée. Seulement applicable pour herbivores mordus. Débrider, cautériser, désinfecter, irriguer largement les plaies. Injecter dans la jugulaire, lentement et en 2 fois, 10-15 c. c. (cheval, bœuf), ou 4-6 c. c. (mouton) d'une émulsion aseptique dans eau bouillie, de bulbe provenant d'un animal mort de la rage.

POLICE SANITAIRE. — Abatage immédiat des animaux atteints de rage. Abatage immédiat des chiens et chats suspects (Code rural, art. 38). Tout chien circulant sur voie publique doit être porteur d'un collier. Tout chien dépourvu de collier et chiens errants trouvés sur voie publique sont mis en fourrière. Quand un cas de rage est constaté dans une commune ou quand celle-ci a été traversée par un chien enragé, un arrêté du maire interdit, pendant 6 semaines au moins, circulation des chiens à moins qu'ils ne soient tenus en laisse.

Quand herbivores ont été mordus, arrêté du maire les met pendant 6 semaines au moins sous surveillance du vétérinaire délégué. Le propriétaire ne peut s'en dessaisir que pour les faire abattre ; il peut les faire travailler mais chevaux doivent être muselés (Art. 51 à 55 du Décret de 1882).

### Tétanos.

*Espèces affectées.* — Tous les mammifères domestiques, surtout les solipèdes. *L'homme peut être affecté.*

ÉTIOLOGIE : Microbe spécifique (bacille de Nicolaïer). Il existe dans les sols, les eaux, sur les végétaux, etc... L'infection se fait au niveau des traumatismes accidentels (clous de rue, blessures par les harnais...) ou chirurgicaux (castration, amputation de la queue, séton, clavelisation) ; elle peut être consécutive à la parturition (tétanos puerpéral), ou bien est due à la souillure de la plaie ombilicale (tétanos des nouveau-nés). Peut-être que le refroidissement favorise l'infection. La maladie est un empoisonnement spécifique par les toxines microbiennes.

SYMPTOMES : Commence par la raideur de certaines parties : les oreilles, la queue, la mâchoire.

En peu de temps, ces symptômes s'accentuent, le *trismus* se prononce, l'œil devient fixe, la physionomie anxieuse, le corps clignotant recouvre le globe de l'œil.

En cas de traumatisme, le mal ne débute pas toujours au voisinage du point affecté. S'il se généralise, les quatre membres sont raides, les articulations inflexibles rendent la marche presque impossible. Les muscles sont durs, tendus et souvent sensibles. Salivation abondante, naseaux dilatés, respiration plus ou moins accélérée suivant le degré de l'affection ; la queue est droite et raide. La moindre excitation détermine des crampes ou des mouvements convulsifs. L'appétit est conservé, mais la préhension, la mastication et la déglutition des aliments sont devenues impossibles à cause du trismus. Le plus souvent le ventre est levretté. Constipation et rétention d'urine causées par la contraction des sphincters. La respiration s'accélère de plus en plus, les mucosités buccales et bronchiques ne peuvent plus être dégluties ou expulsées. Le pouls dur, petit, n'est pas accéléré, les muqueuses deviennent violacées suivant les progrès de l'asphyxie. La température reste stationnaire, puis monte brusquement lorsque la fin approche.

Quand le tétanos est partiel, on le distingue suivant son siège en trismus, emprosthotonos, opisthotonos, pleurosthotonos ; il est le plus souvent général, et chez les animaux ces distinctions, sauf le trismus, sont sans valeur.

Sa durée, ordinairement courte, est limitée par le temps que met à se produire l'asphyxie, par contracture des muscles respiratoires. Complications : pneumonie, inanition.

PRONOSTIC : Grave, surtout dans le tétanos généralisé, et quand le trismus est complet.

DIAGNOSTIC DIFFÉRENTIEL : **Cheval**. — Entorses cervicale et dorso-lombaire, arthrite temporo-maxillaire, myosites, fourbure, rage, méningite cérébro-spinale.

**Bœuf**. — Méningite cérébro-spinale ; éclampsie.

**Mouton**. — Tournis. Méningite.

**Chien**. — Rage mue ; rhumatisme musculaire ; empoisonnement par strychnine ; éclampsie.

Traitement : Excision et cautérisation des tissus envahis. Injections de sérum anti-toxique surtout dans formes à évolution lente. Laisser malade en liberté dans local obscur, à l'abri des excitations et du bruit. Aliments de facile mastication ; lavements alimentaires. Lavements de chloral en solution au vingtième ; belladone en électuaire.

Prophylaxie : Antisepsie rigoureuse. Injections sous-cutanées (2 de 10 cc. chacune à 10 jours d'intervalle) de sérum antitétanique (livré par Institut Pasteur) après traumatisme habituellement tétanigène.

### Septicémie gangréneuse. Gangrène traumatique (*Œdème malin*).

Maladie virulente qui complique les plaies infectées.

*Espèces affectées.* — Tous les mammifères, surtout le cheval et l'homme.

Etiologie : Microbe spécifique (vibrion septique).

Les spores sont répandues dans les sols et les eaux. L'infection se fait aux plaies accidentelles ou opératoires, surtout aux plaies étroites et profondes (le vibrion est anaérobie).

Symptômes : Engorgement œdémateux qui apparaît au niveau de la plaie infectée ; celle-ci a teinte livide. Fièvre. Après 24 heures, l'engorgement envahit toute une région ; symptômes généraux alarmants, parfois troubles nerveux avec contractures. Enfin engorgement très étendu, froid, indolore, crépitant ; peau décollée, tombe par lambeaux ; muscles friables, bruns ou violacés. Prostration, hypothermie, pouls filant, mort en 3-5 jours.

Parfois péritonite apparaît après la castration (quelques jours ou plusieurs semaines) (*péritonite de castration*). Symptômes généraux graves, fièvre, coliques, abdomen volumineux, douloureux, parfois œdème de la région inguinale. Evolution rapide et mort dans le coma en 12-36 heures.

Diagnostic : Œdèmes simples. Péritonite simple. Pour différencier de fièvre charbonneuse et de charbon symptomatique, pratiquer des inoculations de contrôle : bacille septique tue cobaye, lapin et poule, bactéridie tue cobaye et lapin, bactérie du charbon symptomatique tue cobaye.

Traitement : Amputation largement pratiquée de la région envahie. Scarifications profondes de l'engorgement. Irrigation avec eau phéniquée chaude ou eau oxygénée. Excitants diffusibles, toniques. Sérothérapie.

Prophylaxie: Antisepsie et asepsie.

**Piroplasmoses.**

Infections déterminées, par *piroplasma*, sporozoaire parasite des hématies.

Les parasites apparaissent sous la forme arrondie piriforme, inclus dans les globules rouges. Le parasite est transporté et inoculé par des tiques ou ixodes qui s'implantent dans la peau du bœuf ou du chien. Il est probable que la maladie se transmet de la même façon chez le mouton et chez le cheval.

1o **Bœuf** (Texas fever, tristeza..). *Symptômes de l'hémoglobinurie* Tristesse, fatigue, fièvre. En 1-2 jours, symptômes généraux s'aggravent, expulsion d'excréments diarrhéiques de teinte brun foncé, avec épreintes; mictions répétées, rejet d'urine rose ou brun noir; sang décoloré et aqueux. Parfois on constate des accidents nerveux (parésie du train postérieur ou accès de fureur...). Période agonique et mort. Guérison peut survenir mais convalescence très longue.

Dans *formes bénignes* (surtout chez les jeunes), on constate de la paresse, des troubles généraux, de la fièvre, l'urine n'est pas colorée. Rechutes possibles.

Diagnostic : Rechercher parasite dans le sang. Ne pas confondre avec fièvre charbonneuse; néphrite aiguë; cystite hémorragique (hématurie essentielle).

Traitement : Injections de sérum physiologique; acide phénique, lysol en breuvages. Bonne hygiène.

Prophylaxie : Inoculation de sang parasité ou bien vaccination (Lignières).

2o **Mouton.** — Tristesse, faiblesse, fièvre, ictère, dysenterie; parfois hémoglobinurie ; mort dans moitié des cas.

Diagnostic : Basé sur rapidité de l'évolution, caractère enzootique, présence de ictère et hémoglobinurie.

3o **Cheval.** — Maladie est endémique dans Afrique australe.

Symptomes : Tristesse, faiblesse, abattement: *teinte ictérique des muqueuses et de la sclérotique*; constipation ou bien diarrhée jaunâtre ; urine foncée, polyurie, amaigrissement rapide.

engorgement des membres ; période de collapsus et mort en 2 à 9 jours, parfois, dans formes ralenties, en 2-4 semaines. Guérison peut survenir mais convalescence longue. Lors d'évolution chronique on observe rémittences irrégulières.

Diagnostic : Rechercher le parasite dans le sang (formes en croix de Malte ou en rosace). Ne pas confondre avec pasteurellose, peste du cheval, fièvre charbonneuse.

Traitement : Sulfate de quinine, alcool, calomel, arsenic.

4° **Chien**. — Tristesse, abattement, hyperthermie, puis après 2-3 jours hypothermie ; ictère ou pâleur des muqueuses, pouls vite, filiforme, respiration accélérée, sensibilité générale abolie, faiblesse, vomissements, urine albumineuse, rose ou noire, sang pâle, aqueux ; mort en 3-10 jours.

Dans certaines formes lentes on observe l'anémie, faiblesse musculaire, parfois hémoglobinurie ou ictère ; la guérison survient généralement.

Traitement : Quinine, calomel. Injections sous-cutanées d'arrhénal (5 à 3 milligr. par kilogr.) dans formes lentes.

### Trypanosomoses.

Infections dues à la présence dans le sang d'infusoires parasites du genre *Trypanosoma ;* ces infusoires ont l'aspect vermiculaire avec une membrane ondulante et un long flagelle.

### Surra.

Maladie due au *Trypanosoma Evansi* qui sévit en Asie particulièrement dans les Indes, surtout sur les solipèdes ; se manifeste par des accès qui deviennent progressivement plus graves et au cours desquels on observe de la fièvre, la conservation de l'appétit, de l'abattement, des pétéchies à la conjonctive, des œdèmes, de l'émaciation musculaire et, dans les dernières périodes, de la parésie du train postérieur. Durée de l'évolution 45 à 60 jours.

Diagnostic : Rechercher le parasite dans le sang.

Étiologie : Le surra est transmis par l'intermédiaire d'insectes armés et notamment du taon des tropiques.

Traitement : Acide arsénieux à doses croissantes. Alimentation abondante.

### Nagana.

Due au *Tryponosoma Brucei*. Sévit dans l'Afrique centrale et australe, affecte surtout les solipèdes. Symptômes généraux graves, abattement ; catarrhe purulent de la conjonctive et de la pituitaire ; œdèmes durs des membres et de la partie inférieure du tronc, anémie, cachexie, conservation de l'appétit ; mort.

Étiologie : Le nagana est consécutif à la piqûre de la mouche « tsé-tsé », qui inocule le trypanosome.

Traitement : Composés arsenicaux.

## Mal de Cadera.

S'observe sur le cheval dans l'Amérique du Sud. Il est probable que les mouches transmettent la maladie.

Symptomes : Amaigrissement rapide ; accès fébriles, parésie des membres postérieurs puis paralysie. Durée variable, 1 mois à 1 an.

## Dourine.

Maladie contagieuse, spéciale aux équidés.

Étiologie : Trypanosome parasite du sang. La maladie se transmet par le coït.

Symptomes : *chevaux entiers*. — Apparition de vésicules sur la verge et la muqueuse uréthrale, engorgement du fourreau ; lenteur et difficulté du coït. Les étalons se campent et la miction est douloureuse.

A ce moment les symptômes généraux font défaut. Plus tard prurit et ulcération de la peau ; puis, sensibilité des reins, difficulté des mouvements, souvent claudication de l'un ou de l'autre membre postérieur. Enfin la paralysie s'accentue de plus en plus, et la marche rappelle celle des ataxiques. Le décubitus devient permanent et des excoriations en sont la conséquence. La maigreur est extrême et la mort arrive par épuisement.

*Juments*. — Des lésions locales se manifestent à la vulve, écoulement catarrhal, gonflement œdémateux de la muqueuse et des lèvres, avec injection de ces parties.

Formation de vésicules plus ou moins confluentes, qui s'ulcèrent et forment des plaies de mauvais aspect. Elles s'étendent aux fesses, constituant quelquefois des plaies à larges surfaces. Les ganglions s'engorgent, des abcès se produisent, et concurremment, la paralysie se montre avec des caractères identiques à celle des étalons. Comme chez ces derniers, l'anémie, l'amaigrissement et l'épuisement amènent la mort.

DIAGNOSTIC : Rechercher le parasite dans les œdèmes récents ou au moment des poussées congestives.

Ne pas confondre avec horse-pox, exanthème coïtal, morve génitale (très rare).

TRAITEMENT : Acide arsénieux. Essence de térébenthine et fer réduit (6-9 grammes). Injections sous-cutanées d'arsénite de soude ou d'acide cacodylique.

POLICE SANITAIRE. — Animaux atteints sont placés sous la surveillance du vétérinaire sanitaire ; ils sont marqués et il est interdit de les livrer à la reproduction ou de les vendre. En *Algérie* les atteints sont abattus sur l'ordre du maire.

---

# CHAPITRE II

## MALADIES PARASITAIRES

**Phtiriase.**

Maladie de la peau occasionnée par des poux.

ETIOLOGIE : Les poux parasites appartiennent à deux genres, les Hématopinus et les Trichodectes (fig 34-35) ; ils sont de couleur gris terreux, les premiers ont une tête pointue qui leur permet de piquer et de sucer ; les seconds ont la tête large et plate, disposée pour mâcher. Toutes les espèces domestiques peuvent être affectées. Les poux se transmettent d'animal à animal, soit directement, soit indirectement par les locaux, les objets de pansage etc... Les poux de poule ou dermanysses (fig. 36) peuvent passer sur les chevaux logés à proximité des poulaillers.

SYMPTOMES : Prurit violent, dépilations; on découvre les parasites au toupet ou en arrière du chignon, à la crinière ou au bord supérieur de l'encolure, sur la ligne de dessus, à la base de la queue. Sur les animaux abandonnés, la phtiriase se généralise. Animaux se grattent continuellement et maigrissent.

TRAITEMENT : Evacuation des locaux si possible, ou bien

isolement des malades et désinfection ; éloignement des poules
et désinfection du poulailler. Savonnage des régions envahies
au savon noir et lavage avec solutions antiparasitaires : so-

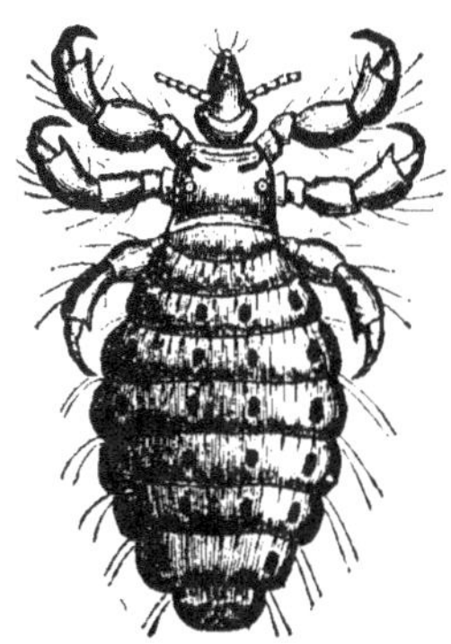

Fig. 34. — Hématopinus eurys-
terne. Pou du bœuf.

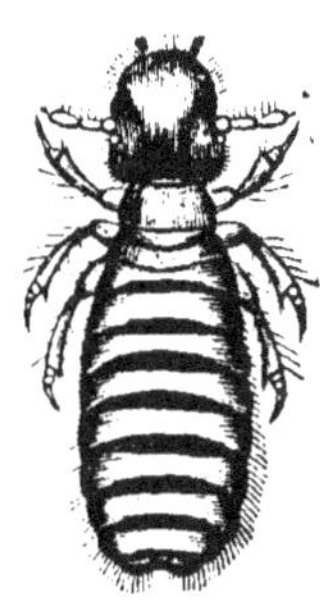

Fig. 35. — Tricho-
decte du mouton.

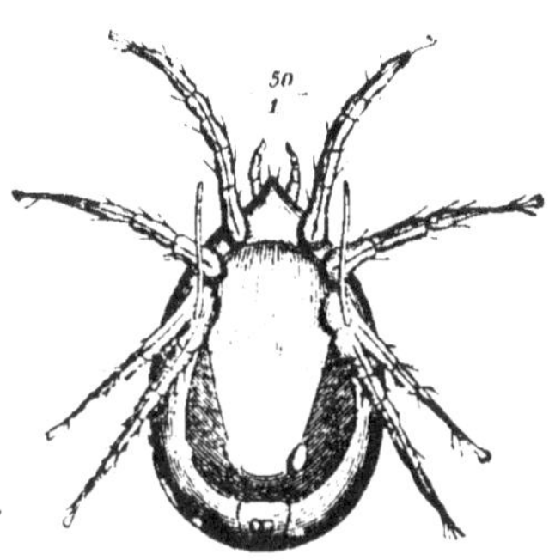

Fig. 36. — Dermanysse des
poulaillers.

lution de jus de tabac (1 pour 100), de sublimé à 1 pour 100
(pour le cheval), de crésyl à 3 pour 100, mélange d'huile et
de benzine, d'huile et de pétrole, etc.

**Hypodermose.**

Les œstres cuticoles (fig. 37), à l'état parfait, ont la forme de
mouches et pondent au cours des jours chauds de l'été leurs
œufs sur le corps du che-
val, du bœuf ; les larves
se développent dans le
tissu conjonctif sous-
cutané de ces animaux
(Hypodermes du bœuf et
du cheval).

Symptomes : Tumeurs
cutanées apparaissant en
février ou mars, sur le
dos, les reins, la croupe,

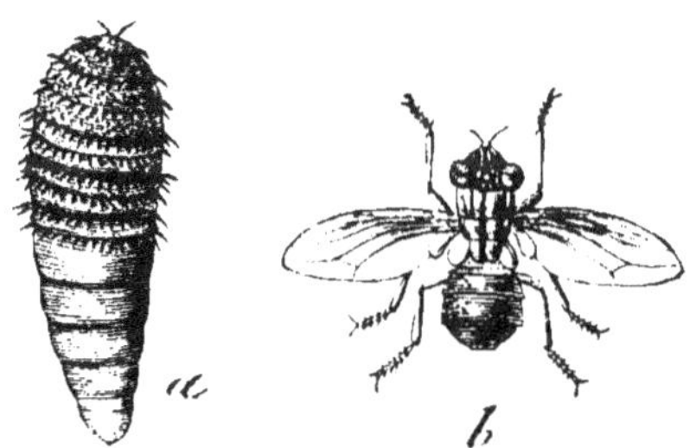

Fig. 37. — Oestre de la brebis.

les épaules, les côtes... Plus tard inflammation circonscrite,
suppuration ; la cavité de la tumeur communique avec l'exté-

rieur par un fin pertuis. Quand la larve a quitté la tumeur la plaie se cicatrise.

TRAITEMENT : Débrider la fistule et extraire le parasite.

## Gales.

Affections cutanées contagieuses qui s'observent sur la plupart des animaux, surtout sur le cheval, le mouton, le chien, et déterminées par la présence d'acares des familles *Sarcoptinés* (*gales sarcoptiniques*) et *Démodécidés* (*g. démodéciques*).

ÉTIOLOGIE : Présence du parasite, *sarcopte, psoropte, symbiote* ou *demodex*. Les 3 premiers vivent dans les couches superficielles de la peau, le dernier vit dans des follicules pileux et sébacés. Dans la même espèce, la maladie se transmet par contagion immédiate ou médiate. Certaines gales (sarcoptique du cheval, du mouton, du porc, du chien), sont transmissibles à l'homme. La contagion est favorisée par l'agglomération des animaux, le manque de soins, la misère physiologique.

SYMPTOMES : 1° **Cheval**. — a) *Gale sarcoptique* (fig. 38). — Dépilations précédées par petites éruptions vésiculeuses, d'abord circulaires et limitées, puis formant de larges plaques sèches, couvertes de débris croûteux et de squames épidermiques, débutant au garrot, sur les faces de l'encolure puis s'étendant sur le corps, les régions supérieures des membres ; les régions garnies de crins résistent à l'invasion. Prurit intense surtout la nuit ; — b) *gale psoroptique* (fig. 39). Eruption des papules, vésicules, pustules au toupet, à la crinière, à

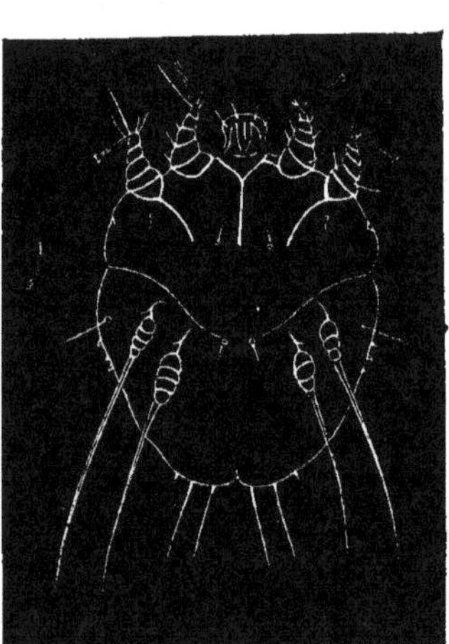

Fig. 38. — Sarcopte du cheval, vu de dos.

la base de la queue ; croûtes grisâtres se forment, tombent et entraînent les crins dans leur chute ; la peau s'infiltre, se ride ; prurit. — c) *gale symbiotique* (fig. 40). Localisée à l'extrémité inférieure des membres ; peau du fanon, du pli du paturon, est dépilée, ridée, épaissie, crevassée. Cheval gratte, se mord, frappe la nuit.

2° **Bœuf.** — a) *Gale sarcoptique*. Très rare ; — b) *gale psoroptique*. Surfaces dépilées recouvertes de croûtes grisâtres, épaisses, débutant à la base de la queue, gagnant la croupe, les reins, le dos, les épaules, etc. Jamais les membres. Prurit intense surtout la nuit ; — c) *gale symbiotique*. Dépilations au pourtour de l'anus, à la base de la queue, parfois aux mamelles, à la face externe des cuisses.

3° **Mouton.** — a) *G. sarcoptique (noir museau)*. Débute au pourtour des naseaux, des paupières, des oreilles puis envahit toute la tête, parfois les extrémités ; la peau est recouverte de croûtes brunâtres, fissurées, épaisses ; prurit ; — b) *g. pso-*

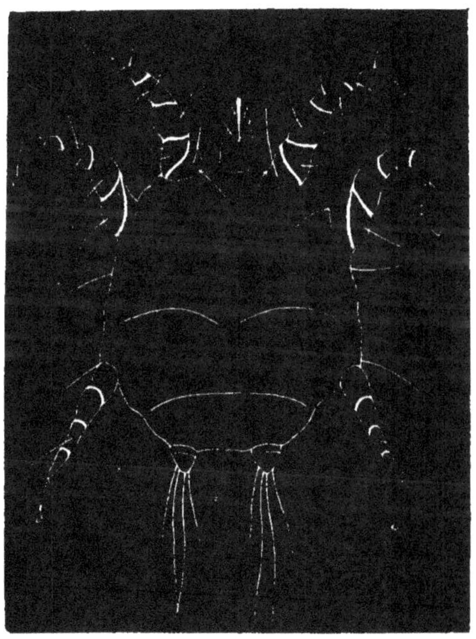

Fig. 39. — Dermatodecte ou psoropte du cheval, mâle. Grossissement : 100 fois.

*roptique (rogne)*. Débute par prurit intense surtout après l'échauffement de la marche ; la laine est feutrée, mécheuse, la peau est couverte de papules ou de vésicules, puis de

croûtes jaunâtres épaisses qui tombent, entraînant la laine:
la peau est épaissie, plissée, crevassée. L'affection débute par
la ligne du dessus puis s'étend sur la poitrine, les flancs;
— c) *g. symbiotique*. Localisée aux régions inférieures des
membres postérieurs; rougeur, engorgement, dépilation de
la peau; prurit.

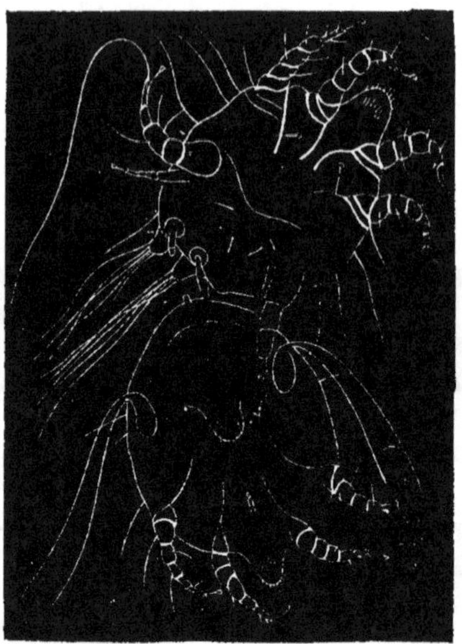

Fig. 40. — Symbiote du cheval (d'après Gerlach).

4° **Chèvre**. — a) *G. sarcoptique*. Envahit la tête, les oreilles,
puis le corps, les membres. Sévit surtout sur chèvres d'Asie
et d'Afrique; — b) *g. symbiotique*. Très rare. Dépilations sur
le cou, la ligne de dessus, puis gagnent la poitrine, les flancs,
la tête.

5° **Porc**. — a) *G. sarcoptique*. — Débute à la tête au pourtour des yeux, des oreilles, puis gagne le garrot, la croupe,
la face interne des cuisses et se généralise. Eruption de
papules puis formation de croûtes argentées ou grisâtres; la
peau est épaissie, ridée, parfois verruqueuse; — b) *G. démodécique*. Débute aux endroits où la peau est fine (groin, face

interne des cuisses...) et se manifeste par des pustules qui peuvent s'abcéder.

6° **Chien**. — a) *G. sarcoptique* (fig. 41). — Débute à la tête et s'étend à tout le corps surtout aux endroits où la peau est fine. Eruption de vési- cules ou papules de la grosseur d'un pois ou d'une lentille, puis for- mation de croûtes jau- nâtres qui se desqua- ment ; prurit intense ; la peau se dépile, s'épais- sit, s'infiltre, se plisse ; dans le fond des plis, exsudation d'odeur in- fecte ; — b) *G. folliculaire* ou *démodécique*. Débute entre les doigts, à la pointe des coudes, des jarrets, des fesses, sur les lèvres ; la peau est rouge, tuméfiée, se cou- vre de papules, qui se

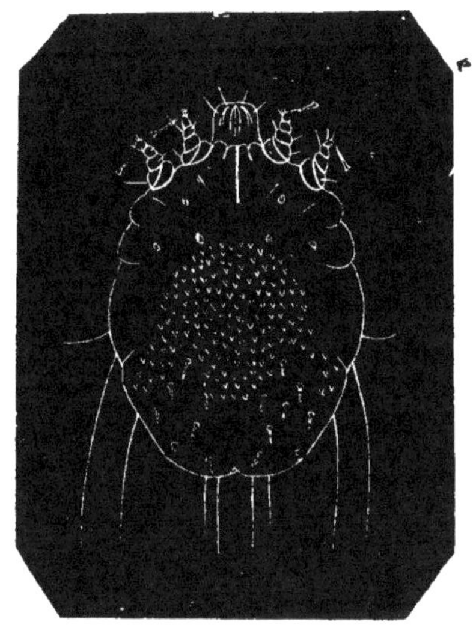

Fig. 41. — Sarcopte du chien, vu du ventre.

transforment en pustules ; les plaques dépilées augmentent, prurit peu intense, grattage douloureux ; peau très épaissie. Marche très lente.

7° **Chat**. — a) *G. sarcoptique*. — Localisée à la tête et à la région antérieure du cou ; — b) *G. folliculaire*. Localisée à la tête ; mêmes symptômes que chez le chien mais plus bé- nigne.

8° **Lapin**. — a) *G. sarcoptique*. Envahit la tête et parfois les régions inférieures des membres ; — b) *G. psoroptique* : c'est la gale des oreilles (conque auriculaire).

9° **Oiseaux**. — *G. sarcoptique*. Formation de croûtes sur les pattes (*gale des pattes*), la peau est irritée, crevassée, saignante, ou bien chez la poule et le pigeon, l'affection se manifeste par la chute des plumes du corps (*G. déplumante* ou *du corps*).

DIAGNOSTIC : 1° *Examen clinique*. Se rendre compte de la localisation des lésions, de leur nature. 2° *Examen microscopique* des produits de grattage ou de raclage ; rechercher de préférence les acares à la périphérie des plaques nouvelles sur animal non encore traité ; traiter les croûtes recueillies avec

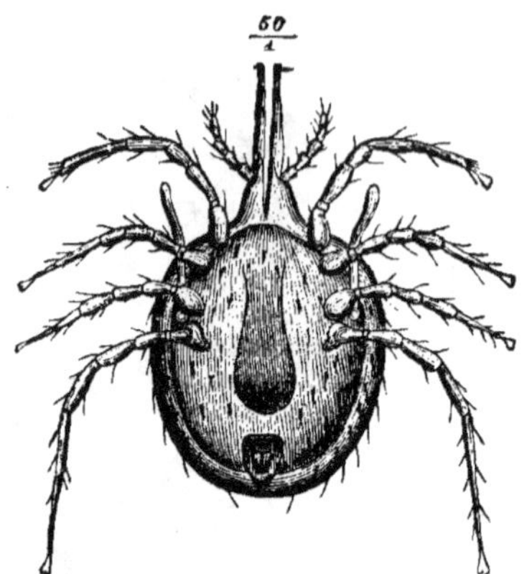

Fig. 42. — Gamase des fourrages (d'après Megnin).

solution de potasse à 4-5 0/0 puis les étaler sur plaque de verre après addition d'une goutte de glycérine et examiner au microscope.

| | | |
|---|---|---|
| CHEVAL | g. *Sarcoptique* | S'étend à tout le corps, sauf aux endroits couverts de crins. Ne pas confondre avec eczéma, phtiriase, herpès, etc. |
| | g. *Psoroptique* | Localisée aux régions couvertes de crins. |
| | g. *Symbiotique* | Localisée aux extrémités des membres. |
| BOEUF | g. *Psoroptique* | Ne pas confondre avec phtiriase, eczéma, teigne. |
| | g. *Symbiotique* | Ne pas confondre avec phtiriase. |
| MOUTON | g. *Sarcoptique* | Localisée aux parties dépourvues de laine. Ne pas confondre avec fagopyrisme, stomatite ulcéreuse. |
| | g. *Psoroptique* | Localisée aux régions couvertes de laine. Ne pas confondre avec phtiriase, acné ou folliculite sébacée. |

CHIEN {
  g. *Sarcoptique* {
    Prurit accusé. Pas de pustules d'acné.
    Ne pas confondre avec eczéma et g. folliculaire.
  }
  g. *Folliculaire* {
    Prurit peu accusé. Pustules d'acné.
    Ne pas confondre avec g. sarcoptique, eczéma aigu, teigne, éruptions de la maladie du jeune âge.
  }
}

TRAITEMENT : 1° *Préventif*. — Isolement. Désinfection.

2° *Curatif*. — Tonte partielle (pour les gales localisées) ou générale (pour les gales qui peuvent se généraliser). Lavages et savonnages fréquemment renouvelés. Applications de pommades antipsoriques (pommade d'Helmerick, p. à l'ichtyol, huile de cade, charges antigaleuses, etc.) ou bien bains médicamenteux, crésylés, arsenicaux, sulfurés. La gale psoroptique du mouton est traitée d'abord par la tonte, le grattage des boutons, les bains savonneux suivis d'un bain antipsorique (fig. 43) : bains Tessier, Clément, etc.

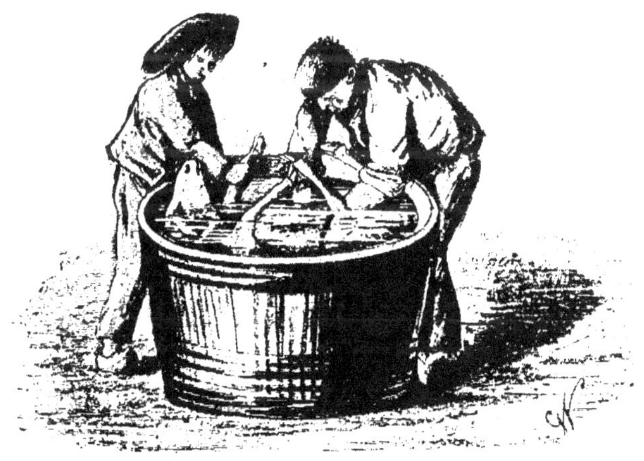

Fig. 43. — Gale du mouton (mise au bain).

POLICE SANITAIRE. — La gale dans les espèces ovine et caprine est réputée *contagieuse* (loi de 1881). Séquestration des animaux ou des troupeaux dans lesquels la maladie a été constatée. Ceux-ci sont placés sous la surveillance du vétérinaire délégué. Le propriétaire ne peut s'en dessaisir. Peaux et laines ne peuvent être livrées au commerce qu'après avoir été désinfectées. L'arrêté de surveillance est levé après que la maladie a disparu et que les mesures de désinfection des locaux ont été prises.

## Teignes.

Affections cutanées dues à des champignons parasites.

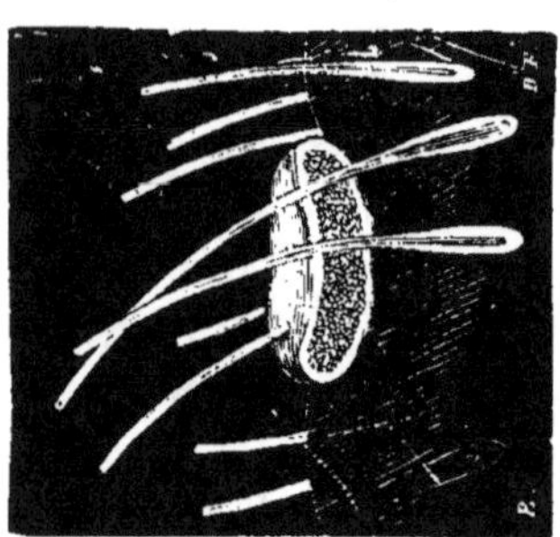

Fig. 44. — Achorion de Schœnlein (Favus).

*Teigne faveuse* ou *favus* — *Espèces affectées*. — Cheval, chien, chat, souris, oiseaux.

*L'homme peut être contaminé.*

ÉTIOLOGIE : Présence d'un champignon (*Achorion Schœnleinii* (fig. 44). Se transmet par contagion. Jeune âge, misère physiologique favorisent l'infection.

SYMPTOMES : Débute aux membres ou à la région ombilicale, gagne le front, la base des oreilles, les cuisses, puis tout le corps. Croûtes « *en godet* » ordinairement circulaires, gris jaunâtres, des dimensions d'une tête d'épingle à une pièce de un franc. Léger suintement de la peau. Prurit peu marqué, poils secs, cassants, dépilations. Mauvaise odeur de « moisi » ou de « souris ». Chez la *poule*: taches blanchâtres, aspect de moisissures à la crête, au pourtour des oreilles. La croûte sèche, squameuse, d'odeur caractéristique, gagne le cou et toute la surface du corps. Plumes hérissées, sèches, friables. Amaigrissement.

TRAITEMENT : Enlever les croûtes après ramollissement ; lotionner la peau avec solution de sublimé corrosif (2 à 10 pour 100) ou eau phéniquée, toucher avec teinture d'iode, ou application de pommade au nitrate d'argent ou au turbith minéral.

*Herpès, H. tonsurant, circiné.* — *Espèces affectées.* — Cheval, bœuf, mouton, chèvre, chat, chien. *Homme peut être affecté.*

ÉTIOLOGIE: Champignon (*Tricophyton tonsurans* ou *epilans*) (fig. 45). Se transmet par contagion surtout par l'intermédiaire

du harnachement, des objets de pansage, etc. Animaux affaiblis sont prédisposés.

Symptomes : Chez le *bœuf*, formation de croûtes, des dimensions d'une pièce de un franc à celles de cinq francs (dartre
croûteuse), à la tête, au cou, aux régions supérieures du corps ;
les poils tombent, et les régions dépilées se recouvrent d'é-
cailles épidermiques abondantes. Parfois dépilations circulaires sans inflammation croûteuse, prurit peu accusé. Chez
le *cheval*, dépilations arrondies des dimensions d'une pièce de
cinquante centimes à celles d'une pièce de deux francs, siégeant ordinairement à l'encolure, au dos, au rein, à la croupe,
aux côtes, aux flancs. Formation de squames épidermiques.
Prurit peu accusé.

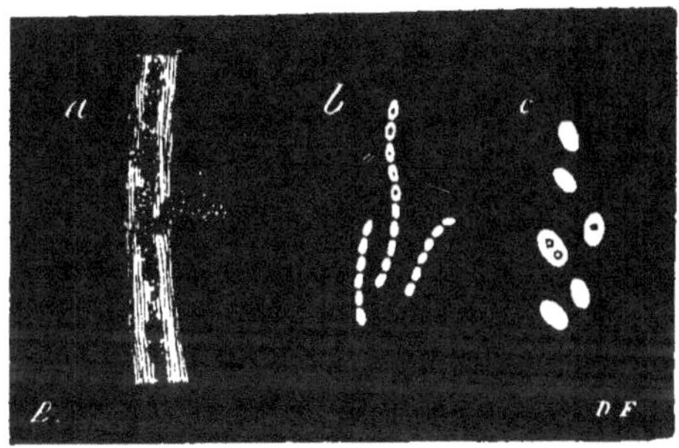

Fig. 45. — Tricophyton tonsurans. — *a*, cheveu malade avec une rupture
dans un point ; *b*, filaments specophores articularis, *c*, spores.

Diagnostic : Ne pas confondre avec favus, éruption gourmeuse, eczéma, gale.

Traitement : 1° *Préventif*. — Isolement des malades et de
leurs voisins immédiats. Revues sanitaires fréquemment passées. Désinfection ; 2° *Curatif*. — Tonte locale ou générale.
Savonnage. Faire tomber les croûtes. Lotions avec solution
de sulfate de cuivre, de crésyl, de chloral... ; teinture d'iode,
pommade mercurielle ; mélange à parties égales d'acide phénique cristallisé, de teinture d'iode, d'hydrate de chloral
(2 ou 3 badigeonnages).

**Muguet.**

Inflammation de la muqueuse buccale due à un champignon (*Saccharomyces albicans*) (fig. 46). S'observe sur les jeunes veaux, les agneaux, les poulains, cachectiques et entretenus dans de mauvaises conditions.

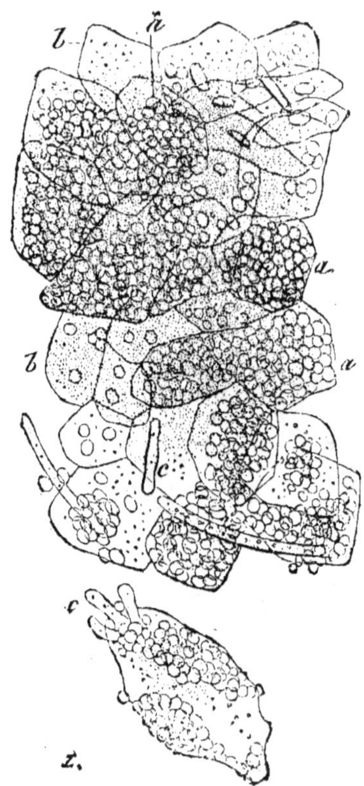

Fig. 46. — Plaque de muguet au 3e jour, avec des lamelles épithéliales recouvertes de spores ; *aa*, elles forment des groupes ayant la forme de lamelles épithéliales ; *cc*, des tubes commencent à se développer.

SYMPTOMES : Productions pseudo - membraneuses sous forme de plaques irrégulières, minces sur gencives, face interne des joues, bout de la langue, etc. Se détachent sous forme de lamelles ou de flocons. Parfois couche crémeuse revêt la muqueuse et inflammation s'étend à pharynx. Malade peut succomber.

TRAITEMENT : Lavages de la bouche avec solution de borax. Détacher les plaques avec linge. Bonne hygiène.

## Strongylose gastro-intestinale du mouton.

S'observe chez le mouton, la chèvre, plus rare chez le bœuf.

ETIOLOGIE : Parasites du genre *Strongylus* surtout le Str. *contortus*, ver filiforme, rouge, de 1 à 3 centimètres de long, qui se développent par millions dans la caillette et les premières parties de l'intestin grêle. Pour Moussu, ils seraient les agents déterminants de la *pasteurellose ovine*.

SYMPTOMES : Anémie pernicieuse à marche lente ou subaiguë ; cachexie, étisie, diarrhée et mort.

TRAITEMENT : Modifier le régime alimentaire. Désinfection. Vermifuges (noix d'arec, arsenic).

## Oxyurose.

Vers arrondis de 1 à 5 centimètres, à queue effilée, à corps un peu recourbé (fig. 47), se rencontrent chez le cheval et le chien. Se fixent souvent à la muqueuse anale et rectale et occasionnent prurit qui porte chevaux à se frotter la queue.

TRAITEMENT : Lavements d'eau salée. Vermifuges.

## Sclérostomose du cheval.

ÉTIOLOGIE : Présence du *sclérostome equin* ou *strongle armé* à l'état adulte (fig. 48) dans le cæcum et l'origine du gros côlon, à l'état agame (fig. 49) dans l'appareil circulatoire (artère grande mésentérique). Les embryons

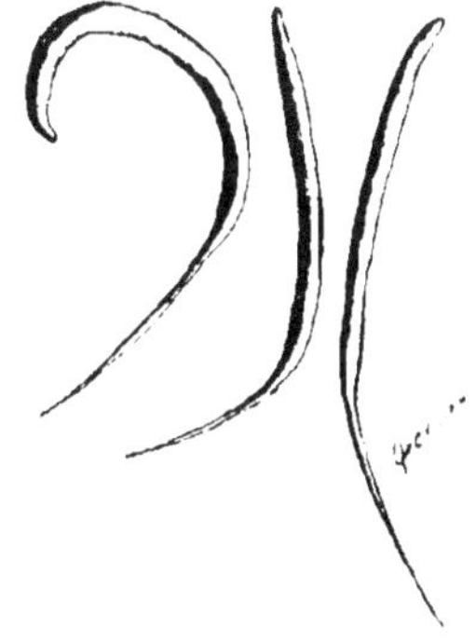

Fig. 47. — Oxyures courbés (Cadéac).

sont introduits dans l'intestin avec aliments verts et les boissons.

SYMPTOMES : Quand les sclérostomes sont très nombreux dans l'intestin, ils occasionnent entérite grave et parfois coliques mortelles. Généralement on observe entérite chronique avec anémie progressive (anémie pernicieuse). Les scl. agames de l'appareil circulatoire déterminent troubles variés : congestion intestinale d'origine thrombo-embolique (Voy. ce mot) orchite œdémateuse et boiterie intermittente à chaud (dues à oblitérations artérielles), rupture des anévrysmes vermineux.

TRAITEMENT : 1° *Prophylactique*. — Assèchement des prairies. Proscrire eau des mares. 2° *Curatif*. Médication des symptômes.

## Helminthiases intestinales.

*Espèces affectées*. Toutes les espèces domestiques.

ÉTIOLOGIE : Présence de vers ronds (ascaris, strongles, sclérostomes, uncinaires ou dochmies, etc...) (fig. 48, 49, 50, 51 et 53) ou plats (tænias) (fig. 52) dans l'intestin grêle. Ils sont introduits sous forme d'œufs et d'embryons avec les aliments, les boissons.

SYMPTOMES : 1° **Cheval**. — Passent souvent inaperçus, parfois signes d'entérite chronique avec appétit capricieux et amaigrissement, les animaux se frottent la queue, frappent à

l'écurie, parfois symptômes nerveux ou bien péritonite par
perforation (ascaris) **2° Veaux, agneaux**. Troubles de l'appétit et de la digestion, grincements de dents, odeur *vermineuse*
de la bouche, amaigrissement, anémie progressive, cachexie.
**3° Chien**. Appétit capricieux, diarrhée fréquente, tendance à

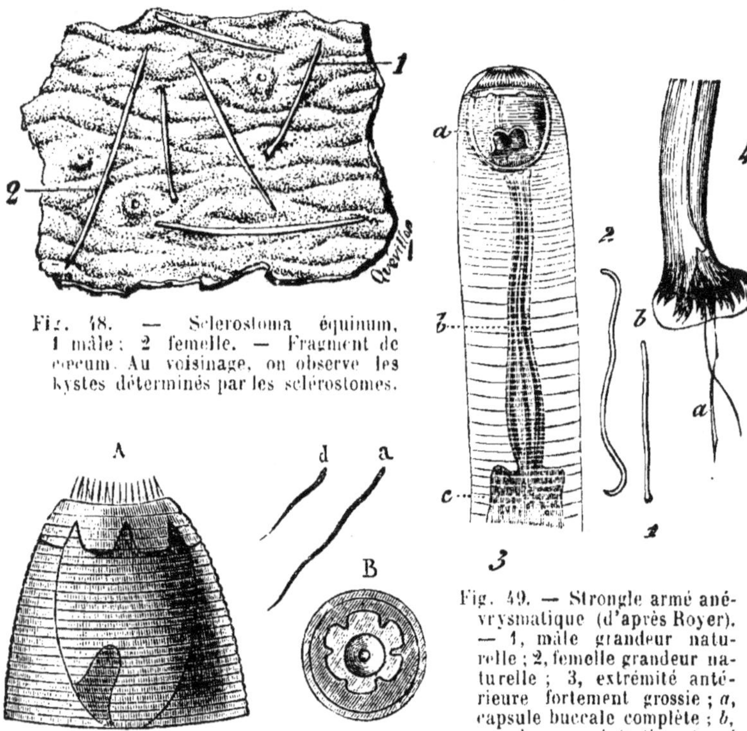

Fig. 48. — Sclerostoma équinum,
1 mâle; 2 femelle. — Fragment de
cæcum. Au voisinage, on observe les
kystes déterminés par les sclérostomes.

Fig. 49. — Strongle armé ané-
vrysmatique (d'après Royer).
— 1, mâle grandeur natu-
relle ; 2, femelle grandeur naturelle ; 3, extrémité antérieure fortement grossie ; *a*,
capsule buccale complète ; *b*,
œsophage ; *c*, intestin entouré
d'une substance grenue (foie);
4, extrémité caudale du
mâle ; *a*, spicule et pièce ac-
cessoire (?) ; la bourse.

Fig. 50. — Strongle armé, *a*, strongle
adulte, grandeur naturelle ; A, tête du
strongle adulte (grossi 30 fois); *d*, strongle
agame, grandeur naturelle ; B, tête du
strongle agame, vue de devant (grossie 30
fois) (A. Zundel).

manger de l'herbe, amaigrissement. Parfois entérite hémorragique ou perforation de l'intestin (ascaris). Généralement
accès épileptiformes ou bien crampes, paralysies. Chez les
chiens de meute on observe une *anémie pernicieuse* due à des
*uncinaires* ou *dochmies*, qui s'accompagne de *saignements de nez*.
**4° Volailles**. Les *hétérakis* en grand nombre déterminent :

inappétence, soif vive, amaigrissement, diarrhée, accès épi-leptiformes.

Diagnostic : Basé sur présence de para-sites ou d'œufs en grand nombre dans les excréments.

Traitement : 1° *Prophylactique*. — Drai-nage et assèchement des pâturages humi-des. Proscrire l'eau des mares. Donner aux chiens viandes cuites. Désinfection. — 2° *Curatif*. Bonne alimentation. Toniques. Anthelmintiques [acide arsénieux, éméti-que, noix d'arec (mouton), tanaisie, ben-zine, huile empyreumatique, essence de té-rébenthine, etc.].

## Coccidiose.

*Espèces affectées*. — Lapins. Poulets. Oies.

Etiologie : Présence de coccidies (Pro-tozoaires) dans les canaux biliaires du foie ou dans la muqueuse intestinale. Le foie atteint est volumineux et farci de tuber-cules blancs jaunâtres (fig. 54).

Symptomes : Lapins maigrissent, présen-tent ictère, ascite ou bien diarrhée. Des ga-rennes entières sont détruites.

Traitement : Donner eau pure, aliments secs. Désinfection.

## Distomatose. Cachexie aqueuse. (*Pourri-ture, Bouteille*).

Maladie du mouton, affectant parfois le bœuf, due à la présence d'helminthes, *douves* ou *distomes* (fig. 56) dans le foie.

Etiologie : Animaux s'infectent en man-geant herbe de prairies humides. Animaux atteints répandent leurs excréments con-tenant œufs de distomes (fig. 55) dans les prairies où les œufs subissent diverses trans-formations (rédies, cercaires) (fig. 57). La mi-sère physiologique favorise l'infection.

Symptomes : Animaux s'infectent généralement en été. En

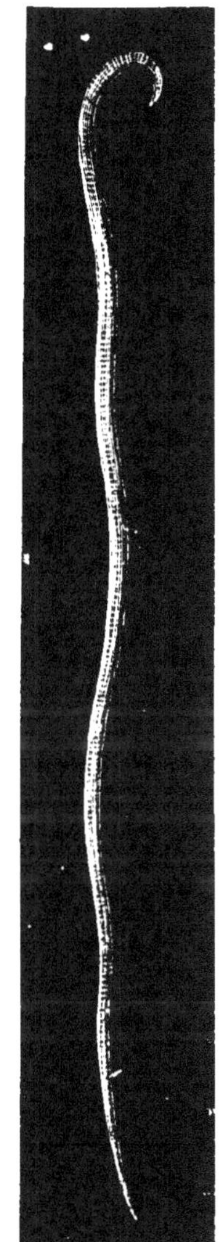

Fig. 54.
Ascaris lorde.

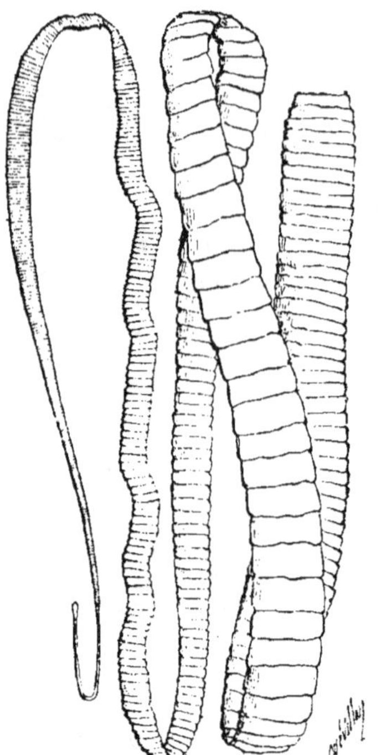

Fig. 52. — Tœnia expansa (grandeur naturelle) (Cadéac).

Fig. 53. — Uncinaria trigonocéphala. 1, femelle, grandeur naturelle : 2, mâle. — 1 et 2, femelle et mâle grossis (d'après Raillet).

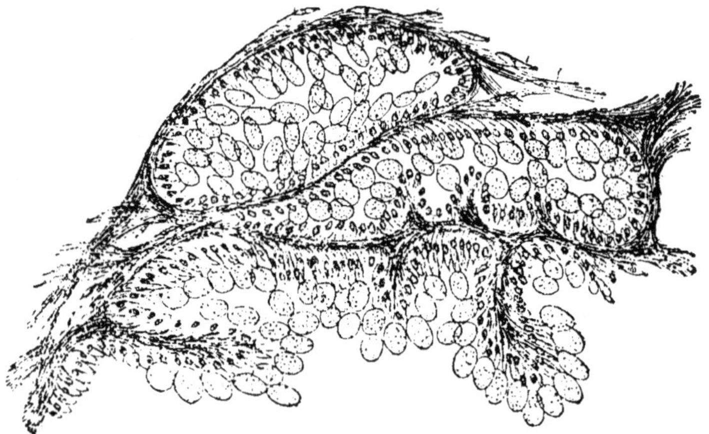

Fig. 54. — Coupe du foie de lapin envahi par le *coccidium oriforme* (d'après Balbiani. Les conduits biliaires sont dilatés par le parasite.

automne apparaissent signes d'anémie et de cachexie qui augmentent en hiver; on observe de l'abattement, faiblesse, essoufflement, amaigrissement, pâleur des muqueuses, œdèmes, surtout à la tête et au cou (bouteille), diarrhée, avortement fréquent. Si animaux ne succombent pas, à partir de mai on observe amélioration. Maladie sévit à l'état enzootique dans les troupeaux; les pertes sont de 50 p. 100; les jeunes surtout succombent.

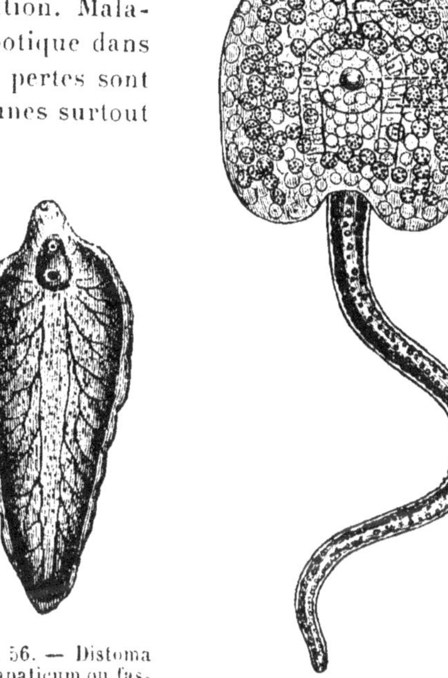

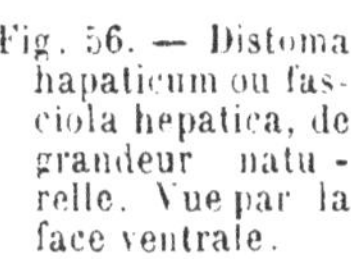

Fig. 55.— Œuf du Distome hépatique grossi 107 fois et traité par la potasse caustique pour séparer l'opercule.

Fig. 56. — Distoma hapaticum ou fasciola hepatica, de grandeur naturelle. Vue par la face ventrale.

Fig. 57. — Cercaire libre (d'après Thomas).— a, Ventouse buccale; b, pharynx; b' œsophage; c, cœcum; d, ventouse ventrale; e, cellules cystogènes.

DIAGNOSTIC: L'assurer par la recherche des œufs dans les excréments ou par une autopsie.

TRAITEMENT: 1° *Prophylactique*. — Drainer pâturages humides, donner à moutons feuilles de noyer, branches de sapin, de saule, de genévrier. Malades isolés et conduits dans pâturages secs.

2° *Curatif*. — Mieux vaut vendre animaux pour boucherie, au début. Donner plantes aromatiques; additionner aliments d'anthelmintiques (sel, naphtaline, sels de fer...); donner aliments secs, grains, toniques.

### Echinococcose.

Affection déterminée par les embryons du *Tenia echinococcus* du chien (fig. 58).

*Espèces affectées.* — Toutes les espèces animales surtout le bœuf, le porc, le mouton.

ETIOLOGIE : Présence des *échinocoques* (fig. 59), phase cystique du tænia, dans les divers organes et surtout dans le foie et le poumon. Le chien s'infecte en mangeant des viscères ren-

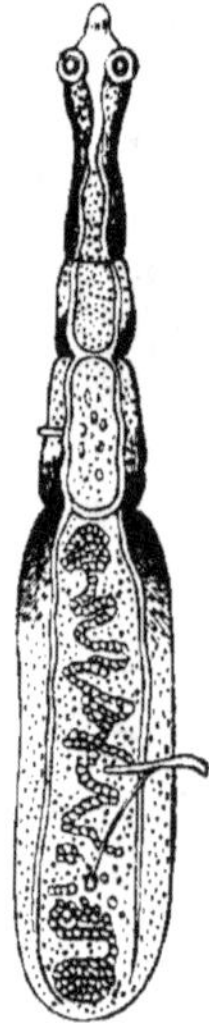

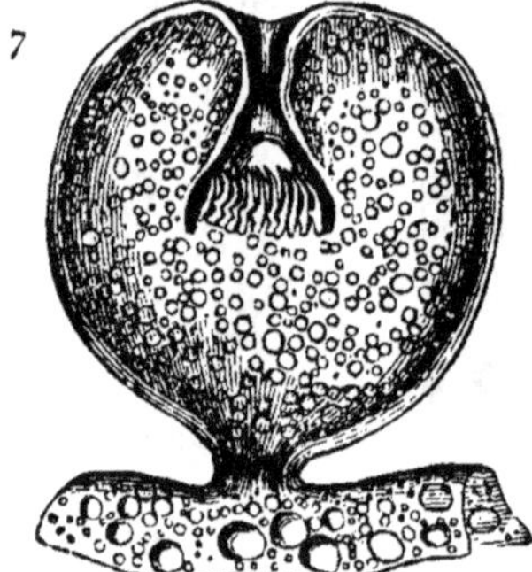


Fig. 58. — Tænia echinocoque du chien grossi.

Fig. 59. — Echinocoque.

fermant des échinocoques. Les ruminants s'infectent par les eaux de boissons, les aliments qui renferment œufs de tænias. Les embryons pénètrent dans l'intestin et de là dans l'appareil circulatoire puis se fixent dans un organe  En petit nombre passent inaperçus ; en grand nombre ils déforment l'organe, provoquent l'atrophie du tissu hépatique, pulmonaire et une augmentation de volume. Foie, poumon renferment cavités kystiques  contenant liquide hydatique et vésicules, parfois de masses fibreuses ou calcaires (hydatides anciennes).

Symptomes : 1° *Echinoc. du foie.* — A la longue on observe amaigrissement, faiblesse, cachexie, teinte ictérique des muqueuses, troubles de la digestion et de la rumination, diarrhée ;

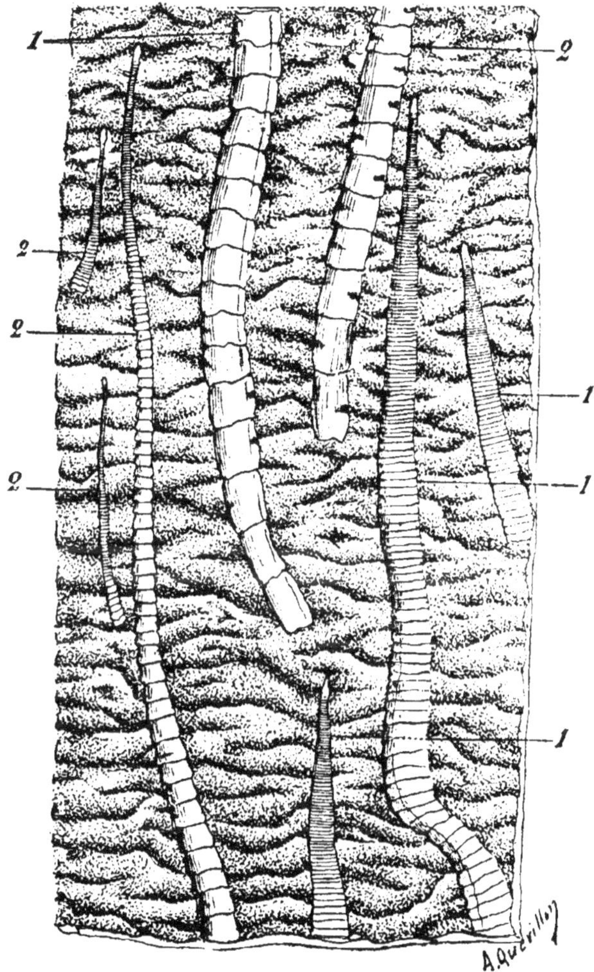


Fig. 60. — 1, *Tœnia marginata* : 2, *Tœnia serrata.* Sur la muqueuse
de l'intestin grêle (Cadéac).

pression et percussion sur 4 dernières côtes droites provoquent douleur, à la palpation foie augmenté de volume. Parfois les hydatides se transforment en abcès enkystés. Alors on observe péritonite généralisée ou localisée (périhépatite).

*2° Echinococcose du poumon.* — Toux faible, sifflante, rare, puis fréquente, accélération de la respiration, parfois dyspnée, inspiration entrecoupée : fièvre. A la percussion, parfois zones de matité, et à l'auscultation parfois murmure plus rude en certains endroits, disparaît en d'autres avec bruits anormaux (sifflements, bourdonnements, etc...).

Diagnostic : Ne pas confondre avec tuberculose, péripneumonie.

Traitement : Débarrasser chiens de ferme ou de chasse des helminthes. Ne pas leur donner d'abats crus de moutons, de bœufs ou de porcs.

### Cysticercose péritonéale.

Affection qui s'observe chez les veaux, agneaux, porcelets, causée par embryons (cysticerques) du *Tænia marginata* du chien (fig. 60). Les animaux s'infectent en mangeant les œufs de tœnias répandus dans les pâturages.

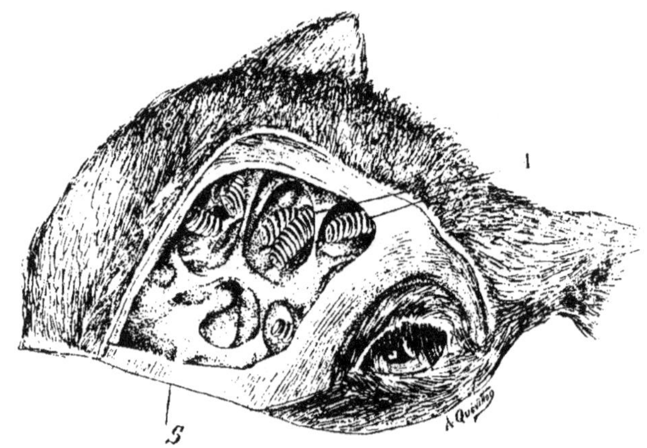

Fig. 61. — Larves d'œstres dans les sinus frontaux du mouton. — 1, œstres fixés à la muqueuse. — S, limite des sinus (Cadéac. *Pathologie interne*, tome III.

Symptomes : Peu nombreux, leur présence passe inaperçue (boules d'eau des bouchers). Lors d'infestation massive, on note tristesse, amaigrissement, soif, signes d'anémie ou de péritonite aiguë.

Prophylaxie : La même que pour l'échinococcose.

**Faux-tournis. Sinusite parasitaire** (*Vertige d'œstre*).

Affection du mouton due à la présence de larves d'œstres, (*œstrus oris*) dans les sinus frontaux. De juillet à septembre, femelles d'œstres volent autour des moutons et pondent autour des narines de ceux-ci ; les larves gagnent ensuite les sinus (fig. 61).

Symptômes : Éternuements, coryza muqueux ou purulent au début, puis symptômes de tournis, brusquerie dans les mouvements, irrégularité de la marche, accès de vertige ; somnolence, tristesse ; animaux peuvent succomber.

Diagnostic : Jetage, éternuements ; évolue sur les adultes. Ne pas confondre avec tournis.

Traitement : Fumigations, injections nasales. Trépanation et extirpation des parasites.

**Broncho-pneumonies parasitaires.**

*Espèces affectées*. — Toutes les espèces animales surtout les herbivores domestiques.

Étiologie : Présence d'helminthes surtout de strongles (fig. 62) *Str. filaria, rufescens, micrurus.....*) dans les bronches et les poumons. Les animaux s'infectent par les herbes ou les boissons contenant des embryons. Les agneaux sont surtout affectés. La mauvaise hygiène prédispose. L'affection coexiste souvent avec la cachexie aqueuse. A l'autopsie, on trouve paquets de vers (*Str. filaria*) dans les dilatations sacciformes des bronches, dans les bronchioles, la trachée, ou bien des foyers de pneumonie lobulaire, d'apparence tuberculeuse, qui renferment des myriades d'œufs et d'embryons (*Str. rufescens*).

Symptômes : Respiration dyspnéique, toux forte, quinteuse, suffocante, surtout pendant la marche. Jetage abondant. Signes stéthoscopiques variables. Amaigrissement, cachexie, anémie. Mort par épuisement ou par

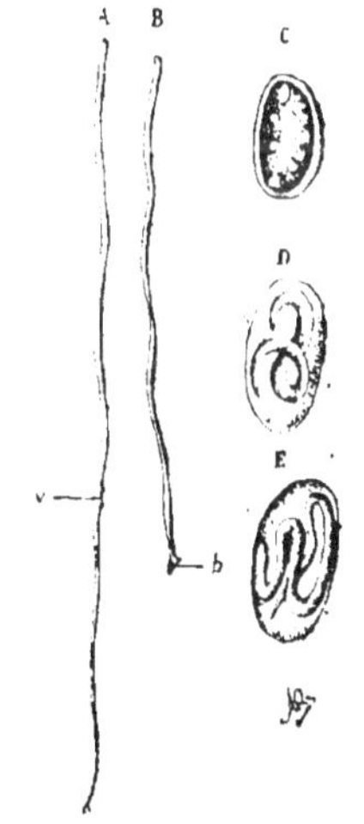

Fig. 62. — Strongle filaire. A, femelle. B, mâle, grandeur naturelle. C, œuf : D, E, œufs renfermant un embryon.

asphyxie. Chez le *porc* on note de la cachexie et la résistance à l'engraissement, une toux forte, quinteuse. Chez le *chien* les œufs du *Strongilus rasorum* qui vit dans le cœur droit et les artères pulmonaires engendrent une granulie pulmonaire qui se manifeste par des signes vagues, dyspnée ; l'affection est enzootique dans les meutes. Chez les *oiseaux* (faisans, poules, canards....) les *syngames* déterminent une trachéo-bronchite avec toux sifflante, brusque, bâillements (*gape*), respiration gênée, salivation mousseuse, cachexie ou asphyxie.

Diagnostic : Rechercher les strongles ou leurs embryons dans le jetage. Ne pas confondre avec péripneumonie, ou tuberculose.

Traitement : Fumigations. Injections intra-trachéales de solution iodo-iodurée, d'un mélange d'essence de térébenthine et d'huile, etc..., administration d'un mélange d'asa fœtida, huile empyreumatique, décoction mucilagineuse, etc... Pour les volailles, ail pilé dans la pâtée ou asa fœtida et racine de gentiane pulvérisés ; en boissons 100 gr. d'eau pour 1 gr. d'acide salicylique. Bonne alimentation. Fourrages secs, eau pure.

Prophylaxie : Isolement des malades. Désinfection. Lors

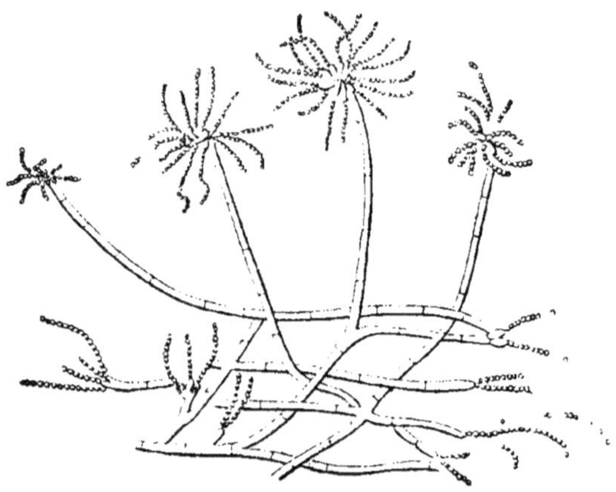

Fig. 63. — *Penicillium glaucum.*

d'enzootie proscrire les pâturages humides et les fourrages souillés.

## Aspergillose.

Affection du cheval, du bœuf, surtout des oiseaux, due à développement dans appareil respiratoire de champignons du genre *aspergillus* (fig. 63).

SYMPTÔMES : 1° **Cheval**. — Symptômes de pneumonie infectieuse.

2° **Bœuf**. — Signes de pneumonie catarrhale mais lors de forme à marche lente on peut croire à la tuberculose.

2° **Oiseaux**. — Somnolence, tristesse, affaiblissement, respiration accélérée, soif vive, diarrhée, mort. A l'autopsie on trouve tubercules jaunâtres dans la trachée, le poumon, les sacs aériens, l'intestin, le foie...

TRAITEMENT : Dans forme chronique, bonne alimentation, injections intra-trachéales, fumigations. Désinfection.

## Cénurose. Tournis.

Maladie due à présence du cénure cérébral dans l'encéphale.

*Espèces affectées*. — Surtout le mouton. Plus rarement chèvre et bœuf.

ÉTIOLOGIE : Présence dans le cerveau du *cœnure cérébral* (fig. 65), embryon du *tœnia cœnurus* du chien (fig. 64). Les moutons s'infectent avec l'herbe humide ou les boissons souillées par excréments des chiens porteurs du tœnia. Le chien s'infecte en mangeant des têtes de moutons renfermant des cœnures. Cénurose s'observe surtout chez les agneaux de 3 à 18 mois surtout au printemps et en automne. A l'autopsie on trouve une ou plusieurs vésicules de dimensions

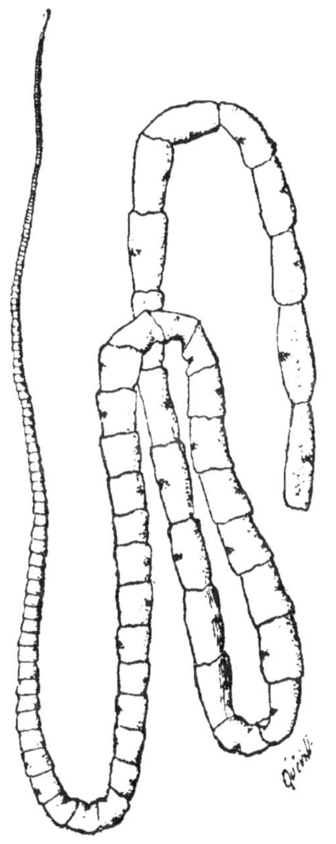

Fig. 64. — *Tœnia cœnurus*, grandeur naturelle (Cadéac).

variables dans le cerveau ou la moelle dont la substance est atrophiée à leur voisinage.

SYMPTOMES : Quand embryons pénètrent dans cerveau on note, inappétence, somnolence, tristesse, amaigrissement ; puis plus tard hébétude, immobilité, troubles de la vue (perte partielle ou totale, inégalité pupillaire, strabisme, lésions de névro-rétinite) et des troubles de la marche qui est incertaine, hésitante, incoordonnée, ou bien il y a boiterie ou paralysie ou plutôt faiblesse de un ou plusieurs membres. Animaux succombent, d'autres résistent, peuvent même guérir. À la fin de l'hiver, surtout quand il n'y a qu'une ou deux vésicules, signes de *tournis* apparaissent : le malade marche en cercle ou tourne sur place ; on peut voir des convulsions épileptiformes. Lors de *cénurose médullaire* on note de la paraplégie ou de la parésie.

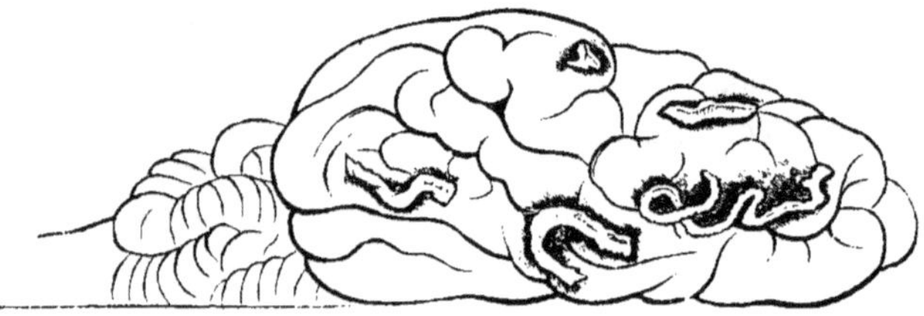

Fig. 6). — Cerveau d'un mouton, qui a ingéré des œufs de tœnia cœnurus depuis trois semaines et qui a été abattu après avoir présenté tous les symptômes du tournis.

TRAITEMENT : Mieux vaut livrer animal à la boucherie, au début. Réfrigération crânienne (sachets de glace). Trépanation et extirpation du parasite.

PROPHYLAXIE : Débarrasser les chiens de ferme de leurs ténias (administrer 2 fois par an, un vermifuge). Leur donner les abats de boucherie cuits.

### Ophtalmie vermineuse.

S'observe sur le cheval (exceptionnelle en Europe) et le bœuf. Due à présence de une à trois *filaires*, petits vers capillaires de 2 ou 3 centimètres de long, dans la chambre antérieure de l'œil. Traiter par ponction aseptique de la cornée ou badigeonnage de la cornée avec teinture d'aloès.

## Conjonctivite vermineuse.

Due à la filaire des paupières (cheval) ou à la filaire lacrymale (bœuf). On voit les vers sur le globe de l'œil ou dans les replis de la muqueuse. Enlever les vers avec le doigt ou avec un petit pinceau. Collyres antiseptiques.

## Ladrerie.

Due à présence dans muscles du porc et du bœuf de cysticerques, embryons de ténias de l'homme.

1° *Ladrerie du porc.*

ÉTIOLOGIE : Ingestion d'œufs ou d'embryons du *ténia solium* de l'homme. Animaux jeunes élevés en liberté, contractent surtout la maladie. Les embryons (fig. 66), absorbés par le

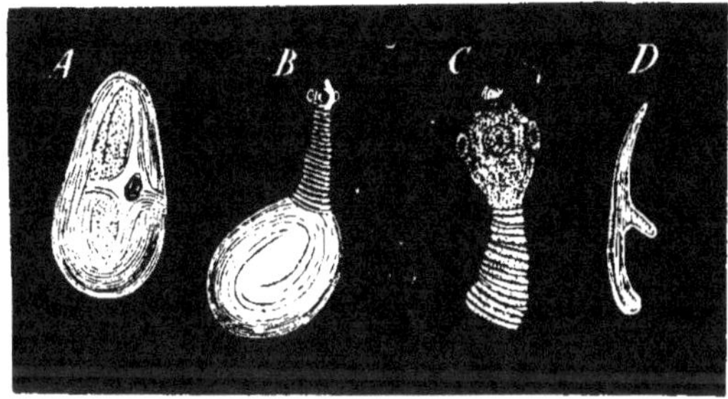

Fig. 66. — Cysticerque. A, Animal retiré dans son ampoule ; B, animal développé, C, tête et cou isolés ; D, un des crochets.

porc, passent de l'intestin dans l'appareil circulatoire et se fixent dans les muscles, où on les retrouve à l'autopsie, en nombre variable sous forme de vésicules semi-transparentes (fig. 67) ou de tubercules (ladrerie sèche) surtout des muscles de la langue, cou, épaules, psoas, cuisses... L'homme s'infecte en mangeant viande ladre c'est-à-dire contenant des cysticerques.

SYMPTOMES : Parfois signes d'entérite, paralysie de la langue, de la mâchoire inférieure, signes de vertige, de tournis ; surtout gêne de la marche et apparitions des vésicules kystiques à la face inférieure de la langue et dans muqueuse oculaire sous forme de petits grains blanc-grisâtres de la grosseur d'un grain de blé.

DIAGNOSTIC : établi par le langueyage.

TRAITEMENT : Surtout prophylactique.

2° *Ladrerie du bœuf.*

ETIOLOGIE : Ingestion d'œufs ou d'embryons du *tenia inerme* de l'homme. Même étiologie que pour ladrerie du porc.

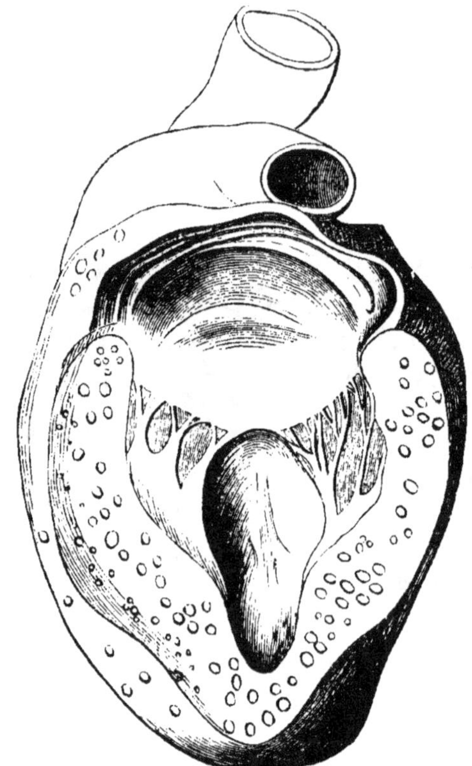

Fig. 67. — Ladrerie du porc. Cysticerques du cœur.

SYMPTOMES : Très peu marqués et passent inaperçus.

TRAITEMENT : Préventif.

*Utilisation des viandes ladres.* — Les viandes ladres doivent être rejetées de la consommation. La viande du porc et du bœuf doit toujours être mangée bien cuite. La salaison ne tue pas les cysticerques.

JURISPRUDENCE. — La ladrerie du porc est *vice rédhibitoire* ; le délai pour intenter l'action est de 9 jours francs. Ne pas oublier que l'action rédhibitoire ne peut être admise si le prix de vente ne dépasse pas cent francs.

**Trichinose.**

Maladie due à la pénétration dans l'organisme de la *Trichina spiralis* (fig. 68). Assez fréquente en Allemagne et surtout en Amérique.

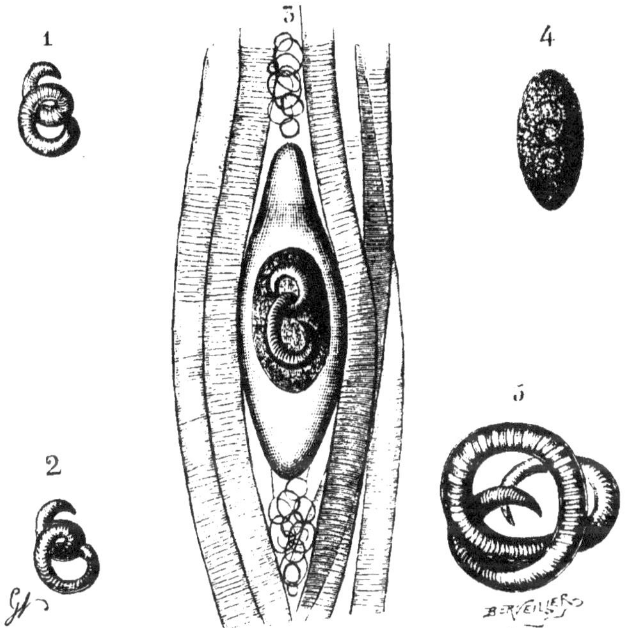


Fig. 68. — Trichine, 1 et 2, Trichines déjà parvenues dans le tissu musculaire, mais non encore enkystées, 3, trichine enkystée dans le tissu musculaire. — Le kyste est limité par une membrane qui montre, par transparence, la masse granuleuse interne et la trichine se trouve incluse; 5, trichine retraite du kyste et très grossie (J. Chatin).

*Espèces affectées.* — Tous les mammifères, surtout l'homme et le porc.

Etiologie : Le parasite ingéré à l'état larvaire avec les viandes infectées devient adulte dans l'intestin et détermine une *trichinose intestinale.* Il se reproduit rapidement et ses embryons passent dans le sang et se fixent dans muscles ; alors apparaît la *trichinose musculaire* ; les embryons s'enkystent, les kystes très petits (0 mm. 4 de long) sont souvent superposés ; ils peuvent subir l'infiltration graisseuse ou calcaire ; se rencontrent surtout dans diaphragme, épaules, psoas, cuisses.

SYMPTOMES : Peu significatifs ; entérite, diarrhée, coliques sourdes, péritonisme lors de trichinose intestinale. Plus tard raideur des membres, difficulté de la marche, de la mastication.

DIAGNOSTIC : Se procurer une parcelle de viande ou de muscle par le *harponnage* et examiner au microscope.

TRAITEMENT : Surtout préventif. Manger les viandes de porc bien cuites surtout quand elles sont de provenance suspecte.

*Utilisation des viandes.* — Saisir viandes trichinées quoique cuisson tue parasites à 50°. Salaison ne les tue pas.

# LIVRE III

## PATHOLOGIE INTERNE

---

## CHAPITRE PREMIER

AFFECTIONS DU SANG. — MALADIES GÉNÉRALES NON CONTAGIEUSES. — EMPOISONNEMENTS. — ASPHYXIE.

### § I. — AFFECTIONS GÉNÉRALES ET DU SANG

### Anémie.

Diminution de la masse sanguine et de la proportion de ses différents éléments : globules, leucocytes, etc. S'observe sur tous les animaux, mais surtout ceux exécutant des travaux violents.

Causes : Hémorragies, traumatiques ou de parturition ; alimentation insuffisante, travaux excessifs.

Symptomes : Pâleur des muqueuses, amaigrissement, faiblesse. Battements du cœur faibles, métalliques, fréquents, accompagnés de bruits divers (de diable, de rouet chez l'homme), Le pouls est petit, les veines effacées, la température du corps abaissée, et le sang est pâle et décoloré Examiné par les procédés Hayem, Malassez, il contient moins de globules. Troubles de la digestion. Essoufflement facile, même à la suite d'un léger travail. Elle s'accompagne souvent d'œdèmes des parties déclives, surtout des membres. Sa marche est lente.

Traitement : Supprimer les causes d'anémie, diminuer le travail ou augmenter la nourriture. Aliments de bonne nature, toniques, ferrugineux, amers, sel marin. En cas d'anémie traumatique, essayer la transfusion, ou mieux les injections de sérum physiologique.

### Pléthore.

Augmentation de la masse du sang, du nombre des globules, et des éléments du plasma. Tous les animaux.

CAUSES : Alimentation trop riche, Repos.

SYMPTOMES : Les animaux révèlent l'embonpoint, la force, la vigueur, la gaîté ; le pouls est fort, plein ; les muqueuses colorées, les veines cutanées saillantes. Elle prédispose aux congestions, aux hémorragies.

TRAITEMENT : Saignées, diète, boissons salines, purgatifs, exercice, alimentation modérée et rafaîchissante.

### Anémie pernicieuse progressive.

S'observe sur le cheval, surtout dans la Marne et la Meuse, en dehors de toute altération appréciable de la circulation ou de la nutrition. La maladie est peut-être de nature microbienne ou parasitaire?

SYMPTOMES : Faiblesse au travail, sueurs abondantes, polyurie, œil gras ; plus tard, signes de l'anémie, amaigrissement, essoufflement, œdèmes, pouls filant, battements du cœur forts, souffle à l'auscultation (chant du cœur), épistaxis, albuminurie, mort.

TRAITEMENT : Alimentation abondante, tonique, ferrugineuse ; injections de sérum physiologique. Emigration.

### Surmenage. Coup de chaleur.

S'observe sur cheval, bœuf, mouton soumis à travail pénible, à une course rapide ou à marche prolongée surtout par fortes chaleurs.

PATHOGÉNIE : Intoxication résultant de l'insuffisance de la dépuration organique et de l'action de la chaleur sur centres nerveux. Animaux gras, non entraînés sont surtout atteints.

SYMPTOMES : Respiration haletante, dyspnéique, naseaux dilatés, bouche ouverte, langue pendante, muqueuses cyanosées, yeux saillants et injectés, anxiété extrème, raideur musculaire ; les animaux s'arrêtent, insensibles à toute excitation ; certains succombent asphyxiés, d'autres après repos de plusieurs heures reviennent à la santé.

TRAITEMENT : Saignée. Dérivation. Repos dans un endroit abrité et frais. Barbotages, Purgatifs.

### Hémoglobinurie du cheval. Congestion de la moelle.

Se caractérise cliniquement par apparition brusque d'une paraplégie avec émission d'urine foncée et anatomiquement par des altérations du sang (altération des globules rouges, dissolution de l'hémoglobine), avec lésions et congestion de la moelle, dégénérescences nerveuse, musculaire, rénale.

Étiologie : Probablement de nature microbienne. Pléthore, inaction absolue pendant plusieurs jours, âge adulte prédisposent. Refroidissement est la cause occasionnelle.

Pathogénie : Théories musculaire, nerveuse (congestion de la moelle), rénale, hématique, typhogène.

Symptômes : Raideur de l'arrière-main qui se couvre de sueurs ou boiterie d'un membre postérieur, parfois légères coliques ; en 1/2 heure ou moins, le cheval tombe sur le sol et s'agite ; peu de temps après, émission d'urine trouble, couleur café, albumineuse. Symptômes s'aggravent les jours suivants, inappétence, accélération des grandes fonctions, fièvre, paraplégie gagne ; la mort survient en 4-8 jours, parfois en 24 heures. La guérison est annoncée par longue période de calme mais il persiste parfois une paralysie du triceps crural ; les rechutes sont à craindre. Dans certains cas, les symptômes sont moins alarmants, et on constate seulement de la faiblesse de l'arrière-main et l'émission d'urine foncée.

Diagnostic : Basé sur coexistence de la paralysie et de l'émission d'urine foncée.

Traitement : Dételer le cheval avant qu'il ne tombe et le conduire lentement à une écurie proche. S'il est tombé, l'entraver et le transporter à l'aide d'une voiture basse ; ne pas le tirer par les membres postérieurs (déchirure des psoas). Saignée. Révulsion large. Purgatifs. Injections sous-cutanées de pilocarpine et de vératrine. Calmants. Hydrothérapie, réfrigération des reins. Bonne litière. Contre paralysies persistantes : vésicants, cautérisations, injections irritantes.

**Hémoglobinurie du bœuf.** Voyez *Piroplasmose*.

**Albuminurie** (*Mal de Bright*).

Symptôme commun à diverses maladies, caractérisé par proportion notable d'albumine dans l'urine. Elle est due à lésions des reins, troubles circulatoires, altérations du sang, lésions nerveuses, enfin on l'observe dans l'infection purulente, la fièvre typhoïde, etc...

Traitement : Traiter la cause.

**Anasarque.**

*Espèces affectées.* — Cheval, parfois bœuf, mouton.

Étiologie : Pléthore prédispose. Refroidissement est une

cause occasionnelle. Due probablement à toxines microbiennes. Certaines maladies infectieuses (gourme) se compliquent d'anasarque.

Symptomes : Apparition de plaques œdémateuses dures, tendues, délimitées, à la partie inférieure de la tête, à l'encolure, aux régions supérieures des membres, aux flancs ; ces plaques s'agrandissent se réunissent et forment un œdème qui occupe les parties déclives du corps, séparé des régions saines par un bourrelet. Pétéchies sur conjonctive, pituitaire, muqueuse buccale. Etat général bon. Plus tard, l'œdème gagne et devient plus tendu ; respiration dyspnéique par suite du gonflement de la pituitaire et œdème de la glotte, souvent cornage ; jetage gris rougeâtre, fétide contenant ilots de muqueuse mortifiée ; préhension et déglutition très difficiles. Mort peut survenir par asphyxie ou pneumonie par corps étrangers. Guérison est annoncée par disparition lente des œdèmes et par diurèse abondante. Des *complications* sont dues à métastase sur le poumon ou l'intestin : l'œdème disparaît brusquement, symptômes généraux graves, signes de congestion pulmonaire, ou bien coliques, diarrhée, mort par asphyxie ou gangrène de l'intestin. Enfin l'intoxication septique est une complication ultime qui survient sur sujets épuisés.

Diagnostic : Ne pas confondre avec morve aiguë, farcin aigu, horse-pox, gourme, etc.

Traitement : Frictions irritantes sur engorgements ; ponctions multiples au cautère lorsque mortification de la peau est à craindre. Trachéotomie provisoire lors d'asphyxie imminente. Injections sous-cutanées de pilocarpine, ésérine, vératrine. Injections sous-cutanées de sérum physiologique, de sérum antistreptococcique. Le malade, très couvert, est placé dans box chaud ; foin, barbotages, lait, lavements alimentaires. Excitants diffusibles, café, diurétiques.

## Lymphadénie.

*Diathèse lymphogène.* — Caractérisée par l'augmentation permanente des leucocytes du sang (leucocythémie) et par l'hypertrophie des organes lymphoïdes (adénie). La cause est inconnue, cependant l'affection se manifeste dans certaines maladies infectieuses (morve, tuberculose).

Symptômes : Signes *généraux*, faiblesse, anémie, œdèmes ; *locaux*, hypertrophie ganglionnaire localisée ou généralisée ; *fonctionnels*, parfois cornage ou troubles digestifs, etc.

Diagnostic : Ne pas confondre avec adénites morveuses, tuberculeuses, cancéreuses, etc. Faire inoculation à lapin, à cobaye  Examiner le sang (1 globule blanc pour 2 ou 3 rouges).

Traitement : Ferrugineux, préparations iodées, arsenic.

## Rhumatisme.

Maladie fébrile se traduisant par des inflammations articulaires, périarticulaires, musculaires simples ou multiples se compliquant parfois d'inflammation des séreuses.

1º *Rhumatisme articulaire.*

*Espèces affectées.* — Surtout le bœuf, moins souvent observé sur le cheval, le chien, le porc.

Étiologie : L'hérédité et le refroidissement sont causes prédisposantes ou occasionnelles. Cause véritable est probablement un microbe.

Symptômes : Débutent brusquement. Fièvre, inappétence, diminution des sécrétions, amaigrissement rapide. Tuméfaction chaude, très douloureuse apparaît à une ou plusieurs articulations surtout celles des régions supérieures des membres ; inflammation intéresse synoviale articulaire et bourses séreuses avoisinantes. Boiterie intense, le malade se meut très difficilement, reste couché. Caractère ambulatoire des localisations peut être observé. Évolution très variable ; maladie peut devenir chronique et aboutir à l'arthrite sèche déformante ; rechutes sont fréquentes. Au cours de l'évolution on peut observer complications d'endocardite (souffle systolique, battements tumultueux ou arythmie pendant la marche), de péricardite (augmentation de la matité cardiaque, atténuation des bruits ; fréquente chez le mouton), de pleurésie, péritonite, méningite.

Diagnostic : Ne pas confondre avec cachexie osseuse, fourbure.

Traitement : Bonne hygiène, aliments de facile digestion ; laxatifs. Salicylate de soude à haute dose, à l'intérieur ou en injections sous-cutanées au niveau des articulations malades. Antipyrine. Diurétiques. Localement, frictions calmantes, révulsives ou vésicantes.

2º *Rhumatisme musculaire.*

*Espèces affectées.* — Cheval, bœuf, chien, parfois mouton, porc.

ÉTIOLOGIE : Les mêmes causes que celles du rh. articulaire.

SYMPTOMES : Généralisé il est rare. Généralement localisé à muscles du cou, de l'épaule, de la cuisse, des lombes. Dans le premier cas, raideur générale, fièvre. Dans le deuxième cas, région atteinte est raide, dure, tendue, douloureuse avec réaction générale d'intensité variable. Maladie a un caractère erratique ou récidivant.

TRAITEMENT : Identique à celui du rh. articulaire.

3° *Rhumatismes infectieux. Pseudo-rhumatismes.*

Manifestations articulaires à type rhumatismal qui évoluent au cours ou pendant convalescence de maladies infectieuses, pneumonie, péripneumonie, clavelée, gourme, non délivrance, dysenterie, etc. Poussées rhumatismales sont dues à action locale des toxines microbiennes. Voy. *Path. externe* (Maladies des Articulations).

TRAITEMENT : Purgatifs, diurétiques, vératrine et pilocarpine.

**Fièvre vitulaire.** — Voy. *Obstétrique.*


## § II. — TUMEURS — NÉOPLASIES

Masses de tissu nouveau, ayant de la tendance à persister et à s'accroître sous l'influence d'une perversion durable de la nutrition.

Constituées par trame conjonctive, cellules de nature variable, isolées, libres ou différemment associées, des vaisseaux et des nerfs.

ÉTIOLOGIE. — Peu connue. Hérédité, traumatismes, irritations locales jouent un rôle. — Il existe prédisposition individuelle, diathèse néoplasique ou cancéreuse.

SYMPTOMES : 1° *Locaux.* — Masse plus ou moins bien délimitée, de forme, de consistance, de volume variables, qui modifie aspect de la peau ou volume de l'organe. Tumeurs peuvent se développer dans tous les tissus de l'organisme, tous les organes, toutes les régions ; surtout fréquentes dans les glandes et les parenchymes. Sous l'influence de causes encore

# Classification des tumeurs (1).

**1er GROUPE.** — Tumeurs constituées par un des tissus se rattachant à l'un des tissus de substance conjonctive.
- A. Tissu embryonnaire.............. **Sarcomes.**
- B. Tissu plus avancé dans son évolution. **Fibromes. Myxomes. Lipomes. Chondromes. Ostéomes.**

**2e GROUPE** — Tumeurs caractérisées par la présence d'éléments épithéliaux ou épithélioïdes
- A. Épithélium dans les tissus { embryonnaire..... **Carcinomes** / adulte............ **Épithéliomes.**
- B. Épithélium revêtant des éminences conjonctives............... **Papillomes.**
- C. Épithélium revêtant des culs-de-sacs ou des cavités sans tendance à l'infiltration. **Adénomes. Kystes.**

**3e GROUPE.** — Tumeurs formées de vaisseaux sanguins............... **Angiomes.**

**4e** — Tumeurs ayant leurs analogues dans le système lymphatique.. { Dans les vaisseaux.. **Lymphangiomes.** / Dans les ganglions.. **Lymphadénomes.**

**5e** — Tumeurs formées de tissu musculaire............... **Myomes** { à fibres lisses. / à fibres striées.

**6e** — Tumeurs constituées par du tissu nerveux............... { A. Cellules nerveuses. **Névromes médullaires.** / B. Fibres nerveuses. **Névromes fasciculés.**

**7e** — Tumeurs congénitales ou tératoïdes.

(1) J. Bournay, *in Encyclopédie vétérinaire* publiée sous la direction de Cadéac.

inconnues, parfois d'irritations locales, elles s'accroissent, certaines se *généralisent* soit par la formation de nodules secondaires au pourtour de la tumeur primitive (envahissement discontinu), soit par l'envahissement des ganglions lymphatiques, soit par l'apparition de tumeurs dans organes variés et éloignés surtout dans foie, rate, poumons. Tumeurs peuvent s'enflammer, s'abcéder, se gangréner, subir dégénérescences, etc.

2° *Généraux.* — Résultent de la gêne apportée dans l'accomplissement d'une fonction, de l'action locale sur tissus voisins et surtout de l'action générale nuisible sur l'organisme ; cette dernière action se manifeste par la *cachexie*. Tumeurs *malignes* sont celles qui s'accroissent rapidement et se généralisent (cancer). Tumeurs *bénignes* ne sont dangereuses que lorsqu'elles deviennent volumineuses et gênent l'accomplissement d'une fonction.

TRAITEMENT : Extirpation, pratiquée pour les tumeurs malignes aussi hâtivement que possible, avant la généralisation.

### Sarcomes.

Tumeurs constituées par du tissu embryonnaire, c'est-à-dire dont la structure est semblable à celle des bourgeons charnus. Plusieurs variétés dont les plus importantes sont le *s. encéphaloïde* (teinte rosée, consistance molle), *le s. fasciculé* ou *fibro-plastique* (fig. 69) (consistance ferme).

PATHOLOGIE. — Existent au voisinage des ouvertures naturelles, aux mamelles, organes génitaux, dans viscères (foie, rate, poumons), dans les os, centres nerveux. Tumeurs malignes qui récidivent souvent après leur ablation, peuvent se généraliser.

### Myxomes.

Tumeurs formées par tissu muqueux analogue à celui du cordon ombilical. Consistance molle, gélatineuse ; existent dans tissu conjonctif sous-muqueux (cavités nasales, vagin, verge), dans centres nerveux, nerfs, le placenta.

### Lipomes.

Mêmes caractères et même structure que tissu adipeux. Tumeurs molles, souvent volumineuses, fréquentes chez chien et cheval, existent dans tissu conjonctif sous-cutané, sous-muqueux, sous-séreux (cavité abdominale), dans les glandes, etc.

### Fibromes.

. Tumeurs sèches, résistantes, ne donnent pas de suc sur la coupe, constituées par du tissu fibreux. Siègent sur la peau (encolure, poitrail...), dans tissu conjonctif sous-cutané ou sous-muqueux, dans les glandes.

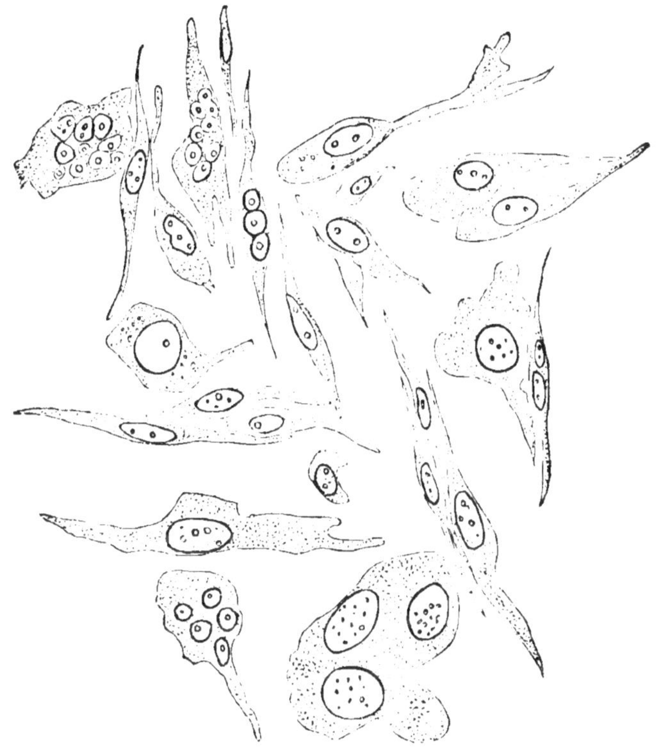

Fig. 69. — Cellules fusiformes d'un sarcome.

### Chondromes.

Tumeurs cartilagineuses dures, de volume variable, à surface irrégulière siégeant surtout dans les glandes (mamelles) et les os.

### Carcinomes.

Tumeurs formées de tissu fibreux limitant des alvéoles remplies de cellules libres les unes par rapport aux autres dans un liquide plus ou moins abondant (fig. 70). Plusieurs variétés *C. encéphaloïde*, *C. fibreux* ou *squirrhe*, etc.

PATHOLOGIE. — Masses arrondies, distinctes, de consistance et volume variables, qui se développent primitivement dans glandes en grappe et secondairement dans ganglions lymphatiques,

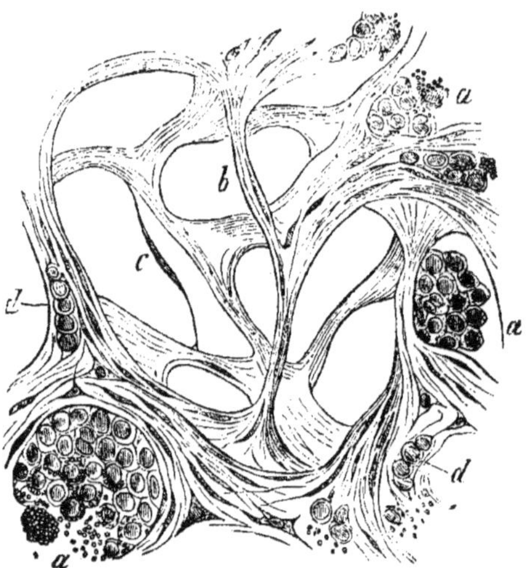

Fig. 70. — Stroma d'un carcinome glandulaire mou. — *a*. coupe de cylindres cellulo-cancéreux : — *b*. faisceaux de stroma ; *c* cellule fusiforme étendue transversalement d'un faisceau à l'autre. le long de laquelle se dépose la substance fondamentale servant à la formation d'un nouveau faisceau de stroma ; *d*. infiltration de cellules globuleuses dans l'intérieur des faisceaux du stroma. (Grossissement : 300).

viscères, parfois les muscles, les os. Tumeurs malignes par excellence ; se généralisent facilement.

### Epithéliomes.

Formés de tissu conjonctif et de cellules épithéliales adultes (fig. 71). Peuvent subir dégénérescences ; s'ulcèrent souvent. Plusieurs variétés : *pavimenteux* et *acineux, cylindrique.*

PATHOLOGIE : Parfois diffus ; généralement masses molles ou nodules sur la peau au voisinage de la bouche, de l'anus, de la vulve, aux organes génitaux, aux mamelles, dans le foie, le poumon, la muqueuse digestive. Apportent troubles locaux, gêne de la fonction (muqueuse digestive).

### Papillomes.

Constitués par papilles hypertrophiées et recouvertes d'une

couche d'épithélium plus ou moins épaisse. *P. cornés* ou *cors*, ou *verrues* existent sur la peau. *P. muqueux* se rencontrent sur muqueuses, digestive, vaginale (*polypes*), sur le pénis du chien.

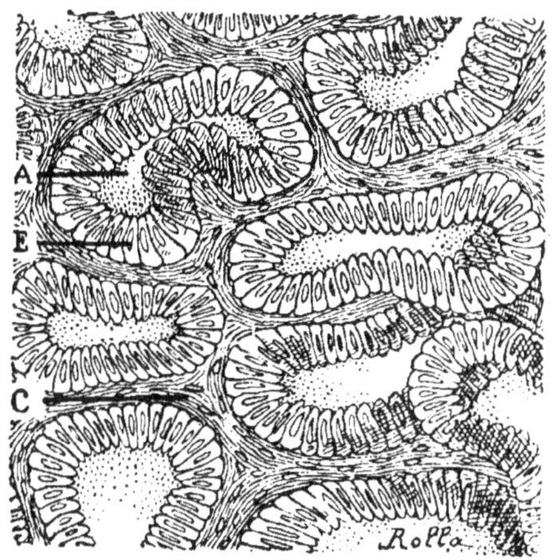

Fig. 71. — Epithéliome cylindrique de l'intestin d'un chien (d'après Cadeac).
A. Cavité folliculeuse ; — E. revêtement épithélial ; — c. stroma.

### Kystes.

Se composent d'une membrane conjonctive tapissée à sa face interne d'un épithélium et formant cavité close, et d'un contenu liquide ou semi-liquide de nature variable. Trois variétés . K. *séreux* (hygromas), *muqueux* ou *colloïde* (dans corps thyroïde, ovaire, mamelle, rein, testicule, dans muqueuse des lèvres, de l'utérus) et *sébacés* (peau).

A la peau on observe des *k. sébacés simples* ou *loupes* (Voyez Path. externe); dans testicule, différents tissus, à la région temporale on rencontre parfois des *k. dermoïdes* qui peuvent renfermer des poils, des dents, etc.

### Mélanose.

Imprégnations des tumeurs existant déjà dans l'organisme, sarcomes, carcinomes, fibromes, par la mélanine (matière colorante noire de la peau de cheval).

Pathologie : Fréquente chez chevaux blancs, âgés et affaiblis. Mélanomes forment masses plus ou moins volumineuses à surface bosselée, laissant écouler sur la croupe un liquide noir.

Se présentent généralement au pourtour de l'anus (fig. **72**),
de la vulve, à la base de la queue, sur le fourreau, les mamelles.
Souvent s'enflamment, s'abcèdent, s'ulcèrent. Augmentent de
volume, gènent fonction (défécation), se généralisent.

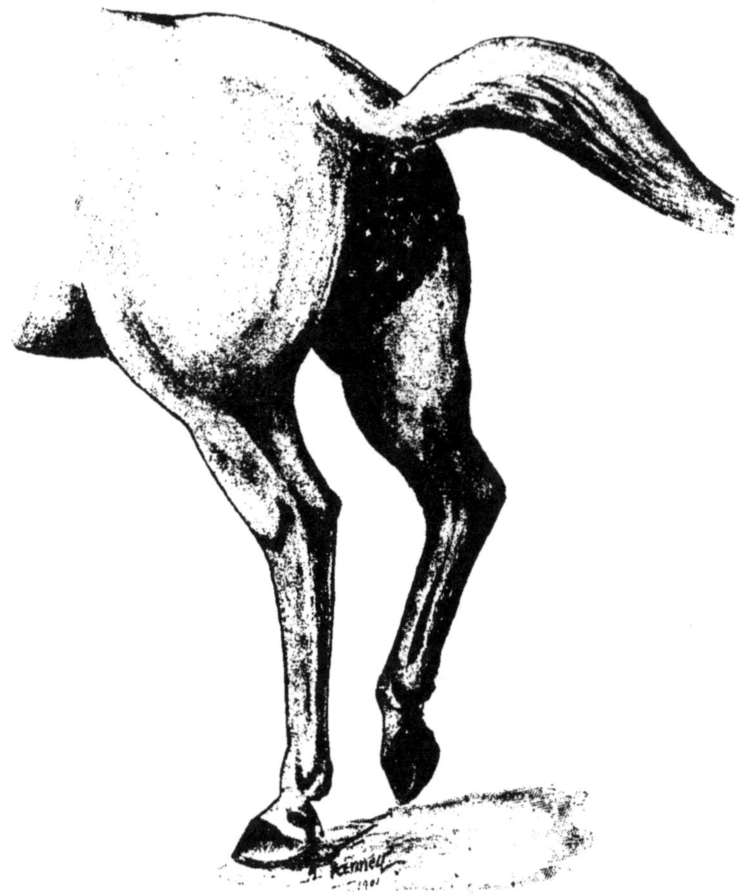

Fig. 72. — Mélanose du pourtour du rectum (d'après Cadéac).

TRAITEMENT : Sulfate de quinine en pilules de 4 à 5 gr. et en
injections par gouttes (solution au 1 10e) dans la masse de
la tumeur.

## § III. — EMPOISONNEMENTS

1° *Intoxications d'origine médicamenteuse.*

**Présomption d'empoisonnement.**

Quand un animal manifeste subitement des symptômes inusités : coliques, vomissements, stupeur, il importe de s'assurer s'il n'y a pas eu empoisonnement.

Les poisons se divisent en cinq groupes (Tardieu) :

1° *Irritants ou corrosifs :* Acide sulfurique, azotique, iode, chlore, etc., etc. Alcalis concentrés.

2° *Hyposthénisants :* Arsenic, phosphore, etc.

3° *Stupéfiants :* Plomb, belladone, jusquiame, etc.

4° *Narcotiques :* Opium.

5° *Nécrosthéniques :* Noix vomique ; acide prussique.

a) **Acides caustiques.**

Causes dues généralement à malveillance.

Symptomes : Stomatite, œsophagite, gastro-entérite, affaiblissement progressif avec petitesse du pouls. A l'autopsie, brûlures étendues de la muqueuse digestive.

Traitement : Breuvages alcalins, mucilagineux (blancs d'œufs battus), opiacés.

b) **Acide phénique.**

Doses massives et prolongées. Ingestion de pommade antiparasitaire.

Symptomes : Stomatite, œsophagite, vomissements. Néphrite, urine foncée, trouble, d'odeur phéniquée. Anxiété, tremblements, paralysie.

Traitement : Excitants, diurétiques légers, sulfates salins.

c) **Aloès.**

Symptômes de superpurgation avec troubles nerveux ; avortement chez femelles pleines.

Traitement : Camphre, riz, bismuth, émollients.

d) **Arsenic.**

Symptomes : Parfois mort rapide en 24-48 heures. Signes de gastrite avec coliques vives, météorisation, salivation et diarrhée fétide ou dysenterie ; urines rares, foncées, faiblesse générale, paralysies, hémorragies ; parfois mêmes accidents locaux que pour l'émétique. A l'autopsie, lésions de la gastro-entérite aiguë, le contenu intestinal dégage odeur alliacée, dégénérescence graisseuse du foie, des reins, du cœur, perforation du rumen.

TRAITEMENT : Hydrate de peroxyde de fer, magnésie calcinée, sulfate de fer, lait, blancs d'œufs ; vomitifs, purgatifs.

### e) Bases caustiques.

Administration de breuvages ammoniacaux trop concentrés (lors de tympanite), ingestion de chaux vive (lors de désinfection).

SYMPTOMES : Salivation, dysphagie, coliques, indigestion, diarrhée (excréments à réaction alcaline, gras au toucher, savonneux), affaiblissement progressif.

TRAITEMENT : Breuvages acidulés avec vinaigre, acide chlorhydrique à 1-2-3 p. 100, boissons émollientes, mucilagineuses ou opiacées.

### f) Cuivre.

Ingestion de sulfate de cuivre ou de vert de gris avec les aliments, les feuilles de vigne.

SYMPTOMES : Vomissements verdâtres, coliques, diarrhée, faiblesse musculaire, convulsions. Urine est albumineuse et contient hémoglobine.

*Lésions.* — Gastro-entérite ; néphrite ; dégénérescence granuleuse des muscles : décomposition du sang avec formation de méthémoglobine.

TRAITEMENT : Œufs battus, lait, mucilage, fleur de soufre, magnésie calcinée.

### g) Émétique.

Doses fortes et répétées ; s'accumule dans le rumen.

SYMPTOMES : Superpurgation, gastrite ; localement ulcération et perforation des parois du rumen, abcès des parois abdominales.

TRAITEMENT : Boissons calmantes et diurétiques ; tannin..

### h) Intoxication mercurielle.

Doses fortes et répétées de calomel, de sublimé. Applications, étendues de pommade mercurielle ou d'onguent gris (surtout si les animaux se lèchent).

SYMPTOMES : Salivation qui devient fétide, sanguinolente ; gingivite et périostite avec ulcérations et hémorragies ; bourrelet violacé aux gencives. Troubles de la digestion, constipation ou diarrhée. Respiration dyspnéique, jetage. Paralysies. Eruption sur la peau de vésico-pustules.

TRAITEMENT : Blancs d'œufs battus. Fleur de soufre, iodure de potassium, chlorate de potasse.

i) **Iode. Iodisme.**

Iodure de potassium ou iode en solution.

SYMPTOMES : Larmoiement, coryza, hypersécrétion des muqueuses ; gastrite ; eczéma iodique avec prurit.

j) **Iodoforme.**

Léchage des plaies.

SYMPTOMES : Somnolence, coma, signes de l'iodisme.

TRAITEMENT : Vomitifs, excitants, diurétiques.

k) **Nitrates de potasse et de soude.**

Ingestion d'eau ayant servi à lavage des sacs à engrais chimiques. Azotate de potasse donné en trop grandes quantités.

SYMPTOMES : Salivation, indigestion, ballonnement, nausées, vomissements, diarrhée, polyurie, parfois hématurie, faiblesse générale. A l'autopsie, gastro-entérite, néphrite.

TRAITEMENT : Émollients, narcotiques, excitants diffusibles.

l) **Opiacés.**

SYMPTOMES : Torpeur, inertie musculaire, marche difficile, injection des muqueuses, relâchement des sphyncters (pupille) ; tympanite, diarrhée, tremblements, paralysie ; sueurs, vomissement.

TRAITEMENT : Purgatifs, vomitifs ; astringents, excitants, alcool, iodure de potassium.

m) **Phosphore.**

Empoisonnement fréquent, par suite de l'emploi des pâtes phosphorées pour détruire la vermine, les rats.

SYMPTOMES : Douleurs abdominales, coliques, sensibilité à la pression. Dyspnée, agitation, vomissements, tremblements, pouls petit, battements du cœur forts et précipités ; souvent il survient des crampes, puis du coma. Dans tous les cas, on constate soit dans les matières rejetées, soit dans les éructations, l'odeur alliacée spéciale au phosphore. Teinte ictérique des muqueuses.

TRAITEMENT : Eau albumineuse, magnésie ; pas d'huile ni

de lait. Essence de térébenthine administrée dans une potion gommeuse. Faire vomir avant tout traitement, si l'empoisonnement est récent.

n) **Plomb. — Saturnisme.**

Ingestion de plomb (balles), avec fourrages, inhalation de vapeurs saturnines.

Symptomes : Salivation, nausées, vomissements, coliques; constipation et météorisme ; arrêt de la sécrétion lactée; tremblement particulier de la tête ; convulsions épileptiformes, paralysie sensitive et motrice. Parfois troubles chroniques, albuminurie, étisie.

Traitement : Limonades sulfuriques, sulfates de soude et de magnésie, iodure de potassium, lait, œufs, etc.

o) **Sel marin.**

Sel dénaturé donné comme condiment, ingestion de saumure.

Symptomes : Augmentation de la soif. Vomissements, diarrhée. Plus tard, troubles nerveux (paralysies, accès épileptiformes), coma, mort.

Traitement : Diurétiques et breuvages calmants. Éliminer pour l'alimentation des animaux (comme condiment) sels à propriétés douteuses.

p) **Strychnine.**

Doses trop fortes et prolongées ; la strychnine s'accumule dans l'organisme et doses même faibles peuvent provoquer, à la longue, des accidents.

Symptomes : Convulsions tétaniques, hyperesthésie, dyspnée; asphyxie.

Traitement : Anesthésiques, chloral, bromure de potassium, tannin, etc.

q) **Tabac.**

Bains de nicotine, lotions de jus de tabac, ingestion de feuilles.

Symptomes : Ptyalisme, nausées, vomissements, diarrhée, palpitations cardiaques, dyspnée.

Traitement : Tannin, café.

2° *Intoxications d'origine alimentaire.*

a) **Plantes vénéneuses ingérées avec les fourrages.**

*Bryone.* — Nausées, sueurs, polyurie, diarrhée, dans cas

graves, accès tétaniformes et mort rapide. Traiter par émollients.

*Ciguës* (vertes). — Ptyalisme, nausées, dyspnée, gastro-entérite et accidents nerveux. Traiter par tannin, opium, émollients.

*Colchique* (feuilles, fleurs et surtout graines). — Nausées, vomissements, coliques, diarrhée ; hématurie, polyurie, palpitations cardiaques avec hypothermie ; avortement. Traiter par émollients, purgatifs salins, café, vidange du rumen.

*Ellébores.* — Gastro-entérite à marche subaiguë, intermittence du pouls. Purgatifs, émollients, graine de lin.

*Ergot de seigle. Ergotisme.* — Inappétence, coliques, diarrhée, stomatite ulcéreuse, muqueuses vaginale et rectale enflammées, gangrène des extrémités surtout chez les volailles ; stupéfaction, paralysies diverses ; avortement même dans cas bénins. Traiter par chloral, morphine. Surtout éviter l'emploi de l'ergot.

*If commun* (surtout les feuilles). — Agitation, puis somnolence et ralentissement des grandes fonctions. Parfois marche foudroyante. Traiter par purgatifs salins, mucilagineux, lait ; café, camphre, éther.

*Gesses* (graines ou parties vertes). *Lathyrisme.* — Somnolence ; agalactie, pouls irrégulier, éruptions cutanées, toux, cornage ; incoordination des mouvements, paraplégie. Chez bovidés, symptômes de méningo-encéphalite. Traiter par purgatifs salins et diurétiques.

Supprimer la cause, guérison assez longue à obtenir.

*Lupins. Lupinisme.* — Accidents analogues à ceux provoqués par pulpes altérées ; fréquents en Allemagne.

*Mercuriale annuelle.* — Coliques, constipation, hématurie. Traiter par purgatifs salins, graine de lin, camphre.

*Millepertuis.* — Agitation, hébétude, affaiblissement de la vue et de l'ouïe, hallucinations visuelles, attitudes particulières (position du chien d'arrêt). Émollients, camphre.

*Nielle des blés.* — Ptyalisme, nausées, vomissements, indigestion, diarrhée, troubles cardiaques et nerveux, coma, mort par syncope cardiaque ou respiratoire. Traiter par purgatifs salins, excitants.

*Œnanthe safranée* (surtout la racine). — Gastro-entérite,

excitation, chute, mouvements désordonnés des membres, mort arrive rapidement. Traiter par calmants et émollients.

*Pavots.* — Ptyalisme, coliques, abattement, coma, arrêt de la respiration et mort. Traiter par les purgatifs salins et les excitants.

*Pommes de terre.* — Tristesse, inappétence, constipation puis diarrhée noirâtre, parfois éruption eczémateuse sur le cou, les membres avec conjonctivite, gingivite, prostration. Traiter par purgatifs salins, café.

*Renoncules* (vertes). — Bâillements, coliques, diarrhée noirâtre, affaiblissement du pouls et de la vue, respiration soufflante, convulsions, mort. Traiter par purgatifs salins, café.

### b) Tourteaux.

*Tourteaux de ricin, de colza riciné,* donnés en trop grande quantité ou altérés, déterminent de la superpurgation, rarement la mort. Traiter avec calmants, diurétiques, émollients (mucilagineux).

*Tourteaux de coton.* — Contiennent principe nocif. S'ils sont mal décortiqués déterminent obstruction du feuillet et de la caillette, surtout chez les moutons. Lors d'intoxication, on note, sensibilité de l'abdomen, efforts de mictions, urine albumineuse puis hématurique, muqueuses ictériques. Supprimer la cause et instituer bon régime hygiénique.

### c) Mélasses.

Données au delà de 2 k 500 par 500 kil. de poids vif, déterminent accidents en raison des sels de potasse et de soude qu'elles contiennent. Diurèse, albuminurie, superpurgation. Supprimer ou réduire alimentation mélassée. Donner lait, mucilagineux, camphre, tisanes d'orge.

### d) Pulpes.

*Maladie des pulpes.* — Intoxication par toxines microbiennes qui contiennent pulpes altérées, mal conservées. Apparaît ordinairement sur animaux nouvellement soumis au régime.

SYMPTOMES : Dans *forme aiguë,* plus fréquente chez le mouton, on constate : tristesse, inappétence, coliques, disparition de la rumination, sensibilité de l'abdomen, constipation ; excréments durs, noirs et coiffés ; plus tard fièvre et diarrhée ; chez le mouton la mort peut survenir très rapidement. A l'autopsie on trouve lésions d'entérite et reins congestionnés. Dans *forme nerveuse* plus fréquente sur le bœuf, on observe des symptômes caractérisant l'état typhoïde et des troubles cérébraux, vertige, hyperexcitabilité, coliques légères, la mort survient en quelques jours ; à l'autopsie, lésions de gastro-entérite et congestion des méninges. Dans *forme chronique*, on note les symptômes de gastro-entérite légère avec diarrhée séreuse et noirâtre, incoercible, hydrémie, œdèmes, cachexie.

TRAITEMENT : Ajouter sel marin (150 gr. par 100 kilog.) à pulpes pour empêcher fermentations anormales. Traiter par saignée modérée, diète, lait, bicarbonate de soude, excitants, injections sous-cutanées de solutions salines. (Moussu, *Traité des maladies du bétail.*)

*e*) **Moisissures.**

Ingestion de matières alimentaires moisies (pain, avoine, fourrages, etc.).

SYMPTOMES : Inappétence, coliques sourdes, constipation et diarrhée, pouls filant, troubles nerveux, démarche hésitante, paraplégie, parfois coma ou accès de vertige.

TRAITEMENT : Purgatifs salins ; café, éther, camphre.


## § IV. — ASPHYXIE

### Asphyxie en général.

Produite par deux causes : 1° Défaut d'air respirable par obstacle à la respiration : pendaison, étranglement, submersion ; 2° respiration d'un air vicié par diverses causes : gaz d'éclairage, vapeur de charbon, etc., etc.

TRAITEMENT : Faire cesser les causes d'asphyxie, ranimer la respiration et la circulation, combattre l'empoisonnement dû au gaz méphitique.

Frictions sèches ou stimulantes sur la colonne vertébrale, respiration artificielle, tractions rythmées de la langue, injections sous-cutanées de vératrine, d'éther, inhalations d'oxygène ; faire inspirer des vapeurs de vinaigre, d'eau chlorée, d'air pur et frais. Envelopper dans des couvertures chaudes, administrer des boissons chaudes, stimulantes. Insister sur ces moyens qui n'agissent quelquefois qu'après un temps fort long.

En cas d'asphyxie par le froid, réchauffer progressivement ; frictions d'eau ou de neige, qu'on remplace petit à petit par de l'eau de plus en plus chaude.

*Médecine légale*. — Déterminer si la mort est due à l'asphyxie (sang noir incoagulé, taches ecchymotiques), et, par la nature des lésions, l'espèce d'asphyxie qui a occasionné la mort. Parfois reconnaître si lésions observées sont antérieures ou postérieures à la mort.

# CHAPITRE II

## MALADIES DES ORGANES

### § I. — APPAREIL DIGESTIF ET ANNEXES

#### 1° *Bouche. Glandes salivaires.*

**Stomatite.**

Inflammation de la muqueuse buccale, en partie ou en totalité.

Elle se divise en stomatite *simple* et *ulcéreuse*. En outre stomatites *spécifiques* (fièvre aphteuse, horse-pox, muguet).

*Simple.*

Causes : Irritations traumatiques, caustiques, brûlures, corps étrangers, dentition irrégulière, aliments avariés, présence de champignons, intoxications par le plomb et le mercure.

Symptomes : Dans les cas légers, langue chargée, injection de la muqueuse, gonflement du palais, odeur fétide, salivation plus ou moins abondante. Ces symptômes varient d'intensité suivant la gravité de la maladie.

Traitement : Laver fréquemment la bouche avec eau boriquée légère, solution de carbonate de soude.

*Ulcéreuse.*

Se présente quelquefois sur les agneaux, mais plus fréquente chez le chien, siège surtout au niveau des gencives, qui deviennent spongieuses et s'ulcèrent partiellement, difficulté de la mastication, salive sanguinolente, d'odeur infecte.

Le pronostic est généralement peu grave, sauf complications sur les animaux âgés et affaiblis.

TRAITEMENT : Nourriture de mastication facile : aliments cuits ou hachés. Soins de propreté, injections d'eau crésylée ou boriquée, de solution alcoolique d'acide phénique, et de la mixture suivante : acide tartrique, acide phénique, camphre, alcool, huile de ricin. Il y a quelquefois nécessité de cautériser les ulcérations, ou d'arracher les dents branlantes.

### Glossite.

Se rencontre dans la stomatite simple, les angines, la fièvre aphteuse, l'actinomycose, la tuberculose, l'intoxication mercurielle, etc. Elle disparaît avec la maladie qui en est la cause.

### Paralysie de la langue.

Suites de l'affection typhoïde ou de lésions de l'encéphale ; état de vieillesse chez le chien.

SYMPTOMES : Ptyalisme, ulcérations de la langue, prolapsus de l'organe.

TRAITEMENT : Frictions de teinture de noix vomique, vésicatoires à la gorge, électrisation.

### Blessures du palais.

CAUSES : Traumatismes.

SYMPTOMES : Hémorragie de l'une ou l'autre artère palatine.

TRAITEMENT : Perchlorure de fer, plaquette de bois comprimant un pansement hémostatique.

### Blessures des barres.

Chez les équidés principalement.

CAUSES : Les traumatismes, les pressions du mors produites par la main du conducteur ou l'indocilité de l'animal. Elles peuvent varier de la simple excoriation de la muqueuse à la nécrose du maxillaire.

SYMPTOMES : Salivation, difficulté de préhension des aliments, engorgement, douleur à l'exploration. Contusion, ulcération profonde ou superficielle de la barre. Contact de l'os nécrosé sous la sonde.

Traitement : Ne pas brider les animaux ; gargarismes rafraîchissants ou émollients, cautérisation ou même rugination à la gouge du point nécrosé. Soins de propreté.

Entourer le mors d'une lame de caoutchouc ou de cuir.

**Pépie.**

Volailles.

N'est généralement que symptomatique d'une autre affection : angine, entérite, bronchite.

Traitement : S'adresser surtout à la maladie principale. Le vulgaire considère comme étant la pépie la partie cornée qui termine la langue des gallinacés et s'évertue à l'arracher, enlevant ainsi à l'animal une partie d'organe indispensable. S'il y a de la stomatite, des fausses membranes : lotions astringentes, bromées, boratées ou caustiques ; s'il se forme de petits abcès, les ouvrir au bistouri.

**Inflammation du canal de la glande maxillaire.**

Causes : Obstruction de l'ouverture du canal de Warthon par des corps étrangers : épillets de graminées, calculs salivaires.

Symptomes : Le plus souvent unilatérale ; rougeur, tuméfaction, chaleur, au niveau du frein de la langue. L'extrémité du canal excréteur laisse écouler un liquide purulent mêlé de débris alimentaires.

Traitement : Pression ou débridement du canal pour le débarrasser des épillets ou des calculs, lavage de la bouche, nourriture de mastication facile.

**Parotidite.**

Inflammation de la parotide, chez tous les animaux ; plus fréquente chez le cheval.

Chez le bœuf on observe parfois la parotidite chronique due à l'actinomycose.

Causes : Consécutive à la gourme ou aux angines, aux traumatismes, à la présence de calculs, et en certain cas consécutive à la septicémie, typhoémie et actinomycose.

Diagnostic : Ne pas confondre avec abcès des poches gutturales, phlébite de la jugulaire ou inflammation des lymphatiques environnants.

Symptomes : Tuméfaction, chaleur, douleur. La tête est allongée sur l'encolure, les mouvements sont difficiles, douloureux.

Bouche chaude, difficulté de la déglutition, gêne de la respiration. Fièvre plus ou moins forte.

Se termine par résolution ou suppuration. Dans ce dernier cas, les symptômes s'exagèrent et on perçoit de la fluctuation.

TRAITEMENT : Application de pommade camphrée ou vésicante ; tenir chaudement les parties ; évacuer le pus dès qu'il est formé en évitant de blesser la glande, les vaisseaux ou les nerfs nombreux en cette région.

Si, après guérison, il reste de l'engorgement : pommade iodurée, et iodure de potassium à l'intérieur pour éviter ou combattre le cornage.

### Abcès. Calculs salivaires.

Se rencontrent dans les canaux de Sténon ou de Warthon

SYMPTOMES : Salivation, douleur à l'exploration, tumeur au niveau du barbillon qui termine l'extrémité du canal excréteur.

TRAITEMENT : En cas d'abcès, la pression du doigt suffit à évacuer la suppuration ; en cas de calcul, une incision parallèle à l'axe du canal permet de l'extraire.

Enlever avec des pinces les barbes d'épis qui, par leur présence, donnent lieu à cette inflammation. Gargarismes.

### Fistules salivaires.

Solution de continuité persistante, allant de l'extérieur à la glande, ou en un point quelconque du canal salivaire. Ce conduit anormal est tapissé par une fausse muqueuse donnant du pus. Peut s'observer sur tous les animaux.

CAUSES : Conséquence d'une lésion de la glande ou de son canal, laquelle est souvent due à la présence d'un corps étranger : épis, épillets, balles d'avoine. Elles peuvent être consécutives à un abcès. Les traumatismes qui dilacèrent le canal de Sténon sont les causes les plus fréquentes.

SYMPTOMES : Ulcérations étroites, sinueuses profondes, dont les bords sont indurés et calleux. Écoulement de liquide visqueux, transparent, surtout durant la mastication. Amaigrissement rapide.

TRAITEMEMT : Rapprocher par une suture les bords de la fistule ; compression, vésicatoire, cautérisation, pansements collodionnés antiseptiques. Pour la fistule du canal de Sténon, il faut obtenir : 1° cicatrisation de la plaie ; 2° maintien de l'intégrité du canal. On peut tenter de créer un *orifice artificiel* dans la bouche, lors de fistule persistante de la région moyenne de la joue. Si tous les moyens échouent, provoquer l'atrophie de la parotide par la ligature du canal, ou les injections de teinture d'iode.

### 2° *Pharynx*.

### Pharyngite. Angine pharyngée.

Inflammation de la muqueuse du pharynx, confondue souvent avec la laryngite sous le nom d'*angine*.

Elle est *aiguë* ou *chronique*.

*Pharyngite aiguë.* — Fréquente sur solipèdes.

Elle peut être symptomatique (pasteurellose, gourme, etc.). Jeune âge, acclimatement prédisposent ; froid est la cause occasionnelle ; microbes sont la cause déterminante.

Symptomes : Difficulté de la déglutition, rejet par les naseaux d'une partie des matières dégluties et surtout des boissons (dysphagie) ; salivation abondante ; diminution de l'appétit ; légère sensibilité du pharynx ; empâtement de la gorge ; toux grasse, quinteuse ; jetage mousseux, alimentaire ; réaction fébrile plus ou moins accusée. Dans l'angine phlegmoneuse, qui est presque toujours de nature gourmeuse la fièvre est très accusée, les ganglions de l'auge s'engorgent (glande) et s'abcèdent, ainsi que les ganglions pharyngiens ; on note du cornage, une respiration difficile, l'asphyxie peut survenir. Suppuration peut se propager aux poches gutturales, au poumon, à la plèvre.

*Terminaisons.* — Résolution. Parfois broncho-pneumonie par corps étrangers. Passage à l'état chronique.

Traitement : Isoler malade dans local chaud et aéré ; peau de mouton sous la gorge. Friction sinapisée ou application de vésicatoire autour de la gorge. Barbotages tièdes avec laxatifs (iodure de potassium lors d'abcédation). Lavages fréquents des naseaux, de la bouche. Fumigations antiseptiques. Electuaires au miel et à l'extrait de belladone ou d'opium. Chez porc, ipéca au début. Ponction hâtive des abcès ; trachéotomie s'il y a menace d'asphyxie.

*Pharyngite chronique.* — Terminaison de la Ph. aiguë.

Symptomes : Jetage alimentaire, peu abondant. Dégluti-

tion parfois difficile avec rejet des boissons et des aliments
par les naseaux. Toux fréquente pendant les repas. Se termine
presque toujours par pneumonie par corps étrangers. On peut
confondre avec tumeur.

TRAITEMENT : Vésicants, cautérisation de la région de la
gorge. Fumigations de goudron.

**Poches gutturales** (*Collection des*).

Diverticules de la cavité pharyngienne des solipèdes. La
formation du pus dans ces poches est généralement due à
l'infection gourmeuse.

SYMPTOMES : Jetage purulent, inodore, crémeux, intermittent,
se montrant surtout pendant les repas, et généralement uni-

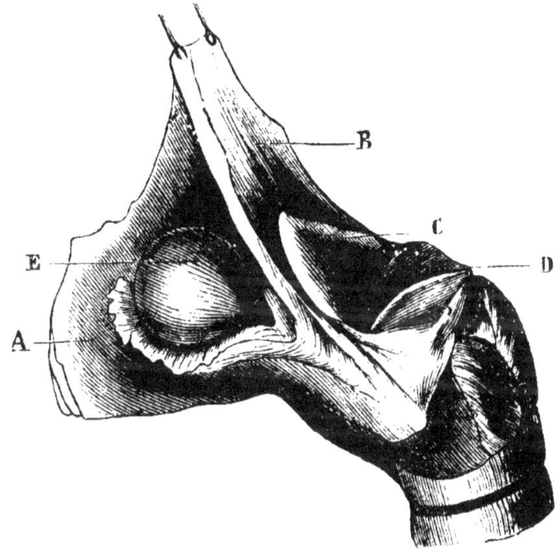

Fig. 73. — Polypes du pharynx. — A, base de la langue ; — B, voile du palais ; —
C, épiglotte ; — D, glotte ; — E, polype.

latéral (une seule poche atteinte). Glande indolente, allongée,
non adhérente à la peau. Parfois bombement de la région
parotidienne inférieure.

Le pus peut se concréter en galets durs ou *chondroïdes*.

TRAITEMENT : Ponction à la partie inférieure des poches gutturales : inciser la peau, introduire bec de la sonde cannelée,

dilacérer la parotide, puis ponctionner la muqueuse de la poche. Ensuite injections antiseptiques.

Lors de *tympanite* ou *pneumatose* (accumulation d'air dans les poches) qui se traduit par tumeur molle, élastique, de chaque côté du larynx, dans région parotidienne, après ponction de la poche, agrandir avec le doigt l'ouverture qui fait communiquer poche avec pharynx.

**Déchirure du pharynx.** — Due à corps étranger dégluti ou à sondage maladroit. Tuméfaction locale, dysphagie, cornage.

**Tumeurs du pharynx** (fig. 73). — Généralement des polypes.

Symptomes : Rejet des boissons par les naseaux. Toux pendant repos. Jetage alimentaire. Cornage intermittent. Parfois épistaxis ou accès de suffocation.

Traitement : Excision après ouverture des parois pharyngiennes. Parfois on peut atteindre les tumeurs par l'exploration buccale et pharyngienne et les arracher avec la main ou la chaîne de l'écraseur.

### 3° *Œsophage*.

**Œsophagite.**

Rare. Due à ingestion de corps étrangers, de breuvages trop chauds ou caustiques.

Symptomes : Dysphagie œsophagienne (rejet des aliments et liquides déglutis). Douleur vive à la pression le long de la gouttière jugulaire gauche.

Traitement : Diète absolue pendant plusieurs jours. Aliments de facile déglutition. Boissons calmantes.

**Corps étrangers dans l'œsophage.**

Arrêt de corps étrangers, surtout de substances alimentaires trop volumineuses : carottes, pommes de terre, navets, betteraves, etc., etc. ; particulièrement chez le bœuf.

L'arrêt peut avoir lieu dans la portion cervicale, à la courbure œsophagienne, ou dans la portion thoracique.

Symptomes : Difficulté d'avaler liquides ou solides ; si l'animal boit, l'œsophage se gonfle et le liquide est rejeté par vomiturition. Rejet par la bouche ou les naseaux, de salive mélangée de débris alimentaires. Dans la région cervicale il est facile de percevoir le corps étranger qu'on sent sous la main et qui forme une saillie dans la gouttière de la jugulaire gauche. Plus bas le corps étranger n'est plus perceptible, mais

les symptômes ci-dessus persistent et il s'y ajoute souvent de
la tympanite.

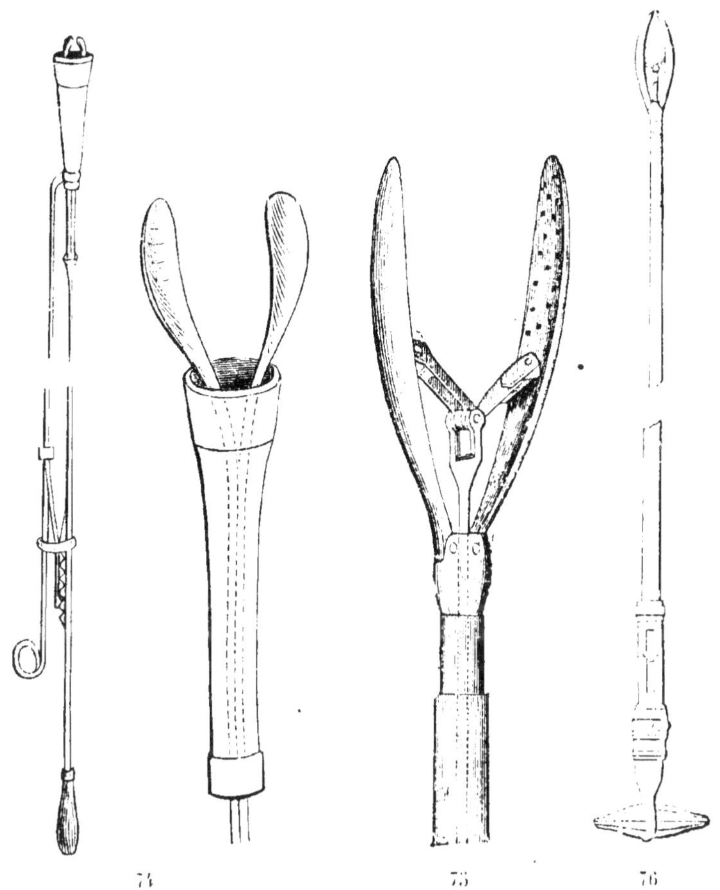

Fig. 74. — Appareil Wegeier pour l'extraction des corps étrangers dans l'œsophage,
composé de deux fortes tiges en fil de fer parallèles, longues de 1 m. 30 environ
dont l'une sert à maintenir une douille allongée cylindro-conique ayant environ
un décimètre de long en laquelle se logent les deux branches d'une pince retenue
par l'autre tige.

Fig. 75 et 76. -- Appareils pour l'extraction des corps étrangers dans l'œsophage.

TRAITEMENT : 1° Repousser le corps étranger dans l'estomac ;
2° pour le faire remonter vers le pharynx, allonger la tête sur
l'encolure en la baissant pour effacer autant que possible la
courbure œsophagienne (Ch. Martin); 3° le broyer ou le divi-

ser ; 4° pratiquer l'œsophagotomie. Faire avaler des substances huileuses. Divers instruments ont été employés : repoussoirs, baguettes, pinces (fig. 74, 75 et 76).

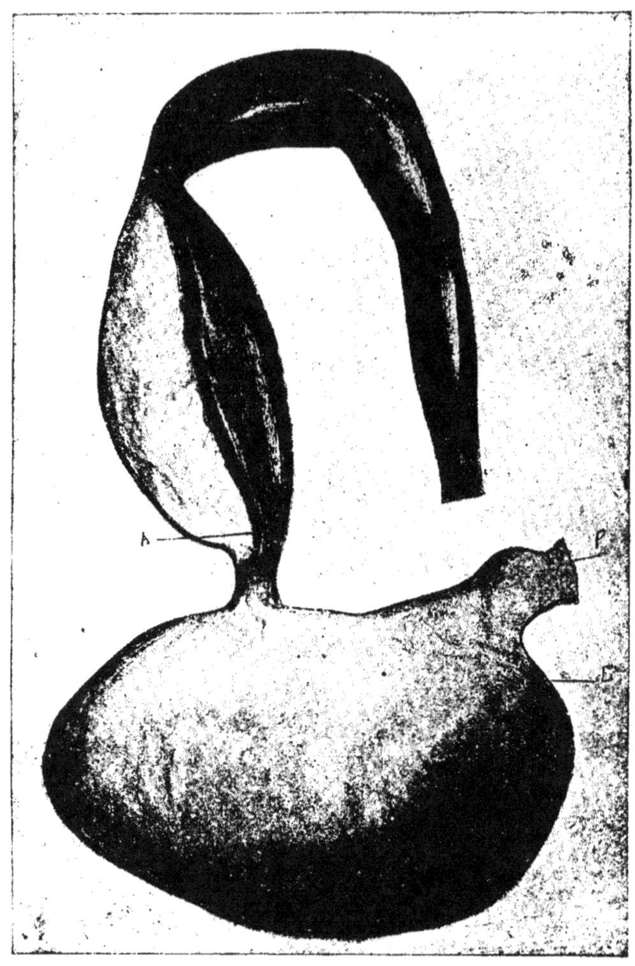



Fig. 77. Jabot du cheval (Mauri) (photographie Cadéac). — A. déchirure de la tunique musculaire de l'œsophage s'étendant du voisinage de l'estomac jusqu'à la partie inférieure de la gouttière jugulaire ; E. estomac ; P. ouverture pylorique.

## Œsophagisme.

Spasmes de l'œsophage.

Symptomes : Rejet de la salive, tristesse, inquiétude, fièvre. Après la déglutition de quelques ondées de salive, nouveaux efforts de vomissement ; cette salive est pure, claire, filante ou mousseuse. Absence d'odeur acide, caractéristique de la présence du suc gastrique.

Traitement : Bromure de potassium 20 grammes par jour. Essayer les injections narcotiques hypodermiques.

### Jabot.

Dilatation anormale de l'œsophage, plus fréquente chez le cheval (fig. 77) ou les grands ruminants.

Causes : Déchirure de l'œsophage à la suite de coups ou de contusions, emploi maladroit de la sonde.

Symptomes : Gêne de la déglutition, efforts de vomiturition. Quelquefois toux convulsive par compression de la trachée. S'il existe dans la portion cervicale, on constate une tumeur dure, molle, indolente, qu'on peut vider par la pression de bas en haut. Dans la portion thoracique, il est difficile à constater, mais les aliments vomis n'ont pas l'odeur aigre de l'estomac.

Il fait maigrir les malades.

Traitement : L'opération a été conseillée, mais sans grande chance de succès. Elle consiste à faire la suture de la solution de continuité dont on rafraîchit les bords. Le moyen le plus pratique est de surveiller l'alimentation, en ne donnant que des substances divisées et liquides.

### Rétrécissement de l'œsophage.

Causes : Formations de tumeurs néoplasiques comprimant le canal.

Symptomes : Difficulté du passage des aliments, présence d'une tumeur perceptible à l'œil ou à l'exploration. Chez le bœuf, tympanites fréquentes.

Traitement : Introduction de sondes d'un diamètre successivement croissant.

### 4° *Des coliques vraies du cheval en général.*

Symptôme qui consiste en mouvements anormaux et désordonnés de l'animal, continus, rémittents ou intermittents, exprimant une douleur qui a son siège dans la portion abdominale du tube digestif.

Très fréquentes (30 à 40 p. 100 des maladies internes). Gravité variable (mortalité de 10 à 15 p. 100).

Étiologie : *Causes prédisposantes.* — Disposition anatomique de l'estomac et de l'intestin du cheval. Service. Mauvaise hygiène. Temps chauds et orageux. C. *Occasionnelles et déterminantes.* — Refroidissement. Alimentation défectueuse (aliments altérés, contenant plantes toxiques, vert, avoine nouvelle). Tic. Travail exagéré après les repas. Obstacles mécaniques (corps étrangers, sable, calculs, rétrécissement, invagination, hernie, tumeurs). Inflammation de la muqueuse. Parasites (intestinaux et circulatoires).

Symptomatologie : Soudainement le cheval s'arrête dans les brancards, cherche à se coucher ou bien à l'écurie cesse de manger, devient inquiet, triste ; il s'agite, gratte le sol, se frappe le ventre avec les membres postérieurs, fouaille de la queue, regarde son flanc, bâille, fléchit ses membres, se couche ou bien tombe en se plaignant, se roule, se relève. Les coliques sont continues, rémittentes ou intermittentes et dans ces deux derniers cas, les *accès* ont une durée variable. Les coliques sont violentes ou sourdes. Parfois le cheval prend des positions anormales : se met à genoux, ou se couche en sphinx. Inappétence, constipation, météorisation ballonnement, parfois sensibilité du ventre. Parfois nausées, efforts de vomissement. Le cheval se campe comme pour uriner. Accélération de la respiration et de la circulation. Sueurs.

*Terminaisons.* — *Résolution.* Le cheval reste plus longtemps couché sans remuer, se relève, urine abondamment, expulse des crottins et des gaz ; le rein redevient sensible au pincement ; l'appétit reparaît. *Mort*, annoncée par mouvements désordonnés puis par calme subit, par pouls petit, filant, froideur des extrémités, respiration haletante ; elle peut être due à déchirure de l'estomac ou de l'intestin, à l'hémorragie, la gangrène, l'épuisement nerveux, l'intoxication.

Diagnostic différentiel :

|  |  |
|---|---|
| *Congestion.* | Apparaissent souvent après que le cheval a bu. |
|  | Mouvements désordonnés : pendant la marche, jarrets sont fléchis, croupe rejetée de côté. |
|  | Pouls fort puis petit, imperceptible. |
|  | Pâleur puis congestion des muqueuses. |

| | |
|---|---|
| *Étranglement.* | Douleur modérée qui augmente rapidement. Accès sont souvent rémittents. Mouvements d'encensoir. Positions particulières. Ventre douloureux. Exploration rectale peut donner indications. Mort précédée par mieux apparent. |
| *Indigestion stomacale.* | Surviennent après repas copieux, souvent pendant le travail. Peu violentes. Léger ballonnement du flanc gauche. Dyspnée. Bâillement ; éructations ; nausées. Vomissement peut exister sans déchirure. |
| *Indigestion intestinale.* | Coliques peu intenses quelques heures après le repas. Ballonnement rapide du flanc droit. Dyspnée. |
| *Indigestion intestinale chronique.* | Intermittentes. Accès s'observant après repas. Ballonnement du flanc droit. Constipation. Durée plusieurs jours. |
| *Corps étrangers.* | Accès intermittents, peu intenses puis ballonnement. Constipation ; violents efforts expulsifs. |
| *Inflammation de la muqueuse.* | Apparaissent après les repas ou pendant défécation. Sourdes, intermittentes. Constipation puis diarrhée, excréments coiffés. |

Traitement : 1° *Prophylactique.* — Bonne hygiène. 2° *Curatif.*
— Variable suivant la nature des coliques.

Promenade. Bouchonnage à sec. Lavements émollients
(eau de savon, de son, de graine de lin) ; excitants (une poignée de farine de moutarde pour 1-2 litres d'eau, injection
de 10 gr. de glycérine) ; narcotiques (une cuillerée à soupe
d'éther dans 1 litre de lait ; volatiliser 30-50 gr. d'éther dans
le rectum) ; douches rectales. Breuvages calmants (laudanum
ou teinture d'opium 10-15 gr., asa fœtida, camphre et éther
15-20 gr. de chaque, élixir de Lebas, dans 1 litre de vin ou
d'infusion de camomille ; excitants (café noir 125 gr., alcool
250 gr., essence de térébenthine 40-50 gr.). Saignée (conges-

tion). Révulsion externe (congestion). Injections hypodermiques d'azotate de pilocarpine (10 à 20 centigr. dans 5-10 cc. d'eau), sulfate d'ésérine (3-6 centigr.), sulfate de vératrine (5-10 centigr.), chlorhydrate d'arécoline (5-10 centigr.) ; injections intra-veineuses de chlorure de baryum (30-50 centigr. dans 10 cc. d'eau). Faire injections répétées avec doses faibles.

### 5° *Estomac*.

#### a) **Cheval Chien**.

### Gastrite.

Inflammation de la muqueuse stomacale ; peut être aiguë ou chronique ; cette dernière ne s'observe que sur animaux vieux ou épuisés.

Étiologie : Mauvaise alimentation. Mauvaise hygiène. Caustiques, plantes vénéneuses. Larves d'œstres.

Symptomes : Tristesse, inappétence, bouche sèche ayant mauvaise odeur. Bâillements. Soif, animaux recherchent surtout boissons froides. Vomissements (chien). Légères coliques après repas. Sensibilité de la région gastrique. Teinte jaunâtre des muqueuses. Lors de gastrite chronique, appétit capricieux et dépravé, mauvais état général, météorisations éphémères, constipation.

Traitement : Diète, eau blanchie, lait, un peu plus tard aliments de facile digestion. Sulfate de soude, crème de tartre, bicarbonate de soude. Calomel lors de jaunisse. Contre vomissements du chien, extrait d'opium (0 gr. 02), potion blanche de Sydenham (une cuillerée à bouche toutes les 2 heures), eau chloroformée.

### Indigestion stomacale.

Causes : Ingestion d'une trop grande quantité d'aliments solides ou liquides. Froid, fatigue, abus du son, surtout donné seul, sec ou peu mouillé, défaut de surveillance dans la distribution des aliments, anévrismes vermineux.

Symptomes : Coliques plus ou moins vives, cependant moins accentuées que dans l'indigestion intestinale ; les animaux se couchent avec précaution, quelquefois on constate des efforts simulant le vomissement, nausées. Si la surcharge alimentaire est considérable, il peut y avoir déchirure de l'estomac par suite de la distension de l'organe, et surtout par une chute brusque. Dans ces conditions la membrane musculaire se trouve paralysée par une distension excessive. Après la déchirure la douleur semble diminuer, il y a un calme relatif; mais le pouls devient filiforme, les extrémités froides, les sueurs apparaissent, la température s'abaisse, la respiration est difficile. La mort survient.

Au cours des coliques, il arrive que les solipèdes vomissent, mais ce symptôme, quoique grave, et indiquant *presque toujours* la déchirure de l'estomac, n'est pas pathognomonique.

TRAITEMENT : Lavements, breuvages excitants en petites quantités, injections de pilocarpine, d'ésérine. Promenade. Frictions sur flanc droit.

### b) **Ruminants**.

### Coliques d'eau froide.

Dues à ingestion d'une grande quantité d'eau, surtout par animaux en sueur et à jeun.

SYMPTOMES : Coliques apparaissent brusquement et sont très violentes. Se terminent généralement par résolution.

TRAITEMENT : Surtout préventif. Révulsion cutanée ; breuvages excitants ; promenade ; saignée dans cas graves.

### Indigestion gazeuse. Tympanite. Météorisation.

ÉTIOLOGIE : Prédisposition individuelle, alimentation irrationnelle (passage brusque du sec au vert, plantes toxiques, fourrages altérés), ingestion de fourrages artificiels, de l'herbe verte des prairies naturelles, froid, maladies graves (indigestion symptomatique).

SYMPTOMES : Éructations, bâillements, anxiété ; tête tendue, naseaux dilatés, respiration dyspnéique ; accélération du pouls, muqueuses cyanosées ; coliques ; gonflement du flanc gauche, prenant parfois des proportions considérables ; disparition des bruits du rumen sauf de la crépitation à l'auscultation ; son tympanique à la percussion. Se termine par résolution ou par mort causée par l'asphyxie.

TRAITEMENT : Prévenir en supprimant la cause. Massage du flanc gauche, réfrigération du flanc par les douches. Breuvages excitants ou calmants (éther et asa-fœtida donnent odeur à la viande), absorbants (ammoniaque 30 gr.). Purgatifs (sulfate de soude). Surtout ponction du rumen à la partie supérieure du flanc gauche (fig. 78). Sondage du rumen avec la sonde œsophagienne. (Voyez *Pathologie générale*). Pendant 2 ou 3 jours régime diététique et purgatifs salins.

**Indigestion par surcharge.**

S'observe surtout après changement de régime. Peut être provoquée aussi par excès d'aliments et insuffisance des boissons.

Symptomes : Inappétence ; cessation de la rumination, coliques légères, anxiété, respiration gênée. Ventre distendu ; météorisme du flanc gauche se développe graduellement ; la palpation indique la réplétion du rumen. L'affection est grave.

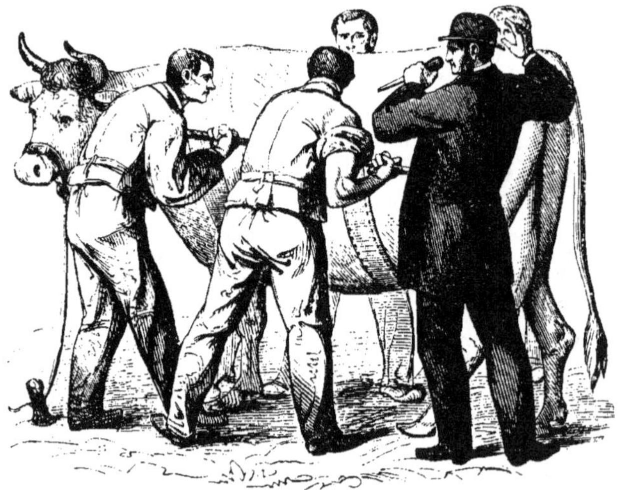

Fig. 78. — Ponction du rumen sur une vache qui ne peut plus se tenir.

Traitement : Traiter comme pour l'indigestion gazeuse si la maladie est due à l'ingestion exagérée de fourrages verts. Presque toujours recourir à la *gastrotomie* : inciser le flanc gauche suivant une ligne verticale de 8 centimètres de long, passant par point d'élection de la ponction ; suturer en surjet les lèvres de l'ouverture du rumen à celles de la peau (comme une boutonnière) ; extraire avec la main 2 ou 3 seaux de pâte alimentaire ; traiter plaie par antisepsie. Administrer ipéca (6, 12 grammes). Diète pendant plusieurs jours. Si la rumination ne se rétablit pas, si l'animal se plaint et maigrit, le livrer à la boucherie.

Lors de légère surcharge : diète, massage du flanc, promenades ; aloès, ipéca, sulfate de soude, ésérine, vératrine, pilocarpine.

### Indigestion des jeunes animaux. — Indigestion laiteuse.

S'observe sur animaux à la mamelle. Due à excès ou mauvaise qualité du lait.

Symptomes : Tristesse, abattement ; bouche chaude, exhale odeur fétide, aigrelette ; ventre tendu, un peu ballonné, sensible en bas du flanc droit, en arrière des côtes (caillette). Vomissement de lait caillé. Diarrhée abondante, jaune, fétide avec légères coliques (*entérite diarrhéique*).

Traitement : Surtout préventif : régler les tétées ; ménager les mères au travail, proscrire lait fermenté. Curatif : demi-tétée, lait bouilli avec 2/3 d'eau bouillie ou d'infusion aromatique ; crème de tartre, sulfate de soude.

### Indigestion chronique. — Gastro-entérite chronique. — Obstruction du feuillet.

*Causes.* — Complication de l'indigestion aiguë ; mauvaise alimentation (aliments trop divisés, avariés), manque de boissons. Souvent *symptomatique* d'affections générales, tuberculose, affections du foie, du médiastin, péritonite, péripneumonie, etc.

Symptomes : Mauvais état général ; appétit peu marqué, tristesse ; bouche chaude ; constipation opiniâtre, souvent diarrhée lui succède ; fièvre ; grincements de dents ; suppression de la sécrétion lactée. Douleur à la palpation du flanc droit : la main sent le feuillet dur et rempli ; météorisation intermittente ; coliques légères.

*Pronostic.* — Grave surtout si maladie se prolonge au delà de 8 jours.

Traitement : Tisane de graine de lin (10-15 litres) avec sulfate de soude. Ipéca (6-8 grammes), ésérine, pilocarpine, vératrine par petites doses (15 à 20 centigr.) répétées. Injections d'eau salée tiède (30-50 litres) dans rumen, par la canule du trocart (Butel). Nourriture légère ; lait, boissons émollientes.

### Gastrite ulcéreuse. — Ulcères de la caillette.

*Causes.* — Maladies microbiennes (tuberculose, peste, péripneumonie, coryza gangréneux, etc.). Lésions de l'indigestion.

Symptomes : Indigestion, vomissements noirâtres (hématémèse) ; excréments durs, coiffés, parfois noirâtres.

Traitement : Repos, régime lacté ou émollient ; alcalins antiseptiques internes.

### Corps étrangers du rumen et du réseau.

1° *Égagropiles* constitués par agglomération de poils ou de laine que les veaux et les agneaux avalent en se léchant (*maladie du lécher*) ; c'est une forme du pica ; isoler animaux qui se lèchent, les séparer des mères ; bonne alimentation avec sel marin et phosphate de chaux. 2° *Corps étrangers proprement dits* ; ce sont des corps *mousses* (vêtements, linge, graviers, etc.) qui engendrent des troubles digestifs avec irrégularité de la rumination, éructations, diarrhée, amaigrissement ; les extraire par gastrotomie ; les corps *pointus* traversent les parois du rumen ou du réseau, provoquent de la péritonite locale, de l'hépatite, des abcès des parois abdominales (ils s'éliminent ainsi au dehors), ou bien passent dans la poitrine, engendrent lésions du diaphragme, de la pleurésie, gagnent les poumons, le cœur (péricardite traumatique).

Symptomes : Variables. La pression de la paroi abdominale inférieure, à gauche de l'appendice xyphoïde, détermine vive douleur. Troubles digestifs graves et prolongés (indigestion, gastro-entérite). Excréments sanguinolents ou noirâtres.

Traitement : Vente pour la boucherie ou gastrotomie et extraction du corps étranger.

### 6° *Intestin*.

### Congestion intestinale.

Détermine coliques graves chez le cheval.

Causes : Pléthore sanguine ; ingestion d'eau très froide ; alimentation avec grains et fourrages nouvellement récoltés prédisposent.

Cause déterminante est peut-être microbes ? Souvent maladie est due à l'anévrysme de l'artère grande mésentérique (fig. 79) produit par le *sclérostome armé* (Voy. maladies parasitaires) : sous l'influence d'une cause quelconque, un caillot se détache, s'arrête dans une artère plus petite (cœcale et colique droites), détermine oblitération artérielle avec paralysie, congestion, exsudation, hémorragies interstitielles de la portion intestinale non-irriguée.

Récidives sont à craindre.

Symptomes : Coliques violentes ; le cheval semble avoir

perdu tout instinct de la conservation, marche les jarrets à
demi fléchis, tord subitement le train de derrière puis se
redresse brusquement. Pouls vite, petit, plein ; muqueuses
injectées ; respiration accélérée ; sueurs. Évolution rapide,
2 à 10 heures.

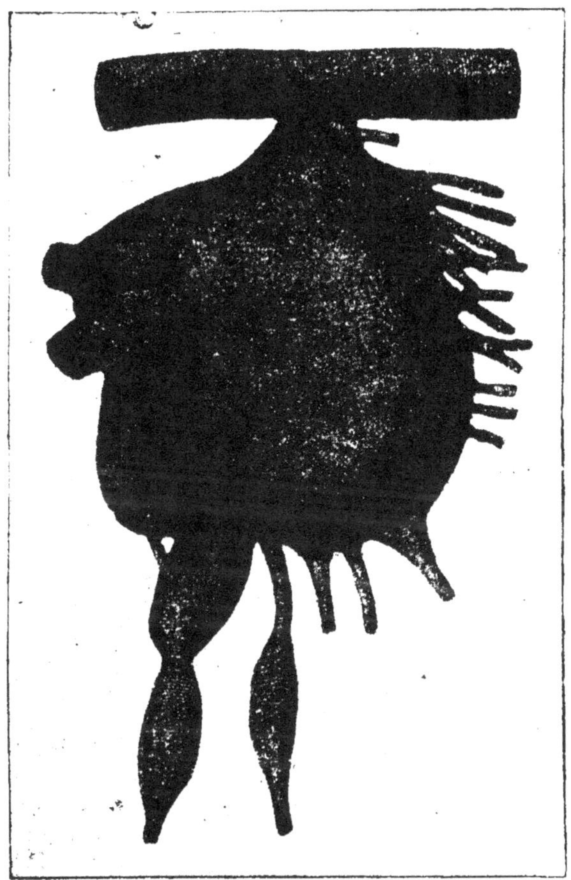

Fig. 79. — Anévrysme vermiculeux de la grande mésentérique (d'après Sommier).

*Terminaisons*. Résolution. Mort par hémorragie intestinale
ou intoxication ou épuisement nerveux.

*Complications*. — Invagination. Déchirure du diaphragme,
d'une portion de l'intestin Fourbure.

Diagnostic : Voyez *Coliques*.

Traitement : Saignée. Révulsion externe. Lavements de chloral. Breuvages calmants (chloroforme, opium, laudanum, asa fœtida, camphre, éther). Surtout injections sous-cutanées d'ésérine, d'arécoline, intra-veineuses de chlorure de baryum (ces dernières peuvent déterminer mort subite). Voyez *Coliques*. En outre douches rectales. Promenade ou bien laisser malade sur litière épaisse.

## Entérite.

Inflammation de la muqueuse intestinale. Tous les animaux.

Etiologie : Causes toxiques ou infectieuses. Mauvaise alimentation, fourrages altérés, aliments ligneux, eaux impures, plantes riches en tannin, plantes vénéneuses, purgatifs drastiques; refroidissement, travail épuisant; microbes. Symptomatique d'une maladie infectieuse (pasteurellose, charbon).

L'entérite chronique accompagne parfois les affections chroniques du foie, du cœur, du poumon; elle peut être due à des helminthes.

Symptomes : *Entérite aiguë*. — Diminution de l'appétit; chez le bœuf, arrêt de la rumination; chez le chien, vomissements. Faiblesse générale, légère fièvre, conjonctives injectées, salive épaisse, langue blanchâtre, jaune, ou rouge livide. Chez les petits animaux, sensibilité du ventre. Parfois il survient des coliques, le ventre est rétracté, on entend de nombreux borborygmes. Au début, constipation avec crottins coiffés, à laquelle succède la diarrhée avec ténesme. Quelquefois, rejet d'aliments non digérés.

Le pronostic est peu grave; cependant la mort peut survenir.

*Entérites pseudo-membraneuse et hémorragique*. — Chez le bœuf. Inappétence, irrumination, coliques légères, fièvre modérée. Après 3-5 jours, diarrhée; expulsion des fausses membranes avec exacerbation des douleurs et épreintes. Parfois (entérite hémorragique) coliques violentes et rejet de matières sanguinolentes, faiblesse, mort plus ou moins rapide.

*Entérite chronique*. — A cet état, la maladie se caractérise par une diarrhée fétide, contenant des aliments non digérés (lientérie), du sang (dysenterie) ou des mucosités. Refus des aliments, météorisations intermittentes, faiblesse croissante, amaigrissement, marasme. Elle peut se compliquer d'ascite ou d'exanthèmes divers. Souvent les animaux restent *ridards*, selon l'expression vulgaire. Chez le chien, l'ictère peut être une conséquence de la maladie (Trasbot).

TRAITEMENT : Diète, boissons émollientes, mucilagineuses ; jusquiame pour les herbivores (16 à 20 grammes) : opiacés chez le porc et le chien. Saignée modérée. Dérivatifs : sinapisme sous le ventre, liniment ammoniacal ; laxatifs, crème de tartre soluble, calomel, nitrate de soude, sulfate de soude. Médication de symptômes contre la constipation, la diarrhée, l'hémorragie.

### Diarrhée des jeunes animaux.

*Entérite diarrhéique.* — Voyez *Maladies microbiennes.*

### Dysenterie.

S'observe sur bovidés entassés dans espace limité et soumis à privations (parcs d'approvisionnement) surtout pendant grandes chaleurs. Probablement de nature microbienne.

SYMPTOMES : Coliques légères, diarrhée profuse, sanguinolente puis rejet de sang en nature avec fortes coliques, épreintes. Signes d'infection générale ; affaiblissement, cachexie. A l'autopsie, ulcérations intestinales. Ne pas confondre avec peste bovine.

TRAITEMENT : Isolement des malades Désinfection. Antiseptiques, calomel surtout ipéca 8-15 gr. ; puis purgation au sulfate de soude.

### Occlusion intestinale. Étranglement. Volvulus. Invagination. Calculs, ægagropiles.

1° *Par rétrécissement :* altération des parois intestinales (cicatrice, tumeur), compression exercée par tumeur ou organe du voisinage ; 2° par *étranglement :* hernies pelvienne (bœuf), inguinale (cheval entier), de l'hiatus (hiatus de Winslow), compression de l'intestin par bride cicatricielle (péritonite chronique), par pédicule de tumeur qui s'est enroulé autour, par ligament ovarien (enroulé sur petit côlon), par engagement d'une anse dans un trou du mésentère ; 3° par *volvulus*, qui résulte de la torsion ou de la rotation de l'intestin et s'observe surtout sur chevaux de gros trait, sur les entiers, parfois après l'ingestion d'eau froide ou au cours de coliques de congestion ou d'indigestion ; 4° par *invagination* (fig. 80), ou pénétration d'une portion de l'intestin dans une autre antérieure ou postérieure, qui s'observe surtout sur intestin grêle, après l'ingestion d'eau froide ou au cours de la congestion intestinale, de l'entérite, de l'anasarque ; 5° par *obstruction*, par matières stercorales desséchées (pelotes), par calculs (phosphates ammoniacaux-magnésiens), ægagropiles (feutrage de poils animaux ou végétaux), parasites (ascarides).

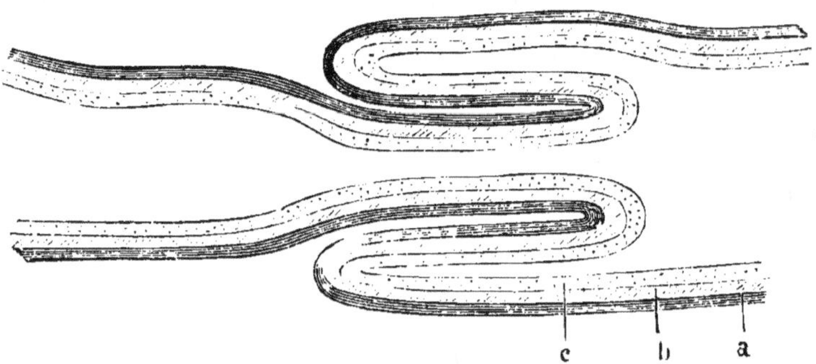


Fig. 80. — Schéma de l'invagination. — *a*, séreuse ; — *b*, musculeuse ; — *c*, muqueuse.

Symptomes : Coliques avec rémittences prolongées, suivies de crises violentes : positions anormales (sphinx, sur le dos, chien assis, à genoux), mouvements d'encensoir de la tête ; parfois météorisation. Facies grippé ; sueurs abondantes, tremblements, pouls filant. Mort précédée d'une accalmie trompeuse, mais pouls reste imperceptible et extrémités sont froides. D'autres fois, symptômes évoluent lentement : coliques sourdes après les repas, appétit capricieux, constipation ; après un temps variable coliques prennent un caractère aigu. L'exploration rectale peut renseigner sur nature de l'occlusion.

Chez le **bœuf** l'occlusion se manifeste par « coliques violentes, poussée concentrée et courte, constipation absolue au bout de quelque temps — rejet par l'anus d'une certaine quantité de mucus quelquefois mélangé de sang, — bruit de gargouillement, — sensibilité dans le flanc droit, — et enfin à l'exploration rectale, tumeur cylindrique assez dense, élastique, douloureuse et mobile » (Butel). — Dans les pays de montagne, un accident fréquent est la *hernie pelvienne* ou *interne*, occlusion intestinale due à l'introduction d'une anse intestinale entre le cordon testiculaire et la paroi latérale du bassin. — On sent, à l'exploration rectale, une tumeur molle, douloureuse, étranglée par le cordon testiculaire.

Chez le **chien** l'occlusion est souvent due à un corps étranger dégluti, ou à l'accumulation de matières desséchées (alimentation sèche, exercice insuffisant, chiens attachés), on note : difficulté de la défécation, anorexie, abdomen dur, volumineux, boudiné, distendu souvent par des gaz ; exploration difficile, douloureuse. Vomissements fréquents. Parfois accès rabiformes, crises d'épilepsie. La palpation de l'abdomen et la radiographie peuvent renseigner.

*Terminaisons*. — La mort survient presque toujours lors de volvulus, d'invagination ; cependant chez le bœuf la portion invaginée peut s'éliminer après soudure des parois et la guérison peut survenir. Guérison peut s'observer après réduction de la hernie, rupture du lien constricteur ou après que le corps étranger est parvenu dans une portion intestinale plus large.

Traitement : Purgatifs doux, huile ordinaire (900 gr.) et huile de ricin (100 gr.), injections à petites doses de pilocarpine, lavements, douches rectales : laisser l'animal se rouler, se débattre, huile ordinaire par cuillerées espacées pour le chien. On pourrait tenter la *laparatomie*. (Voyez chirurgie).

### Indigestion intestinale aiguë.

Étiologie : Toutes les causes susceptibles de fatiguer l'intestin sont prédisposantes. Ingestion de fourrages verts, aliments pris en excès, froid, sont causes déterminantes.

Symptomes : Coliques peu violentes surviennent quelque temps après le repas. Ballonnement débute à droite. Se termine par guérison, mort par asphyxie ou par déchirure du cœcum ou du gros côlon ; parfois complications de congestion intestinale, torsion, rupture du diaphragme.

Traitement : Breuvages excitants. Lavements. Esérine, pilocarpine, vératrine. Sur le cheval, ponction du cœcum lors de ballonnement accusé ; se fait dans flanc droit au centre du triangle formé par la dernière côte, les apophyses transverses des vertèbres, la corde du flanc. Promenade. Saignée quand la congestion apparaît. Après guérison, demi-diète.

### Indigestion intestinale chronique.

ETIOLOGIE. — Due au mauvais fonctionnement de l'intestin ; les aliments desséchés s'accumulent dans le cœcum ou s'agglomèrent en boules dans le côlon (pelotes stercorales). S'observe sur vieux chevaux fatigués ayant dents en mauvais état; s'observe aussi après alimentation avec fourrages hachés, avoine concassée.

SYMPTOMES : Coliques sourdes, intermittentes, accompagnées de météorisme et constipation, se manifestant quelques heures après le repas. Après plusieurs jours, guérison peut survenir, ou bien on observe les signes de l'occlusion intestinale.

TRAITEMENT : Huile à hautes doses. Lavements, douches rectales, ensuite aloès (10 gr. dans 1 litre d'huile), essence de térébenthine (150 gr.), émétique (3-6 grammes), pilocarpine.

**Tumeurs.** — Les plus fréquentes sont les sarcomes, puis les lipomes, fibromes, myomes, épithéliomes, kystes. Symptômes de rétrécissement intestinal.

**Parasites.** — Voyez maladies parasitaires.

### 7° *Foie.*

### Abcès du foie.

CAUSES : Parasites (échinocoques, douves), corps étrangers du rumen ou du réseau. Surtout maladies infectieuses (gourme, tuberculose, infection purulente).

SYMPTOMES : Ceux de l'hépatite, fièvre, troubles digestifs, inappétence, ictère. A l'autopsie, abcès en nombre variable, plus ou moins volumineux sous la capsule et dans l'intérieur de l'organe.

### Apoplexie.

CAUSES : Succède souvent à la congestion, produisant des ruptures du tissu et des hémorragies. Efforts violents (Trasbot).

Difficile à diagnostiquer : se confondant avec la congestion violente ou les autres maladies intestinales. Toujours grave.

SYMPTOMES : Apparition brusque. Tristesse, abattement, sidération profonde, face grippée ; frissons, tremblements musculaires. Pouls petit, filant ; battements du cœur forts. Refroidissement des extrémités et des oreilles. Inappétence et constipation. L'animal regarde son flanc, gratte le sol, mais hésite à se coucher. S'il le fait, il ne se relève pas volontiers.

Il tombe et meurt en quelques instants. Ces symptômes se succèdent d'ordinaire dans un temps très court. Parfois la maladie dure deux ou trois jours ; mais, dans les deux cas, la mort est la terminaison ordinaire. Les guérisons sont rares, cependant il en existe (C. Leblanc). A l'autopsie, on trouve des déchirures de l'organe, avec formation de caillot entre les lèvres de la déchirure, ou hémorrhagie abdominale. Il peut y avoir déchirure des lobules sans rupture de la capsule : le foie est augmenté de volume, sa substance est ramollie. Si la mort n'est pas la conséquence de ces lésions, il peut se former des kystes sanguins ou séreux.

Traitement : Doit être très actif, en raison de l'instantanéité de l'affection. Saignée ; cependant, s'il y a des symptômes d'hémorragie, s'abstenir de ce moyen. Frictions sèches ou stimulantes ; couvrir, réchauffer le malade. Diète, boissons acidulées, lavements. Repos absolu. Les soins hygiéniques sont essentiels (C. Leblanc) Médicaments hémostatiques (tannin, perchlorure de fer, ergotine).

### Calculs biliaires.

Cheval, bœuf, mouton, chien, chat, porc. Se trouvent soit dans la vésicule biliaire, soit dans le canal cholédoque, soit dans les conduits hépatiques. Leur nombre, leur forme et leur couleur sont variables ; quand ils existent dans le canal cholédoque, ils l'obstruent et déterminent des coliques qui peuvent entraîner la mort.

Traitement : Calmer les coliques : alcalins, essence de térébenthine, baies de genièvre ; aliments en vert.

### Cirrhoses. Hépatites chroniques.

Inflammation lente du stroma conjonctif. Plus fréquente chez cheval et chien. La cirrhose peut être *atrophique* (d'origine veineuse), le foie est jaunâtre, ferme. atrophié, *hypertrophique* (d'origine biliaire), le foie est augmenté de volume, *mixte*.

Étiologie : Alimentation défectueuse. Infection par les fourrages, les eaux. Affections chroniques du cœur, du poumon, de l'intestin.

Symptomes : Peu caractéristiques. Mauvais état général, appétit capricieux, alternative de constipation et de diarrhée, excréments d'odeur fétide, un peu d'ictère, essoufflement, souvent ascite et œdème des membres. Parfois (cirrhose hypertrophique) on peut sentir le foie hypertrophié (voyez *Pathologie générale, examen de l'abdomen*).

TRAITEMENT : Inefficace. Bon régime hygiénique, alcalins, diurétiques.

### Congestion du foie.

Assez fréquente. Elle est idiopathique ou symptomatique.

CAUSES : Nourriture abondante, travail par une température élevée. Obstacle circulatoire ou traumatisme.

SYMPTOMES : Tristesse, inappétence, sauf pour les boissons. Coliques sourdes, persistantes ; constipation, légère météorisation. Le ventre est sensible, surtout dans l'hypochondre droit. Fièvre, 50 à 60 pulsations chez le cheval. Teinte ictérique plus ou moins prononcée des muqueuses, s'étendant parfois aux parties de la peau non pigmentées. On a signalé de l'hématurie ; si elle se termine par résolution, elle dure douze à quinze jours ; mais elle peut amener l'apoplexie ou la déchirure du foie (C. Leblanc).

A l'autopsie, le foie est hyperémié, lorsque la maladie est due à une cause mécanique persistante, insuffisance mitrale et emphysème pulmonaire ; on voit sur la tranche du parenchyme jaune clair, des veinules plus foncées (Foie muscade).

TRAITEMENT : Saignées abondantes et répétées (C. Leblanc). Révulsifs extérieurs : moutarde, liniment ammoniacal, vésicatoires. A l'intérieur : laxatifs, aloès, boissons acidulées. Diète ou demi-diète ; boissons blanches, vert ou racines.

### Contusions. Déchirures.

CAUSES : Coups de timons, de brancards, chutes sur des corps piquants, dents de herses, éclats de verre. Si le corps vulnérant a produit une plaie, il peut y avoir des hémorragies mortelles, soit à l'extérieur, soit dans le péritoine ; dans ces cas, la respiration est gênée, les muqueuses, les urines ont une couleur safranée et il existe des frissons.

TRAITEMENT : Applications froides en compresses ou en lotions ; vésicatoire à la partie correspondante. Calomel à l'intérieur.

### Dégénérescence amyloïde.

Coïncide souvent avec la suivante ; mêmes causes et en outre maladies chroniques avec épanchements, tuberculose, leucocythémie. Pour déceler l'infiltration amyloïde, toucher la coupe avec la teinture d'iode, elle prend une teinte rouge acajou qui vire au bleu et au violet.

## Dégénérescence graisseuse. Stéatose du foie.

La graisse se forme aux dépens du protoplasma de la cellule hépatique. Ne pas confondre avec l'infiltration graisseuse du foie due à suralimentation et au repos forcé (foie gras).

ÉTIOLOGIE : Intoxications (phosphore, arsenic, antimoine, colchique, lupin, etc.). Maladies infectieuses (affections typhoïdes, gourme, septicémie, etc.). Maladie du foie (cirrhose, ictère).

SYMPTOMES : Obscurs. Signes de cachexie ; troubles digestifs ; à la palpation de l'abdomen on peut parfois sentir le foie hypertrophié.

A l'autopsie, foie hypertrophié, mou, de teinte feuille morte ; gouttelettes graisseuses sur la coupe.

## Hépatite.

Inflammation du foie. Rare. Confondue souvent avec la congestion. Observée cependant sur le cheval (Röll), bêtes bovines (Lessona), chien (Reynal).

CAUSES : Les mêmes que pour la congestion et l'apoplexie. Coups, chutes, violences. Présence de corps étrangers ayant pénétré de l'estomac dans le foie (Colin). Peut être consécutive à d'autres maladies (fièvre typhoïde, pneumonie) ou à la présence de calculs.

SYMPTOMES : Tristesse, difficulté de la locomotion. Respiration accélérée Fièvre, légères coliques ; le décubitus est presque nul ou provoque des plaintes. Constipation, crottins couverts. S'accompagne aussi de symptômes nerveux, vertige, et constamment de coloration ictérique des muqueuses, quelquefois de la peau. La résolution est rare. Souvent il se forme des pétéchies sur les muqueuses, les membres s'engorgent et la mort arrive, à la suite de la formation d'abcès sous la capsule, ou par défaut fonctionnel de l'organe. Diagnostic difficile et pronostic grave.

Ne pas confondre avec coliques intestinales, affections typhoïdes.

TRAITEMENT : Saignées générales, sur les petits animaux, sangsues, surtout pour le chien ; chez les autres, saignées locales, dans l'épaisseur de l'engorgement produit par un sinapisme. Applications vésicantes sur l'hypochondre. Purgatifs, laxatifs, sulfate de soude et crème de tartre soluble ; calomel ; diurétiques ; antiseptiques intestinaux.

### Ictère ou Jaunisse.

Syndrome caractérisé par coloration jaune de la peau et des muqueuses par un pigment colorant provenant parfois du sang et surtout de la bile. Généralement dû à la résorption de la bile par le sang par suite d'obstacle mécanique : inflammation de la muqueuse duodénale et obstruction de l'orifice du canal, angiocholite catarrhale avec bouchon muqueux dans le canal, calcul encloué dans celui-ci, parasites, cancer. Parfois l'ictère est dû à l'hypersécrétion de la bile dont une partie est absorbée en nature par la muqueuse intestinale ; enfin comme autres causes, ictère nerveux (émotion vive), maladies infectieuses, empoisonnements, etc.

1º *Ictère catarrhal du cheval.* — Due à gastro-duodénite qui s'étend à canal cholédoque.

Symptomes : Un peu de tristesse, de somnolence ; inappétence; constipation. Coloration jaune des muqueuses, parfois apparente sur la peau ; urine visqueuse et colorée ; parfois coliques.

Traitement : Purgatifs doux (calomel), diurétiques légers (bicarbonate de soude). Bonne hygiène ; vert, barbotages.

2º *Ictère grave du chien.* — Dû à gastro-duodénite catarrhale avec inflammation et obstruction de la muqueuse des canaux sécréteurs.

Etiologie. — S'observe souvent dans maladie du jeune âge, le typhus du chien (Voyez maladies microbiennes). Violences extérieures, refroidissement, microbes.

Symptomes : Coma, accablement, frissons, tremblements ; au début, vomissements alimentaires ou bilieux, soif vive, constipation, urines foncées, rouge-brun, fièvre et injection des muqueuses, ventre rétracté et sensible. Parfois guérison survient. Généralement après 2-5 jours, on observe teinte ictérique des muqueuses et de la peau, diarrhée infecte, grisâtre puis verdâtre, amaigrissement considérable, faiblesse du pouls, hypothermie, mort.

Pronostic : très grave.

Traitement : Calomel à petites doses jusqu'à purgation. Alcalins (eau de Vichy ou bicarbonate de soude), lavements froids, arséniate de strychine (2 à 4 milligrammes en granules); pilocarpine en injections, boldine en granules (5-15 de 1 milligramme chacune par jour); antiseptiques intestinaux. Rancilla recommande de faire avaler au chien 3 balles de plomb, calibre 16 et après, un peu d'huile de ricin, puis de le promener. Tenir le malade chaudement, régime lacté, eau de graine de lin en boissons.

**Infiltration mélanique. Mélanose.**

Le pigment mélanique envahit le protoplasma des cellules; s'observe chez le cheval, le mouton, le veau. Voir tumeurs du foie.

**Parasites.**

Coccidies, douves, échinocoques, cysticerques. Voyez *Maladies parasitaires*.

**Tumeurs.** — Cheval, bœuf, chien. Sont primitives ou secondaires. On observe surtout sarcomes et épithéliomes, mélanomes. Foie est toujours volumineux.

SYMPTOMES : Cachexie, œdèmes, ascite ; troubles digestifs, coliques sourdes intermittentes avec diarrhée, parfois ictère : à la percussion et à la palpation de l'abdomen, signes de l'hypertrophie du foie.

**8° *Rate*.**

**Apoplexie et déchirure de la rate.**

Signalée chez le bœuf (Cruzel, Lafosse), chez le chien et les chevaux (Humbert, Riss).

CAUSES : Congestion soudaine, sous l'influence de laquelle le tissu splénique se déchire. État antérieur de l'organe ; traumatismes. Coups de pieds.

SYMPTOMES : Ceux des hémorragies internes. Si l'hémorragie est considérable, mort rapide. Si la capsule de la rate a résisté, l'organe présente à l'autopsie de nombreuses bosselures. En résumé, le diagnostic est des plus difficiles et le traitement est nul ou à peu près. Repos absolu ; perchlorure de fer, ergotine.

**Congestion de la rate.**

Cheval, chien, bœuf, mouton.

CAUSES : Pléthore. Elle peut constituer une lésion du charbon : sang de rate.

Symptomes : Fièvre, respiration pénible, muqueuses injectées. Tuméfaction de l'hypochondre gauche (Gellé). Elle peut durer de quelques heures à quelques semaines. On a cité des cas où on trouvait à l'autopsie une rate de 31 kilog., sans qu'on eût remarqué aucun symptôme appréciable.

**Parasites.**

Echinocoques chez les bovidés ; cysticerques chez le porc ; pentastomes chez les carnassiers.

**Tubercules. Tumeurs.**

Déterminent les symptômes de l'inflammation et de la congestion sans caractères spéciaux, sauf l'état cachectique.

### 9° *Pancréas*.

Les maladies sont peu ou pas connues.

Les lésions sont des trouvailles d'autopsie. On peut constater l'inflammation, des abcès, le cancer (cheval, chien), des mélanomes (cheval). On peut trouver des calculs et des parasites dans les canaux excréteurs (sclérostome).

### 10° *Péritoine* (fig. 81).

Séreuse tapissant l'abdomen et se repliant sur tous les organes qu'il renferme.

**Ascite.**

Collection séreuse, passive de l'abdomen. Toujours grave. Tous les animaux, surtout le bœuf, le mouton, le chien, le lapin (gros ventre).

Causes : Directes assez obscures. Le plus souvent elle est symptomatique des maladies du foie, des reins, de l'utérus, des affections cardiaques, anévrysmes, altérations de la veine porte, insuffisance valvulaire, péricardite chronique ; en un mot de tous les obstacles opposés à la circulation ; causée aussi par la péritonite chronique ; parfois surtout chez le chien sous la dépendance d'une maladie générale, de la tuberculose.

Symptomes : Augmentation progressive du volume du ventre ; œdème des membres et des parties déclives de l'abdomen, ventre tombant. Chez les petits animaux, la succussion et l'exploration indiquent une fluctuation manifeste. Chez les grands animaux, on peut parfois percevoir du ballotement ou une légère ondulation. A l'auscultation, on peut entendre un bruit de clapotement (Spinola). Tristesse, difficulté de la mar-

che, répugnance à tout déplacement ; maigreur, sécheresse
du poil. Soif constante. Urines rares ; chez les petits animaux,
il peut y avoir incontinence d'urine produite par la parésie
du sphincter vésical. Peu à peu les muqueuses se décolorent,

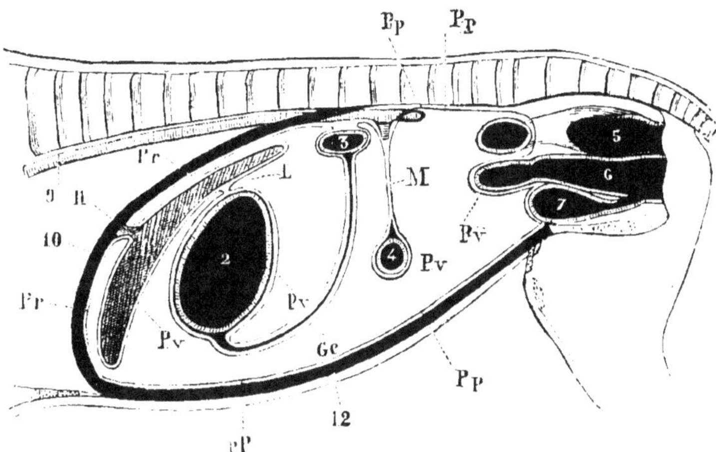


Fig. 81. — Coupe schématique longitudinale et médiane de la cavité abdominale
montrant la disposition du péritoine. — 1, foie ; 2, estomac ; 3, intestin grêle ;
4, origine du colon flottant ; 5, rectum ; 6, vagin et utérus ; 7, vessie ; 9, aorte
postérieure ; 10, diaphragme ; 11, veine cave postérieure ; 12, paroi abdominale
inférieure ; Pp, Pp, péritoine pariétal, Pv, Pv, péritoine viscéral ; L, ligament
hépato-gastrique ; M, mésentère ; Ge, grand épiploon. (A. Chauveau et Arloing.)

s'infiltrent, et les malades succombent. Pour assurer le diagnostic, ponction exploratrice.

TRAITEMENT : Si elle est consécutive, traiter l'affection dont
elle dérive.

Si elle est chronique, rétablir les fonctions excrétoires ; exciter la peau par des frictions, des couvertures, les sudorifiques et les stimulants diffusibles. Diurétiques, scille sous
forme d'oxymel, 30 à 50 grammes pour les grands animaux,
2 à 4 grammes pour les petits ; colchique en poudre ou en
teinture, à la dose de 6 à 8 grammes pour les grands animaux,
et de 10 à 30 centigrammes pour les petits. Digitale. Essayer
les injections hypodermiques de nitrate de pilocarpine. Surtout *paracentèses* répétées lorsque le liquide est abondant
(fig. 82).

Ne pas confondre avec péritonite, état de la gestation, kystes de l'ovaire, tumeurs abdominales, obésité.

### Péritonite.

Inflammation du péritoine. Sur tous les animaux. Générale ou partielle, aiguë ou chronique. Toujours très grave, surtout chez les solipèdes.

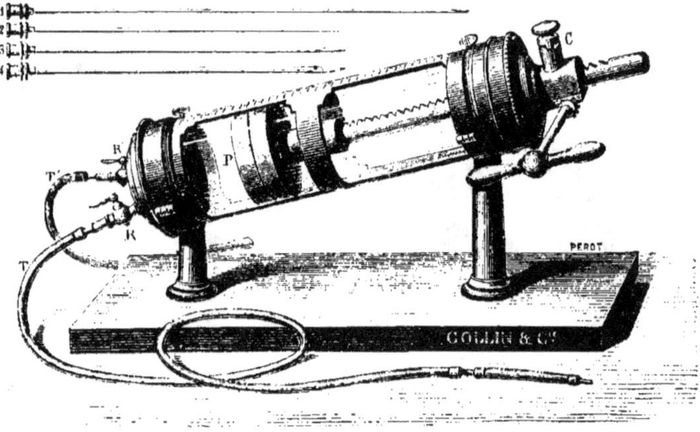

Fig. 82. — Aspirateur à crémaillère de G. Dieulafoy (réduction au dixième).

Causes : Rarement spontanée ; le plus souvent par traumatismes, coups, chutes, par perforation de l'abdomen ou rupture des organes qui y sont contenus ; due à la présence d'abcès, de tumeurs, de parasites. La hernie est une cause de péritonite, ainsi que la castration et la parturition. La péritonite de castration est due à l'infection septique (Voyez septicémie). Le plus souvent elle est soudaine et résulte de processus différents : cancéreux, septique, tuberculeux, etc., etc.

Le refroidissement, les ingestions d'eau glacée ou de neige peuvent la provoquer (Trasbot). Elle est aiguë ou chronique.

Elle est plus ou moins grave, suivant qu'elle est partielle ou généralisée : mais cette dernière est la plus commune.

Symptomes : A l'état *aigu*, douleur vive de l'abdomen, qui paraît rétracté. Respiration difficile, costale. Le malade reste debout, les membres réunis, la colonne vertébrale voussée. S'il se couche, il affectionne la position dorsale. Stupeur profonde, faciès grippé, regard fixe, atone ; vomissements chez le chien et le porc ; inappétence complète, soif vive. Constipation, crottins coiffés, défécation difficile accompagnée de plaintes ; plus rarement diarrhée (Röll). Météorisation assez fréquente. Pouls petit, vite, accéléré, comme au début de l'inflammation de toutes les séreuses. Frissons, légères coliques ; l'animal regarde son flanc. Dans le cas de traumatisme, apparition subite des symptômes et constatation de la lésion qui provoque la maladie.

A l'état *chronique*, les symptômes, peu accusés, sont : légère sensibilité, augmentation de volume de l'abdomen, maigreur; œdème du ventre, des mamelles ou du fourreau, des membres postérieurs. Pâleur des muqueuses, soif vive, essoufflement. Chez les petits animaux, la succussion est un moyen de diagnostic.

La *marche* est rapide et elle peut se terminer, quoique rarement, par résolution ; plus souvent par la mort ou l'état chronique, entraînant l'épanchement ou la formation de fausses membranes. A l'autopsie, le péritoine est vascularisé, contenant un liquide sanguinolent plus ou moins abondant et présentant des fausses membranes, variant d'ancienneté, depuis la simple exsudation jusqu'à la bride fibreuse. En cas de perforation, les liquides épanchés sont de diverses natures : sang, matières intestinales, bile, urine, etc., etc.

TRAITEMENT : Saignée générale ou locale à l'aide de sangsues ; Cataplasmes, sinapismes ; vésicatoire sous le ventre. Chez le chien, applications de pommade mercurielle, en surveillant l'état des gencives. A l'intérieur : laxatifs, diurétiques, scille, vinaigre scillitique ou colchique, salol, naphtol, antithermiques, excitants diffusibles ; tenir le ventre très libre. Chez les petits animaux, en cas de vomissements : glace, opiacés. En cas de péritonite chronique, révulsifs, diurétiques, calomel, digitale, paracentèse.

**Tumeurs.** — Elles sont rares. Ce sont parfois des kystes vermineux. Si elles sont pédiculées, elles peuvent être une cause de coliques mortelles par étranglement de l'intestin.

## § II. — APPAREIL RESPIRATOIRE

### 1° *Fosses nasales.*

**Coryza.**

Inflammation aiguë ou chronique de la pituitaire ; elle peut être d'une nature spéciale comme dans le horse-pox, la morve, les maladies des dents, etc., etc. Chez tous les animaux.

CAUSES : Refroidissements, présence de polypes, irritations de la membrane par traumatismes, agents irritants.

SYMPTOMES : Coloration de la muqueuse, sécheresse au début quelquefois un peu de fièvre ; appétit conservé. Vers le second jour, jetage clair, aqueux, légèrement filant, ébrouements fréquents. Le jetage s'épaissit, se trouble, devient peu à peu purulent, salit les ailes du nez.

Dans les cas les plus simples, la résolution se produit en huit ou quinze jours.

Si la maladie passe à l'état chronique, le jetage persiste, devient visqueux, clair ou blanchâtre. La maladie peut s'étendre aux sinus frontaux ou maxillaires, ou aux poches gutturales. La maladie se complique parfois de bronchite, d'engorgements et d'abcès sous-glossiens (gourme).

TRAITEMENT : Habitations chaudes, couvertures, boissons tièdes, fumigations émollientes, électuaires adoucissants, opiacés ; purgatifs salins. Si le jetage persiste, avoir recours à l'émétique 10 à 15 grammes ; ou à la poudre de cubèbe, 40 grammes par jour.

Si le mal devient chronique, fumigations de goudron, de baies de genièvre ; injections astringentes ou iodurées :

| | |
|---|---|
| Iode métallique...................... | 15 centigr. |
| Iodure de potassium............... | 30 à 60 centigr. |
| Eau distillée........................ | 200 gr. |

On devra dans tous les cas isoler les animaux, par mesure de précaution.

**Plaies**. — Dues à des blessures par corps étrangers, fourrages, etc... Souvent spécifiques et sous la dépendance de la morve, du horse pox, etc...

**Parasites.**

*Linguatules* chez le chien (fig. 83). Essayer des fumigations antiseptiques. *Sangsues* chez les chevaux qui boivent eau des mares (Algérie). Injections nasales d'eau salée.

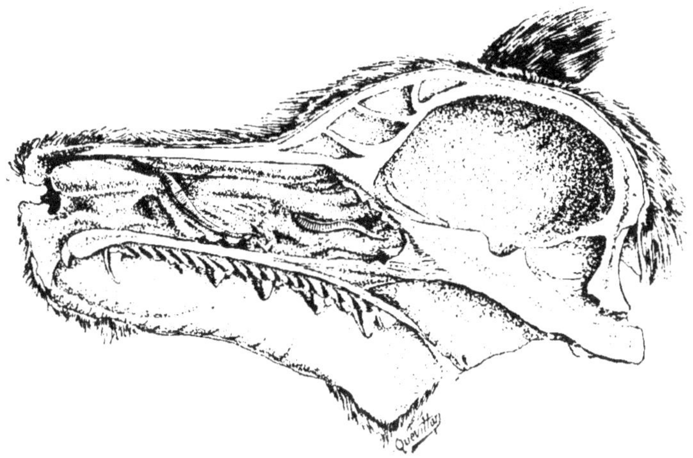


Fig. 83. — Tête de chien divisée longitudinalement montrant deux linguatules dans les cavités nasales (Cadéac).

**Tumeurs**. — Surtout chez cheval, bœuf, chien. Polypes, sarcomes, épithéliomes (fig. 84) ; kystes, dents erratiques incluses dans les os. *Diagnostic* basé sur gêne respiratoire, cornage, jetage persistant, épistaxis, parfois glande ; confirmé par examen des cavités avec miroir ou tube rhinoscopique. (Voyez *Pathologie générale* pour l'examen.)

Traitement : Excision au bistouri ou avec la chaîne de l'écraseur après débridement de la fausse narine, ou trépanation de l'os nasal, lors de tumeur profonde.

## 2° *Sinus*.

**Catarrhe des sinus. Inflammation chronique** (*Collection purulente*).

Causes : Celles du coryza ; en outre traumatismes extérieurs, propagation d'une inflammation du voisinage (catarrhe nasal, carie des deux premières molaires supérieures, périostite alvéolaire), tumeurs (sarcomes, épithéliomes, ostéomes), parasites (linguatules), corps étrangers. Enfin elle peut être sous la dépendance de la morve, la gourme.

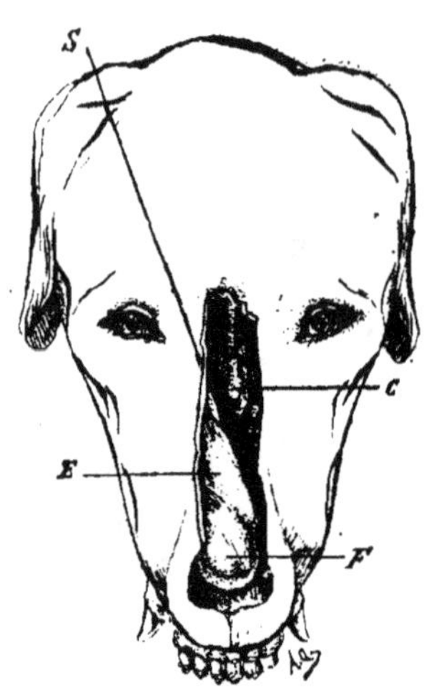

Fig. 84.— Épithéliome cylindrique des cavités nasales (Cadéac). — EF. Tumeur, c. cornets, S. sinus.

SYMPTÔMES : Jetage clair visqueux d'abord ; il devient puriforme, odorant, cailleboté; ébrouements; fétidité de la bouche ; déformation des os de la face (surtout lors de tumeur); sensibilité à la palpation ; matité à la percussion. Glande.

Ne pas confondre avec morve, collection des poches gutturales, angine chronique, etc. Toujours s'assurer que l'on n'a pas affaire à la morve, par l'injection de malléine et les inoculations du jetage.

TRAITEMENT : Trépanation (voy. Chirurgie), évacuation du pus, lavage de la cavité ; parfois il est nécessaire de faire disparaître la cause (ouverture large de la cavité des sinus, et excision des tumeurs ou refoulement et extirpation des deux premières molaires supérieures); passer un drain. Ensuite injections antiseptiques ou légèrement escharotiques. Varier la nature de ces liquides. Soins fréquents et réguliers. Traitement souvent très long.

### Ozène.

Symptôme plutôt que maladie. Odeur infecte de l'air expiré ou des mucosités sécrétées, due à une ulcération de la pituitaire, des cornets, ou à une carie dentaire.

TRAITEMENT : Soigner la cause qui l'entretient. Injections de permanganate de potasse au 1/150, chlorure de chaux, acide phénique étendu. Avulsion des dents malades.

### Parasites.

Sangsues, linguatules chez les solipèdes. Larves d'œstres chez le mouton (fig. 85), occasionnent le *faux-tournis*. Voyez *Maladies parasitaires*. Linguatules chez le chien.

**Tumeurs**. — Cheval, bœuf, chien. Sarcomes, épithéliomes, myxomes (fig. 86). Souvent unilatérales. Sont primitives ou

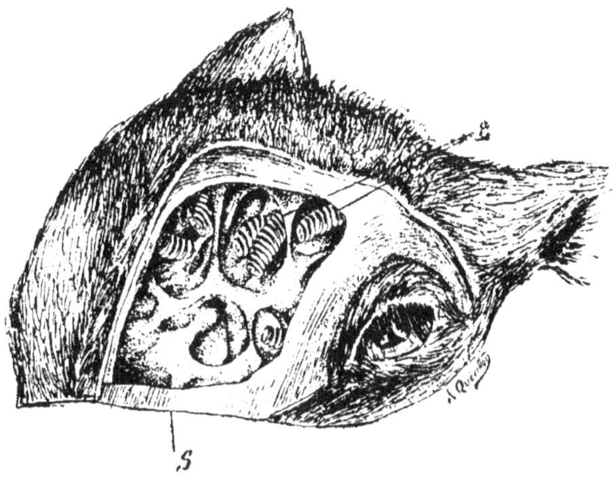

Fig. 85. — Larves d'œstres dans les sinus frontaux du mouton.
L, œstres fixés à la muqueuse ; — S, limite des sinus.

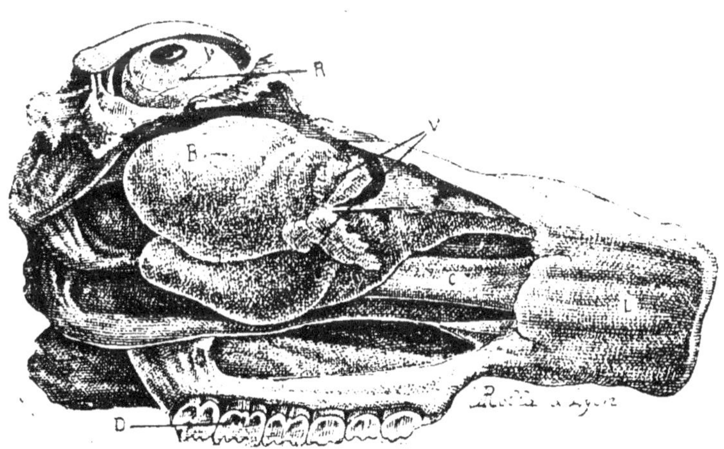

Fig. 86. — Sarcome des sinus. — R, œil droit ; — D, dents du côté gauche ; — L, voûte palatine ; — C, cloison médiane ; — B, masse principale de la tumeur, elle est bilobée et présente des végétations (A) étalées en éventail qui s'engagent dans le cornet droit (Cadéac).

secondaires. S'accompagnent de catarrhe des sinus avec souvent déformation des os de la face.

### 3° *Larynx*.

#### Cornage.

Bruit particulier anormal de timbre variable, qui accompagne la respiration de certains chevaux dits *corneurs*, surtout pendant l'inspiration. *Aigu*, il est lié à une affection aiguë des voies respiratoires et disparaît avec elle ; *chronique*, il est caractéristique d'une lésion sans symptômes aigus et persiste généralement avec des caractères à peu près invariables.

#### Cornage chronique.

Causes : Tumeurs, exostoses, enfoncement des parois des cavités nasales : collection des poches gutturales ; lésions chroniques, tumeurs du pharynx, œdème de la glotte, fracture de l'hyoïde, tumeurs du larynx, de la trachée, fracture et enfoncement des cartilages du larynx et de la trachée, etc... ; le plus souvent (95 p. 100 des cas) paralysie du larynx, généralement du côté gauche, due à inflammation ou compression des nerfs et en particulier du *nerf laryngé inférieur* ou *récurrent* (fig. 87). Les causes de cette paralysie sont variées : hypertrophie des ganglions de l'entrée de la poitrine et trachéo-bronchiques (tumeurs cancéreuses, leucocythémie, gourme, tuberculose, etc...), pneumonie infectieuse, angine, tumeurs du médiastin, de l'encolure, etc... Enfin le cornage s'observe après l'alimentation avec la gesse (lathyrisme)

Symptomes : Bruit d'intensité variable, constitué par un ronflement ou sifflement qu'on entend à l'entrée des cavités nasales, et parfois à une assez grande distance.

Ce bruit a un timbre plus ou moins fort, plus ou moins aigu, mais diffère essentiellement du souffle d'un cheval en santé, même hors d'haleine. Il peut varier du plus léger sifflement au ronflement excessif. Si, dans ce dernier cas, l'exercice est exagéré, la respiration s'accélère et l'animal asphyxie.

Parfois le cornage ne s'exagère pas avec le travail. Il existe des cornages intermittents qui se font entendre sous certaines conditions, pendant les repas, sous l'influence d'une excitation vive, sur le cheval enrêné court, etc.

Traitement : Surtout préventif; administrer l'iodure de potassium dans la convalescence des maladies respiratoires. Tr. curatif généralement inefficace ; l'*aryténoïdectomie* (extirpa-

tion de l'aryténoïde paralysé) peut amener une amélioration ;
trachéotomie (Voyez *Chirurgie*) lorsqu'il y a menace d'asphyxie
pendant le travail.

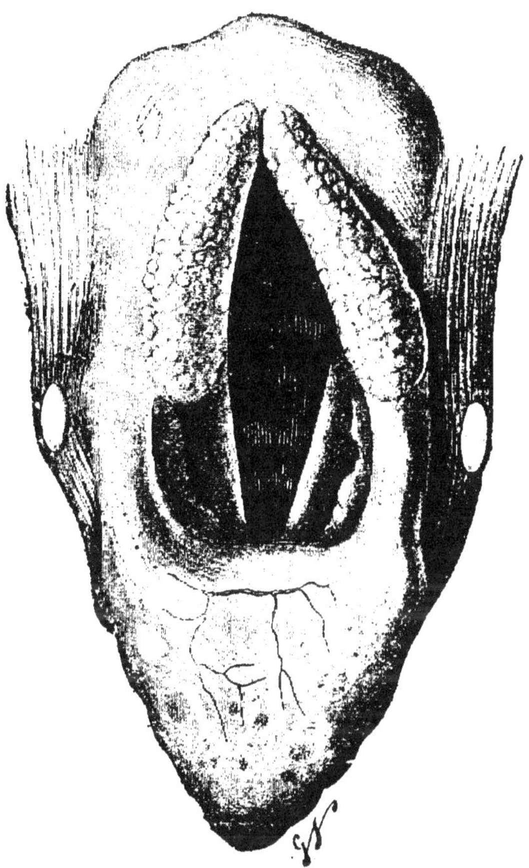

Fig. 87. — Orifice supérieur du larynx et glotte d'un cheval atteint
de cornage chronique.

JURISPRUDENCE COMMERCIALE. — Vice rédhibitoire prévu par loi
du 2 août 1884. Le délai pour intenter l'action est de 9 jours
francs, non compris le jour de la livraison.

*Expertise.* — S'assurer que le cheval n'est atteint d'aucune
affection aiguë des voies respiratoires. Constater le cornage en
exerçant le cheval monté, attelé, à longe, en liberté, etc..
(s'assurer qu'aucune pièce du harnachement ne gêne le cheval);

recommencer l'épreuve plusieurs fois et examiner le cheval dans toutes les conditions. S'assurer de la chronicité du mal.

## Laryngite.

Inflammation de la muqueuse du larynx. Confondue avec la pharyngite sous le nom d'*angine*. Laryngites spécifiques dues à pasteurellose, gourme, morve, tuberculose, etc. Voyez *Maladies microbiennes*.

ÉTIOLOGIE : Jeune âge, acclimatement, défaut d'entraînement, séjour dans écuries chaudes sont les causes prédisposantes. Refroidissement, inhalation de poussières, fumée, vapeurs irritantes, ingestion de fourrages poussiéreux ou trop secs, traumatismes, infection sont les causes occasionnelles ou déterminantes. Laryngite chronique est une terminaison de la forme aiguë surtout quand le malade est placé dans de mauvaises conditions hygiéniques, ou bien elle est due à des causes irritantes peu intenses et persistantes, aux tumeurs, corps étrangers, parasites.

SYMPTÔMES : 1° *Aiguë*. — Toux sèche, quinteuse, larynx sensible à la pression, région de la gorge empâtée et chaude, tête étendue sur l'encolure ; après 1-2 jours, jetage, accélération de la respiration, parfois cornage, glande, réaction fébrile plus ou moins accusée. Résolution survient en 10-12 jours ; parfois passage à l'état chronique ; la maladie peut se compliquer de laryngite, bronchite, pneumonie, surtout dans les formes infectieuses.

2° *Chronique*. — Toux quinteuse, sans rappel, surtout au sortir de l'écurie, au début du travail ou pendant les repas ; la pression de la gorge provoque des quintes de toux ; jetage muqueux, peu abondant, rémittent. Se complique à la longue de bronchite, emphysème, cornage.

3° *Striduleuse* ou *pseudo-membraneuse*. — Chez le bœuf surtout. Au début, réaction fébrile puis respiration accélérée, dyspnéique, suffocante, toux rare, douloureuse, gorge tuméfiée, sensible, sifflement laryngien à l'inspiration et à l'expiration ; expulsion de fausses membranes par la bouche lors de la toux ; jetage blanchâtre parfois sanguinolent. Dyspnée augmente, symptômes généraux graves, bruit de gargouillement à l'auscultation du larynx ; l'asphyxie peut survenir. Généralement la résolution a lieu après 6-8 jours.

DIAGNOSTIC : Basé sur toux, jetage, tuméfaction et sensibilité de la gorge, absence de signes à l'examen de la poitrine. Ne pas confondre avec pharyngite, bronchite.

TRAITEMENT : Frictions sinapisées sur la gorge; fumigations émollientes, narcotiques et antiseptiques; extrait aqueux de belladone ou d'opium en électuaires; kermès, iodure de potassium, essence de térébenthine; eau de goudron en boissons. Boissons tièdes, barbotages, vert. Trachéotomie provisoire, lors d'asphyxie imminente.

Contre la laryngite chronique, frictions vésicantes sur la gorge, cautérisation en pointes fines, séton. Fumigations de goudron, de crésyl, d'essence de térébenthine. Kermès, iodure de potassium, arsenic, goudron en électuaires. Injections intra-laryngiennes avec solution de Lugol :

| | | |
|---|---|---|
| Iode | 1 | gramme |
| Iodure de potassium | 5 | — |
| Eau | 200 | — |

**Paralysie.** — *Voyez Cornage.*

**Tumeurs.**

Polypes. Déterminent l'occlusion plus ou moins complète du larynx, avec cornage, respiration dyspnéique; ou bien gênent le fonctionnement de l'épiglotte et du larynx et dans ce cas la broncho-pneumonie par corps étrangers est la terminaison habituelle. L'extirpation pourra parfois être essayée.

### 4° *Trachée*.

**Fracture de la trachée.**

Solution de continuité sous-cutanée ou non. Tous les animaux

CAUSES : Contusions violentes. Traumatismes divers.

SYMPTOMES : Engorgement suite d'épanchement sous-cutané. Emphysème souvent considérable. Rejet par les naseaux de matières sanguinolentes. Dépression au point de rupture des cercles trachéaux. L'engorgement peut s'étendre à l'entrée de la poitrine, et déterminer un épanchement pleural (H. Benjamin). Grave dans ces cas.

TRAITEMENT : Affusions et applications froides ou astringentes. Frictions vésicantes. S'il existe des plaies, faciliter l'écoulement du pus, éviter le séjour du sang dans les fistules et les clapiers. Soins de propreté. Suture quand la plaie présente un bel aspect.

### Trachéite.

Inflammation de la muqueuse de la trachée. Coexiste souvent avec la laryngite, la bronchite surtout dans les maladies infectieuses (pasteurellose) ; peut être due à une localisation infectieuse (gourme, morve). Les causes ordinaires sont les traumatismes, la trachéotomie, le passage des liquides médicamenteux, des boissons, des aliments dans la trachée. Se manifeste par toux forte et par une grande sensibilité de la région.

### Trachéocèle.

Tumeur existant en un point quelconque de la trachée. Produite par l'induration, l'ossification de ce conduit avec rétrécissement de son calibre. Causes : la présence prolongée du tube à trachéotomie ou le chevauchement des cerceaux de la trachée. Le cornage est toujours la conséquence du trachéocèle, et rend une seconde trachéotomie nécessaire au-dessous du point de la première opération.

### 5° *Bronches*.

### Bronchite simple, aiguë et chronique.

Inflammation de la muqueuse bronchique. Est aiguë ou chronique, catarrhale ou croupale. Tous les animaux.

Causes : Action directe ou indirecte du froid, respiration de gaz irritants ; breuvages suivant une fausse voie ; elle peut être aussi parasitaire ou infectieuse.

Quand elle est secondaire, elle accompagne la gourme, la pasteurellose, la tuberculose, la maladie des chiens. Elle peut s'étendre aux petites bronches et le poumon participe alors plus ou moins à l'inflammation (broncho-pneumonie).

Symptomes : Fièvre, élévation de la température, 39 à 41° C. Gêne et difficulté de la respiration, agitation et irrégularité du flanc, sécheresse des muqueuses au début. Toux sèche, pénible, douloureuse ; le poumon est perméable. Rougeur des muqueuses, larmoiement, arrêt de la rumination.

Bientôt, augmentation de la toux, jetage, d'abord liquide, transparent, puis plus visqueux, floconneux et enfin purulent. L'auscultation fait percevoir, au début, un murmure vésiculaire rude, puis des râles secs, ronflants

qui deviennent humides quand la sécrétion s'est établie.
· Peu à peu l'appétit, la gaîté reviennent, le jetage diminue
et s'éclaircit, la toux devient plus rare et moins douloureuse.
La durée est de deux à trois semaines, souvent moins.

Quand la bronchite passe à *l'état chronique*, respiration
embarrassée, toux grasse, jetage muco-purulent; il se produit souvent de l'emphysème avec la pousse comme conséquence.

Les animaux se nourrissent mal, maigrissent, ont le poil
terne et la peau sèche.

TRAITEMENT : Révulsion (sinapisme). Fumigations antiseptiques (ac. phénique, crésyl, goudron). Extrait aqueux de
belladone ou d'opium au début, puis kermès (10 gr.), émétique (5-10 gr.), iodure de potassium (10-15 gr.); injections
intra-trachéales d'essence de térébenthine (5 gr.) et d'huile,
de solution iodo-iodurée. Chez le chien, une cuillerée à
bouche toutes les 3 heures d'un mélange à parties égales de
sirop diacode et de sirop de Tolu.

Boissons tièdes, eau de goudron, barbotages contenant
laxatifs, aliments de facile digestion.

Contre la *br. chronique*, kermès, essence de térébenthine
(40 50 gr.), en électuaires, goudron, créosote, terpine, iodure
de potassium, injections intra-trachéales, arsenic.

| | |
|---|---|
| Vératrine | 10 centigr. |
| Poudre d'ergot de seigle | 5 gr. |
| Sulfure d'antimoine | 20 — |
| Poudre de réglisse | 50 — |

Chaque jour dans du son mouillé ou des grains cuits.

Bonne hygiène. Aliments sucrés. Boissons tièdes ; eau de
goudron.

### Bronchite capillaire.

Fréquente chez le chien. Localisation de la maladie du
jeune âge ; peut être due à inhalation de gaz ou poussières
irritantes ou à refroidissement.

SYMPTOMES : Fièvre, tristesse, inappétence. Dyspnée, soubresaut du flanc, respiration se fait en deux temps, souffle labial :
jetage mousseux, muco-purulent, parfois strié de sang ; diminution de la résonance thoracique, affaiblissement du mur-

mure, râles sibilants. Mort par asphyxie est une terminaison fréquente.

TRAITEMENT : Frictions stibiées sur les côtés de la poitrine. Fumigations. Terpine. Codéine. Sirop diacode et sirop de Tolu (une cuillerée à bouche matin et soir). Caféine en injections sous-cutanées, antipyrine, quinine, excitants. Une cuillerée de la potion suivante toutes les 3 heures.

| | |
|---|---|
| Chlorhydrate de morphine.......... | 2 centigr. |
| — d'apomorphine ....... | 5 — |
| Acide chlorhydrique ............... | quelques gouttes |
| Eau distillée.................... | 150 gr. |

**Bronchite pseudo-membraneuse** (croupale, diphtéritique). Chez le bœuf. Rare. Se manifeste d'emblée et est due probablement à infection spécifique, ou bien est consécutive à laryngite pseudo-membraneuse.

SYMPTÔMES : Les mêmes que ceux de la bronchite aiguë simple et en outre expulsion des fausses membranes en lambeaux, avec toux, accès de suffocation.

**Bronchites vermineuses.** — Voyez *Maladies parasitaires*.

6° *Poumon.*

**Congestion pulmonaire** (*Coup de chaleur. Apoplexie*).
Afflux du sang dans les vaisseaux pulmonaires (hyperémie). Tous les animaux.

CAUSES : Active ou passive ; coups de chaleur, encombrement dans les wagons, courses violentes par des temps chauds et orageux. Si elle est consécutive : affections du cœur et du poumon (emphysème), décubitus prolongé, chutes en position forcée.

SYMPTÔMES : Dyspnée plus ou moins forte, accélération de la respiration, dilatation des naseaux, jetage mousseux, quelquefois sanguinolent, battements de cœur, sueurs, cyanose, refroidissement.

A l'auscultation, absence plus ou moins complète du bruit respiratoire dans les points congestionnés. A la percussion, matité au niveau de ces points. Bruits supplémentaires dans les parties restées saines.

TRAITEMENT : Saignées soit au début, soit après la réaction, inspiration d'air frais, respiration artificielle. Frictions sur le corps, surtout sur la colonne vertébrale ; révulsifs, lotions sinapisées. Breuvages stimulants. Injections sous-cutanées d'éther. Émétique, digitale, iodure de potassium puis régime rafraichissant, diurétiques froids.

**Pneumonie aiguë franche** (ou *a frigore*).

Inflammation des poumons. Chez tous les animaux, surtout le cheval. Très rare chez le bœuf.

Elle est essentielle ou secondaire ; unilatérale ou double. Unie à la pleurésie, elle constitue la pleuro-pneumonie ; à la bronchite, la broncho-pneumonie. Elle est interstitielle ou lobulaire, ou lobaire.

CAUSES : Jeune âge, acclimatement, défaut d'entraînement favorisent son développement. Cause occasionnelle est le refroidissement (animaux en sueur) ; surtout fréquente au printemps et en automne. Cause déterminante, présence d'un microbe (micrococques, pneumocoques, pasteurella). Pour Lignières toutes les pneumonies seraient des pasteurelloses (Voyez *maladies microbiennes*).

SYMPTOMES : Début : inappétence, abattement, fièvre. Augmentation de la température de 39°,5 à 41°. Bouche chaude, conjonctives injectées, pouls plein, dur, 50 à 70 pulsations. Flanc agité : 25 à 40 respirations ; parfois la dyspnée augmentant, il peut y avoir crainte d'asphyxie.

Dès le début, jetage rouillé par l'un ou l'autre naseau. A ce moment, diminution du bruit respiratoire dans les points envahis ; respiration supplémentaire dans les parties restées saines. Râle crépitant Bientôt le murmure respiratoire cesse complètement, et au niveau des régions enflammées se manifeste du bruit de souffle (*souffle tubaire*). La percussion indique la matité dans les points malades, la résonance, dans ceux restés sains. La toux est plus ou moins fréquente, difficile, douloureuse. L'élévation de la température dure de cinq à six jours ; vers le neuvième ou dixième jour se produit la défervescence, quand la maladie marche à résolution ; la température descend graduellement (fig. 88).

La mort peut être due à l'asphyxie ou à l'intoxication.

*Terminaisons.* — La pneumonie se termine par : résolution, gangrène, suppuration, et passage à l'état chronique.

*Résolution.* — Survient vers le 10° jour. Annoncée par l'abaissement graduel de la température, le retour de l'appétit et de l'excitabilité. Râle crépitant de retour. Murmure reparaît progressivement de haut en bas ; toux fréquente, grasse, parfois jetage.

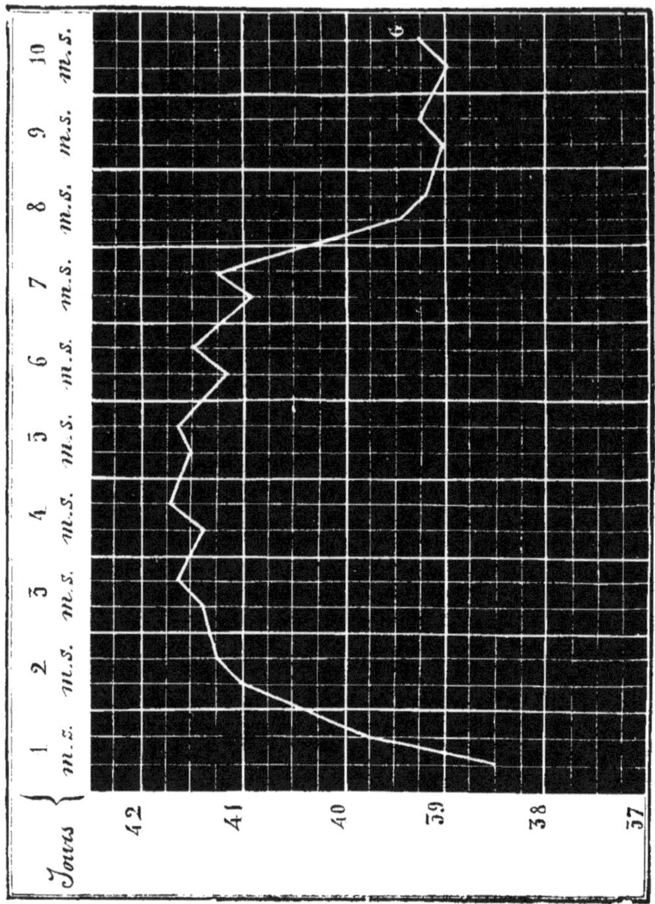


Fig. 88. — Thermométrie de la pneumonie du cheval. Guérison.

*Abcédation.* — Formation d'abcès dans le parenchyme hépatisé ; est annoncée par intensité des symptômes généraux, élévation brusque de la température, frissons. Après 2-3 jours, abcès s'ouvre dans une bronche (bruit de gargouillement bronchique et jetage purulent, fétide) ou dans la plèvre (souffle amphorique et pleurésie purulente. Parfois guérison par cicatrisation des foyers purulents. Généralement mort par asphyxie ou infection purulente.

*Gangrène*. — État comateux. Élévation rapide de la température. Battements de cœur violents, pouls petit, filant· Odeur spéciale de l'air expiré ; jetage brunâtre, lie de vin, fétide. Bruits divers à l'auscultation (râles, souffle caverneux, etc.). Mort par asphyxie ou intoxication putride.

*Chronique*. — Voyez *pneumonie chronique*.

COMPLICATIONS. — Entérite. Péricardite (rare). Synovite rhumatismale (Voyez *Pseudo-rhumatismes*).

DIAGNOSTIC : Ne pas confondre avec pleurésie, endocardite aiguë.

TRAITEMENT : Saignée modérée et seulement au début (ne pas saigner les animaux vieux ou affaiblis). Dérivation large (sinapisme, frictions sinapisées, injection d'essence de térébenthine 5-10 gr. au poitrail). Émétique (8-12 gr., cheval), digitale (2-6 gr.), digitaline. Injections sous-cutanées de vératrine et de pilocarpine. Antiseptiques (salol, naphtol ; camphre et acide phénique $\overline{aa}$ 5 gr.). Antithermiques (sulfate de quinine, acétanilide, salicylate de soude ; caféine en injections sous-cutanées). Excitants diffusibles (acétate d'ammoniaque, essence de térébenthine, café, thé, alcool) Lorsque la résolution commence, iodure de potassium. Lait. Barbotages contenant des alcalins et des diurétiques froids. Thé de foin. Mâches. Vert. Carottes. Boissons tièdes. Bonne hygiène. Pendant la convalescence insister sur les alcalins.

Lors de complications de suppuration ou de gangrène, insister sur les antiseptiques (injections intra-trachéales de solution éthérée d'iodoforme ou de solution iodo-iodurée), sur les excitants diffusibles, les fumigations antiseptiques.

**Pneumonie infectieuse.** — Voyez *Pasteurellose* (*Maladies microbiennes*).

**Pneumonie par corps étrangers.**

ÉTIOLOGIE : Administration défectueuse de breuvages ; affections qui apportent un obstacle à la déglutition ou à la fermeture de la glotte (angine, tétanos, anasarque, etc.). Les liquides antiseptiques sont presque inoffensifs ; les accidents sont généralement causés par les aliments surtout les matières organiques putrescibles.

Symptomes : Au début, frissons, anxiété, inappétence, accélération de la respiration et de la circulation ; hyperthermie ; jetage muqueux peu abondant ; toux. Symptômes généraux s'aggravent rapidement, pouls faible, filant, battements du cœur violents, muqueuses de teinte foncée, jetage gangréneux ; signes stéthoscopiques peu évidents (gargouillement bronchique, crépitation). Mort en 2-4 jours par intoxication putride. A l'autopsie lésions gangréneuses centrales dans les 2 lobes.

Traitement : Antiseptiques. Excitants diffusibles. Voyez *Pneumonie franche*.

**Pneumonie vermineuse**. — V. *Maladies parasitaires. Echinococcose*.

**Pneumonie chronique** (*vieille courbature*).

Induration du tissu élastique (*pneumonie interstitielle*) entraînant l'imperméabilité du poumon. S'observe surtout sur les animaux vieux et débilités.

Étiologie : Consécutive à broncho-pneumonie, à bronchite mal soignée.

Symptomes : Amaigrissement, mauvais état général, appétit capricieux ; essoufflement rapide ; respiration irrégulière, expiration se fait en deux temps ; toux variable dans sa fréquence et ses caractères, s'accompagne d'un jetage épais, mucopurulent ; submatité dans les régions inférieures avec atténuation du murmure, râles sibilants. Plus tard essoufflement et dyspnée augmentent ; pousse ; dédoublement du 1er bruit (fatigue du cœur droit). Poussée congestive peut survenir ordinairement suivie de mort ; ou bien abcès se forment dans poumon induré ; parfois la mort est due à l'épuisement.

Diagnostic : On peut confondre avec bronchite chronique, emphysème, pleurésie chronique, tuberculose, tumeurs.

Traitement : Révulsifs énergiques et à effet prolongé (vésicatoire, séton). Sulfure d'antimoine (5-10 gr.), essence de térébenthine, créosote, goudron, terpine, acide arsénieux. Toniques et alcalins. Fumigations antiseptiques. Eau de goudron en boisson.

Bonne hygiène. Repos ou pré.

## Emphysème pulmonaire.

Pénétration accidentelle et anormale de l'air dans le tissu conjonctif interlobulaire, ou dilatation des vésicules pulmonaires, d'où la distinction en emphysème interlobulaire et emphysème vésiculaire. La dilatation qui résulte de la présence de l'air peut représenter jusqu'à dix fois le volume normal (Stommer).

Les vésicules sont alors amincies, pâles, molles et élastiques. Les capillaires ont diminué de calibre, et beaucoup sont atrophiés ou détruits. Le poumon emphysémateux, sorti de la cavité pectorale, ne s'affaisse plus, son parenchyme a une couleur rose pâle, il crépite sous la pression ; ses vésicules sont très dilatées (fig. 89).

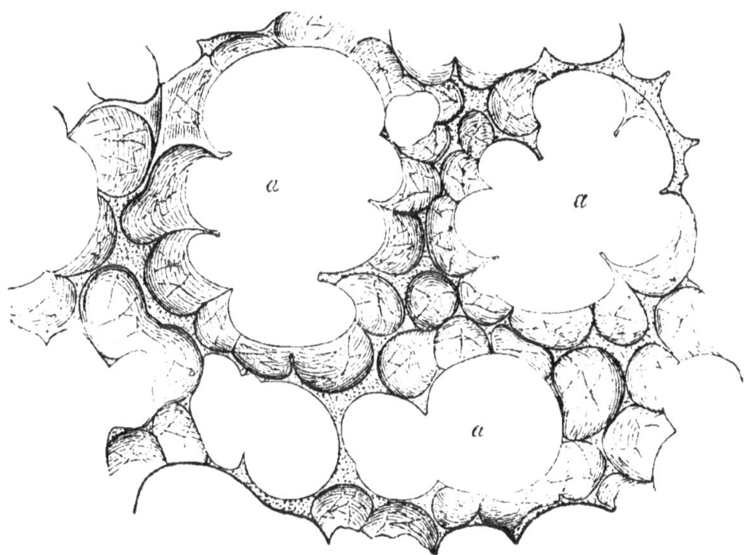


Fig. 89. — Emphysème pulmonaire. Premier degré. Ectasie des cavités centrales des infundibula *aaa*. Grossissement, 100

Fréquent chez les équidés et constitue une des causes de la pousse. Il peut se produire quelquefois, *in extremis*, dans certaines affections.

Symptomes : Peut apparaître brusquement à la suite d'efforts violents : sauts et tirages excessifs, courses rapides.

Souvent se constitue lentement, se manifestant par une irrégularité progressive du mouvement respiratoire visible au flanc. Cette irrégularité est produite par la descente du flanc en deux temps, séparés par un mouvement d'arrêt. Ce symptôme varie d'intensité suivant les degrés de la maladie, et selon que l'animal a été tenu au repos ou a été exercé, qu'il est à jeun ou en état de digestion. Résonance du thorax à la percussion, effacement du bruit vésiculaire normal, râle sibilant, crépitant sec, et quelquefois humide s'il existe des mucosités. Toux plus ou moins forte, avortée, sèche, souvent fréquente. Pendant qu'elle s'exécute on entend parfois, chez les vieux poussifs, un bruit de gaz s'échappant par l'anus. Jetage liquide semblable au blanc d'œuf délayé. Bruit de roucoulement au niveau du larynx.

Comme conséquence de l'emphysème : difficulté circulatoire, engorgements, épanchements résultant des lésions du cœur, notamment l'hypertrophie cardiaque.

Traitement : Modifier le régime, donner peu de foin, laisser faire la digestion avant de mettre les animaux au travail. Éviter toute surcharge intestinale pouvant gêner la respiration.

Aliments sucrés (son mélassé substitué poids pour poids au 1/3 ou à la 1/2 de la ration d'avoine). Arsenic. Liqueur de Fowler. Poudre de marron d'Inde (50-100 gr.). Vératrine (10 centigr.) et ergot de seigle (50 centigr.). De temps à autre digitale (2-4 gr.). — *L'accès de pousse* sera traité par les dérivatifs, l'arsenic, la digitale, l'iodure de potassium.

*L'accès d'emphysème* qui apparaît brusquement sur le jeune cheval, à la suite d'un effort violent, peut disparaître rapidement par une bonne hygiène, le travail modéré, l'arsenic (2 gr. par jour).

Jurisprudence. — L'emphysème pulmonaire est rédhibitoire aux termes de la loi du 2 août 1884, avec délai de neuf jours, restreignant à l'emphysème pulmonaire les nombreux cas pathologiques qui, par la loi du 20 mai 1838, se synthétisaient dans la pousse.

L'expert devra visiter l'animal à jeun, pendant le repas, avant et après le travail ; la percussion, l'auscultation, l'examen du flanc lui serviront à s'assurer de la réalité des symptômes qui caractérisent l'emphysème.

Si, alors que l'action est intentée, l'animal vient à mourir d'une autre maladie, il sera toujours possible de constater les lésions de l'emphysème, et affirmer l'existence du vice.

### Pousse.

N'est à proprement parler qu'un symptôme commun à plusieurs affections : maladies du cœur, maladies anciennes de poitrine, emphysème pulmonaire, bronchite chronique, hernie diaphragmatique.

Les symptômes sont ceux indiqués ci-dessus : irrégularité du flanc (*soubresaut*), toux, jetage ; mauvais état général, appétit capricieux.

Ne pas confondre le cheval court d'haleine avec le cheval poussif.

TRAITEMENT : Celui de la cause. En général tonifier le cœur (digitale, caféine) régulariser la respiration (arsenic, émétique, iodure de potassium). Aliments sucrés. Peu de foin. Léger service.

L'*accès de pousse* est dû à une poussée congestive sur le poumon ; la respiration devient dyspnéique. Traiter comme il est dit plus haut. Voyez *Emphysème*.

### 7° *Plèvres.*

### Hydrothorax.

Hydropisie passive de la cavité thoracique. Rare chez le cheval ; plus fréquente chez le chien.

ÉTIOLOGIE : Affections chroniques du poumon, du cœur, des reins, tumeurs intrathoraciques ; tuberculose (chien).

SYMPTOMES : Ceux de la pleurésie chronique avec œdèmes étendus, troubles fonctionnels du cœur et souvent *ascite*.

TRAITEMENT : Traiter la cause. Thoracentèse. Toniques du cœur, diurétiques.

### Hydro-pneumo-thorax.

Dû à la présence de gaz et de liquide dans la cavité pleurale.

CAUSES : Ouverture d'abcès du poumon dans la cavité séreuse.

SYMPTOMES : Résonance plus grande des parties supérieures de la poitrine ; matité à la percussion et absence de murmure respiratoire à l'auscultation, jusqu'au point précis où monte l'épanchement. Souffle amphorique, bruit de gargouillement ; dyspnée. Pleurésie traumatique consécutive.

## Pleurésie.

Inflammation des plèvres pariétale et viscérale.

Chez tous les animaux, mais particulièrement grave chez le cheval, chez lequel elle est presque toujours double. Elle est spontanée ou traumatique, primitive ou secondaire.

Causes : La pleurésie primitive est assez rare et déterminée par diverses causes : prédisposition, refroidissement, et surtout infection microbienne. Elle est une manifestation de diverses maladies infectieuses, gourme, tuberculose, péripneumonie, pasteurellose (*pleuro-pneumonie infectieuse*). Voyez *maladies microbiennes*. La pleurésie traumatique est due aux traumatismes (plaies, plaies contuses, contusions) portant sur la région du thorax, ou bien à la déchirure de l'œsophage (jabot), à l'ouverture d'abcès des parois, des ganglions, du poumon dans la plèvre.

Symptomes : Frissons, inappétence, paresse ; coliques légères, sueurs partielles, décubitus sternal ; injection des conjonctives, chaleur de la bouche ; pouls petit, dur, jusqu'à 50 ou 60 pulsations. Température 41-C., qui s'abaisse souvent à 40 et à 39°C. ; 50 ou 60 pulsations. Respiration accélérée, irrégulière, avec inspiration rapide, courte, douloureuse, tandis que l'expiration est plus longue.

L'animal fait entendre quelques plaintes. S'il y a toux, elle est courte et sèche. L'exploration intercostale et la percussion sont douloureuses. A l'auscultation bruit de frottement au début. Rarement la *résolution* a lieu à cette période. Généralement *l'épanchement* se produit et dès le 2ᵉ ou 3ᵉ jour on constate de la matité à la partie inférieure de la poitrine, généralement à la même hauteur des deux côtés ; à l'auscultation le murmure a disparu à ce niveau ; puis l'épanchement augmente progressivement et la zone de matité gagne en hauteur des deux côtés, limitée supérieurement par une ligne horizontale ; le murmure respiratoire n'est plus perçu en bas, tandis qu'il est exagéré dans les régions supérieures du poumon ; dès que l'épanchement dépasse le 1/3 inférieur de la poitrine, on perçoit un bruit de souffle. Le pouls est faible, à peine perceptible ; la respiration est accélérée, dyspnéique, nettement *dis-*

*cordante*. L'animal se tient debout, la tête basse, étendue sur l'encolure, les naseaux très dilatés ; les déplacements sont pénibles ; œdèmes des régions inférieures.

*Terminaisons.* — *Résolution*, annoncée par le retour graduel de l'appétit, l'amélioration de l'état général, l'augmentation des sécrétions, la disparition des signes locaux. — *Asphyxie* survient parfois au début plus généralement durant la période d'état et est due à la grande quantité de liquide épanché. — *Passage à l'état chronique*. Voyez *Pleurésie chronique*.

Dans la *pleurésie traumatique*, les symptômes évoluent avec une grande rapidité, les signes généraux sont alarmants, les signes locaux peu accusés : la mort est due à l'intoxication putride.

Diagnostic : Ne pas confondre au début avec endocardite, péricardite, péritonite, pneumonie ; plus tard avec pneumonie. Confirmer le diagnostic par *ponction exploratrice* avec trocart capillaire aseptique.

Caractères anatomo-pathologiques : opacité de la séreuse qui se parsème de points hémorragiques, se recouvre de flocons albumineux jaunâtres. Cet exsudat, en s'indurant et en se rétractant, peut souder les faces juxtaposées de la séreuse, constituant ainsi une pleurésie adhésive.

Dans d'autres cas, elle prend une forme exsudative, et les sacs pleuraux renferment une grande quantité de liquide, 20 à 50 litres.

Dans d'autres circonstances, cette collection peut devenir purulente et constituer *l'empyème* ou elle peut revêtir le caractère gangréneux (pleurésie traumatique).

Traitement : Révulsion étendue. Injections sous-cutanées de pilocarpine et de vératrine au début. Salicylate de soude (20-30 gr.). Mercuriaux, calomel 4-8 gr., frictions de pommade mercurielle à la face interne des cuisses. Antithermiques (antifébrine, quinine, acide salicylique) ; excitants diffusibles (acétate d'ammoniaque, café, thé, alcool) ; diurétiques (caféine, digitale, essence de térébenthine). *Thoracenthèse* lorsque le liquide gagne le milieu de la poitrine ; doit être faite très aseptiquement ; peut être renouvelée tous les jours et même plus souvent. Lors de pleurésie traumatique chez le bœuf, et surtout le chien, on peut tenter le *lavage de la plèvre*.

Pendant la convalescence, diurétiques froids et alcalins.

Thé de foin en boissons. Lait. Bouillon. Œufs. Barbotages, eau blanchie, mâches, vert, carottes. Tenir le malade au chaud. Surveiller la convalescence ; toniques.

### Pleurésie chronique.

ÉTIOLOGIE : Terminaison rare de la pleurésie subaiguë. S'observe généralement sur animaux vieux, débilités soumis à refroidissements répétés (écuries froides, pâturages humides, bains froids).

SYMPTOMES : Mauvais état général, appétit capricieux, essouf-flement rapide, manque d'énergie ; toux petite, sèche, quin-teuse ; respiration irrégulière, parfois discordante ; matité dans régions inférieures de la poitrine ; disparition du mur-mure en bas ; pouls petit ; œdèmes des parties déclives. La guérison s'obtient rarement. Le plus souvent l'animal suc-combe à une poussée aiguë, ou bien meurt asphyxié.

DIAGNOSTIC : Ne pas confondre avec bronchite, pneumonie, péricardite chroniques.

TRAITEMENT : Révulsion (vésicatoire mercuriel, sétons, cau-térisation, révulsion étagée). Diurétiques chauds et froids. Thoracentèse. Toniques. Bons soins hygiéniques.

### Tumeurs des plèvres.

Généralement secondaires : carcinomes, épithéliomes, sar-comes simples et mélaniques. Chez le bœuf et le chien, néo-formations tuberculeuses. Symptômes de pleurésie chronique avec infiltrations déclives étendues dues à la compression des gros vaisseaux et de la base du cœur.


## § III. — APPAREIL CIRCULATOIRE


1° **Cœur** (Auscultation. Voyez *Pathologie générale*).

**Déchirure du cœur.** — S'observe sur cœur affaibli (dégéné-rescence graisseuse ou dilatation des cavités) à la suite d'ef-forts violents, de traumatismes, au cours de l'accouplement, etc.

L'animal est pris de tremblements, souvent pousse un cri aigu, ses muqueuses pâlissent, il tombe, s'agite un peu et meurt.

## Endocardite.

· Inflammation de la séreuse qui tapisse les cavités du cœur. Tous les animaux. Aiguë ou chronique.

ÉTIOLOGIE : Parfois *primitive* et due au refroidissement surtout sur animaux rhumatisants, au surmenage (chevaux de course) ; souvent *secondaire*, consécutive à la phlébite de la jugulaire, aux arthrites traumatiques, à la péricardite, à la pneumonie infectieuse, au rhumatisme articulaire ; complication de la pasteurellose, gourme, infection purulente, septicémie, chez le cheval, de la tuberculose, de la peste chez le bœuf, du rouget chez le porc. La *forme chronique* se rencontre surtout sur cheval ou chien vieux, fatigué, soumis à travaux pénibles, à refroidissements répétés ; peut être une manifestation tuberculeuse (bœuf, chien).

SYMPTÔMES : 1° *Endocardite aiguë*. Tristesse, abattement, faiblesse, inappétence, oppression ; respiration courte, accélérée; battements du cœur rapides, tumultueux, forts, inégaux, coupés d'intermittences ; température élevée, 40 à 41° C. A cette surexcitation succède une sorte de parésie. A l'auscultation on perçoit un roulement continu dû au dédoublement des bruits et plus tard un souffle doux ou rude, plus ou moins accentué ; ce souffle peut remplacer le premier bruit ; il peut se produire aussi à la place du second bruit.

S'il remplace le premier dans la hauteur du cœur : inflammation mitrale. Si ce bruit se produit au-dessus du cœur : lésion de l'orifice aortique ; s'il est sourd et dans la partie antérieure de la région cardiaque : lésion du cœur droit.

On peut observer des symptômes accessoires dus à complications diverses surtout à embolies du foie, de l'intestin (coliques), des reins (urine colorée, albumineuse), du poumon (pneumonie lobulaire), des centres nerveux (vertige, paralysies, troubles de la locomotion).

Evolution rapide 6-8 jours. Se termine par *guérison, mort* par syncope cardiaque ou des suites des complications, *passage à l'état chronique*.

2° *Endocardite chronique*. — Amaigrissement, mauvais état général, appétit capricieux surtout si le travail est un peu pénible ; toux sèche quinteuse ; soubresaut du flanc ; le cheval est mou au travail, s'essouffle rapidement, grande difficulté pour monter les côtes. La maladie se caractérise par un souffle doux ou rude aux divers temps (voyez *Pathologie générale* pour *souffles cardiaques*), un pouls irrégulier, souvent intermittent, et le pouls veineux à la jugulaire. Par suite de la difficulté circulatoire : œdème des parties déclives, altération de la respiration, suffocations, syncopes. Il se manifeste parfois des boiteries consécutives à une endocardite et endartérite ayant provoqué la formation de caillots (Trasbot).

A une période plus avancée, congestion passive de l'intestin, du foie (foie cardiaque), des reins, parfois complications emboliques comme dans la forme aiguë, albuminurie, ascite, œdèmes.

DIAGNOSTIC : Difficile au début. On peut confondre avec pneumonie, pleurésie, péricardite. Le diagnostic du siège de la lésion lors d'endocardite chronique est difficile et n'a d'ailleurs qu'un intérêt secondaire au point de vue du traitement. Voyez plus loin.

TRAITEMENT : Saignée modérée dans forme aiguë au début. Révulsion. Digitale (4-6 gr.), caféine en injections sous-cutanées (1-2-3 gr.), salicylate de soude (20-30 gr.), émétique (5-10 gr.), iodure de potassium (10-12 gr.), ac. arsénieux (1 gr.). Injections sous-cutanées d'éther lors de syncope. Antithermiques. Lors de complications (coliques, vertige, etc.), médication de symptômes.

Repos absolu. Thé de foin. Barbotages, mâches, vert. Lait. Ne remettre les animaux en service que très progressivement.

### Hypertrophie et dilatation du cœur.

Augmentation des dimensions des cavités avec épaississement des parois. Lésion consécutive au ralentissement dans l'écoulement sanguin par obstacle siégeant en un point variable du système vasculaire. S'observe à la suite de myocardite, endocardite, lésions de l'aorte, affections du poumon, des bronches, de la plèvre, du foie, des reins, etc...; tuberculose; excitations génésiques répétées.

Symptômes de l'endocardite et de la myocardite chroniques avec augmentation de la zone de matité, faiblesse des battements, timbre métallique des bruits.

**Myocardite.**

Inflammation du muscle cardiaque. Aiguë ou chronique. Tous les animaux.

Étiologie : Rarement essentielle (traumatismes) ; presque toujours secondaire (gourme, pasteurellose, tuberculose, hémoglobinurie, septicémie, infection purulente, morve, endocardite, péricardite, etc.). La forme chronique est due à intoxication lente par toxines infectieuses, à thrombose de l'artère coronaire (parasites), à propagation de endocardite ou de périartérite.

Symptomes : Outre symptômes de la cause, on observe affaiblissement des battements du cœur, qui deviennent irréguliers, bruits atténués, parfois souffle systolique ; pouls filant, irrégulier ; stase sanguine du poumon (dyspnée), du foie, des reins ; œdème des parties déclives. Mort par arrêt du cœur ou résolution.

A *l'autopsie* le cœur est hypertrophié, jaunâtre, mou, friable, infiltré ; dans forme chronique, le tissu musculaire est noyé dans du tissu fibreux abondant (cirrhose cardiaque).

Traitement : Digitale, caféine. Diurétiques. Excitants diffusibles.

**Parasites.** — Cysticerques, trichines, échinocoques dans myocarde ; strongles, filaires dans artères coronaires.

**Tumeurs.** — Sarcomes, mélanomes, épithéliomes, carcinomes, myxomes, etc... ; siège variable. Gênent la circulation.

### 2º *Péricarde.*

**Péricardite.**

Inflammation de la séreuse d'enveloppe du cœur. Aiguë ou chronique.

Étiologie : Refroidissement. Traumatismes surtout chez les bovidés (Voyez *Péricardite traumatique*). Infection ; péricardite infectieuse se montre au cours de la pneumonie infectieuse, de l'infection purulente, de la morve, l'anasarque, etc. ., elle accompagne souvent les synovites et arthrites rhumatismales ; chez bœuf et chien, la forme chronique est due à la tuberculose.

Symptomes : 1º *Péricardite aiguë*. — Inappétence, tristesse, mollesse au travail, essoufflement très rapide ; toux faible, avortée ; frémissements musculaires ; sensibilité de la région précordiale gauche ; coliques sourdes ; respiration courte, tremblotante, non accélérée ; battements du cœur faibles, irréguliers, précipités, devenant tumultueux si on fait marcher l'animal ; hyperthermie peu accusée ; à l'auscultation, bruit de *frottement péricardique* ; si on applique la main sur la région précordiale gauche, *frémissement cataire*. Tels sont les signes du début. Quand l'épanchement se fait dans le sac péricardique, les symptômes généraux s'amendent un peu, les coliques disparaissent, la respiration plus ample, s'accélère, peut devenir dyspnéique (stase pulmonaire) ; *pouls veineux* à la jugulaire, œdème des parties déclives. A la palpation, éloignement du choc précordial ; à la percussion, matité délimitée par courbe à concavité antérieure et inférieure, partant de la base du cœur et aboutissant en avant de l'appendice xyphoïde du sternum ; à l'auscultation, bruits cardiaques éloignés, assourdis, parfois bruit de *glou-glou*.

La maladie se termine par : *résolution* avec convalescence longue, *mort* précédée d'une dyspnée extrème, passage à l'*état chronique*.

2° *Péricardite chronique*. — Mauvais état général, amaigrissement et essoufflement rapides dès que l'animal travaille un peu ; infiltration et pâleur des muqueuses ; respiration irrégulière, entrecoupée ; pouls petit et mou ; dilatation des jugulaires et pouls veineux ; œdème des parties déclives surtout des membres ; matité à la percussion ; bruits du cœur irréguliers et assourdis. Marche très lente : le malade meurt épuisé, cachectique.

Diagnostic : Voyez plus loin.

Traitement : Révulsion énergique (sinapisme, vésicatoire, pommade stibiée, huile de croton, etc.), calomel (4-8 gr. cheval), frictions de pommade mercurielle à la face interne des cuisses. Digitale, caféine. Purgatifs. Diurétiques. Injections sous-cutanées d'éther lors de dyspnée. Toniques. Bonne hygiène. Remettre les animaux en service très lentement.

### Péricardite traumatique.

Fréquente chez les bovidés.

Étiologie : Corps étrangers acérés et résistants (épingle, aiguille à tricoter, fil de fer, clou, lame de couteau, épine, etc.), déglutis avec les aliments ; ils tombent dans le réseau où ils déterminent parfois une *réticulite* traumatique, puis s'implantent dans les parois de l'organe et sont chassés dans diverses directions ; souvent vers le péricarde (fig. 90).

Symptomes : Amaigrissement ; appétit et rumination irréguliers ; éructations fréquentes, fétides ; grande faiblesse ; fièvre. Battements cardiaques affaiblis. Percussion douloureuse dénonce matité à gauche ; à l'auscultation, bruit de

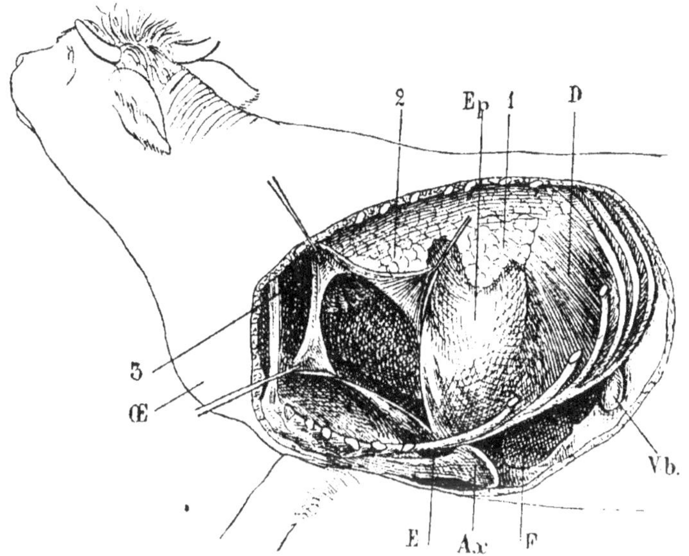


Fig. 90. — Lésions de péricardite exsudative par corps étranger. Rapport du péricarde avec le sternum et la région xyphoïdienne. Péricarde ouvert. — 1, poumon rétracté, lobe postérieur; — 2, lobe cardiaque ; — 3, lobe antérieur. — Ax, appendice xyphoïde ; — D, diaphragme ; — E, espace de pénétration vers la pointe du péricarde entre le col de l'appendice xyphoïde et le cercle de l'hypocondre ; — Œdème du fanon (Moussu).

roulement lointain ou bruits de *claclaque*, de *glouglou* exagérés par l'exercice. Pouls petit, filant, imperceptible. Jugulaires énormément distendues, pouls veineux. Muqueuses cyanosées. Œdème froid du fanon, du sternum, des membres antérieurs, de l'encolure, de la gorge (fig. 91). Respiration plaintive, soubresautante, dyspnéique après la marche ; toux petite ; signes de congestion passive du poumon, parfois de pneumonie ou de pleurésie. Mort en 15 jours-2 mois.

A l'*autopsie*, manchon fibreux creusé d'un ou plusieurs trajets fistuleux qui réunit le réseau, le diaphragme, le péricarde, parfois le cœur ; hydropisie du péricarde qui renferme un corps étranger variable.

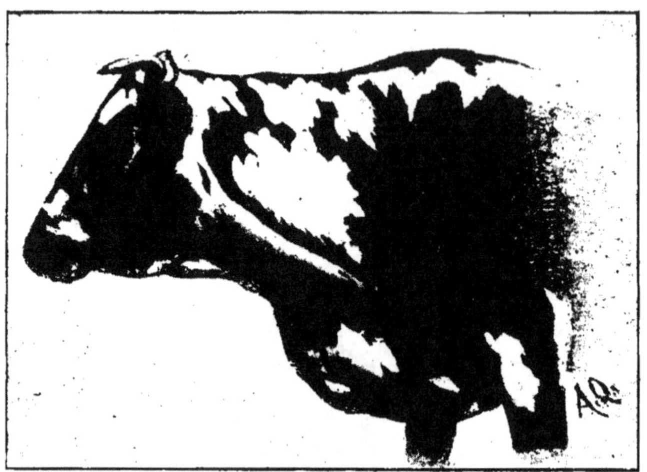

Fig. 91. — Engorgement du fanon et gonflement de la jugulaire chez une vache affectée de péricardite (Cadéac).

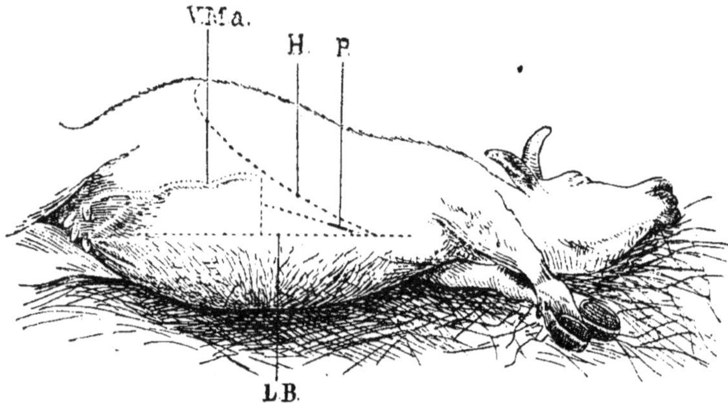


Fig. 92. — Champ opératoire pour la ponction du péricarde par la voie xyphoïdienne. VMa, veine mammaire antérieure ; — LB, ligne blanche ; — H, ligne de l'hypocondre ; — P, point de ponction sur l'incision (Moussu). C'est afin de mieux faire voir le point de ponction que l'animal est représenté couché. L'opération se fait sur l'animal debout.

Traitement : Dès que maladie est reconnue, livrer l'animal à la boucherie.

## Hydropéricarde.

. Hydropisie du péricarde. Due à l'anémie, anasarque, tuberculose, cancer, affections chroniques du poumon, du cœur. Symptômes de la péricardite chronique quand l'épanchement est abondant. Moussu recommande la ponction du péricarde par le sternum, quand le liquide est abondant (fig. 92) ; on constate une amélioration de l'état général et l'animal peut être vendu pour la boucherie.

## Diagnostic différentiel des affections du cœur et du péricarde.

**Symptômes communs à ces affections**

AIGUES — Essoufflement rapide. Mollesse au travail. Tristesse. Inappétence. Hyperthermie. Battements du cœur accélérés, tumultueux, irréguliers. Pouls faible, peu perceptible, irrégulier. Respiration accélérée, soubresautante, dysnéique après le moindre exercice. Muqueuses injectées. Symptômes contingents dus à gêne circulatoire dans le poumon, l'intestin, le foie, les reins, le système nerveux. Œdème des parties déclives et des membres.

CHRONIQUES — Mauvais état général ; amaigrissement rapide après le travail ; mollesse : appétit capricieux. Essoufflement rapide après le moindre exercice (montée d'une côte). Battements du cœur irréguliers, faibles, accélérés. Pouls petit, irrégulier. Respiration irrégulière, soubresautante. Dilatation des jugulaires. Pâleur et infiltration des muqueuses. Œdème des parties déclives et des membres.

**Symptômes différentiels.**

AIGUES

*Myocardite* — Peu significatifs. Battements du cœur violents, pouls fort, irrégulier. Bruits atténués, parfois souffle systolique.

*Endocardite* — Au début, coliques légères, épistaxis, frémissement cataire. Bruit de roulement, dû au dédoublement des bruits normaux. Souffle systolique peu rude. Complications fréquentes du côté de l'intestin, du foie, des reins, des centres nerveux.

*Péricardite simple* — Frémissement cataire et bruit de frottement péricardique au début. Sensibilité de la région précordiale. Matité. Bruits du cœur éloignés, assourdis ; parfois bruit de glou-glou. Pouls veineux. Œdèmes.

| Symptômes différentiels (suite). | | | |
|---|---|---|---|
| AIGUES | Péricardite traumatique | Réticulite au début. Percussion douloureuse ; matité. Bruit de roulement lointain ; bruit d'agitation de liquide. Jugulaires très dilatées. Pouls veineux. Œdème du fanon, de l'encolure. |
| CHRONIQUES | Myocardite | Signes peu nets. Le diagnostic est surtout posé par élimination. |
| | Endocardite | Bruits de souffle pathognomoniques. Pouls bondissant et dépressible lors d'insuffisance aortique (fig. 93). |
| | Péricardite et Hydropéricarde | Matité. Bruits du cœur assourdis et éloignés, parfois bruit d'agitation de liquide. Gonflement des jugulaires. Œdèmes. Dyspnée. |
| | Hypertrophie et dilatation du cœur | Augmentation de la zone de matité. Battements faibles. Bruits à timbre métallique parfois dédoublés ; souvent souffle systolique (insuffisance auriculo-ventriculaire). |

## 3° **Artères.**

### Anévrysmes.

Dilatations anormales des artères. Chez tous les animaux, surtout chez le cheval et le chien.

*L'anévrysme de l'aorte* s'observe surtout dans son trajet abdominal, à la suite de traumatismes (coups sur le dos, chute), d'efforts musculaires répétés, ou d'altération des parois (endartérite, artério-sclérose). Chez le chien on en trouve à l'aorte thoracique dus au *spiroptère ensanglanté*. Se manifeste par : amaigrissement, essoufflement, faiblesse du train postérieur, parfois parésie ou attaques épileptiformes à la suite d'un travail violent, parfois signes du « tour de reins » ou claudication intermittente des membres postérieurs, pulsations des artères efférentes, irrégulières et intermittentes ; par l'exploration rectale on peut parfois sentir la poche anévrysmale et ses pulsations (voyez *Pathologie générale* pour exploration rectale) ; la mort peut survenir par asphyxie (congestion pulmonaire) ou par rupture.

*L'anévrysme de l'artère pulmonaire*, très rare, se manifeste par de la dyspnée, les signes de l'endocardite chronique et des accidents vertigineux.

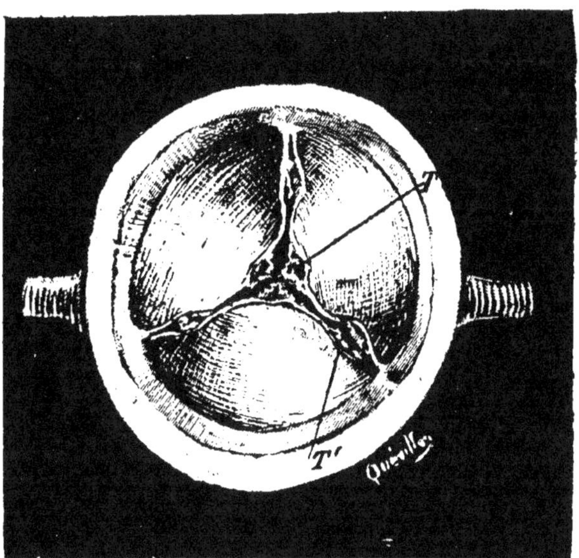


Fig. 93. — Insuffisance aortique, déterminée par des végétations symétriques de l'endocarde.

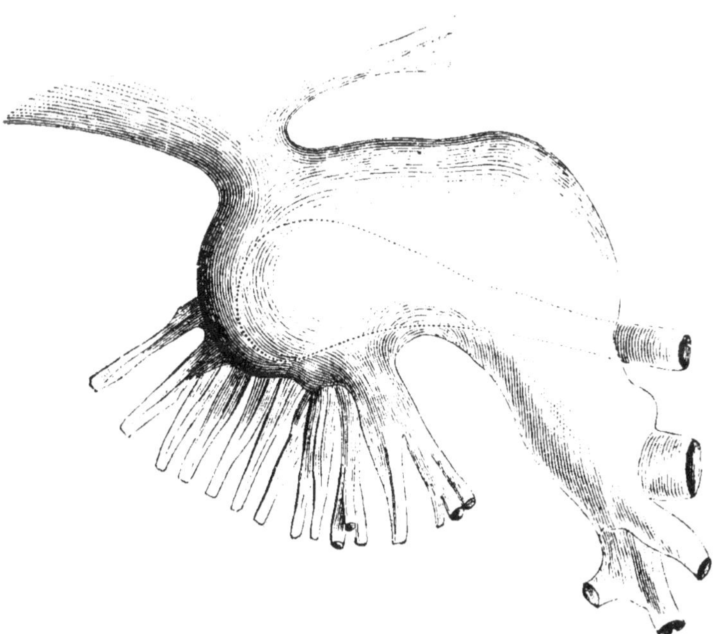

Fig. 94. — Anévrysme de la grande mésentérique du cheval, tiers de grandeur naturelle (Bollinger).

*L'anévrysme de la grande mésentérique* (fig. 94) dû au sclérostome s'accompagne souvent de *congestion intestinale* (voyez ce mot) par thrombose et embolie.

### Artérite. Artério-sclérose.

Inflammation des parois des artères. Due à traumatismes, parasites (sclérostomes), maladies infectieuses (gourme, morve, tuberculose, etc.). S'accompagne de thromboses, d'anévrysmes, d'embolies. A la longue les parois enflammées se sclérosent (artério-sclérose). Rare chez les animaux (*aortite*).

Cette affection n'est généralement reconnue qu'à l'autopsie. Si elle était diagnostiquée à temps il faudrait essayer l'iodure de potassium.

### Rupture des gros vaisseaux.

La *rupture de l'aorte* s'observe à la suite de sauts, de chutes, de l'abatage, d'excitation vive ; le vaisseau était généralement altéré (anévrysme, etc.). *Ruptures de l'artère pulmonaire, de la veine cave antérieure et postérieure* sont plus rares. Symptômes d'une hémorragie interne : tremblements, sueurs abondantes, anxiété extrême, pâleur des muqueuses, pouls imperceptible ; l'animal tombe, s'agite et meurt en 1-2 minutes.

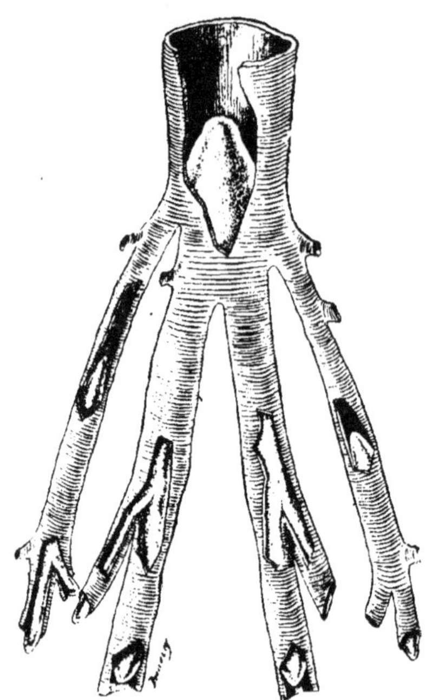

Fig. 95. — Thrombose de l'aorte au niveau de sa quadrifurcation (Cadéac).

### Thrombose.

Oblitération des artères, due à une artérite, à des parasites (sclérostome armé), à un caillot (embolie), parfois à la compression d'une artère par une tumeur du voisinage (mélanose). Peut s'observer surtout sur cheval et chien.

Les *thromboses de l'aorte postérieure, des artères iliaques et de leurs dépendances* (fig. 95) sont les plus fréquentes : elles s'accompagnent de parésie du train postérieur avec parfois accès épileptiformes (aorte) au cours du travail, ou bien de boiterie intermittente à chaud (artères iliaques et dépendances) : dans ce cas le pouls ne se perçoit plus sur les artères obstruées et sur leurs dépendances, le membre est froid, presque insensible, il est sec, tandis que son congénère est souvent couvert de sueur, le cheval souffre ; ces symptômes disparaissent avec le repos.

On a observé des thromboses du *tronc axillaire* avec parfois boiterie à chaud d'un membre antérieur, des *carotides*, des *artères rénales*, de l'*artère pulmonaire*, etc.

4° **Veines et lymphatiques**. Voyez *Pathologie externe*.


## § IV. — APPAREIL URINAIRE


### 1° *Reins*.
### Calculs du rein.

Siègent dans les canaux urinifères ou dans le bassinet rénal ; nombre et volume variables depuis le grain de sable (lithiase rénale) jusqu'à une noisette ou une noix (fig. 98). Coliques intermittentes disparaissant avec l'émission d'urine un peu sanguinolente et chargée de graviers. Lors de calcul volumineux obstruant l'orifice de l'uretère, hydronéphrose avec coliques persistantes. Parfois pas de troubles.

TRAITEMENT : Palliatif lors de lithiase rénale : diurétiques froids, tisanes émollientes et diurétiques. Aliments verts. Pas de son, ni de farineux.

### Congestion des reins.

ÉTIOLOGIE : La congestion *active*, accompagne la plupart des maladies infectieuses, les intoxications, ou bien est due à : refroidissement, administration prolongée de diurétiques, alimentation avec résidus industriels altérés, fermentés, aliments riches en résine, tannin (pousses des arbres au printemps), etc. La congestion *passive* est due aux affections du cœur, du foie, altérations de la veine cave, des veines rénales.

Symptomes : Coliques sourdes et intermittentes, efforts de miction répétés et infructueux, urine foncée ou rouge ; sensibilité à la palpation des reins (exploration rectale) ; signes généraux. Dans la congestion passive, urine albumineuse, rare ; anémie, œdèmes.

Traitement : Suppression de la cause, Cataplasmes chauds sur les lombes et les flancs. Diète. Boissons mucilagineuses, diurétiques froids.

### Hydronéphrose.

Rétention urinaire dans le bassinet rénal et dans les tubes collecteurs et sécréteurs de l'urine. S'observe généralement sur un seul rein. Fréquente dans l'espèce bovine. Due à l'obstruction de l'uretère (compression, calculs). Le tissu du rein s'atrophie, le bassinet est dilaté et le rein ne forme plus qu'une vaste cavité kystique renfermant parfois 10-20 litres de liquide.

Le rein sain est hypertrophié.

Symptomes : Passent souvent inaperçus, coliques sourdes au début, plus tard cachexie progressive et accidents urémiques si l'animal travaille.

### Néphrite.

Inflammation des reins, aiguë ou chronique, parenchymateuse ou interstitielle.

Tous les animaux, quoique rare. Plus grave chez le chien et le cheval.

Causes : Maladies infectieuses, intoxications, alimentation avec aliments altérés, fermentés, contenant plantes irritantes (jeunes pousses d'arbres, résineux, tannin) ou toxiques ; abus des diurétiques ; froid. Traumatismes (contusions, chutes). Obstacles à l'écoulement de l'urine : calculs ; parasites ; tumeurs.

Symptomes : Fièvre, douleurs lombaires, exagérées par la fouille rectale (Lafosse). Station debout, membres postérieurs écartés, dos voussé.

Marche pénible, les animaux traînent les membres. A l'écurie, *coliques néphrétiques*, plus ou moins vives. Urines rares, expulsées fréquemment ; elles sont épaisses, albumineuses, sanguinolentes, contenant des dépôts formés d'exsudats fibrineux et de débris d'épithélium (fig. 96, 97, 98).

. Il s'y mêle parfois des globules de pus isolés ou du pus en nature.

Inappétence, soif, constipation, frissons, vertige, dyspnée, titubation, sueurs abondantes, élévation de la T (42° C.), vomissements. Si l'inflammation occupe surtout la capsule d'enveloppe, symptômes

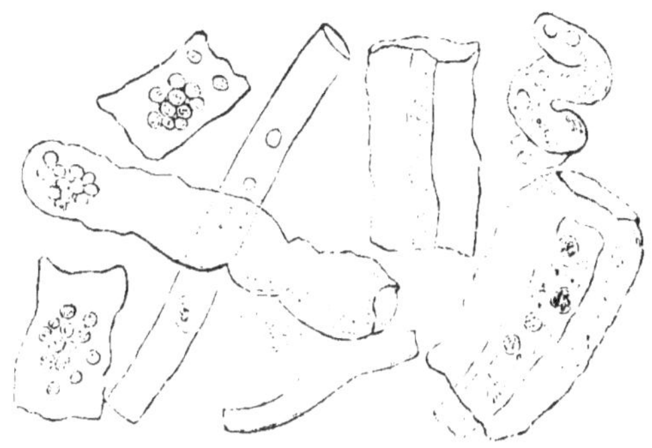

Fig. 96 — Exsudats du rein. (L. Beale.)

de péritonite. Dans les cas de *périnéphrite*, la sécrétion urinaire n'est pas modifiée.

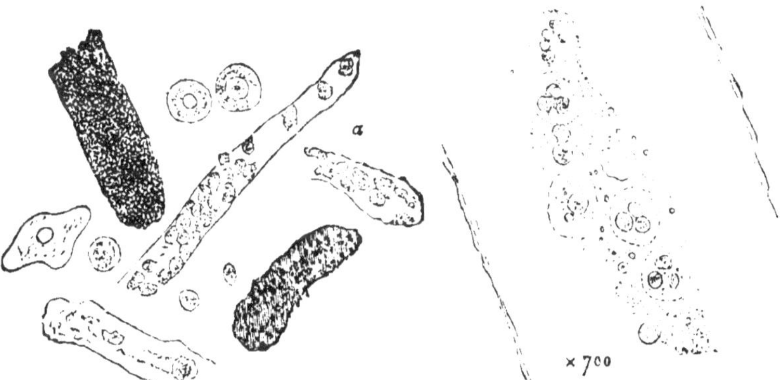

Fig. 97. — Moules. Quelques-uns pourvus d'épithélium.

Fig. 98. — Exsudats du rein (néphrite aiguë).

L'inflammation du *bassinet* provoque des douleurs sourdes, coliques légères, mais persistantes. La sécrétion urinaire peut alors être diminuée, par l'obstruction du bassinet ou des calices.

Marche rapide. Elle se termine par résolution, état chronique, gangrène et suppuration.

La *résolution* se fait du cinquième au huitième jour, suivant les espèces. Le passage à l'état *chronique* se produit lors de l'induration et de l'atrophie du rein (Chouard). Diminution de la douleur, dépérissement général et progressif. Mictions fréquentes, urine trouble.

La *gangrène* provoque des sueurs, le pouls est faible, intermittent ; cessation des douleurs ; urines noires, fétides.

La *suppuration* se produisant, les douleurs deviennent plus vives. Symptômes généraux graves, hyperthermie accusée. L'abcès formé peut s'ouvrir dans le bassinet ou dans le péritoine ; dans le premier cas, urines peu abondantes, sanguinolentes et purulentes : mictions douloureuses ; dans le second, péritonite mortelle. La collection peut se faire jour, après adhérence, dans l'intestin ou dans le flanc (Chouard).

Ne pas confondre avec cystite, lumbago.

*Forme chronique* : amaigrissement et affaiblissement progressifs, signes de l'anémie. Mictions fréquentes ; urine rare, épaisse, foncée ou brune, *albumineuse* ; à l'*examen microscopique*, cylindres venant des tubes urinifères, cellules épithéliales dégénérées, globules de pus, hématies. Marche très lente. A l'*autopsie*, gros reins scléreux blanchâtres, à tissu lardacé ou marbré ; si la mort est plus tardive, rein atrophié, pâle, induré; parfois dégénérescence amyloïde et hémorragies interstitielles.

Traitement : Saignée modérée au début ; dérivation ; cataplasmes chauds sur la région des lombes. Bromure de potassium, camphre, huile camphrée, digitale. Diète. Boissons mucilagineuses contenant des diurétiques froids à petites doses, décoctions diurétiques, lait. Tenir chaudement les malades. Surveiller le régime pendant la convalescence.

**Parasites**. Le *strongle géant*, dans le rein du chien provoque : accidents urémiques, amaigrissement, expulsion d'urine sanguinolente, hydronéphrose.

**Pyélite**.

Inflammation de la muqueuse du bassinet. Due à calculs ou à néphrite. Symptômes d'intoxication urémique à marche lente (amaigrissement, perte des forces, variations de température, inappétence, œdèmes).

### Pyélo-néphrite infectieuse.

Inflammation des canalicules urinifères et de la muqueuse du bassinet au début, qui plus tard s'étend à toute la muqueuse des voies urinaires. S'observe chez les bovidés.

Étiologie : Bacilles divers. Fréquente chez les femelles où l'infection se fait à la suite du part puis devient ascendante. Lithiase urinaire peut être une cause occasionnelle.

Symptomes : Mauvais état général, troubles de la nutrition. Urine trouble, brunâtre, chargée de sédiments, de mucine, de globules de pus, de phosphates terreux, albumineux, devient à la fin sanguinolente. Sensibilité des lombes à la palpation. A l'exploration rectale, uretères distendus, durs, rigides, reins hypertrophiés douloureux à la pression. Méat urinaire rouge, enflammé. Accidents urémiques, ou cachexie au dernier degré et mort. Parfois la maladie évolue vite, avec fièvre, émission d'urine trouble, purulente.

Traitement : Seulement palliatif : benzoate de soude (8-10 gr.) dans tisanes diurétiques. Prévenir infection chez les parturientes et nouvelles accouchées. Isoler les malades. Désinfection.

### 2° *Vessie.*

Réservoir membraneux destiné à recevoir l'urine sécrétée par le rein et amenée dans la vessie par les uretères (fig. 99).

### Calculs vésicaux.

Concrétions se formant dans la vessie, soit par agglomération de parcelles sédimenteuses, soit par la chute dans le réservoir d'un petit calcul rénal qui augmente progressivement de volume. Chez tous les animaux, surtout le bœuf et le mouton, les sédiments, au lieu de se concréter, restent très divi-

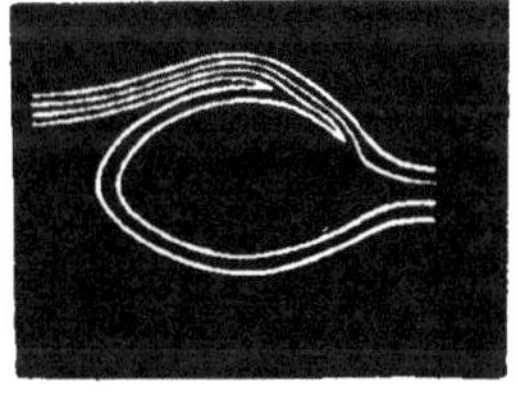

Fig. 99. — Coupe théorique de la vessie, destinée à montrer le mode de terminaison de l'uretère.

sés ; ils constituent *la gravelle*, en particulier chez le mouton.

Ils sont le plus souvent multiples, arrondis ou rugueux. Leur dureté est plus ou moins grande et leur poids est très variable, ainsi que leur volume ; quelques-uns pèsent jusqu'à 500 grammes. Ils sont composés de carbonate de chaux ou de magnésie, d'oxalate et quelquefois de phosphate de chaux. Chez le mouton, ils sont ordinairement formés par du phosphate ammoniaco-magnésien. Chez le chien, on trouve l'acide

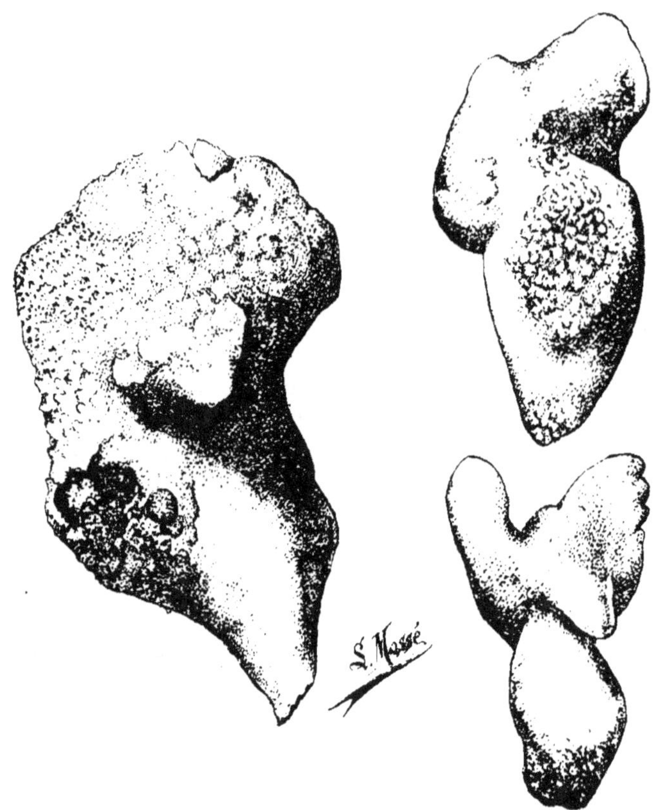

Fig. 100. — Calculs du rein du bœuf, pesant 195 grammes, 47 grammes et 37 grammes (Cadéac).

urique (Mégnin). Leurs formes et leurs dimensions sont très diverses (fig. 100 et 101).

Symptômes : Peu caractéristiques. S'ils sont volumineux, apparences de coliques. L'exploration rectale peut indiquer leur présence. Parfois le jet de l'urine est interrompu par occlusion du col par une de ces concrétions.

Traitement : Un régime alcalin, les fourrages en vert ont été conseillés. Le moyen le plus efficace est la *lithotritie*. Chez la femelle, l'urèthre, plus large et plus court, permet plus facilement que chez le mâle l'extraction des calculs, soit par des injections, l'usage d'une curette ou d'une ténette de petit modèle. Chez le mâle, ces calculs, quelquefois de grande dimension, peuvent peser 300-500 gr. jusqu'à 1 kilog. Certains pesant 4-8 kilogs n'ont pu être extraits.

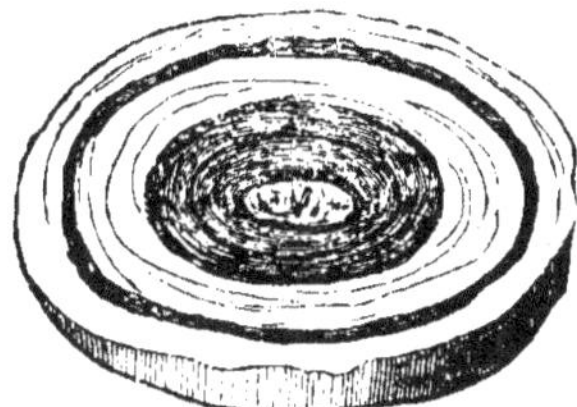

Fig. 101. — Calcul de phosphate, noyau d'acide urique.

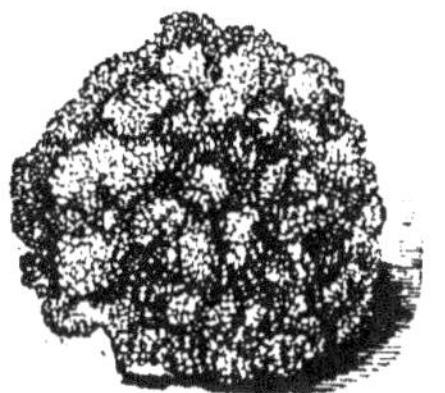

Fig. 102. — Calcul mural.

## Cystite.

Inflammation de la vessie. A type aigu ou chronique. Légère ou grave. Cheval rare, bœuf et chien.

Causes : Calculs, traumatismes, ingestion de cantharides ou de substances provoquant l'hématurie, comme dans mal de *brou* et *genestade*. Froid et rétention d'urine combinés.

Symptomes : Agitation, trépignements des membres, envies d'uriner ; urines claires ou rougeâtres, rendues péniblement. Plaintes, ténesme, coliques. Il y a *dysurie* ou *ischurie*. La fouille rectale est douloureuse, la défécation pénible. Fièvre plus ou moins intense. Terminaison par résolution ou gangrène ; il peut se former des abcès, et s'ils s'ouvrent dans la vessie, l'urine devient lactescente, contenant plus ou moins de pus. S'ils gagnent le péritoine, les complications sont mortelles. Enfin, le passage à *l'état chronique* se caractérise par des douleurs vagues, miction plus ou moins difficile, frétillements de la queue, et l'urine peut être épaisse, filante et muco-purulente. Il y a alors catarrhe vésical.

Traitement : Diurétiques alcalins (bicarbonate de soude, azotate de potasse), sauf si la miction est entravée, dans ce cas, préparations de goudron, bromure de potassium ; sali-

cylate de soude, chlorate de potasse. Boissons tièdes, mucilagineuses et diurétiques (graine de lin, chiendent, etc.).
Dans les formes chroniques, essence de térébenthine, santal,

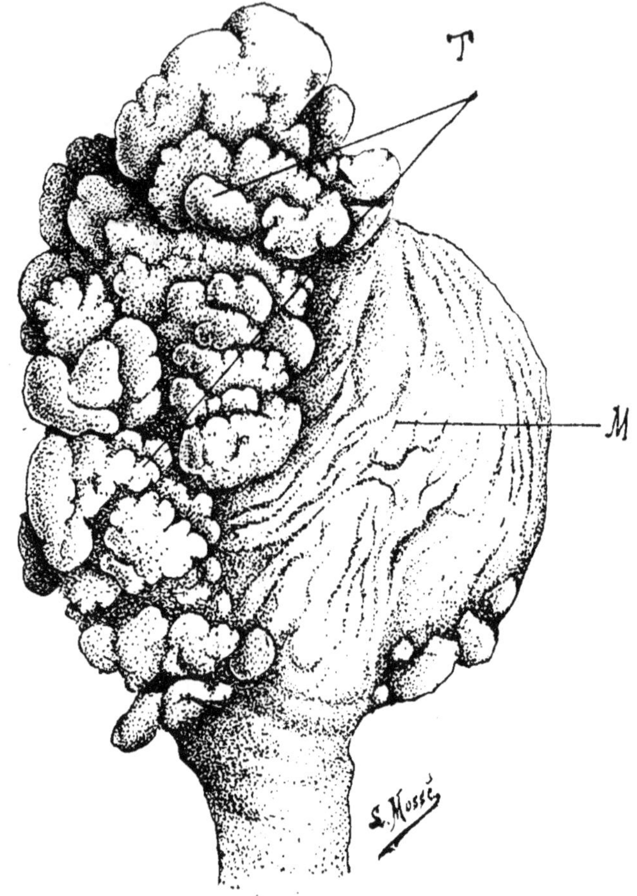


Fig. 103. — Vessie de bœuf atteinte de cystite chronique hémorragique. T, tumeurs
vésicales. M, muqueuse intacte (Cadéac).

salol, naphtol, bromures de potassium et de camphre, infusions mucilagineuses et diurétiques, diurétiques froids. Lavages de la vessie chez les femelles. Vert, barbotages, mâches,

## Hématurie.

Emission d'urine sanglante. Affection des bovidés (*hématurie essentielle*), caractérisée par pissement de sang et anatomiquement par lésions de la vessie et parfois des uretères. Très répandue dans le centre et l'ouest de la France.

ETIOLOGIE : Causes inconnues. De nature alimentaire, parasitaire ou infectieuse.

SYMPTOMES : Au début, émission d'urine trouble, qui devient plus tard teintée en rose, en rouge; parfois les animaux semblent uriner du sang en nature; les globules rouges sont normaux ou à peine altérés; lors d'infection vésicale secondaire, globules sont altérés, hémoglobine est dissoute, urine est brune ou couleur café. A la longue, urine contient caillots sanguins et chez le bœuf il peut y avoir obstruction de l'urèthre par un caillot, rétention urinaire et rupture de la vessie consécutive.

Marche lente, progressive, signes de l'anémie; parfois l'hématurie est intermittente; la guérison spontanée est possible; cachexie extrême et mort dans le marasme. A l'autopsie, vascularisation anormale de la vessie avec piqueté hémorragique au début; plus tard, hémorragies sous-épithéliales, ulcérations, végétations et îlots de sclérose (fig. 103) sur la muqueuse vésicale.

TRAITEMENT : Presque toujours inefficace. Toniques, ferrugineux. Livrer l'animal à la boucherie s'il est en assez bon état. Moussu recommande l'amélioration des pâturages ou l'émigration.

## Hernie, cystocèle.

Peut se faire à travers les ouvertures les plus diverses : canal inguinal, arcade crurale, déchirure du vagin ou de la matrice. Si ce dernier cas se produit pendant la gestation, ne pas confondre la poche herniée avec les enveloppes fœtales.

TRAITEMENT : Réfrigérants, réduction, suture de la région par laquelle se fait la hernie. Guérison difficile.

## Paralysie de la vessie.

Due à cystite chronique (altérations des parois) ou à lésions nerveuses (moelle). Plus fréquente chez les femelles et constitue une complication *post partum*. L'urine s'écoule goutte à goutte pendant le travail ou par jets intermittents.

Cathétérisme et lavages.

**Polypes, cancer.**

Nous signalerons seulement ces lésions qui, bien que possibles, sont très rares. On les a observées chez le bœuf (Gellé, Lafosse), chez le cheval (Signol et Lavalard).

**Renversement de la vessie.**

S'observe sur les femelles ; l'organe se retournant comme un bas, vient faire saillie à travers l'urèthre, la muqueuse exposée à l'extérieur. Se produit sous l'influence d'efforts de défécation, de miction, de parturition surtout.

Symptomes : Apparition à la commissure inférieure de la vulve d'une tumeur piriforme reposant sur le plancher du vagin. Elle est rougeâtre, molle, sensible, et sort du méat urinaire. Les fesses, la queue sont salies par une sécrétion plus ou moins épaisse. Si le renversement dure depuis quelque temps, la surface de la muqueuse se recouvre de taches livides, noirâtres, pouvant se mortifier.

Traitement : Réduction facilitée par des mouchetures, des affusions froides, ou mieux l'application du bandage Coculet. Les récidives sont faciles. On a conseillé la cautérisation du méat et non les pessaires.

7° **Urèthre.** — Voyez *Pathologie externe*.


§ V. — APPAREIL NERVEUX


1° *Cerveau et Méninges*.

**Abcès de l'encéphale.**

Ne sont pas rares. Chez tous les animaux.

Causes : Traumatismes, ou gourme.

Symptomes : Manifestations intermittentes, en raison de la tolérance du cerveau pour les tumeurs ou les abcès qui se développent lentement. Quelquefois les animaux tombent comme foudroyés sans prodromes ; le plus souvent ils témoignent de l'hébétude, sont comme immobiles, et il survient des symptômes de paralysie, précédée de contractures ou de convulsions.

Toujours grave.

TRAITEMENT : Nul, anesthésiques au cours des crises.

## Anémie cérébrale.

Due à compression artérielle (tumeur, abcès...), compression de la masse encéphalique (hydropisies, tumeurs...), troubles de la circulation (thrombose du tronc axillaire, rétrécissement aortique, etc.).

Signes de vertige et tremblements suivis de syncope avec résolution musculaire, respiration lente, pouls petit, battements du cœur faibles et intermittents ; la mort peut survenir en quelques minutes. Lors d'anémie chronique, signes de congestion à la période de coma (Leclainche).

Traiter par les frictions cutanées irritantes, l'administration d'excitants diffusibles, les injections sous-cutanées d'éther.

## Congestion cérébrale.

Produite par une hyperémie vasculaire sans épanchement. S'observe chez tous les animaux. Elle est active ou passive.

CAUSES : Les grandes fatigues par les chaleurs, surtout après le repas ; elle peut être aussi consécutive à d'autres maladies : affections du cœur, affections charbonneuses ou typhoïdes, etc.

SYMPTÔMES : Variables suivant l'intensité et le siège des lésions. Coma ou surexcitation, généralement agitation, inquiétude avec accélération des grandes fonctions, congestion des muqueuses, sueurs abondantes au début ; puis accès vertigineux, chute, irrégularité de la respiration et du pouls, parfois amaurose et surdité ; après temps variable, survient prostration extrême ; la marche est raide, titubante, les chutes sont fréquentes, parfois tendance à tourner en cercle ; grandes fonctions ralenties ; à certains moments surviennent des paroxysmes. — Se termine par résolution ou mort par hémorragie cérébrale.

Lors de congestion passive, on observe de l'hébétude, de la somnolence, des paralysies locales, hémiplégie ou paraplégie, puis signes de l'immobilité.

TRAITEMENT : Saignée, révulsion externe étendue et interne (purgatifs drastiques). Sachets de glace ou compresses d'eau froide sur le crâne. Alcalins, émétique, iodure de potassium, calomel. Éviter le bruit, la lumière, les excitations. — Donner barbotages clairs, thé de foin, lavements alimentaires.

### Hémorragie encéphalique. Apoplexie.

Epanchement sanguin du cerveau et des enveloppes; chez tous les animaux. Elle est foudroyante ou lente.

Ces hémorragies peuvent avoir lieu dans la pulpe cérébrale ou dans les méninges. Dans le premier cas, elles se produisent près des ventricules, dans la substance corticale, ou les tubercules quadrijumeaux. Elles peuvent être plus ou moins étendues.

Causes : Transformation athéromateuse ou graisseuse des artères du cerveau. Travaux excessifs, repos; coups, commotions, chutes sur le crâne. Elle peut être secondaire, à la suite du charbon ou des affections typhoïdes.

Symptomes : Frappe subitement les animaux; chute sur le sol, privation du mouvement et du sentiment, quelquefois convulsions. Mort rapide.

Quand elle se prolonge : grincements de dents, dilatation de la pupille, résolution des membres, naseaux dilatés, injection des muqueuses, respiration courte, lente, pouls dur et rare. Paralysies partielles.

Traitement : Eviter la pléthore : diète, saignée. Applications froides sur le crâne, révulsifs, frictions irritantes, purgatifs, lavements.

### Immobilité.

Maladie particulière au cheval, caractérisée par un état permanent d'assoupissement, de dépression des fonctions cérébrales. Comme la pousse, le vertige, c'est un symptôme commun à diverses affections mal connues dans leur nature ou imparfaitement différenciées au point de vue clinique.

Causes : Prédisposition de certaines races (Oldembourg, Holstein) ; lymphatisme; âge (à partir de 8, 9 ans) ; hérédité. Consécutive à affections du cerveau, congestions cérébrales peu intenses et répétées ; hydropisie des ventricules; troubles circulatoires au niveau des plexus choroïdes (concrétions des plexus choroïdes); tumeurs des méninges, de l'encéphale (intra-ventriculaires) ; parasites (échinocoques) ; énostoses crâniennes; maladies infectieuses (pasteurellose). Généralement on peut rapporter la pathogénie de l'affection à une même cause : *la compression lente du cerveau.* C'est des variations de cette compression que dépendent les différentes formes de la maladie.

Symptomes : Hébétude, somnolence, regard fixe, indifférent, paupières mi-closes, la tête posée sur les corps environnants. Si on place les membres dans une position déterminée, même forcée, les animaux la conservent.

Frayeurs fréquentes. Marche en cercle, difficulté ou impossibilité de reculer ; défenses contre le fouet et les aides. Les foins et les pailles sont conservés dans la bouche (le cheval *fume sa pipe*). Sensibilité émoussée ou exagérée, surtout au travail. Ralentissement du pouls et de la respiration. Parfois amaurose.

Ne pas confondre avec l'état de prostration qui s'observe dans les grandes maladies fébriles.

Traitement : A peu près inefficace à cause des rechutes. Purgatifs, révulsifs, vésicatoires, sétons à l'encolure, injections sous-cutanées de pilocarpine.

Jurisprudence : L'immobilité est rédhibitoire par la loi du 2 août 1884 ; la garantie est de neuf jours.

L'expert mettra l'animal dans toutes les conditions propres à la manifestation des symptômes ; c'est-à-dire les conditions de travail les plus ordinaires : attelé, monté, travail en cercle au caveçon, reculer ; faire manger le cheval ; l'exposer au soleil.

L'autopsie seule ne peut permettre de conclure à la rédhibition.

**Méningo-encéphalite. Vertige essentiel.**

Inflammation des méninges et de la substance cérébrale. Aiguë et chronique. Attaque tous les animaux.

Causes : Etat pléthorique, efforts de traction, insolation, coups, fractures, néoplasies, thromboses du cerveau, cornures, abcès. Elle peut se terminer par ramollissement cérébral, à la suite de la fonte des foyers hémorragiques. Dans la gourme, ces foyers purulents se rencontrent quelquefois.

Symptomes : Refus des aliments, difficulté de la marche, torpeur qui apparaît quelquefois d'emblée, injection des conjonctives, sensibilité à la lumière, au bruit. Contracture de certains muscles, mouvements désordonnés surtout quand on lève la tête : action de pousser au mur. Il succède quelquefois à cette excitation extrême un état de torpeur complet : tête basse, somnolence, amaurose, surdité, défaut de réaction aux excitation extérieures, difficulté d'entamer la marche et de la régler (Trasbot). État fébrile bien déterminé : 40 à 41° C.

Pronostic : Grave.

Traitement : Celui de la *Congestion cérébrale*. Si on ne peut faire prendre les purgatifs, faire injections sous-cutanées de pilocarpine et d'ésérine.

**Parasites.**

Cœnure cérébral détermine le *tournis* chez le mouton ; échinocoque (solipèdes) ; cysticerque (porc) ; douves (mouton) ; larves d'œstres ; sclérostome armé (cheval) ; (voyez *Maladies parasitaires*) :

**Tumeurs.**

Existent généralement dans les méninges ou dans les ventricules. Ces tumeurs *intra-ventriculaires* sont des myxomes à paillettes de cholestérine (fig. 104), des kystes, concrétions calcaires ; les tumeurs mélaniques développées dans les méninges, envahissent le cerveau.

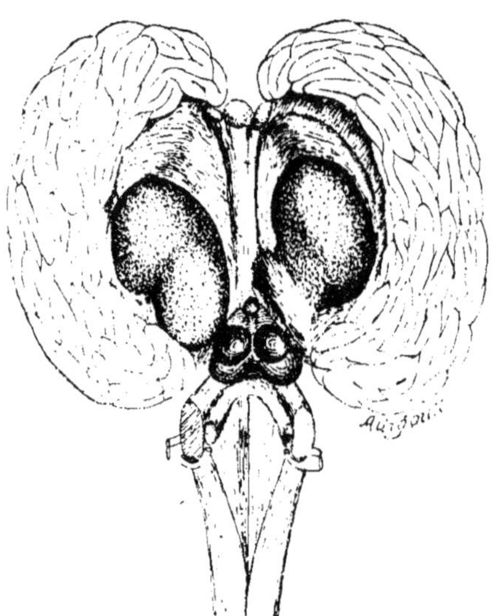

Fig. 104. — Cholestéatomes du cerveau du cheval (C. Cadéac). (1)

Signes de l'immobilité avec accès de vertige.

**2° *Bulbe.***

**Paralysie bulbaire progressive.**

Sur le cheval et le bœuf surtout dans la Flandre occiden-

(1) *Pathologie interne des animaux domestiques*, tome VIII. Maladies du système nerveux.

tale et dans pays limitrophes de la Hollande. Maladie semble héréditaire et évolue lentement ; se traduit au début par troubles de la préhension, mastication et déglutition des aliments avec ptyalisme, et plus tard par paralysie des muscles des lèvres, de la langue, du voile du palais, du pharynx et du larynx (*paralysie labio-glosso pharyngée*) due à altérations des noyaux moteurs du bulbe. Traitement inefficace (huile phosphorée, ergot de seigle, noix vomique).

Vendre les bovidés pour la boucherie.

### 2° **Moelle**.

**Compression lente de la moelle  Paraplégie chronique.**

CAUSES : Tumeurs (sarcomes, mélanomes, etc...) ; abcès intra et extra-rachidiens (gourme); fractures avec léger déplacement des abouts ; entorse : périostoses et énostoses. Tuberculose et actinomycose chez le bœuf.

SYMPTOMES : Paralysies variables avec siège de la lésion ; lorsque celle-ci intéresse la moelle dorso-lombaire : faiblesse de l'arrière-main et du rein, difficulté de reculer, de tourner, membres s'entre-croisent pendant la marche, balancement de la croupe ; plus tard paraplégie ; parfois troubles de la miction et de la défécation, relâchement des sphincters, paralysie du pénis ; atrophie des muscles. La compression de l'extrémité terminale de la moelle entraine la paralysie de la queue, de l'anus, de la vessie.

**Congestion de la moelle**.

Voyez *Hémoglobinurie* (Maladies générales.

**Hémorragie.**

CAUSES : Traumatismes. Fractures. S'observe dans gourme, hémoglobinurie, dourine, maladie du jeune âge du chien.

SYMPTOMES : Apparition brusque de paralysies multiples et d'une paraplégie ordinairement plus accentuée d'un côté que de l'autre. Parfois ataxie locomotrice (chien). Ordinairement mort survient.

TRAITEMENT : Soigner la maladie causale, essayer purgatifs et révulsifs.

**Myélite. Méningo-myélite**.

Inflammation de la moelle et de ses enveloppes: aiguë et chronique.

CAUSES : Traumatismes, chutes, glissades, effort de reins.

On a incriminé aussi froid, rhumatisme, abus des saillies, etc. Peut être consécutive à infiltration du pus dans canal vertébral. Maladies infectieuses (gourme, maladie du jeune âge). L'affection des chevaux de courses, connue sous le nom de *mal de chien*, est généralement une myélite.

Symptomes : Démarche incoordonnée, comme spasmodique, membres postérieurs s'entrecroisent ; reculer et tourner pénibles ; faiblesse du train postérieur ; parfois gène dans la défécation et la miction ; la paraplégie peut être accentuée avec troubles de la sensibilité de la peau. La paralysie peut gagner et la mort survient.

Traitement : Révulsifs ; sachets de glace sur la région lombaire. Médication iodurée et mercurielle ; injections de strychnine.

### Méningite cérébro-spinale épizootique.

Affection du cheval qui sévit à l'état enzootique en Saxe, en Hongrie, en Angleterre, en Russie.

Étiologie . Agent infectieux (microcoque spécifique). Maladie sévit surtout au printemps et en été. Mauvaise hygiène prédispose, contagion ne joue aucun rôle. C'est une maladie « à foyers ».

Symptomes : Frissons, excitation avec hyperesthésie cutanée, ou dépression avec somnolence et coma, hyperthermie, au début ; puis troubles locaux de l'innervation, contracture des muscles de la face, des lèvres, de l'œil (strabisme), des masseters (trismus), surtout des muscles du cou et de la nuque avec *extension forcée de la tête :* dans l'intervalle des accès le malade paraît atteint d'immobilité. Enfin paralysies envahissantes, paraplégie et mort en 4-8 jours, parfois 15 jours.

Traitement : Généralement inefficace.

4º **Nerfs**. — Voyez *Pathologie externe.*

5º **Névroses.**

Affections à siège indéterminé qui se caractérisent par des troubles nerveux sensitifs et surtout moteurs.

**Chorée**. *Danse de Saint-Guy.*

Caractérisée par des contractions convulsives et involontaires des muscles de la vie animale. Rare sur le cheval et le bœuf, fréquente chez le chien.

Causes : Inconnues ; succède souvent à la maladie du jeune âge du chien.

Symptomes : Convulsions cloniques générales ou locales, d'un ou de plusieurs groupes musculaires des diverses parties du corps. Les contractions sont ordinairement de même force, cependant quelques-unes plus accentuées ; marche embarrassée ; pouls normal, sensibilité conservée. Le bon état général continue longtemps, mais peu à peu les animaux deviennent anémiques et se paralysent. Elle dure des mois et même des années. Son incurabilité la rend très grave.

Traitement : Incertain ; noix vomique, antispasmodiques, bains froids, soins hygiéniques, toniques, arsenic, exercice modéré.

**Eclampsie** (voy. *Obstétrique*).

**Epilepsie, mal caduc.**

Maladie cérébrale se manifestant par des troubles de l'intelligence et de la sensibilité, ainsi que par des accès convulsifs. Elle paraît avoir sa cause dans l'excitation des centres moteurs de la substance corticale. Type chronique ; tous les animaux, tous les sexes et à tous les âges. Rare.

Causes : Hérédité. Peur. Traumatismes. Tumeurs. Parasites de l'oreille, vers intestinaux chez les jeunes chiens.

Symptomes : Accès survenant subitement ; tremblements, étourdissements, abolition des sens, agitation convulsive, chute sur le sol ; mouvements désordonnés, les yeux pirouettent dans l'orbite, la pupille est dilatée, l'encolure se raidit, les mâchoires grincent, et dans ces mouvements inconscients la langue est quelquefois blessée. Les animaux salivent, la bouche est écumeuse ; il y a des plaintes ou des cris. La respiration est saccadée, rapide. Les urines et les fèces s'écoulent involontairement. Le pouls est irrégulier, petit, ou vif et dur. Peu à peu les convulsions diminuent, le calme renaît, les animaux restent abattus, puis toute trace de l'accident disparaît. Ces accès durent de trois à cinq minutes. En dehors de ces courts instants, rien n'indique la maladie. L'intensité des accès varie du simple étourdissement à la chute sur le sol. Leur fréquence augmente avec l'âge. Toujours grave.

On observe des accès épileptiformes, survenant à la suite d'excitations agissant sur les nerfs périphériques, et donnant lieu à des phénomènes réflexes : blessures et tous les traumatismes, compressions produites sur les nerfs par des néoplasies, présence de parasites dans l'intestin (tænias, ascarides). La constipation peut aussi produire des accès simulant l'épilepsie, mais ne devant pas être confondus avec elle.

Expérimentalement on a pu produire ces accès par la section de certains nerfs périphériques et notamment du sciatique Brown-Séquard). Des accès épileptiformes se montrent chez le chien au cours de la maladie du jeune âge.

Traitement : Supprimer la cause si possible (parasites, tumeurs). On peut administrer le bromure de potassium à haute dose.

### Maladie tremblante des moutons. Prurigo-lombaire.

Maladie apyrétique, à marche lente, particulière au mouton, et attaquant de préférence les mâles.

Causes : Obscures : on a accusé l'hérédité et les influences locales ou des races. Trasbot, Moussu, Besnoît pensent qu'il s'agit d'une intoxication chronique.

Symptômes : Inquiétude, frayeurs, tremblements. Tête haute, œil fixe, reins voussés, sensibles, marche vacillante, impossibilité du saut.

Quelquefois convulsions, agitation de la queue, prurit lombaire qui s'étend aux fesses, et plus tard à tout le corps. Les malades se grattent jusqu'à s'excorier, n'ont plus de repos et maigrissent.

Après deux ou trois mois, il existe une parésie du train postérieur, les malades *harpent*, cette parésie envahissant tout l'arrière-main. L'appétit se perd, la diarrhée survient, la paralysie est complète et amène la mort.

Traitement : Nul. Sacrifier les animaux avant l'amaigrissement.

# LIVRE IV

## PATHOLOGIE EXTERNE

---

## CHAPITRE I<sup>er</sup>

### MALADIES COMMUNES A TOUS LES TISSUS. — LÉSIONS TRAUMATIQUES. — COMPLICATIONS DES TRAUMAS.

**Abcès.**

On distingue, suivant leurs caractères cliniques et anatomiques des abcès chauds ou aigus et froids ou chroniques : — superficiels ou profonds ; — essentiels ou idiopathiques et symptomatiques ; — par congestion, — métastatiques ; critiques ; généraux, etc.

**Abcès chauds.**

ÉTIOLOGIE : Traumatismes ; propagation de l'inflammation du voisinage. Maladies infectieuses (gourme, morve). Les microbes sont les agents de la suppuration ; substances irritantes même aseptiques peuvent déterminer suppuration. L'*aptitude pyogénique* des espèces est variable ; on peut les ranger ainsi : cheval, mouton et porc, chien et chat, bœuf.

SYMPTOMES : a) *Abcès superficiels*. — Tuméfaction chaude, douloureuse, d'abord œdémateuse qui se densifie en son centre puis se ramollit ; on perçoit alors la *fluctuation*. Lors d'abcès étendu, réaction fébrile.

b) *Abcès profonds*. — Gêne des mouvements de la région ; sensibilité diffuse ; réaction fébrile ; œdème déclive, parfois signes de fluctuation. Confirmer le diagnostic par ponctions exploratrices. On peut observer des symptômes fonctionnels graves (gêne de la déglutition, de la respiration, etc.).

*Complications*. — Accidents septiques ou putrides. Inflammation purulente des séreuses splanchniques et articulaires consécutive à l'ouverture des abcès dans leur intérieur. Hémorragie. Nécrose des organes durs.

Diagnostic différentiel : Ne pas confondre avec tumeurs molles, anévrysmes, hypertrophie de certaines glandes, distensions synoviales récentes, kystes, tumeurs sanguines, hernies.

Traitement : Au début compresses antiseptiques tièdes, cataplasmes émollients ou calmants; si la suppuration est lente à s'établir, vésicants. Dès que la fluctuation est manifeste, ponction au bistouri ou au cautère ou au trocart ; dans les zones dangereuses (parotide, gorge), inciser la peau avec le bistouri puis pénétrer dans les tissus sous-jacents avec le bec de la sonde ou l'extrémité des ciseaux à pointe mousse. Injections antiseptiques. Il peut être nécessaire de drainer la cavité de l'abcès.

### Abcès froids.

Etiologie : Traumatismes légers et répétés (frottement des harnais). Consécutifs à carie des ligaments, des os, à infiltration de liquides (salive, urine). Symptomatiques de diverses infections (morve, infection purulente, tuberculose).

Symptomes : Tumeurs indurées, ramollies seulement dans leur partie centrale, ou bien tumeurs molles, uniformément fluctuantes, semblables à des kystes. Le pus a un aspect variable, parfois épais, jaunâtre, de bonne nature, ou bien sanieux, liquide, fétide (carie), ou bien sérosité lactescente, plus ou moins trouble.

Diagnostic : On peut confondre avec tumeur ou kyste. La ponction exploratrice peut être utile.

Traitement : Hâter la fonte purulente des tumeurs par vésicants, cautérisation, sétons, injections irritantes. Quand la fluctuation est manifeste, ponctions et injections antiseptiques.

### Brûlures.

Plusieurs degrés. Rubéfaction, phlyctènes, suppuration, désorganisation des tissus.

Causes : Incendies, liquides bouillants et caustiques.

Symptomes : Brûlure des poils, sensibilité de la peau, rougeur, douleur, phlyctènes, œdème, suppuration ; quelquefois en cas de brûlure grave, mortification de certaines parties. Tristesse, fièvre, accélération de la respiration, injection des muqueuses, inappétence. Lors de brûlures par incendies, il y a des inflammations viscérales par suite de la respiration d'un air chaud et brûlant. Si les téguments ont été léchés par la flamme, la gravité ne paraît pas proportionnelle au peu de profondeur des brûlures ; il y a donc lieu de réserver le pronostic. Si de larges surfaces ont été atteintes, il peut y avoir de l'hématurie.

Traitement : Lotions froides, astringentes, liniment oléocalcaire, ouverture des phlyctènes, applications d'ouate, de corps gras ou de poudres diverses. En cas d'escarrification : maturatifs, emplâtres miellés, pansements selon l'indication surtout antiseptiques et calmants (vaseline iodoformée et cocaïnée). Lors de brûlures des extrémités, bains antiseptiques. Favoriser la délimitation des tissus mortifiés, empêcher les complications septiques. Si les suppurations un peu étendues se prolongent, on devra insister sur la bonne alimentation, les habitations salubres, l'air pur et les soins de propreté.

Lors de brûlures graves et étendues, il vaut mieux sacrifier les animaux. Chez le chien et le chat, amputation du membre lors de brûlure grave.

### Congélations. — Froidures. — Gelures.

Rarement dues à l'action du froid sec, auquel les animaux bien nourris résistent facilement ; surtout dues au froid humide (eau glacée, neige, boue froide). Dans gelures au *premier degré*, peau congestionnée, épaissie ; au *deuxième degré*, épiderme décollé par sérosité, derme tuméfié, infiltré, ulcéré ou crevassé ; au *troisième degré*, mortification de la peau et d'une partie variable des tissus sous-jacents (gangrène humide). Gelures se compliquent parfois de thromboses, d'embolies, d'arthrites, névrites, atrophies (chute des escarres), d'infection purulente ou septique.

Traitement : Protéger animaux contre froid par couvertures ; bonne hygiène, bonne alimentation ; ne pas tondre : graisser la peau des extrémités avec vaseline non irritante. Lors de gelure commençante, réchauffer *progressivement* les parties, frictions à l'alcool camphré, au vin chaud ; glycérine iodée, vaseline antiseptique lors d'ulcères ou de crevasses ; pommades analgésiques ; irrigations et bains antiseptiques tièdes

(16 à 18°). Lors de gelure au 3° degré, traiter comme il est dit pour gangrène ; chez le chien et le chat, amputation du membre gelé. Lors de gelures étendues avec accidents généraux, frictions avec neige ou eau froide puis frictions sèches : à l'intérieur excitants diffusibles. Ne jamais placer animaux gelés devant feu ou dans atmosphère chaude.

### Contusions.

Diffèrent des plaies contuses, par l'absence de plaie.

CAUSES : Traumatismes divers, harnais ou colliers mal ajustés, frottements, compressions, chutes, etc.

SYMPTOMES : *Contusions au premier degré* s'accompagnent de tuméfaction, chaleur, sensibilité avec rupture des capillaires de la peau ou du conjonctif sous-cutané et ecchymoses ; dans les *contusions au deuxième degré*, on constate les signes de l'inflammation locale avec rupture de vaisseaux peu volumineux et bosse sanguine ; lors de *contusions au troisième degré*, on observe une inflammation locale intense, la destruction et la mortification des tissus. Parfois troubles généraux et fonctionnels, paralysies, etc.

TRAITEMENT : Douches, compresses imbibées de solutions antiseptiques ou astringentes (eau blanche), bains froids et chauds, cataplasmes ou pommades analgésiques, frictions d'alcool camphré, d'alcoolé de savon, d'embrocation, compression et massage ; mouchetures et scarifications ; ponction de la poche sanguine et injections antiseptiques ; lors de contusions osseuses, friction vésicante et repos absolu ; quand les tissus sont mortifiés, traiter comme pour plaies contuses.

### Emphysème traumatique.

Complication des plaies pénétrantes étroites des cavités nasales, des sinus, du larynx, de la trachée, du poumon, des parois thoraciques, de l'ars, de l'aine, du flanc, du voisinage des articulations. Dû à infiltration dans le tissu conjonctif de l'air (larynx, trachée, aine, ars, etc.) ou de gaz provenant des voies digestives (gaz du rumen après ponction).

Tuméfaction molle, plus ou moins étendue, ordinairement circonscrite, crépitante et indolente. Parfois l'emphysème sous-cutané coexiste avec emphysème pulmonaire (bovidés). Traiter par le massage effectué de la périphérie vers la plaie ; débrider celle-ci ou bien l'obturer par suture, pansement et laisser l'animal au repos (aine, ars); lors d'emphysème produit par gaz et liquides infectés, recourir à mouchetures et injections antiseptiques.

### Erysipèle traumatique.

Complication infectieuse des plaies récentes, surtout des plaies contuses, des brûlures, ou des plaies anciennes (ulcères, fistules), produite par un *streptocoque*. Assez rare chez les animaux. L'agent infectieux progresse dans les lymphatiques, détermine des abcès ou des accidents gangreneux locaux, parfois des phlegmasies séreuses ou viscérales, ou des accidents septicémiques. Traiter par les lotions, les bains, les pulvérisations antiseptiques prolongés et fréquents, les scarifications des engorgements œdémateux, suivies d'injections antiseptiques, la ponction des abcès; à l'intérieur purgatifs légers, alcalins, excitants diffusibles, antiseptiques, toniques.

### Fièvre traumatique.

Due généralement à l'absorption de substances pyrétogènes ou septiques (toxines) élaborées au niveau du foyer traumatique.

Apparaît parfois après 24 heures, généralement du 2ᵉ au 3ᵉ jour, devient plus ou moins intense suivant étendue du trauma et son degré d'infection, puis s'atténue et disparaît du 5ᵉ au 8ᵉ jour.

La prophylaxie des fièvres chirurgicales réside dans l'antisepsie des plaies; lorsque la température augmente il est indiqué de lever le pansement et de désinfecter soigneusement la plaie. Traitement interne est celui de la fièvre en général.

### Fistule.

Canal étroit, plus ou moins sinueux, entretenu par un état local ou par la présence d'un corps étranger, et venant aboutir à la peau ou à une muqueuse. Tous les animaux.

Elles sont généralement consécutives à des inflammations suppuratives ou à des abcès. On les distingue en complètes et borgnes. Suivant leur siège, on les divise en fistules, lacrymales, salivaires, stercorales, cartilagineuses, osseuses.

Symptomes : Ouverture siégeant à la peau ou sur une muqueuse; écoulement continu ou rémittent de liquides variés, plus ou moins purulents. Epaississement des tissus environnants, sensibilité, chaleur, gonflement plus ou moins considérable.

TRAITEMENT : Débridements, injections diverses, principalement caustiques : eau de Rabel, sulfate de cuivre, teinture d'iode, antiseptiques, solution concentrée de sublimé dans l'alcool. Application de mèches, cautérisation actuelle. Extirpation du tissu morbide ou du corps étranger qui entretient la fistule.

### Gangrène.

Mort locale et circonscrite. *Sphacèle* est une gangrène étendue ; *nécrose et carie* sont la gangrène des tissus durs (os, cartilages) ; l'*escarre* désigne les parties molles frappées de gangrène. Nous avons étudié ailleurs la *gangrène septique*. (Voyez *Maladies microbiennes*.)

ETIOLOGIE : Traumatismes violents, compression prolongée, brûlures, gelures, cautérisation trop forte, action des caustiques, inflammation violente, certaines intoxications (*ergotisme*) venin des serpents, etc. ; enfin certaines maladies microbiennes se compliquent souvent de gangrène (anasarque, coryza gangreneux, fièvre aphteuse, clavelée, morve, tuberculose ; inoculations préventives contre la péripneumonie, le charbon symptomatique, etc.).

SYMPTOMES : Quatre périodes : 1° dessiccation, sorte de momification, lors de *gangrène sèche*, ou bien inflammation vive lors de *gangrène humide* ; 2° mortification ; les tissus sont froids, endoloris, ils changent d'aspect et de consistance, deviennent secs, ou bien sont infiltrés de liquides et de gaz, la peau est noire, racornie ou couverte de phlyctènes ; 3° délimitation de la partie mortifiée par un sillon disjoncteur et chute de l'escarre ; 4° cicatrisation de la plaie produite par l'élimination de l'îlot gangrené. Lorsque la gangrène est un peu étendue et surtout lors de gangrène profonde (poumon) on observe des symptômes adynamiques (Voyez Pneumonie).

La gangrène peut avoir une marche constamment envahissante. Elle peut atteindre un vaisseau important, une séreuse. La mort, lors de gangrène étendue, est due à l'intoxication de l'organisme par résorption des produits de décomposition.

TRAITEMENT : Surtout prophylactique. Limiter l'extension de la gangrène par des lotions stimulantes sur les tissus environnants, scarifications et injections antiseptiques ; favoriser la délimitation et l'élimination de l'escarre par des frictions vésicantes, cataplasmes ou compresses antiseptiques, bains chauds ; hâter la cicatrisation de la plaie par les antiseptiques.

### Hémorragie et anémie traumatiques.

Hémorragie due à section des capillaires (h. en nappe), des artères, des veines est arrêtée par moyens divers. Voyez Hémostase (*Chirurgie*). Parfois hémorragies ne sont pas en rapport avec calibre des vaisseaux coupés ; cela tient à état constitutionnel du malade (leucémie, hémophilie) ou à affections viscérales (foie,cœur),à altérations des parois vasculaires, à anesthésie avec le chloral.

Les hémorragies subites et considérables produisent l'*anémie aiguë*, les hémorragies peu abondantes et répétées, amènent l'*anémie chronique*. Il est indiqué d'arrêter l'hémorragie, de recourir aux toniques, à la suralimentation, à la bonne hygiène à la transfusion du sang, aux injections sous-cutanées de sérum physiologique. Lors d'anémie subitement produite, la syncope est imminente, recourir à flagellations et respiration artificielle, injections sous-cutanées d'éther.

### Infection purulente, pyohémie.

Complication tardive des plaies suppurantes, due à la pénétration des microbes pyogènes dans les voies circulatoires et tout l'organisme. Commune chez cheval, chien, rare chez porc, mouton, exceptionnelle chez bœuf, chèvre, oiseaux.

CAUSES : S'observe surtout à la suite de plaies étendues, profondes, anfractueuses, carie des os, des tendons, ostéites et synovites suppurées, phlébite de la jugulaire, maux de nuque, de garrot, javart, etc. ; chez les jeunes sujets peut être consécutive à omphalo-phlébite. Mauvais état général, épuisement, locaux défectueux, sont des causes prédisposantes. Streptocoques et staphylocoques sont les agents ordinaires.

SYMPTOMES : Fièvre traumatique intense, abattement, inappétence, frissons, coloration terreuse des muqueuses, pouls petit et irrégulier, poussées fébriles, ascensions thermiques brusques. Plaie d'aspect terne, suppure peu, bourgeons mollasses, affaissés.

TRAITEMENT : Désinfection avec solutions antiseptiques

fortes bains antiseptiques prolongés ; pansement iodoformé ou irrigation continue ; débridement des fistules, contre-ouvertures, drainage, destruction des bourgeons fongueux au cautère, etc... A l'intérieur, excitants diffusibles, surtout vin, alcool, café, antiseptiques (injections sous-cutanées de quinine ou intra-veineuses de sublimé), toniques.

### Infection putride. Septicémie chronique.

Complication de plaies comme la septicémie et la pyohémie, mais diffère de la première par l'absence de phlegmasie gangreneuse de la zone péritraumatique, et du bacille septique dans les tissus, et de la seconde par l'absence, à l'autopsie, d'abcès métastatiques dans les organes. Due à la résorption des liquides putrides et des toxines élaborées au niveau des plaies.

Symptomes et Traitement identiques à l'infection purulente.

### Inflammation.

Exagération temporaire de l'activité nutritive dans une partie de l'organisme.

Etiologie : Causes mécaniques (traumatismes), physiques (froid, chaleur), chimiques (irritants), spécifiques (microbes).

Symptomes : 1° *Locaux*, rougeur, chaleur, tuméfaction, douleur ; 2° *généraux*, fièvre de réaction, diminution des sécrétions ; 3° *Fonctionnels*, variable suivant l'organe atteint.

Terminaisons : Résolution, suppuration, gangrène, passage à l'état chronique.

Traitement : Froid (eau froide, glace, neige) ; astringents ; hydrothérapie (douches) ; chaleur humide ; lavages et compresses ou bains antiseptiques ; révulsifs, vésicants, cautérisation ; parfois compression (flanelles, bandes) et massage.

Lors de *gangrène*, excision des parties mortifiées, scarifications, injections de liquides antiseptiques : à l'intérieur toniques et excitants. Lors d'*abcédation*, ponction des abcès, débridement, parfois contre-ouvertures et drainage, puis soins antiseptiques.

Lors d'*inflammation chronique*, vésicants, cautérisation ; massage, compression.

### Plaies contuses.

On peut les ranger, au point de vue du traitement, en : 1° *superficielles*, excoriations, qui guérissent facilement par de simples lavages antiseptiques et l'application de poudres isolantes ou d'un pansement ; 2° *profondes* avec zone ischémiée de faible épaisseur, qui peuvent encore se cicatriser assez rapidement par des soins antiseptiques, désinfection, hémostase, bains, pulvérisations antiseptiques, pansements ; 3° *profondes* avec large zone contuse, meurtrie, qui exigent une toilette minutieuse, excision des parties mortifiées, débridements, contre-ouverture, drainage, lavages antiseptiques prolongés, bains, pulvérisations, irrigation continue, pansements antiseptiques ouatés.

### Plaies d'été.

Apparaissent d'emblée et sont dues à l'action de parasites (nématodes), ou bien elles sont consécutives à des lésions traumatiques exposées (plaies, abcès, kystes).

Spéciales à l'époque des chaleurs. Rebelles. Siégeant au garrot, aux épaules, à l'encolure, à la croupe, mais surtout à la partie inférieure des membres. Tendance à un bourgeonnement excessif. Vives démangeaisons ; incrustations jaunâtres, calcaires ou fibrino-albumineuses. Peu de suppuration, cicatrisation difficile, rendant les animaux inutilisables.

TRAITEMENT : Excision de la couche bourgeonneuse et des granulations qu'elle renferme ; curettage et pansement antiseptique ; ou bien cautérisation de la plaie, topiques irritants ou caustiques.

### Plaies empoisonnées.

Elles sont caractérisées par le dépôt, dans les tissus blessés, de poisons végétaux (alcaloïdes), minéraux (mercuriaux, arsenic, iodoforme, etc.), ou putrides (ptomaïnes). Outre les symptômes locaux des plaies, on observe des symptômes généraux d'empoisonnement (Voyez *intoxications*).

TRAITEMENT : Débrider largement la plaie, l'irriguer abondamment avec eau ou solution antiseptique, parfois détruire, par la cautérisation ou l'ablation, la couche superficielle du trauma. A l'intérieur, antidotes, excitants, toniques.

### Plaies envenimées.

Ce sont des piqûres d'abeilles, de guêpes, de frelons, ou bien des morsures de vipères, de serpents. Les premières s'accompagnent d'une vive douleur, et d'un fort gonflement diffus ; si elles sont nombreuses, la mort peut survenir rapidement, surtout chez les petits animaux. Traiter par les affusions froides, les lotions avec solutions alcalines, ammoniacales, narcotiques, ou le mélange d'huile de pétrole et d'eau ; à l'intérieur excitants généraux, injection sous-cutanée d'éther ; trachéotomie lorsque l'asphyxie est imminente (piqûres des naseaux, de la gorge, etc.). Les morsures de vipères provoquent accidents graves souvent mortels chez petits animaux, parfois chez les grands. Appliquer ligature au dessus de la plaie (si la région s'y prête), débrider celle-ci, la laver soigneusement, puis la cautériser ; si l'accident remonte à quelques heures, scarifications dans la zone tuméfiée et injections de permanganate de potasse, d'acide chromique, de chromate de potasse à 1-5 p. 100, d'eau phéniquée à 5 p. 100 ; injection de sérum antitoxique ; à l'intérieur excitants diffusibles.

**Plaies par armes à feu.**

Symptomes : De gravité variable, suivant la nature du projectile, l'arme employée, la nature de la partie lésée, l'étendue de la plaie.

En cul de sac, en gouttière, en séton. Entrée du projectile nette, bords enfoncés du côté de la plaie ; à la sortie, ouverture irrégulière, bords frangés ; hémorragie, section de vaisseaux artériels et veineux, rétraction des tissus et des vaisseaux divisés, peu considérable et perte de sang peu accusée, douleur immédiate. S'il y a eu perte abondante de sang, pouls petit, pâleur des muqueuses, faiblesse. Sur les os, fractures avec éclats dans les diaphyses, en cul de sac dans les parties spongieuses, à l'emporte-pièce dans les os plats.

Les projectiles abandonnés dans les tissus peuvent se fixer, s'enkyster, d'autres, parvenus dans certaines cavités organiques, peuvent être éliminés par les voies naturelles ; certains restent silencieux pendant des années, se déplacent lentement obéissant à la pesanteur ou à la contraction musculaire et déterminent, à un moment donné, des accidents divers.

Traitement : Extraire les corps étrangers ; débris de selle ou de harnais. Rechercher le projectile, en faire l'extraction, si c'est possible ; contre-ouverture, ligature ou compression des vaisseaux. Pansements divers suivant l'indication. Lors de fracture des os des membres, il est indiqué d'abattre le cheval.

**Plaies par instruments piquants.**

Leur gravité dépend des tissus et surtout des organes intéressés, du volume du corps piquant et de son état aseptique ou infecté. Les piqûres peu larges et non infectées se cicatrisent rapidement sans soins. Les piqûres infectées s'accompagnent d'une grande sensibilité, de la tuméfaction de la région. Elles sont le mode le plus fréquent d'inoculation des maladies infectieuses (tétanos, septicémie, charbon, etc.). Traiter par les antiphlogistiques (douches) ; parfois il est nécessaire de débrider le trajet.

**Plaies par instruments tranchants.**

Symptomes : Hémorragie d'importance variable, douleur, écartement des lèvres de la plaie. Consécutivement, fièvre, suppuration, boiterie ou impotence fonctionnelle.

Traitement : Nettoyer la plaie, réunir les bords par bandages, sutures, pansements collodionés, glycérés. Lors de suppuration, soins de propreté, lotions antiseptiques Recouvrir plaie d'un pansement antiseptique ; lors de plaies suppurantes profondes, débridement, contre-ouverture, drainage.

**Plaies virulentes.**

Voyez tétanos, septicémie, charbon, etc. (*Maladies microbiennes*).

**Poches sanguines et kystes.**

Fréquentes chez le cheval ; se produisent aux régions exposées aux frottements, aux violences extérieures (fesse, face interne du canon et du boulet, garrot).

Etiologie : Frottements répétés, contusions (chutes, coups de pied, chevaux mal ferrés qui se coupent), pression de la selle, etc...

Symptomes : Tuméfaction chaude, sensible, douloureuse au début, fluctuation apparaît ; parfois décollement sous-cutané dû à sang épanché provenant de ruptures vasculaires dans les muscles ou le conjonctif sous-cutané. Après 2-3 jours, dans les deux cas, on perçoit une tumeur molle, presque indolore, uniformément fluctuante.

Traitement : Ponction au bistouri ou au cautère ; injections antiseptiques ; parfois tamponnement de la poche à la gaze iodoformée, ou bien drainage ; généralement ponction et friction vésicante ; dans certains cas, cautérisation en pointes pénétrantes (garrot).

**Septicémie chirurgicale.** Voyez *Maladies microbiennes.*

**Tumeurs.** —Voyez *Pathologie interne*, chapitre I, § II.

**Tétanos, Actinomycose, Botriomycose, Charbon, Farcin, Tuberculose.** — Voyez *Maladies microbiennes.*

**Ulcère.**

Plaie suppurante, sans tendance à la cicatrisation. Est généralement symptomatique d'une infection générale (morve, tuberculose, carcinose). La plupart des ulcères idiopathiques sont le résultat d'une simple inflammation chronique ou d'irritations répétées ; d'autres (*plaies d'été*), sont entretenus par parasites.

Traitement : Suppression de la cause. Pansements antiseptiques, cautérisation légère au nitrate d'argent. Badigeonnages avec solutions phéniquées fortes, ou chlorure de zinc, avec teinture d'iode, etc.

---

# CHAPITRE II

## AFFECTIONS DES TISSUS EN PARTICULIER

### § I. — PEAU ET TISSU CELLULAIRE

**Acné.**

Inflammation localisée et non spécifique des glandes sébacées et des follicules pileux. S'observe sur cheval et mouton après la tonte. Dû à irritation mécanique des follicules pilo-sébacés (pression des harnais). Chez chien l'acné est parfois généralisé.

Traitement : Suppression de la cause. Savonnages avec solutions antiseptiques tièdes : glycérine ou vaseline boriquée, phéniquée, lanoline salicylée, pommade mercurielle ; ponction des boutons purulents.

**Affections parasitaires** (*phtiriase, gale, teigne*, etc...) Voyez

*Maladies parasitaires* et *Maladies microbiennes* pour Actino-mycose et Botryomycose.

### Alopécie.

Dépilations locales ou générales. S'observe dans la plupart des affections de la peau ; parfois survient sans cause apparente et se généralise (alopécie essentielle). Le traitement varie avec la cause, lors d'alopécie essentielle, il est indiqué de modifier le régime (vert).

### Psoriasis des extrémités. Crevasses.

CAUSES : Fréquentes en hiver. Diathèse eczémateuse. Action irritante de la boue, du purin, des poussières ; application de vésicants dans les plis des jointures.

SYMPTOMES : S'observent chez les solipèdes aux surfaces de flexion des articulations (pli du genou, *malandres*, pli du jarret, *solandres*), en arrière des tendons, aux fanons, au pli du paturon, au niveau de la couronne et du bourrelet (*mal d'âne*). Au début la peau est enflammée, tuméfiée, il se produit des *crevasses* ou *fissures*; il y a lymphangite des membres, boiterie intense. Puis les plaies se cicatrisent lentement, la peau est épaissie, indurée (dermite hypertrophique), et recouverte de squames lamelleuses ou de croûtes blanches, épaisses et adhérentes. Sous l'influence de causes irritantes, les crevasses reparaissent. Quand la maladie est arrivée à cette période, elle est incurable ; le membre reste engorgé, volumineux (*éléphantiasis*).

TRAITEMENT : Prévenir en supprimant les causes d'irritation; *ne pas faire la toilette des crins en hiver;* éviter les applications irritantes ou de corps gras qui rancissent. Soins de propreté, sécher les jointures. Traiter les crevasses commençantes. (Voyez *Maladies des régions*). Traiter par les savonnages, les lotions antiseptiques, les applications de pommades astringentes (oxyde de zinc, pâte de Socin), de glycérolé d'amidon, de glycérine iodée ; recouvrir les plaies avec poudres antiseptiques et astringentes, parfois les curetter. Traitement interne. (Voyez *Eczéma*).

### Dermite pustuleuse contagieuse.

Chez le cheval. Due à un bacille spécifique. Contagieuse et inoculable. Se transmet par harnais, couvertures, objets de pansage. Circonscrite aux régions qui portent les harnais, se généralise exceptionnellement. Caractérisée par pustules discrètes ou agminées, du volume d'un pois à celui d'un haricot, qui se déchirent ; leur contenu forme des croûtes jaunâtres. Plaies se cicatrisent en 2-3 semaines ou bien s'ulcèrent : il y a lymphangite, les ganglions voisins s'enflamment et s'abcèdent. Prurit faible ou nul.

Isolement des malades. Désinfection des harnais, couvertures, objets de pansage. Traitement antiseptique.

**Eaux aux jambes.**

Inflammation chronique, exsudative et hypertrophique (dermite verruqueuse) de la peau des régions inférieures des membres, surtout des postérieurs du cheval.

CAUSES : Probablement de nature eczémateuse liée à état morbide général (lymphatisme). Rare aujourd'hui. Causes occasionnelles sont : humidité, boue, liquides irritants, purin.

SYMPTOMES : Au début, prurit, engorgement, quelquefois douleur ; ces symptômes peuvent faire défaut. Le poil se hérisse ; il se produit un suintement séreux plus ou moins abondant. Plus tard cette sécrétion devient purulente, adhère aux poils, la peau se gerce, se couvre de bourgeons de l'interstice desquels émergent des poils isolés. Ces tubérosités plus ou moins volumineuses forment des fics, des grappes, baignant dans un liquide de sécrétion, d'odeur infecte. Parfois la peau se sphacèle, il se forme des plaies ulcéreuses, sans tendance à la cicatrisation. L'engorgement des membres augmente et l'animal est impropre à tout travail. Souvent elles s'accompagnent de crapaud.

TRAITEMENT : Hygiénique, logements salubres, propres, lavages fréquents, bonne nourriture. Astringents, glycérine saturnée, goudron pur ou phéniqué, perchlorure de fer, solutions cupriques, liqueur de Villate, mixture de Prangé, etc. A l'intérieur, arsenicaux, iodurés.

**Echauboulure. Ebullition ou urticaire.**

Partielle ou générale ; cheval, bœuf.

CAUSES : Nourriture trop abondante ; refroidissements, la peau étant en sueur. Vert.

SYMPTOMES : Apparition plus ou moins subite sur une partie ou sur toute la surface du corps du cheval de tumeurs de grosseurs variables, isolées ou confluentes, et siégeant dans le réseau vasculaire. Sur les boutons plus ou moins saillants, le poil se hérisse et la peau est rouge. L'état général est peu modifié, quelquefois il y a des frissons et un peu d'inappétence. Durée : deux à trois jours au plus.

TRAITEMENT : Purgatifs alcalins, diète, boissons rafraîchissantes et laxatives, lotionner les tumeurs à l'eau vinaigrée ou alcoolisée, tenir chaudement, promenades Injections souscutanées de pilocarpine.

### Eczéma.

Dermatite qui semble être sous la dépendance d'un état constitutionnel particulier (diathèse eczémateuse) et qui offre des localisations et des modalités différentes suivant les espèces.

ÉTIOLOGIE : Diathèse eczémateuse ou herpétique, hérédité prédisposent ; froid, chaleur, frottements, frictions irritantes, suralimentation, insuffisance de travail sont des causes occasionnelles. Intoxications alimentaires (drèches, etc.) ou médicamenteuses (mercuriaux, iodurés). Voyez *Intoxications*.

SYMPTOMES : 1° **Cheval**. — L'*eczéma aigu* siège de préférence aux régions qui supportent les harnais ; éruptions de papules dures, de la grosseur d'une lentile, irrégulièrement disséminées, la peau est tuméfiée, sensible ; les papules s'affaissent, des croûtes se forment, tombent et entraînent les poils ; prurit ; l'éruption se fait par intermittences. Parfois l'éruption a lieu sur les membres *(dermite papuleuse des membres)*. L'*eczéma chronique* se manifeste par une alopécie en diverses régions (tête, encolure, dos, cuisses) ; peau épaissie, rude, recouverte de croûtes ou d'écailles épidermiques, ou bien unie, lisse et glabre ; des poussées aiguës peuvent survenir. Les crevasses des plis du paturon, du genou (malandres), des jarrets (solandres) sont, chez certains chevaux, de nature eczémateuse.

2° **Bœuf**. — *Eczéma aigu*. Éruption sur différentes parties du corps, surtout sur les membres, de papules peu apparentes qui laissent suinter une sérosité formant croûtes lesquelles agglutinent les poils ; la peau est tuméfiée, douloureuse et a un aspect craquelé ; les croûtes se détachent et tombent avec les poils ; l'eczéma aigu disparaît en 2-3 semaines ou bien passe à l'état chronique. — *Eczéma chronique*. Rare ;

prurit, alopécie et exfoliation épidermique. Dans l'*eczéma sébacé* (Moussu), on note au début des dépilations circulaires disséminées sur le corps, surtout au pourtour des ouvertures naturelles, avec exfoliation épidermique; elles s'étendent et se réunissent; la peau est peu altérée; la chute des poils est due aux altérations de follicule pileux et à l'atrophie de la papille. — *Eczéma des drêches de pomme de terre.* S'observe sur bœufs soumis à l'engraissement, rarement sur bœufs de travail ou sur vaches laitières. Rougeur, tuméfaction, sensibilité des extrémités, difficulté de la marche, éruption de papules puis de vésicules sur les membres; des croûtes se forment et tombent, entrainant les poils; dans les plis articulaires des crevasses apparaissent; symptômes généraux; guérison facile sauf sur sujets âgés et affaiblis.

3° **Porc**. — Éruption locale ou générale de papules qui se transforment en vésicules ou en pustules; croûtes noirâtres, adhérentes à la peau.

4° **Chien**. — *Eczéma aigu.* Érythème de la peau (*rouge*) des aines et de la surface interne des cuisses qui gagne le ventre, les ars, les coudes, les flancs; quelques vésicules apparaissent; la peau est tuméfiée et sensible; prurit. Cette variété affecte surtout des animaux de races perfectionnées, bien nourris, surtout les jeunes. Au contraire sur chiens mal entretenus on observe une éruption papuleuse, puis vésiculeuse, discrète ou confluente, avec formation de croûtes qui tombent en entraînant les poils; peau tuméfiée et sensible; prurit intense; sous l'influence des grattages, le derme est à nu, rouge, enflammé, très douloureux et recouvert d'un exsudat séro-purulent (*eczéma humide*). Les lésions peuvent être circonscrites (organes génitaux, anus, vulve, paupières, pattes). Du catarrhe auriculaire coexiste souvent. La maladie peut guérir mais les récidives sont à craindre; souvent l'eczéma devient chronique. *Eczéma chronique.* Souvent localisé à dos, reins, base de la queue (*rogne*, *roux-vieux*), tête, cou, membres; la peau est épaissie, chagrinée, chaude, sèche, rigide, couverte de croûtes ou de productions épidermiques, dépilée; des poussées aiguës surviennent.

DIAGNOSTIC : Ne pas confondre avec *gale, teigne*.

TRAITEMENT : Tonte partielle ou générale Lotions antisepti-

·ques, bains sulfureux, poudres absorbantes (amidon, bismuth, oxyde de zinc), vaseline boriquée, glycérine iodée. Lors d'exsudation du derme, cautérisation légère avec solution de nitrate d'argent à 5-6 p. 100 ou d'acide azotique au 1/10, solutions astringentes, poudres antiseptiques (tannin et iodoforme). Contre les formes squameuses, goudron, huile de cade, pommade mercurielle ou naphtolée, glycérine iodée, ichtyol. Modifier la constitution interne par les alcalins (bicarbonate de soude), les arsenicaux (liqueur de Fowler), les iodurés (iodure de potassium).

Changement de régime, d'air, exercice ; nourriture rafraîchissante (vert, barbotages, lait, soupes). Contre l'*eczéma goumeux* du cheval : électuaires avec vératrine et sulfate d'antimoine.

### Elephantiasis.

Engorgement chronique des membres dû à troubles de la circulation veineuse ou lymphatique. Consécutif à nombreuses affections : lymphangite aiguë mal guérie, lymphangites répétées, crevasses, kystes, abcès de la peau, etc..., parfois s'établit lentement, sans cause appréciable. Lymphatisme prédispose.

Gonflement uniformément dur et indolent qui augmente pendant le repos et diminue un peu par la marche, occupant hauteur variable d'un membre ; celui-ci a la forme d'un poteau ; la peau est tendue, dure, lisse. Il peut survenir des poussées aiguës. Aucune tendance à la résolution.

TRAITEMENT : Surtout préventif. Exercice modéré, douches, massage et à l'écurie, compression *légère* et continue par flanelle ou bande de caoutchouc.

### Erythèmes.

Rougeur congestive qui s'efface momentanément sous la pression des doigts, tuméfaction, chaleur, prurit ; des plaies peuvent survenir par suite des frottements. Rare chez grands animaux et seulement aux surfaces ladres, assez commun chez mouton, porc, chien, chat.

Dû à causes mécaniques (pressions, frottements, tonte) ou chimiques (applications irritantes), il est circonscrit ; il est ordinairement diffus lorsqu'il est dû à chaleur (érythème solaire). Chez cheval et porc on peut observer érythème diffus avec dermite bulleuse, phlegmoneuse ou gangreneuse sous l'influence de la chaleur solaire et de l'alimentation avec le sarrasin. Chez le mouton, l'érythème avec éruption vésiculeuse cutanée apparaît après alimentation avec sarrasin (*fagopyrisme*). Voyez *Intoxications*.

TRAITEMENT : Supprimer la cause. Irrigations froides, lotions astringentes, poudre d'amidon, vaseline boriquée.

*Intertrigo*, érythème des ars, des aines dû à action de la sueur et des poussières ; savonnages, lotions antiseptiques, poudre d'amidon ou de charbon, vaseline ou glycérine.

### Excoriations, Durillons, Cors.

Les premières s'observent pendant les temps chauds, aux régions qui supportent les harnais, la selle ; l'épiderme est détaché, le prurit est vif et des frottements répétés irritent le derme. Soustraire la région blessée à compression des harnais (repos ou fontaine au collier, ou tapis de paille ou de feutre fenêtré) ; lavages antiseptiques, poudre de charbon, d'amidon, d'iodoforme, ou vaseline antiseptique.

*Durillons* s'observent à peau des régions qui sont le siège de pressions et frottements répétés (harnais du cheval, joug du bœuf, patte du chien). Peau est dépilée et recouverte d'une plaque cornée, sèche, dure, irrégulière, due à hypertrophie de la couche cornée de l'épiderme, le derme étant intact ; sont généralement indolents et ne gènent pas l'animal. Traiter par l'amincissement au bistouri, l'application de vaseline, de glycérine ; supprimer pressions et frottements.

*Cors* sont des ilots de gangrène sèche, dus à compression de harnais (selle, collier, sangle, etc.) ; ils sont plus ou moins profonds. On les prévient en surveillant l'état des harnais. Traiter par les vésicants, la cautérisation en pointes fines, l'excision au bistouri. Laisser animal au repos, ou bien pratiquer fontaines au collier, à la selle, fenêtrer tapis de feutre ou de paille, au niveau du cor.

*Cors miliaires* du bord supérieur de l'encolure dus à poussée éruptive ou acnéique, sont souvent très douloureux. Savonner région à l'eau tiède, application de vaseline, frictions de pommade mercurielle ou de vésicatoire.

### Furoncle, Anthrax.

Dans le premier l'inflammation suppurative et gangreneuse

est limitée à un petit îlot cutané ; la tumeur qui en résulte est petite, conique, douloureuse et sa partie centrale nécrosée forme un bourbillon qui s'élimine par suppuration. L'anthrax est un furoncle volumineux.

TRAITEMENT : Savonnage ; lotions, pulvérisations, compresses, bains antiseptiques ; extirper le bourbillon et pansement iodoformé.

### Impétigo.

Eruption de papules suivie de la formation de croûtes jau-

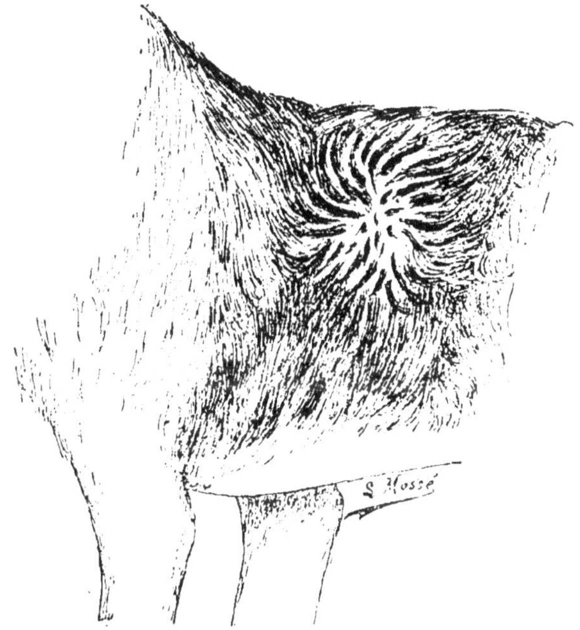

Fig. 105. — Impétigo du chien en pleine période de sécrétion (1).

nâtres analogues à du miel et qui deviennent grises ou brunes en se desséchant. Dù à une infection de la peau par des germes pyogènes. Il complique souvent les maladies à prurit et notamment l'eczéma, qui facilitent l'inoculation intra-

(1) Cadéac. *Pathologie interne des animaux domestiques*, Tome VII. Maladies de l'appareil urinaire (fin), de la peau, maladies parasitaires des muscles.

cutanée des germes. Parfois la suppuration devient profonde et il se forme de véritables abcès.

Peut s'observer chez tous les animaux et notamment sur les porcelets mal entretenus et sur les jeunes chiens (fig. 105).

Traiter par une bonne hygiène et des soins de propreté; lavages émollients et antiseptiques.

### Javart cutané.

*Dermite gangreneuse des extrémités*, due à l'action de la boue froide, de l'urine, purin, caustiques, traumatismes; prédisposition individuelle. Engorgement chaud, douloureux de la région, boiterie intense. Signes de gangrène humide locale ou bien éruption au niveau de la zone enflammée de pustules qui s'ouvrent et laissent échapper des fragments de bourbillons avec du pus mêlé de sang; parfois signes de fluctuation profonde (abcès sous-cutané).

TRAITEMENT. Prévenir la cause ou la supprimer. Traiter par compresses antiseptiques, pansements humides antiseptiques, bains prolongés; parfois mouchetures; ponction des pustules, des abcès. Lors de mortification, traitement de la gangrène humide.

### Kystes sébacés.

Dus à l'oblitération du canal du follicule sébacé. Tumeurs de la grosseur d'une noisette ou d'une noix, arrondies, pâteuses ou rénitentes, dures ou fluctuantes; contenu variable, généralement bouillie caséeuse.

Traitement des abcès.

### Pityriasis.

Affection cutanée caractérisée par une exfoliation épidermique analogue à du son ou à de la farine (dartre farineuse) et par une dépilation sans modification de texture de la peau. Causes peu connues, diathèse herpétique, hérédité, tempérament nerveux, suralimentation, âge avancé, malpropreté de la peau. Il est ordinairement local et, chez le cheval, affecte ordinairement la tête, l'encolure, la queue (queue de rat). Sa marche est lente. Traiter par modification du régime, suées fréquentes, alcalins et dépuratifs. Applications locales légèrement irritantes.

### Sclérodermie du porc.

Affection dont la nature est inconnue et qui se caractérise

par l'épaississement et l'induration de la peau ; celle-ci est très dure et peut acquérir 3-4-5 centimètres d'épaisseur, le pannicule adipeux est atrophié ; l'animal est gêné dans sa marche et à la longue devient cachectique. Abattre le malade dès que la maladie est constatée.

## Tumeurs. Verrues. Poireaux.

Les plus communes sont les *verrues* ou *poireaux* ou *papillomes cutanés*. Surtout fréquentes chez cheval et bœuf. S'observent à toutes les régions, particulièrement à la tête, aux lèvres, sur le ventre, aux organes génitaux, à la face interne des membres. Elles disparaissent parfois spontanément surtout chez les jeunes animaux. Traiter par les caustiques, acides azotique, chlorhydrique, etc., mélange de sublimé et d'acide arsénieux, etc., ou bien par la ligature élastique, ou l'ablation au bistouri.

Les *épithéliomes, cancroïdes* se rencontrent chez les vieux chiens. Les *fibromes, sarcomes* cutanés, etc., sont rares.


## § II. — BOURSES SÉREUSES


## Bursites. Hygromas.

Inflammation des bourses séreuses.

ÉTIOLOGIE : Frottements prolongés, pressions, traumatismes, inflammations de voisinage, certaines infections générales (rhumatisme, gourme, infection purulente).

SYMPTÔMES : *Hygromas aigus* se manifestent par tuméfaction chaude, douloureuse, œdémateuse au début puis uniformément fluctuante ; le liquide est séreux, ou sanguinolent mêlé de grumeaux fibrineux. *Hygromas chroniques* succèdent à H. aigus ou apparaissent d'emblée sous l'influence d'irritations légères et répétées ; tumeurs indolores froides, uniformément fluctuantes siégeant généralement au coude, nuque, garrot, pointe du jarret, etc. ; parfois ils sont indurés ou recouverts de productions cornées ; volume variable.

DIAGNOSTIC : On peut confondre avec abcès, kystes.

TRAITEMENT : Dans tous les cas, suppression de la cause. Contre les *H. aigus* pansements humides, bains, douches et plus tard frictions vésicantes ; lors d'abcédation, traitement des abcès. Contre les *H. chroniques*, au début lotions astringentes, mélange de blanc d'Espagne et de vinaigre, mélange d'argile, de vinaigre et de sulfate de fer, topique Weber :

    Goudron de Norwège ........................    450 grammes
    Savon vert................................    450    —
    Poudre de tan tamisé......................    10 )    —
Badigeonnages à l'aide d'un pinceau, tous les jours jusqu'à guérison.

Frictions vésicantes. Cautérisation en pointes pénétrantes ou en aiguilles. Ponction au trocart ou au bistouri suivie d'injections d'eau iodo-iodurée ou d'eau phéniquée. Drainage et injections antiseptiques. Lors d'H. induré, ablation au bistouri.

**Hygromas en particulier.** — Voyez *Maladies des régions.*

## § III. — MUSCLES

**Myosite**s.

Inflammation des muscles.

ÉTIOLOGIE : Contusions, contractions musculaires intenses (*M. de l'abatage*), services forcés (*surmenage, M., de fatigue*), froid, rhumatisme.

Les *M. symptomatiques* se manifestent au cours des maladies infectieuses ou des intoxications.

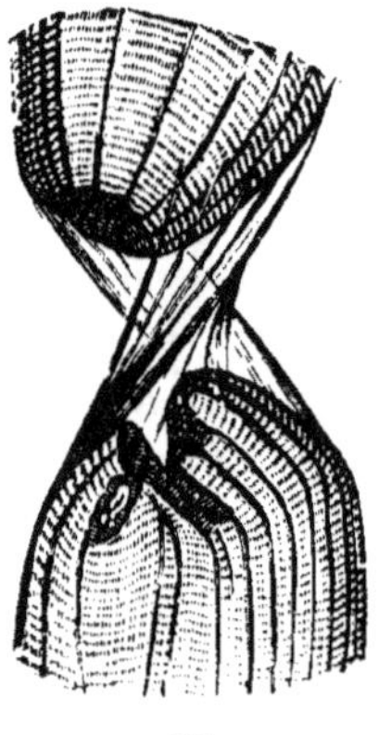

SYMPTÔMES : Sont *locaux*, tuméfaction tendue, chaude, sensible ; *fonctionnels*, boiterie, démarche raide, marche difficile ; parfois *généraux*, fièvre.

Pour la myosite rhumatismale, Voyez *rhumatisme.*

TRAITEMENT : Douches et massage, frictions résolutives (alcool camphré, alcoolé de savon), vésicants, repos absolu. Lorsqu'il persiste une impotence fonctionnelle du muscle, cautérisation, électrisation, injections irritantes.

Fig. 106. — Fibre musculaire déchirée: les deux fragments sont réunis par le sarcolemme (Bowman).

**Ruptures.**

S'observent à la suite d'efforts violents, de chutes, de glissades, de coups. — Elles sont totales ou plus généralement partielles. Peuvent intéresser les différents muscles ou groupes musculaires, mais surtout fréquentes aux fessiers, muscles rotuliens, plat de la cuisse, psoas, ilio-spinal, diaphragme (fig. 106).

SYMPTOMES : *Fonctionnels* variables avec siège et fonctions du muscle lésé ; généralement boiterie intense, grande raideur, difficulté ou impossibilité de la marche. *Locaux* : tuméfaction chaude, tendue, très douloureuse ; on peut parfois percevoir avec la main le vide formé par les abouts musculaires rétractés ; épanchement sanguin et les jours suivants œdème déclive. Chez le *poulain* et le *veau*, on peut observer, quelques heures après la naissance, des *pseudo-paralysies* dues à des ruptures musculaires.

TRAITEMENT : Repos absolu. Après cicatrisation, frictions stimulantes ou vésicantes, cautérisation, injections irritantes.


## § IV. — TENDONS


### Javart tendineux.

Inflammation suppurative des tendons, *ténosite suppurée*. Fréquente aux régions inférieures des membres ; parfois la gaine sésamoïdienne est atteinte (*téno-synovite*).

ETIOLOGIE : Complication des plaies infectées des tendons, des abcès, des atteintes, des javarts cutanés.

SYMPTOMES : Boiterie intense. Tuméfaction dure, chaude, très douloureuse, au centre de laquelle s'ouvre une ou plusieurs fistules d'où s'écoule un pus abondant.

PRONOSTIC : Grave surtout si la lésion siège près du sabot ou d'une articulation. Complications fréquentes d'ostéite, de synovite, d'arthrite suppurées.

TRAITEMENT : Prévenir cette complication par l'antisepsie des plaies, le débridement hâtif des abcès. Traiter par le débridement large des fistules, l'extirpation des parties nécrosées ; favoriser l'écoulement du pus par le drainage, les contre-ouvertures, etc...; lotions ou pulvérisations, bains antiseptiques ; pansement iodoformé. On peut aussi recourir aux caustiques, sublimé en cônes, bâton de nitrate d'argent portés au fond de la fistule ; injections de liquides escharotiques (liqueur de Villate) ou antiseptiques (teinture d'iode, glycérine phéniquée au 1/10).; irrigation continue. Après guérison, il faut parfois appliquer un feu en pointes ou en raies.

### Parasites.

*Spiroptère réticulé* surtout dans le ligament cervical, les fléchisseurs des phalanges et suspenseur du boulet; il détermine une tendinite avec boiterie.

### Plaies.

Les plaies longitudinales ne sont graves que si elles sont infectées. Les plaies transversales complètes s'accompagnent de la rétraction des abouts, de déviation des rayons articulaires et d'impotence fonctionnelle (boiterie, etc.).

Les plaies infectées se compliquent de javart tendineux ou de téno-synovite suppurée.

Traitement : Surtout antiseptique. Lors de section complète, rapprocher le plus possible les extrémités tendineuses, si possible les suturer, les maintenir en bonne position par bandage résistant ou par appareil spécial.

### Ruptures.

Etiologie : Altérations du tissu tendineux par ténosite simple ou suppurée, prédisposent. Dues généralement à contractions musculaires violentes, à des sauts, des chutes.

Symptomes : *Locaux*, au début écartement des extrémités tendineuses, le vide est comblé par épanchement sanguin ; plus tard symptômes inflammatoires. *Fonctionnels.* — Attitude particulière du membre au repos ; boiterie très accusée et à caractères variables suivant nature du tendon rupturé.

Pronostic. — En général grave surtout pour tendons des membres. Plus grave pour fléchisseurs que pour extenseurs. Parfois il faut sacrifier les animaux.

Traitement : Repos absolu. Parfois suspendre l'animal. Rapprocher le plus possible les extrémités rupturées et les maintenir en bonne position par bandage résistant ou par appareil spécial.

### Tendinite. Effort de tendons. — Voyez *Maladies des Régions.*

## § V. — SYNOVIALES TENDINEUSES

### Plaies

S'accompagnent d'écoulement de synovie au début; le siège de la blessure indique si la synoviale tendineuse ou articulaire est atteinte; parfois le diagnostic est hésitant, dans ce cas ne pas sonder. Toujours graves; si elles sont infectées, elles se compliquent de synovite traumatique.

Traiter par l'immobilisation, l'antisepsie, la désinfection, parfois suturer, pansement iodoformé; on peut recourir aussi aux douches, à l'irrigation continue ou bains prolongés dans l'eau courante; cône de sublimé ou bâton de nitrate d'argent dans la plaie; friction vésicante sur la région.

### Synovite aiguë close.

Étiologie : Travail exagéré, contusions, entorses, luxations, fractures épiphysaires, etc...

Symptomes : Surtout fréquente à la grande sésamoïdienne. Dans la *forme plastique,* la région est tuméfiée, chaude, il y a boiterie; la synoviale enflammée se comble de tissu fibreux qui crée des adhérences tendineuses. Dans la *forme séreuse,* on note mêmes symptômes inflammatoires puis exsudation de liquide qui distend les culs de sac de la synoviale.

Traitement : Douches, bains, pansements humides, chauds ou astringents (eau blanche). Plus tard, vésicants, cautérisation; traitement des hydropisies Lors de suppuration, traitement de la synovite traumatique après ponction et débridement.

### Synovites chroniques. Hydropisies tendineuses.

Étiologie : Terminaisons des synovites aiguës. Généralement elles apparaissent lentement sous l'influence du travail : c'est une maladie « de service »; il existe prédisposition individuelle tenant à constitution, laxité plus ou moins grande des tissus et des gaines.

Symptomes . La synoviale fait hernie au niveau de ses culs-de-sac, là où elle n'est pas soutenue; ces tumeurs, dont le siège est variable avec chaque synoviale, sont molles, fluctuantes, ou indurées, calcifiées, parfois cloisonnées, adhérentes aux tendons. Elles augmentent généralement avec le travail. Il peut y avoir gêne fonctionnelle et boiterie, ou bien la boiterie ne se manifeste qu'à la fin du travail.

DIAGNOSTIC : Siège et nombre des dilatations permettent de différencier des hydarthroses ; en outre tumeurs sont plus étendues, plus allongées, plus éloignées du centre articulaire (plus antérieures ou postérieures) que les dilatations articulaires.

TRAITEMENT : Au début, compression, massage, douches, bandes et compresses imbibées de solutions astringentes, applications de blanc d'Espagne et de vinaigre, de pommade iodo-iodurée, feux liquides. Plus tard, vésicants, cautérisation en pointes pénétrantes ou en aiguilles. Ponction au trocart de la partie la plus saillante de la tumeur, suivie de l'injection de 20 à 100 grammes de solution iodée au tiers et tiède ; malaxer la synoviale puis évacuer le liquide ; cette opération doit être exécutée sous le couvert de la plus rigoureuse antisepsie. Synoviectomie : incision de la peau, puis de la gaine, ablation d'un lambeau de celle-ci, en côte de melon, suture, pansement iodoformé.

**Hydropisies en particulier.** — Voyez *Maladies des régions*.

**Synovites infectieuses.**

S'observent au cours des maladies infectieuses, morve, gourme, infection purulente. pasteurellose, tuberculose, péripneumonie, clavelée, rhumatisme. Les synovites qui surviennent au cours ou pendant la convalescence des pneumonies. parfois un temps assez long après la guérison, sont décrites sous le nom de *synovites rhumatismales (pseudo-rhumatismes. Voyez Pathologie interne).*

SYMPTOMES : Sont ceux de la synovite aiguë close, mais se différencient par leur *caractère ambulatoire.*

TRAITEMENT : Local et général (salicylate de soude en électuaires ou en injections sous-cutanées au niveau de la lésion).

**Synovite traumatique.**

Succède à plaie synoviale infectée, ou à propagation d'une inflammation suppurative du voisinage, ou à synovite aiguë close.

SYMPTOMES : Écoulement de liquide jaunâtre, cailleboté, purulent, abondant par la plaie ; région tuméfiée. chaude,

. très douloureuse ; boiterie intense, parfois fièvre de réaction.

Diagnostic : Dans l'arthrite traumatique, l'engorgement est étendu à tout le pourtour de l'articulation ; dans la synovite il est circonscrit au côté du membre où se trouve la synoviale.

Pronostic : Grave. Malade peut succomber à l'infection purulente ou reste boiteux.

Traitement : Celui des plaies synoviales ; antisepsie après le débridement de la fistule, parfois drainage de la synoviale ; injections d'eau oxygénée, de solution de chlorure de zinc, de glycérine phéniquée au 1/10 ; bâton de nitrate d'argent dans la fistule ; hydrothérapie.

## § VI. — ARTICULATIONS

**Ankyloses.**

Les articulations ont perdu la totalité (a. complètes) ou une partie de leurs mouvements (a. incomplètes) ; elles sont dues à des lésions des surfaces articulaires, des ligaments, ou à des altérations des tissus voisins ; surtout consécutives à fractures articulaires, arthrites, luxations, etc ..

Traitement des causes ordinaires ; ne pas prolonger l'immobilisation.

**Arthrite close idiopathique.**

Inflammation des articulations sans blessure de la synoviale, sans suppuration.

Etiologie : Contusions violentes, chutes, entorses, luxations, fractures épiphysaires.

Symptomes : Tuméfaction chaude, douloureuse, très sensible de l'articulation ; cet engorgement masque souvent les culs-de-sac de la synoviale articulaire distendue par le liquide accumulé. Impotence fonctionnelle, boiterie très forte. Parfois suppuration survient avec les signes de l'arthrite traumatique.

Traitement : Celui des synovites aiguës closes.

**Arthrite des nouveau-nés. — Arthrite infectieuse des jeunes animaux.**

Affecte les jeunes de toutes espèces, surtout les poulains, veaux, agneaux, porcelets.

ÉTIOLOGIE : Infection consécutive à l'inflammation du cordon ombilical (omphalo-phlébite). Entérite diarrhéique.

SYMPTOMES : Survient ordinairement dans les jours qui suivent la naissance. Peut apparaître à toutes les jointures, surtout au jarret, au genou, au grasset, au coude, à l'épaule. Invasion brusque. Symptômes généraux puis tuméfaction chaude, sensible à plusieurs articulations ; parfois écoulement de synovie purulente. Boiterie intense ; les malades restent couchés. Il peut se produire des complications viscérales. Mort en 24-48 heures ou plus tardivement.

PRONOSTIC : Très grave, mortalité de 75 à 90 p. 100.

TRAITEMENT : *Préventif*. — Éviter l'infection du cordon par des soins antiseptiques, un pansement protecteur et une litière très propre. *Curatif*. Traiter la cause et agir localement par des frictions résolutives ou vésicantes ; excitants généraux à l'intérieur.

### Arthrite des vaches laitières. — *Arthrite post-partum*.

Encore appelée *pseudo-rhumatisme infectieux*.

ÉTIOLOGIE : Apparaît à la suite d'avortements, de vêlages laborieux, de délivrance incomplète, de métrite *post-partum*, et plus rarement à la suite d'entérite, de mammite, de la fièvre aphteuse. Due vraisemblablement à l'action des toxines ou des microbes sur une articulation prédisposée.

SYMPTOMES : Attaque surtout les articulations fémoro-tibiales, coxo-fémorales, ou des jarrets, parfois des genoux. Se dénonce par tuméfaction de la jointure, sensible, peu chaude. par des dilatations synoviales appelées «molettes », « oignons » qui sont molles fluctuantes (forme exsudative) ou indurées (forme plastique), et par une forte boiterie. Marche chronique ou subaiguë.

TRAITEMENT : Préventif ; antisepsie des voies génitales. Traiter, lors de forme exsudative, par la ponction aspiratrice aseptique suivie de la cautérisation en pointes fines ou en raies.

### Arthrites infectieuses.

Se manifestent au cours de la *morve*, de la *gourme*, de la *tuberculose* (surtout chez les bovidés et les volailles), de l'*infection purulente*.

D'autres sont dues au rhumatisme ou bien sont de nature

spéciale : *rhumatisme articulaire, arthrite des vaches laitières, arthrite des nouveau-nés.*

## Arthrite sèche ou déformante.

Terminaison des arthrites chroniques, surtout chez le cheval, bœuf, chien. Les cartilages s'éliminent, les surfaces articulaires s'usent, tandis qu'il se forme des végétations cartilagineuses ou osseuses. Elle engendre au jarret, l'éparvin, au genou les osselets, aux articulations phalangiennes, les formes. Voyez *Maladies des Régions.*

## Arthrite traumatique.

Inflammation suppurative des articulations.

Etiologie : Consécutive à plaie articulaire infectée, à l'ouverture dans l'articulation d'un abcès du voisinage, etc.

Symptomes : Tuméfaction chaude, très douloureuse, envahit l'articulation et les régions voisines ou le membre tout entier ; écoulement par la plaie de synovie louche au début puis purulente ; lancinations ; articulation à demi fléchie dans position qui tend le moins les tissus ; boiterie intense, appui nul. Plus tard, symptômes généraux, fièvre traumatique, l'animal est toujours couché ; écoulement par la plaie d'une grande quantité de synovie purulente ; la tuméfaction augmente, des abcès se forment tout autour de l'articulation ; les animaux succombent épuisés ou à l'infection purulente. S'ils résistent, la jointure est souvent ankylosée. Traitement hâtif peut amener guérison complète.

Traitemeet : Celui des plaies articulaires ; immobilisation, injections et pansements antiseptiques, applications vésicantes ou irrigation continue. Lorsque l'arthrite suit son cours, ponction des abcès, débridement des fistules, drainage, etc., plus tard cautérisation, névrotomie. Dans la plupart des cas, suspension des malades.

## Entorses.

Efforts des articulations. Ligaments et synoviale sont distendus, parfois partiellement déchirés ou arrachés ; il peut y avoir en outre des lésions des tendons, des muscles qui recouvrent l'articulation ou des os qui la forment.

Étiologie : Contusions, efforts violents, chutes, etc.

Symptomes : *Locaux*, tuméfaction diffuse, chaude, très douloureuse. *Fonctionnels.* impotence fonctionnelle de l'articulation, boiterie très accusée.

DIAGNOSTIC : Ne pas confondre avec fracture, luxation. Souvent difficile aux articulations de l'épaule et de la hanche.

PRONOSTIC : Varie avec nature de l'articulation lésée, service du cheval, étendue des lésions.

TRAITEMENT : Au début, antiphlogistiques et immobilisation puis massage, insufflation sous-cutanée d'air, puis massage, compression élastique. Lors d'entorse ancienne, vésicants, cautérisation, injections sous-cutanées irritantes. sétons.

**Entorses en particulier.** — Voyez *Maladies des régions.*

**Hydarthroses.**

Hydropisies des synoviales articulaires.

ETIOLOGIE : Contusions, entorses, arthrite aiguë close ; généralement dues à travail exagéré ; c'est une maladie « de service » ; peut-être hérédité, lymphatisme prédisposent.

SYMPTOMES : Tumeurs synoviales molles, fluctuantes, indolores, ordinairement arrondies, en certains points variables de l'articulation ; s'accroissent peu à peu surtout après un travail pénible et finissent par déterminer boiterie avec symptômes inflammatoires locaux assez accusés.

DIAGNOSTIC : Ne pas confondre avec hygroma, hydropisie tendineuse : à chaque articulation, la synoviale fait hernie en des points toujours les mêmes; une tumeur peut manquer en raison de l'existence d'un cloisonnement de la séreuse articu · laire.

TRAITEMENT : Celui des synovites chroniques. Réserver la ponction, les injections iodées et l'arthrotomie pour des cas spéciaux.

**Hydarthroses en particulier.** — Voyez *Maladies des Régions.*

**Luxations.**

Déplacement anormal et permanent des extrémités articulaires. Elles sont complètes ou incomplètes.

ÉTIOLOGIE : 1° *Traumatiques* dues à contusions violentes, chutes, glissades. contraction musculaire ; 2° *Consécutives* ou *symptomatiques* qui succèdent à hydropisie, arthrite, tumeurs : 3° *Congénitales* se produisent pendant la vie intra-utérine.

SYMPTOMES : Déformation de la région : on peut parfois sentir tête articulaire déplacée ; membre est allongé ou raccourci ; impotence fonctionnelle, attitude particulière du membre ou du malade, boiterie intense.

Lors de luxation, la synoviale est déchirée, des ligaments sont rupturés, les cartilages articulaires sont écrasés, en outre lésions des muscles, des tendons, parfois fracture des os.

Lors de luxation ancienne, l'articulation se comble de tissu fibreux, tandis qu'une nouvelle articulation se forme autour de l'extrémité osseuse déplacée.

Diagnostic : Ne pas confondre avec entorse, fracture. Souvent difficile, lorsque l'articulation est recouverte de muscles épais.

Traitement : Se rendre compte du sens de la déviation ; puis 1° *opérer la réduction ;* il est nécessaire, tout au moins pour les grands animaux, de les anesthésier ; pratiquer *l'extension* à l'aide de cordes fixées à l'extrémité du membre et tirées par des aides soit directement soit à l'aide d'un treuil, la *contre-extension* à l'aide de cordes passées sous la partie supérieure du membre et maintenues par des aides ou attachées à un point fixe ; enfin la *coaptation* est obtenue par l'opérateur à l'aide des mains ou de leviers, il cherche à mettre les rayons en regard l'un de l'autre, de niveau, puis il fait cesser les tractions et un bruit spécial, dû à la rencontre des extrémités articulaires, l'avertit que la luxation est réduite ; 2° *prévenir la récidive* par des bandages contentifs ; 3° *combattre les complications,* traiter les plaies, etc. Lors de luxation compliquée de fracture, il vaut mieux abattre l'animal.

**Luxation en particulier.** — Voyez *Maladies des régions.*

**Plaies pénétrantes.**

Voyez *Plaies des synoviales tendineuses.* Gravité beaucoup plus grande en raison de la complication fréquente d'arthrite traumatique. Le *pronostic* varie avec étendue de la plaie, son état aseptique ou infecté, l'importance fonctionnelle de l'articulation.

Traitement : Ne pas sonder la plaie. Antisepsie, désinfection soignée de la plaie, injections antiseptiques faites aseptiquement, solutions de sublimé, d'eau phéniquée, de chlorure de zinc, eau oxygénée, glycérine phéniquée au 1 10, parfois introduire dans plaie étroite et profonde, un bâton de nitrate d'argent ; pansement iodoformé ouaté pour immobiliser articulation, ou bien friction vésicante sur toute la région ; l'immobilisation doit être aussi complète que possible mais pas trop prolongée afin d'éviter l'ankylose.

**Rhumatisme articulaire.** — Voyez *Rhumatisme*.

## § VII. — OS

### Carie.

Suppuration interstitielle de la substance osseuse (*ostéomyélite suppurée*).

Étiologie : Consécutive à plaies osseuses infectées, ostéopériostite aiguë, suppurations périosseuses, arthrite traumatique, etc.

Symptomes : Tuméfaction diffuse, chaude. douloureuse, très sensible ; plaie fistuleuse ; suppuration continue et de mauvaise nature, pus sanieux, liquide, grisâtre ou sanguinolent.

Traitement : Débridement de la plaie, curettage de l'os, jusqu'en tissu sain, désinfection, pansement antiseptique ; faire de fréquentes injections antiseptiques, varier les liquides injectés. On peut aussi recourir à la cautérisation au fer rouge ou par les caustiques, nitrate d'argent, liqueur de Villate, etc.

### Contusions.

Gravité variable avec situation de l'os et violence du choc. Contusions graves s'accompagnent de tuméfaction inflammatoire et de boiterie ; après guérison il persiste une *exostose*: des fractures peuvent survenir.

Traitement : Antiphlogistiques et surtout douches contre contusions légères. Lors de contusions graves, repos, parfois immobilisation, suspension du cheval, friction vésicante, plus tard cautérisation contre exostoses.

### Exostoses.

Tumeurs formées de tissu osseux développé sur un os.

Étiologie : Résultent d'ostéo-périostites productives dues à tiraillements ligamenteux, contusions, pressions violentes, propagation d'une inflammation du voisinage (arthrite), fêlures, fractures, etc... Jeune âge, hérédité, peut-être l'alimen-

.tation, le service, et un certain état diathésique individuel (*ostéisme* de Jacoulet et Joly) prédisposent.

SYMPTOMES : Tumeurs dures, résistantes, fixes, adhérentes, de volume, de forme, de siège variables, surtout fréquentes sur les os des membres du cheval où elles constituent des *tares dures*. S. *fonctionnels* et *généraux* variables ; généralement boiterie plus ou moins accusée, parfois paralysie (compression de la moelle, d'un nerf), etc...

TRAITEMENT : Feux liquides, vésicants, fondants ; si l'exostose est rebelle, cautérisation en pointes fines ou pénétrantes. Périostotomie et ablation des exostoses sont rarement effectuées. Lors de boiterie persistante, névrotomie.

**Exostoses en particulier.** — Voyez *Maladies des régions*.

**Fractures.**

Solutions de continuité complètes ou incomplètes des os.

**Fractures incomplètes.**

Sont des *fêlures* ou des *fractures partielles* avec *esquilles*. Symptômes et traitement des contusions : mais symptômes inflammatoires locaux plus intenses, boiterie plus accusée et complication plus fréquente de fracture complète ; aussi l'immobilisation devra être plus longue et la remise en service très progressive.

**Fractures complètes.**

ETIOLOGIE : Contusions violentes, coups de pied, projectiles, heurts, chutes, glissades, saut, contraction musculaire (abatage). Age avancé (cheval), ou jeune âge (chien), situation superficielle de l'os, affections locales (carie, tubercules, hydatides) ou générales (ostéoclastie) des os, prédisposent.

Fractures sont simples ou composées ou esquilleuses, closes ou ouvertes ou compliquées, transversales ou en *rave*, obliques ou en *bec de flûte*, longitudinales, etc.

SYMPTOMES : *Locaux* : déformation de la région, sensibilité locale, mobilité anormale des abouts, crépitation. *Fonctionnels* : impotence fonctionnelle, boiterie, appui supprimé, etc. *Généraux* : fièvre de réaction, paralysies (fractures des vertèbres), etc.

DIAGNOSTIC : Facile aux os longs des membres. Plus difficile aux os courts des membres ou à ceux qui sont recouverts de muscles épais.

*Complications.* — Hémorragies mortelles. Paralysies. Arthrite, carie, lors de fracture ouverte. Fourbure du membre sain.

*Terminaisons.* — Formation d'un *cal* osseux (fig. 107), qui réunit les deux abouts fracturés : ou bien ceux-ci se réunissent par du tissu fibreux intermédiaire (*pseudarthrose*).

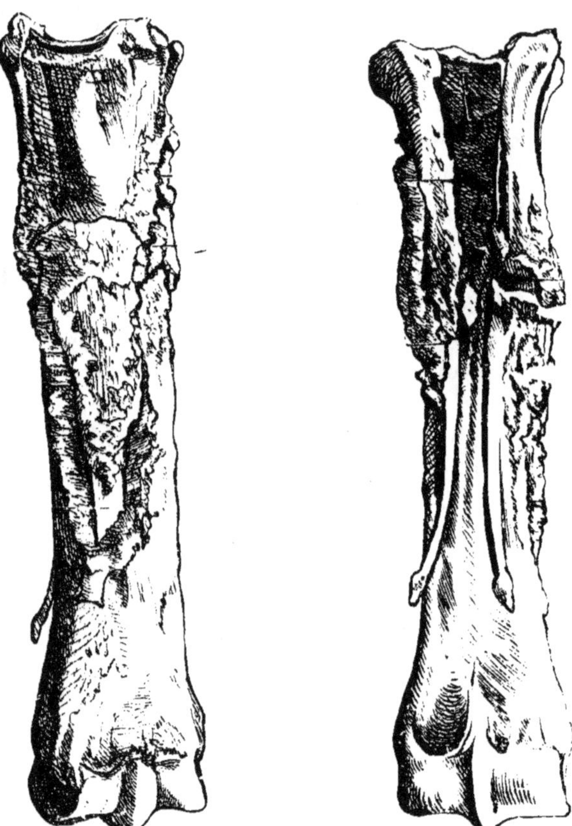

Fig. 107. — Fracture du canon avec cal (d'après nature).

Pronostic : Se réduit à ceci pour les grands animaux : la fracture est-elle guérissable en soi ? et, à la supposer telle, y a-t-il avantage, au point de vue économique, à en entreprendre le traitement ?

Traitement : 1º *Réduction*, ramener les fragments dans leur 'situation normale ; s'ils chevauchent, pratiquer l'extension, la contre-extension, la coaptation (Voyez Luxations) ; 2° *Contention*, maintenir les fragments exactement affrontés, les contenir pendant le temps nécessaire à la consolidation du cal, à l'aide de pansements (fig. 108), d'éclisses et de bandages agglutinatifs (plâtre. poix, dextrine, etc.) ou d'appareils spéciaux (fig. 109) ; 3° *Prévenir* et combattre les accidents locaux (plaies) et généraux.

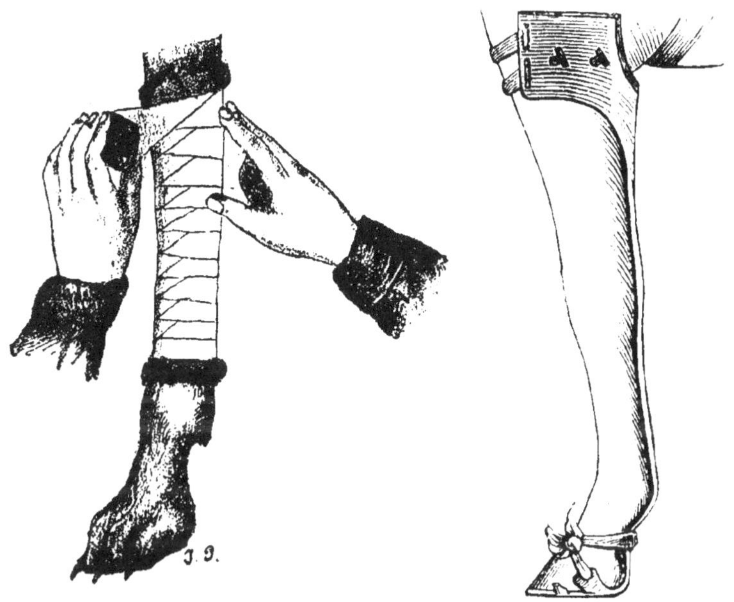

Fig. 108. — Bandage de contention de fracture sur le chien.

Fig. 109. — Ferrement de Bougelat pour les fractures du canon, du genou et de l'avant-bras.

Il est souvent nécessaire de placer grands animaux sur l'appareil de suspension (fig. 110).

Parfois lors de fracture d'os profond (coxal) on ne peut intervenir et on se contente d'immobiliser l'animal.

Lorsque le cal est consolidé, promenade et remise en travail très progressive ; lorsqu'une boiterie persiste, cautérisation, névrotomie.

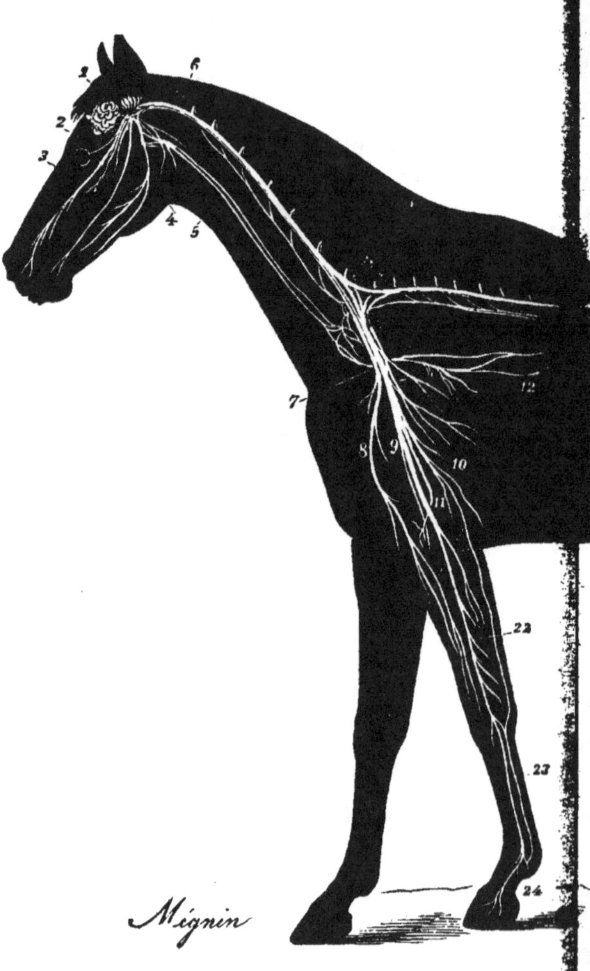



Fig. 113. — Vue générale de l'appareil de l'innervation. — 1, [...]
inférieur ; 5, nerf vague ou pneumogastrique ; 6, moelle épi[...]
antérieur ; 10, huméral moyen ; 11, huméral postérieur ; 12, p[...]
glion semi-lunaire centre du plexus solaire ; 15, plexus lombo-[...]
sératique ; 18, nerf petit fémoro-poplité ou scéotique poplité e[...]
tibio-postérieur; 21, nerf plantaire; 22, nerf cubito-plantaire ou [...]
plantaire.

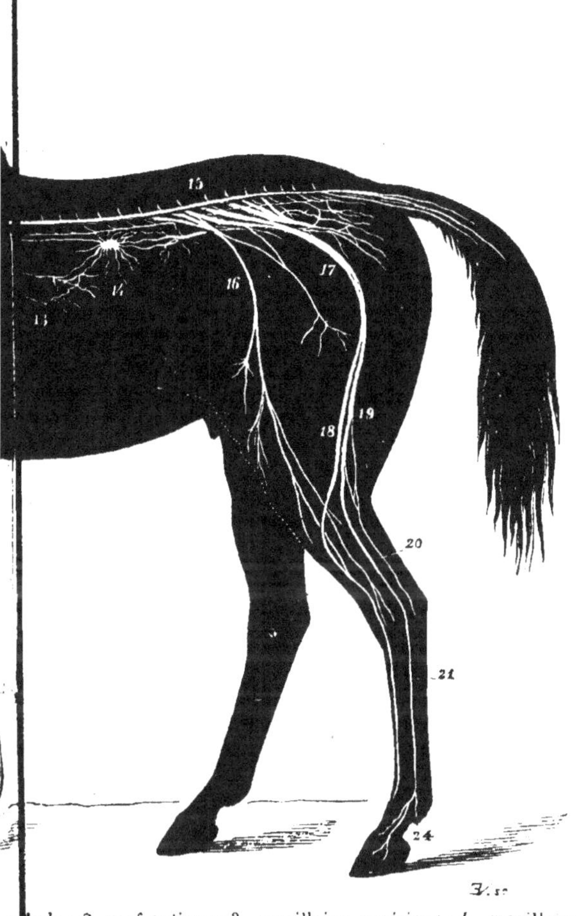



hale ; 2, nerf optique ; 3, maxillaire supérieur : 4, maxillaire
7, plexus brachial droit ; 8, nerf pré-huméral ; 9, huméral
gastrique ; 13. portion gastrique du plexus solaire ; 14, gan-
gauche ; 16, nerf fémoral antérieur et nerf sapheine ; 17. trone
; 19, nerf grand fémoro-poplité ou grand sciatique ; 20, nerf
an ; 23, nerf plantaire ; 24, 24, branches terminales du nerf

**Fractures en particulier.** Voyez *Maladies des Régions.*
**Nécrose.**

Gangrène sèche des os. La portion d'os nécrosée s'appelle *séquestre* (fig. 111 et 112).

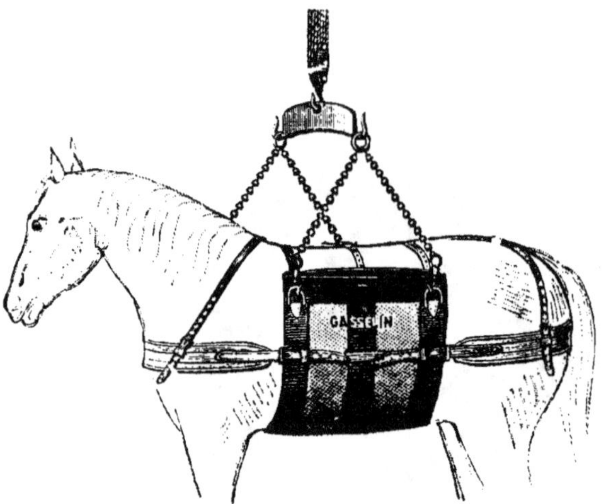

Fig. 110. — Appareil de suspension (Gasselin).

Étiologie : Contusions, abcès périosseux, brûlures, action des caustiques, congélation, fractures esquilleuses Certaines infections (gourme) ou intoxications (ergot de seigle, plomb, phosphore).

Symptomes : Analogues à carie ; le bec de la sonde introduit dans la fistule rencontre le séquestre dur, rugueux, donnant à la percussion un son sec, comme fêlé ; il est parfois mobile.

Traitement : Extraire le séquestre à l'aide de pinces, s'il est mobile et superficiel ; on peut hâter sa délimitation par des injections escharotiques, caustiques ou mieux antiseptiques. S'il est profond ou invaginé, débridement des fistules, et extraction, parfois trépanation (attendre pour cela que l'os nouveau ait acquis de la solidité). Prévenir l'infection et hâter la réparation par les injections et les pansements antiseptiques. Friction vésicante sur la région.

**Ostéomalacie. Rachitisme.** Voyez *Pathologie interne.*
**Périostite. Ostéite.**

Inflammation du périoste, de l'os. Les causes sont les

contusions, plaies contuses, fractures, etc. ; ostéites spécifiques (morveuse, tuberculeuse, actinomycosique). L'ostéo-périostite

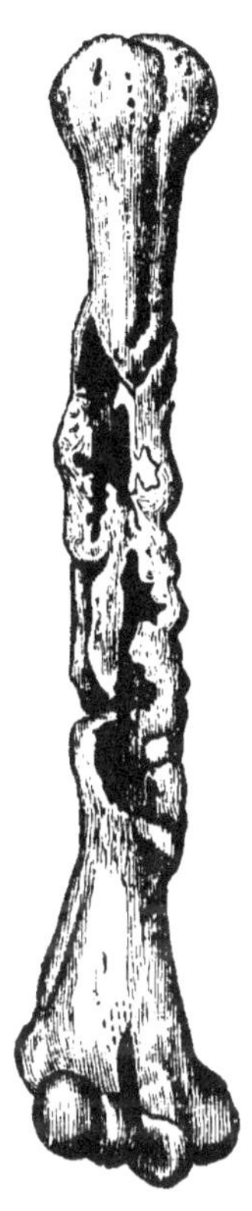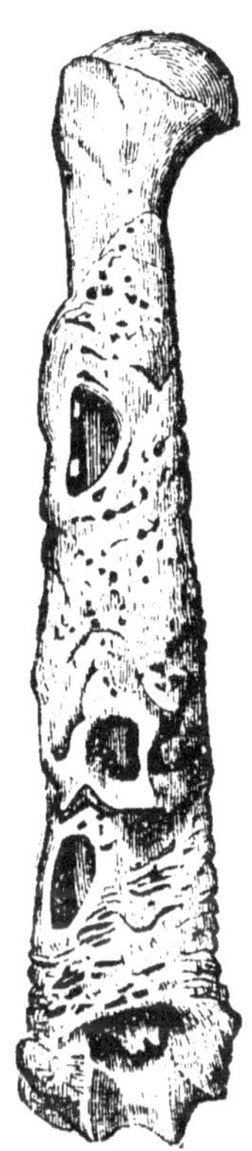

Fig. 111 et 112. — Nécrose de l'humérus.

111. La nécrose affecte la partie moyenne de l'os; il y a eu extraction du séquestre. On voit l'os nouveau encore incomplet, uni et fragile (Bourgery).

112. La presque totalité de l'humérus est mortifiée. L'os nouveau est incomplètement solide. On voit les *cloaques*, ouvertures qui laissent apercevoir le grand séquestre mobile, libre dans la cavité de l'os nouveau.

aiguë peut aboutir à la suppuration chronique ; elle s'accompagne souvent de la formation d'*exostoses*.

Le traitement est celui des exostoses.

## § VIII. — ARTÈRES

Voyez *Pathologie interne*.

## § IX. — VEINES

### Phlébite.

Inflammation des veines. Elle est toujours accompagnée ou précédée de *thrombose*, c'est-à-dire de coagulation du sang dans la veine.

ÉTIOLOGIE : Infection de la plaie de saignée par une flamme malpropre ; infection post-opératoire ; frottements, irritations, traumatismes ; propagation d'une inflammation du voisinage.

SYMPTOMES : Plusieurs variétés. *adhésive*, *suppurative*, *hémorragique*, liées à des degrés divers de virulence de l'agent causal.

*Phlébite adhésive*. — La veine forme un cordon induré sur une étendue plus ou moins grande, entouré d'une nappe d'œdème. Plaie de saignée fistuleuse, laissant écouler liquide sanguinolent.

*Phlébite suppurative*. — Tuméfaction plus étendue ; la veine est fistulisée ; le caillot est infiltré de pus ; de la plaie s'écoule un pus de mauvaise nature, grisâtre ou rougeâtre, d'odeur fétide ; des abcès apparaissent en divers points de la veine enflammée. Des fragments de caillots peuvent se détacher, être entraînés dans la circulation et provoquer des embolies ou l'infection purulente.

*Phlébite hémorragique*. — Complication des deux formes précédentes ; due au décollement, écrasement, ou fonte purulente du caillot obturateur ; du sang s'écoule en nature de la plaie de saignée.

TRAITEMENT : Prévenir par l'asepsie et l'antisepsie. Immobiliser la région, la soustraire aux frottements. Débridement de la fistule ; injections antiseptiques ou douches en pluie au début ; recouvrir la plaie d'iodoforme ; plus tard friction vésicante. Lors de *phlébite suppurative*, drainage de la veine dans sa portion suppurante à l'aide d'un drain fenêtré ou d'une mèche iodoformée, injections antiseptiques fréquentes ; ou bien, débridement de la veine dans sa portion fistulisée et traitement antiseptique ; ou bien encore cautérisation en pointes fines, en aiguilles ; ou enfin ligature et extirpation.

Contre la *phlébite hémorragique*, tamponnement ou ligature pratiquée aseptiquement sur une partie saine du vaisseau ;

traiter ensuite la portion suppurée comme il vient d'être dit.

**Thrombus.**

Tumeur sanguine, consécutive à la piqûre d'une veine et dont la résorption ne s'effectue que lentement ; parfois elle aboutit à la suppuration. S'observe surtout chez le cheval, à la suite de saignées aux veines des membres, à l'ars, à l'éperon. La tumeur est plus ou moins volumineuse ; elle peut s'enflammer et devenir chaude, douloureuse ; quand la suppuration survient, la complication de phlébite est à craindre.

Traitement : Prévenir l'accident en pratiquant la saignée selon les règles ; proportionner le calibre de la flamme aux dimensions de la veine ; ne pas exercer de traction sur la peau, en appliquant l'épingle ; empêcher l'animal de se frotter. Traiter par les antiphlogistiques au début, surtout les douches en pluie ; lors de suppuration. enlever l'épingle et la ligature, débrider la plaie ; injections antiseptiques.

**Varices.**

Dilatations permanentes des veines. S'observent assez rarement sur nos animaux, parfois sur veines des membres, mammaires, scrotales ou testiculaires. Elles ne gênent généralement pas les fonctions.


## X. — LYMPHATIQUES


**Adénite.**

Inflammation des ganglions lymphatiques.

Étiologie : Consécutive à une lymphangite des vaisseaux afférents, aux blessures infectées de la région ; l'adénite des ganglions sous-glossiens (glande de l'auge) est due parfois aux blessures de la muqueuse buccale par les irrégularités dentaires, ou bien à la collection des sinus, des poches gutturales, etc...

Presque toujours de nature spécifique (morve, farcin, tuberculose, carcinose, etc.). Parfois sous la dépendance de la *lymphadénie* (Voyez ce mot).

Symptomes : Ganglions hypertrophiés, chauds, douloureux, noyés dans une gangue conjonctive infiltrée. Peuvent s'abcéder. Dans l'adénite chronique, les ganglions sont soudés ensemble et parfois aux tissus voisins (périadénite) et forment une masse dure, peu sensible (glande).

TRAITEMENT : Pour les adénites non spécifiques, traiter la cause ; friction vésicante sur la glande, parfois cautérisation en pointes fines. Iodure de potassium à l'intérieur.

### Lymphangite ou Angioleucite.

Inflammation des vaisseaux lymphatiques, aiguë ou chronique, superficielle ou profonde, tronculaire ou réticulaire. S'observe surtout aux membres du cheval.

ÉTIOLOGIE : Infection des vaisseaux lymphatiques. — Apparaît à la suite de plaies infectées, surtout de crevasses, javart cutané ou tendineux, mal de garrot, d'encolure, parfois à la suite de plaie opératoire, d'autres fois sans solution de continuité appréciable (auto-infection).

Pour les *lymphangites spécifiques*, dues à la morve, au farcin, à la lymphangite épizootique, la gourme, la tuberculose, etc. voyez *Maladies microbiennes*.

SYMPTOMES : *Forme aiguë*, fréquente aux membres postérieurs du cheval ; elle apparaît parfois brusquement. Le membre est le siège d'une tuméfaction œdémateuse chaude, très sensible à la pression. pâteuse, surtout accusée au plat de la cuisse ; on sent un cordon dur, sensible, noueux, qui est le vaisseau enflammé ; il aboutit aux ganglions lymphatiques voisins de l'aine qui sont tuméfiés et douloureux. Boiterie intense ; réaction générale. — Se termine ordinairement en 8 jours par résolution mais les récidives sont à craindre ; parfois elle aboutit à la suppuration ou bien persiste sous la forme chronique.

*Forme chronique*. — Succède à la précédente ou le plus souvent s'établit lentement (crevasses anciennes, plaies des extrémités). Le membre est plus ou moins empâté sur une hauteur variable ; poussées subaiguës sous l'influence du travail, avec chaleur, légère boiterie.

TRAITEMENT : Surtout préventif : traiter les plaies par l'antisepsie. éviter les crevasses et les éruptions sur la peau des extrémités. soins de propreté. Traiter par l'enveloppement humide. les bains antiseptiques. chauds et prolongés, les applications de compresses imbibées d'eau blanche chaude, etc... ; frictions de pommade mercurielle ; pansement antiseptique sur les plaies. Traiter la forme chronique par les douches fréquentes, le massage, la compression continue modérée (flanelles ou bande de caoutchouc) ; traiter les plaies et crevasses ; bien sécher les extrémités ; éviter l'irritation de la peau ; mise au pré ; donner du vert, des barbotages, des alcalins.

### Lymphangite ulcéreuse.

Caractérisée par des abcès et plaies ulcéreuses du derme avec engorgement de la région. Elle siège surtout aux régions inférieures des membres postérieurs et simule le farcin ; les plaies se cicatrisent facilement.

Due à un microbe spécifique (Nocard).

Traitement antiseptique.

### § XI. — NERFS (fig. 113, p. 228 et 229).

### Blessures.

S'accompagnent de troubles immédiats, généralement paralysie sensitive parfois motrice dans la région innervée par le nerf sectionné, et de troubles consécutifs, notamment l'inflammation, la gangrène, l'atrophie ou l'hypertrophie.

La *régénération nerveuse* se fait plus ou moins rapidement, suivant l'âge de l'animal, et l'étendue du segment nerveux excisé ; elle est ordinairement de 5 à 6 mois. On la hâte en suturant les abouts.

La *récurrence nerveuse* explique la conservation de la sensibilité dans la région où se distribuait le nerf sectionné.

### Névrites.

Inflammation des nerfs. Rares et mal connues en vétérinaire. — Consécutives à lésions traumatiques des nerfs : névrotomie, névrite des nerfs de la face externe de l'épaule avec paralysie motrice à la suite de piqûres d'aiguillons. Polynévrites d'origine toxique ou infectieuse.

### Paralysies.

Abolition ou diminution (parésie) de la contractilité des muscles par leur stimulant normal. L'anesthésie coexiste souvent avec la paralysie.

Dues aux lésions du cerveau, de la moelle ou des nerfs. On se rend compte du degré des paralysies par l'examen de la sensibilité générale et des sensibilités spéciales (ouïe, vue), celui des réflexes (rotule, tendon d'Achille), celui de la contractilité électrique.

Les *paralysies locales* sont dues généralement à la section, contusion, compression, distension d'un ou de plusieurs nerfs de la région, à une névrite ou à un névrome ; parfois d'origine toxique ou infectieuse (rhumatisme). La gravité de ces paralysies est variable suivant la nature du nerf lésé, l'importance des organes paralysés et aussi suivant qu'elles sont complètes ou incomplètes.

Lors de paralysie d'un nerf des membres, on note une boiterie à caractères particuliers ; la sensibilité est ordinairement conservée (Voyez *Maladies des Régions*).

TRAITEMENT DES PARALYSIES LOCALES : Faire disparaître la cause si possible (compression). Electrisation. Massage. Vésicants, cautérisation, injections sous-cutanées irritantes.

---

# CHAPITRE III

## MALADIES DES RÉGIONS

### § 1 — MALADIES DE LA TÊTE

#### 1° *Crâne*.

**Plaies de la tête.**

CAUSES : Coups, chutes ; tous les traumatismes par instruments piquants, tranchants ou contondants.

SYMPTOMES : Variables selon la nature de la plaie ; avec ou sans lambeaux, avec ou sans hémorragie ; avec ou sans fractures ; avec ou sans corps étrangers. L'état général varie avec la gravité de l'accident ; c'est ainsi que les contusions du crâne peuvent provoquer des accidents cérébraux.

TRAITEMENT : Lavage de la plaie, extraction des corps étrangers ; hémostatiques, suture des lambeaux, irrigations antiseptiques froides. S'il y a des complications telles que lésions des os, ouverture des sinus frontaux ou maxillaires, prévenir la compression du cerveau, l'infection des sinus, etc. S'il se forme des abcès, les ouvrir hâtivement. S'il y a hémorragie : compression, ligature. S'il y a des esquilles, les enlever, ruginer à la rainette ou à la gouge les points cariés ou nécrosés. S'il y a fièvre de réaction, légères saignées, boissons laxatives, antipyrétiques.

**Fractures du crâne.**

A sièges divers ; frontal, pariétal, base du crâne.

Causes : Coups, chutes.

Symptomes : Existence ou absence d'une plaie. Dans le premier cas, on peut apercevoir une fêlure de l'os ; sinon il existe un engorgement avec douleur locale, et si l'os a été enfoncé on constate une déformation, et quelquefois des symptômes de compression : stupeur, coma ; la compression pouvant être causée par un corps étranger ou un épanchement intracrânien.

Traitement : S'il y a enfoncement, replacer les fragments en place après trépanation, en les soulevant avec un levier, ou avec un tire-fond ; enlever les esquilles, donner issue aux liquides épanchés. Sutures, pansements ultérieurs non irritants. Dans le cas de simple fêlure, irrigations froides, glace, vésicants, saignée, dérivatifs.

A l'intérieur, laxatifs, nourriture légère.

**Commotion cérébrale**

Ischémie subite et passagère du cerveau (Duret). Degrés variables : légère, grave, foudroyante.

Causes : Coups, contusions, chutes.

Symptomes : Stupeur, engourdissement, diminution de la sensibilité et de la contractilité ; lèvres pendantes, pupilles dilatées, pouls petit, lent. Lésions cérébrales dans les cas graves.

Traitement : Boissons stimulantes, frictions dérivatives. Quand le pouls s'est relevé, saignée pour éviter la congestion.

**Encéphalocèle.**

Tous les animaux.

Hernie plus ou moins complète de l'encéphale.

Causes : Accidentelle ou congénitale.

Symptomes : Tumeur plus ou moins considérable, réductible en tout ou en partie, laissant apercevoir les mouvements isochrones à la respiration et aux battements du cœur.

TRAITEMENT : Nul ; il y a avantage à sacrifier les animaux.

**Hydrocéphalie.**

Tous les animaux, surtout les veaux et les moutons.

Congénitale ou acquise.

SYMPTOMES : Mobilité des os du crâne, volume excessif de la tête, perception d'une tumeur molle, fluctuante. Déviation de l'axe visuel, assoupissement, faiblesse, refus de la mamelle.

TRAITEMENT : Nul. Sacrifier les malades.

## 2° *Cornes*.

**Etonnement des cornes.**

Congestion du tissu réticulaire qui unit la corne à sa cheville osseuse.

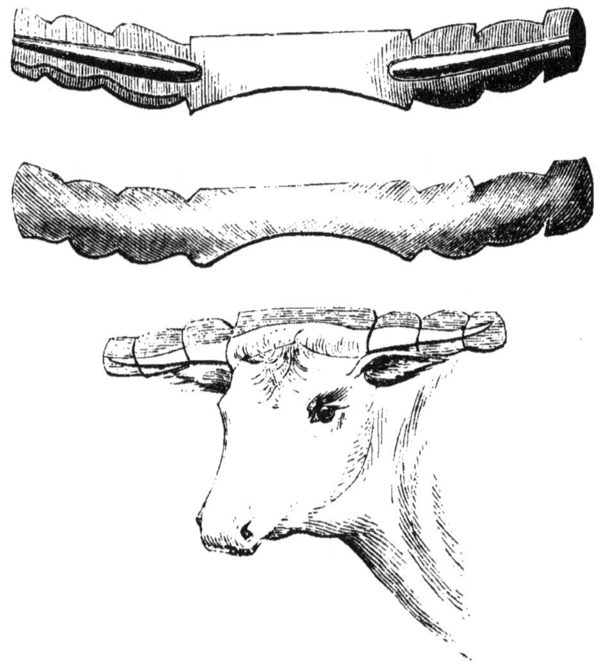

Fig. 114. — Appareil Coculet pour la fracture des cornes.

CAUSES : Coups, heurts ; à la suite de la pression du joug.

SYMPTOMES : Lourdeur de la tête, sensibilité de la corne et

de la nuque, chaleur. Fièvre plus ou moins forte, surtout s'il se produit de la suppuration.

TRAITEMENT : Compresses froides, saignées, trépanation de l'organe pour produire une saignée locale. Vésicatoire à la base. L'amputation de la corne est quelquefois nécessaire.

## Fracture des cornes.

Complète ou plus généralement bornée à la cheville osseuse.

SYMPTOMES : Tristesse, douleur, chaleur de la région, écoulement sanguin par le naseau correspondant à la corne fracturée. Mobilité de la corne, crépitation ; quelquefois l'organe est pendant et les os de la tête ont été plus ou moins entraînés dans l'avulsion.

TRAITEMENT : Amputation, application d'un appareil qui consiste en une attelle de bois léger ayant la conformation des cornes (fig. 114).

En cas de jetage, fumigations aromatiques ou phéniquées.

**Amputation des cornes.** — Voyez *Chirurgie*.

## 3° *Œil et annexes*.

a) **Œil**. — *Examen de l'œil*. — Voyez *Pathologie générale*, page 19.

### Lésions traumatiques.

Les *contusions* sont fréquentes chez le cheval, le chien et dues à des coups de fouet, de cravache, de branches d'arbres. Il y a fermeture des paupières, larmoiement, ecchymoses sous-conjonctivales : lors de contusion grave, ophtalmie traumatique, épanchement de sang dans les humeurs, rupture de l'iris, de la choroïde, luxation du cristallin, etc, et généralement perte de l'œil consécutive. Traiter par les compresses imbibées d'une solution antiseptique légère et tiède : bandage monocle ou binoculaire (fig. 115-116) ; collyres analgésiques et antiseptiques.

Les *plaies* sont pénétrantes ou non pénétrantes ; traiter par l'antisepsie ; les plaies de la cornée peuvent être suivies de hernie de l'iris : dans ce cas tenter la réduction avec la sonde aseptisée puis instillations de collyre à l'ésérine.

Les *corps étrangers* de la chambre antérieure peuvent être éliminés spontanément, ou sortent par une ulcération de la cornée, ou bien sont dissous dans l'humeur aqueuse : dans les autres parties de l'œil, ils causent des accidents inflammatoires et nerveux et entraînent la perte de l'œil. Tenter l'extraction et modérer l'inflammation.

La *luxation* est due à l'introduction d'un corps étranger entre le globe et l'orbite; tenter la réduction. Si le nerf est rupturé, il y a avulsion; extirper l'œil.

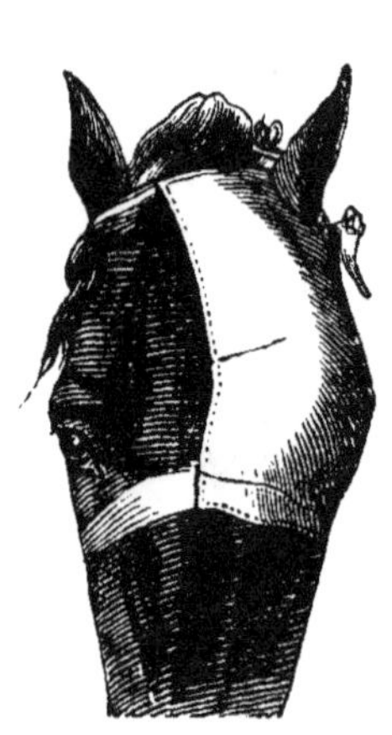

Fig. 115. — Bandage monocle.

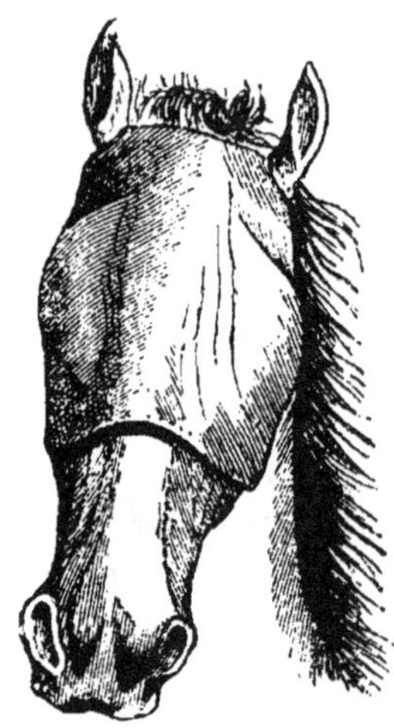

Fig. 116. — Bandage binoculaire.

### Ophtalmie traumatique. Panophtalmie.

Causes : Traumatismes. Ulcères de la cornée.

Symptomes : Écoulement purulent abondant et continu; l'œil se vide, se déforme, devient un moignon fibreux. Pour Trasbot les lésions limitées à la chambre antérieure resteraient unilatérales, tandis que celles qui affectent l'œil tout entier entraînent plus tard la perte de l'œil opposé par ophtalmie sympathique.

Traitement : Débridement de la cornée, injections antiseptiques, bandage protecteur. Lorsque l'inflammation est étendue à la chambre postérieure, pratiquer l'ablation de l'œil, pour prévenir la méningo-encéphalite et l'ophtalmie sympathique. L'œil extirpé peut être remplacé, après cicatrisation de la plaie orbitaire, par un œil artificiel en gutta-percha.

### Ophtalmie sympathique.

Transmission d'une inflammation, ordinairement une irido-choroïdite, de l'œil malade à l'œil sain.

La prévenir en énucléant l'œil perdu.

### Conjonctivite.

Aiguë ou chronique. Tous les animaux, surtout le cheval, chien.

Causes : Traumatismes, vapeurs et gaz irritants, corps étrangers, entropion et ectropion, eczéma ou gale folliculaire des paupières, maladies infectieuses (coryza gangréneux, fièvre typhoïde, etc.) ; parfois s'observe à l'état enzootique.

Symptomes : Photophobie, larmoiement ; conjonctive rouge, infiltrée, sécrétion purulente lors d'inflammation vive ; parfois éruption spécifique (horse-pox, clavelée) ou granulations rougeâtres (conjonctivite granuleuse). Quand la maladie est ancienne, l'œil pleure continuellement, la conjonctive est rouge, épaissie.

Traitement : Faire disparaître la cause. Lavages fréquents avec une solution boriquée tiède à 1-2 p. 100, ou de sublimé à 1 p. 5000, ou bien bandage maintenant compresses imbibées de ces solutions ; instillation de collyres analgésiques et antiseptiques ou légèrement astringents (au nitrate d'argent).

### Corps étrangers de la conjonctive.

Grains de poussière, de sable, insectes, débris de fourrages, etc. fixés généralement sous la paupière supérieure dans les plis de la conjonctive.

Symptomes : Larmoiement, injection de l'œil, conjonctivite, parfois suppuration.

Traitement : Rechercher le corps étranger et l'enlever ; l'examen à la loupe peut être nécessaire ; lavages antiseptiques.

### Chémosis.

Infiltration du tissu conjonctif sous-conjonctival. Complication de la blépharite. S'il est accusé, pratiquer des mouchetures sur la conjonctive.

### Ptérygion.

Epaississement de la conjonctive. S'il gêne la vision, en faire l'excision.

### Kératite.

Inflammation de la cornée. Superficielle, parenchymateuse ou profonde.

Causes : Traumatismes, corps étrangers, poussières, liquides ou médicaments irritants, conjonctivite, entropion, maladies infectieuses (clavelée, maladie des chiens), manifestation eczémateuse.

Symptomes : Photophobie, larmoiement, trouble de la cornée localisé ou généralisé avec vascularisation ; la suppuration intra-cornéenne peut survenir avec formation d'abcès qui s'ouvre à l'extérieur ou dans la chambre antérieure.

Traitement : Supprimer la cause. Bandage monocle maintenant en place une compresse imbibée fréquemment de solutions antiseptiques légères et tièdes. Instillations de collyre à la cocaïne et à l'atropine. Quand l'inflammation est atténuée, insufflation de poudre de calomel ou de sulfate de soude finement porphyrisée. Ponctionner l'abcès avec une aiguille aseptique.

### Ulcères de la cornée.

Complication de la kératite. Sont phlegmasiques ou atoniques. Ils intéressent la cornée sur une épaisseur variable, elle peut être entièrement perforée. Traiter par l'antisepsie, la cautérisation légère (nitrate d'argent).

### Taches de la cornée.

Causes : Kératites, blessures, entropion, conjonctivite, congénitales.

Symptomes : Suivant forme, siège, nuance, on reconnaît la *taie* ou *néphélion*, l'*albugo*, le *leucome*. Si elles sont placées en regard de la pupille, elles gênent ou suppriment la vision.

Traitement : Souvent inefficace : insufflations de poudre de calomel et de sucre, de sulfate de soude ; cautérisation au nitrate d'argent, ou à la potasse caustique, pommade au nitrate d'argent ou à l'oxyde jaune de mercure (1/10). Tatouer les taches avec l'encre de Chine (cheval de luxe).

### Fluxion périodique. Ophthalmie interne intermittente.

Inflammation périodique et spécifique de l'œil, se manifestant par des accès, dont les conséquences peuvent aller de la plus simple exsudation de la chambre antérieure, à la phtisie complète du globe.

Equidés, mais plus rare sur l'âne et le mulet. Grave.

Causes : Hérédité, prédisposition individuelle, influence des lieux humides. On a invoqué une foule d'autres causes plus ou moins réelles.

Symptomes : A la période de début, rougeur, sensibilité, larmoiement, léger trouble des humeurs. Elle dure trois à quatre jours.

A la période d'état, il se produit un dépôt blanchâtre, un peu floconneux, prenant peu à peu une teinte feuille morte. et occupant la partie basse de la chambre antérieure ; cette production prend la forme d'un exsudat à concavité supérieure. On le voit quelquefois se continuer jusque dans la chambre postérieure. La région supérieure a conservé tout ou partie de sa transparence, et quand le dépôt s'est formé on peut voir l'iris fortement contracté, rouge et à travers la pupille le cristallin plus ou moins trouble. Après dix à douze jours, l'exsudat change de teinte, devient grisâtre et paraît se résorber. Petit à petit, les symptômes profonds disparaissent en même temps que l'irritation des parties extérieures. La durée totale est d'environ quinze jours.

Après ce premier accès en surviennent, à des époques indéterminées, un deuxième, un troisième, laissant des traces d'autant plus visibles qu'ils ont été plus fréquents Les cils sont tombés en partie, l'angle interne de l'œil se redresse et forme un angle obtus, la paupière supérieure se casse et forme un accent circonflexe. Les mouvements de la pupille sont moins nets ou nuls, le cristallin est jaunâtre, sa transparence diminue et il devient tout à fait opaque (*cataracte*) ; puis le globe s'atrophie de plus en plus. A l'examen ophtalmoscopique (Voyez *Pathologie générale*), on voit nettement, dans l'intervalle des accès, et après atropinisation, les *synéchies postérieures* ou brides cicatricielles qui unissent l'iris au cristallin et qui modifient la forme de la pupille ou empêchent complètement la dilatation de celle-ci. Ces caractères sont surtout appréciables, par la comparaison de l'œil resté sain. 5 à 7 accès amènent, en général, la perte de la vision.

TRAITEMENT : Surtout *prophylactique :* éviter l'emploi des reproducteurs atteints de l'affection ; émigration, bonne alimentation, modifier la nature du sol. Le traitement *curatif* est peu efficace : collyres à l'érésine ou à l'atropine, pommade à l'azotate d'argent (2 p. 100), injections intra-veineuses d'une solution d'iodure de potassium à 5 p. 1000, au début, iodure de potassium à l'intérieur, etc. ; lors d'exsudat abondant, ponction de la cornée et évacuation du liquide.

JURISPRUDENCE : Vice rédhibitoire avec délai de 30 jours. L'expert recherchera les commémoratifs puis examinera l'œil, à la lumière du jour et à l'œil nu, puis à l'aide de l'éclairage latéral, enfin par l'éclairage direct et l'ophtalmoscope (voyez *Pathologie générale*) L'expertise a lieu pendant un accès, l'expert constatera la succession des symptômes, et conclura ; si elle a lieu pendant l'intermittence, il peut affirmer l'existence du vice s'il constate les lésions ordinaires de la fluxion, ou bien il fera mettre l'animal en fourrière et attendra le retour de l'accès.

Une *ruse* fréquemment employée consiste dans l'application de substances irritantes sur l'œil du malade.

**Cataracte.**

Opacité du cristallin. Complète ou incomplète chez tous les animaux, surtout le chien et le cheval.

CAUSES : Traumatismes, fluxion périodique, ophtalmie traumatique, action de substances toxiques, vieillesse (c. *sénile*); arthritisme, diabète, hérédité jouent un rôle ; parfois congénitale.

SYMPTOMES : Au début, taches blanches, grisâtres, bleuâtres ou jaunâtres, de dimensions très variées et diversement configurées ; plus tard opacité complète du cristallin.

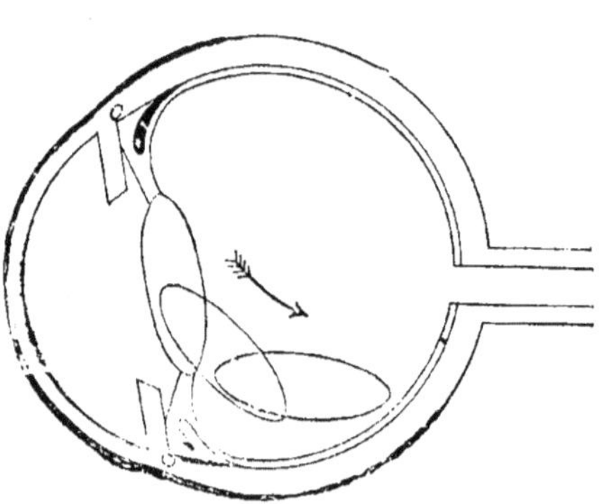

Fig. 125. — Abaissement du cristallin.

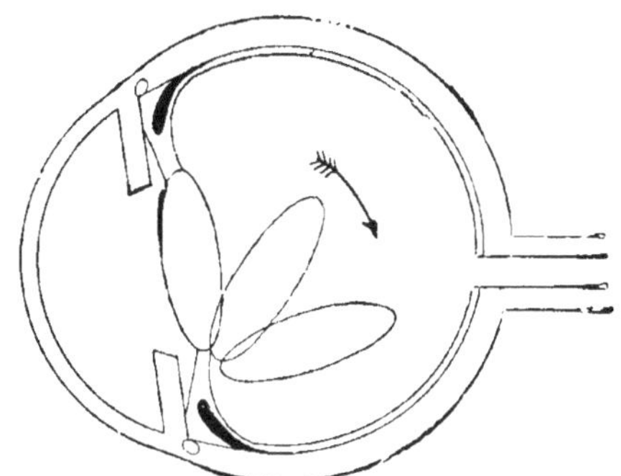

Fig. 117. — Réclinaison.

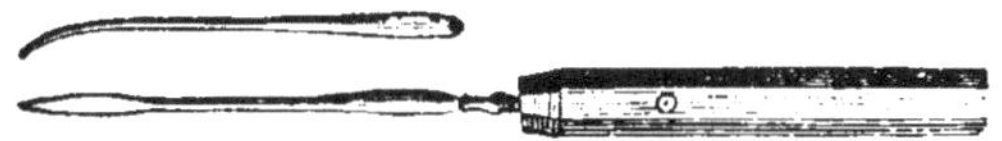

Fig. 118. — Aiguille à cataracte.

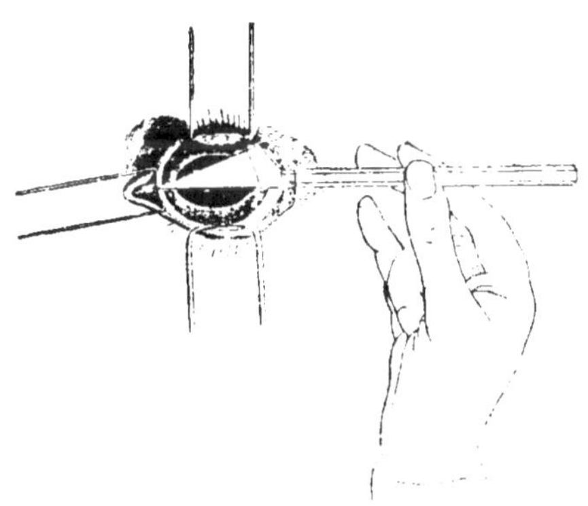

Fig. 119. — Extraction à lambeau

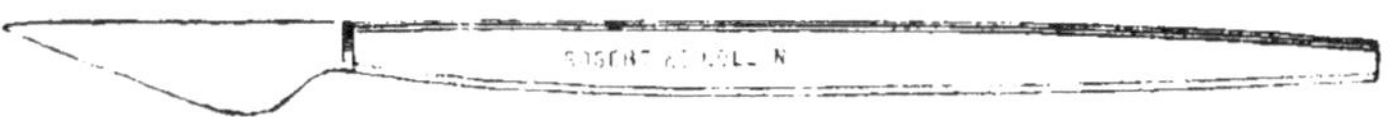

Fig. 120. — Couteau à cataracte.

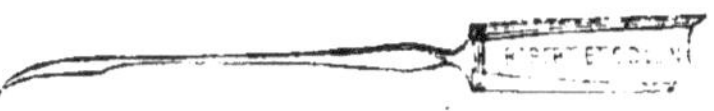

Fig. 121. — Aiguille pour la discision.

TRAITEMENT : Exclusivement chirurgical. Ne pas le tenter sur le cheval, car même s'il réussit, l'opéré, voyant mal les objets, devient peureux et dangereux. Chez le chien on peut tenter soit l'*abaissement* (fig. 125), soit la *réclinaison* (fig. 117), à l'aide de l'aiguille à cataracte (fig. 118), soit l'*extraction à lambeaux*, après incision de la cornée (fig. 119) à l'aide du couteau à cataracte (fig. 120), soit par *discision* ou *fragmentation* du cristallin dans l'œil, à l'aide d'une aiguille très fine (fig. 121) que l'on introduit dans l'œil comme pour l'abaissement.

### Décollement de la rétine.

Dû aux traumatismes ; parfois spontané ; produit par un liquide épanché entre la rétine et la choroïde. Il est plus ou moins étendu, se reconnaît à l'examen ophtalmoscopique. La perte de la vision est la terminaison habituelle.

### Atrophie du nerf optique et de la papille.

Idiopathique ou symptomatique de lésions du cerveau et de la moelle ; à l'examen ophtalmoscopique, la papille apparaît décolorée.

Traiter au début par l'antipyrine et les injections sous-cutanées de pilocarpine.

### Amaurose.

Synonyme de cécité. L'*amblyopie* est l'affaiblissement notable de la vision. Chacune de ces affections est la résultante de diverses lésions des membranes profondes de l'œil : rétine, nerf optique ; causées par contusions, chutes ; intoxications par certaines plantes, des fourrages avariés, le plomb, l'arsenic ; lésions du cerveau, des méninges (névrites par compression ou intoxication).

### Glaucome.

Augmentation de la tension du globe oculaire. On note, en outre, une dilatation de la pupille et l'anesthésie, parfois un léger trouble de la cornée. Traiter par les instillations de collyre à l'ésérine, les injections sous-cutanées de pilocarpine, l'incision de la sclérotique, l'*iridectomie*.

### Hydrophtalmie.

Dilatation extrême des enveloppes et volume exagéré de l'œil par augmentation des liquides intra-oculaires. La sclérotique est très amincie. Aboutit à la désorganisation de l'œil. Traiter par les ponctions répétées de la chambre antérieure, l'application d'un bandeau contentif, l'iridectomie.

**Tumeurs.**

*Bénignes*, elles siègent sur la conjonctive, *malignes*, elles siègent sur les membranes profondes, choroïde et rétine (fig. 122) ; ce sont des épithéliomes, des sarcomes, des mélanomes. La vision est gênée, puis abolie, l'œil augmente de volume, devient bosselé, la cornée se trouble. Le diagnostic est posé au début à l'aide de l'examen ophtalmoscopique.

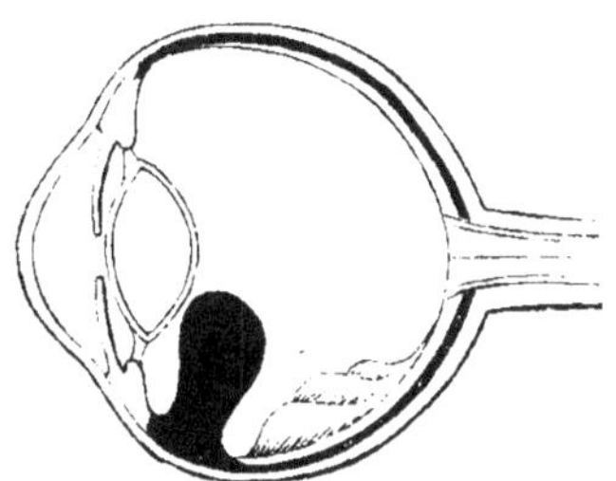

Fig. 122. — Position du cancer intra-oculaire de la choroïde.

**Parasites.**

Les *filaires* déterminent une conjonctivite ou une ophtalmie vermineuse. Voyez *Maladies parasitaires*.

**b) Paupières.**

**Coloboma.**

Division verticale de la paupière. Il est congénital. Aviver les bords de la plaie et suturer.

**Ankyloblépharon.**

Adhérence partielle ou totale des bords des paupières. Rompre la soudure et traiter par l'antisepsie.

**Symblépharon.**

Adhérence anormale des paupières au globe de l'œil. Rompre la soudure et traiter par l'antisepsie.

**Trichiasis.**

Déviation des cils en arrière, la paupière ne participant pas à cette déviation. Détruire la partie de la paupière qui supporte les cils déviés ou simplement arracher ceux-ci.

**Ectropion et entropion.**

Renversement des paupières en dehors ou en dedans. Chez le chien principalement.

*Ectropion* : Renversement en dehors S'observe de préférence à la paupière inférieure. Suite de plaies, de brûlures, par rétraction du tissu cicatriciel.

Symptomes : Apparition de la muqueuse rouge, enflammée,

grenue, boursouflée ; larmoiement. Le globe mis à découvert peut s'enflammer.

TRAITEMENT : Tailler un lambeau en V sur le bord de la paupière, réunir les bords de la plaie par une suture entortillée (fig. 123)

Le procédé Diffenbach consiste à enlever, au-dessous de la paupière, un lambeau triangulaire dont la pointe est inférieure et à rapprocher les lèvres latérales par une suture entortillée.

*Entropion* : Renversement en dedans de la paupière.

CAUSES : Pertes de substance de la conjonctive ; blessures, cicatrices claveleuses. Larmoiement, rougeur de la muqueuse, irritation entretenue par la présence des cils sur la conjonctive.

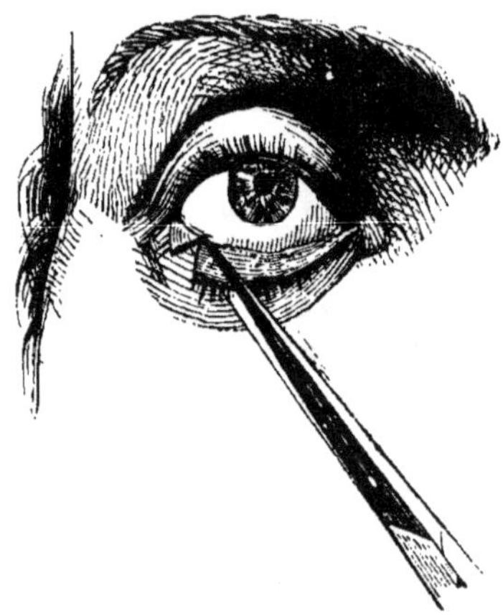

Fig. 123. — Excision d'un lambeau en V au bord de la paupière (procédé Adams).

TRAITEMENT : Excision d'un lambeau de peau au-dessous du bord libre de la paupière inférieure, qui, par suite de la

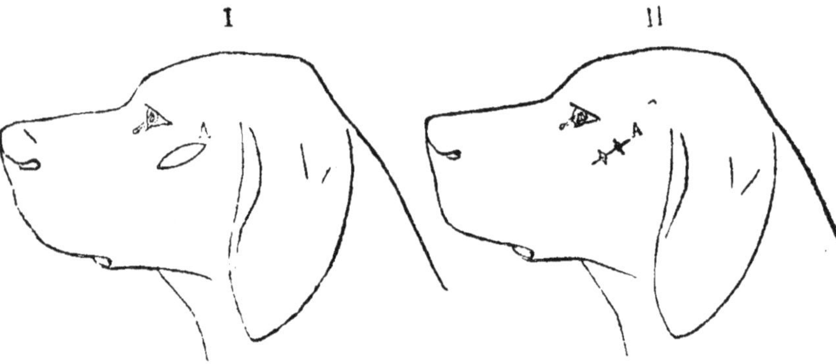


Fig. 124. — Opération de l'entropion (d'après Méguin).

rétraction cicatricielle, ramène la paupière à sa situation normale (fig. 124).

· **Plaies.**

Sont ordinairement déchirées ou à lambeaux. Les plaies simples guérissent facilement ; les plaies avec perte de substance se compliquent souvent de lésions de l'appareil lacrymal, de symblépharon, d'entropion, d'ectropion. *Traiter* par l'antisepsie, suturer si possible, exciser le lambeau presque entièrement détaché.

**Blépharite.**

Inflammation des paupières. Localisée ou généralisée.

Causes : Traumatismes.

Symptomes : Les paupières sont tuméfiées, chaudes, tendues, douloureuses ; photophobie, larmoiement, écoulement de mucus purulent. Parfois formation d'un petit abcès vers le bord libre de la paupière.

Traitement : Compresses antiseptiques et bandage.

**Tumeurs.**

Tumeurs enkystées, verrues, tumeurs malignes. Les détruire par la cautérisation ou mieux les extirper.

c) **Appareil lacrymal.**

Les inflammations de la *glande* s'accompagnent de tuméfaction et de douleur locales et d'hypersécrétion lacrymale (*épiphora*). Les *fistules* cutanées ou conjonctivales seront traitées par la cautérisation.

La *déviation des points lacrymaux* peut être due à diverses causes, gonflement de la conjonctive, entropion ou ectropion : traiter la cause et débrider les points et les conduits lacrymaux.

L'*obstruction des conduits lacrymaux* est consécutive aux conjonctivites chroniques, aux brûlures des paupières. Débridement.

L'*inflammation du sac lacrymal* est consécutive aux conjonctivites, à l'obstruction du canal, au coryza. Larmoiement, injection de l'œil, saillie globulée dans l'angle interne de l'œil qui se vide si on la comprime. Traiter par le cathétérisme par le point lacrymal (fig. 126), le débridement, les injections antiseptiques. Si le larmoiement persiste, pratiquer l'ablation de la glande.

L'*obstruction du canal lacrymal* est congénitale et due à l'imperforation de l'orifice nasal, ou acquise. Débrider l'orifice nasal dans le premier cas, et, dans le second, sonder et faire des injections antiseptiques ; si ces moyens échouent, introduire dans le canal, par le point lacrymal supérieur, un stylet

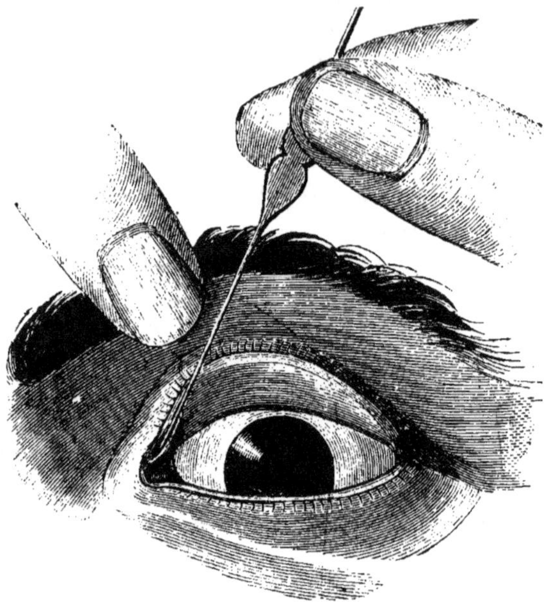

Fig. 126. — Cathétérisme par le point lacrymal inférieur incisé.

de baleine et pratiquer une autre ouverture dans la cavité nasale au niveau du point où l'extrémité du stylet est arrêtée.

### 4° *Oreilles*.

**Otite externe. Catarrhe auriculaire.**

Très fréquente chez le chien, plus rare chez les autres animaux.

Causes : Corps étrangers ; elle est due souvent chez le chien à une diathèse herpétique et coexiste avec l'eczéma.

Symptomes : Douleur à la base de l'oreille, les chiens secouent la tête, l'inclinant du côté malade ; plaintes. L'intérieur de la conque est rouge et humide ; cette sécrétion augmente, devient purulente grisâtre et odorante.

Quand elle passe à l'état chronique, on voit quelquefois de petites ulcérations saignantes dont le fond est légèrement boursouflé. Les animaux se frottent, se grattent, maigrissent et souvent deviennent sourds.

Traitement : Nettoyer le conduit, injections émollientes et alcalines tièdes, additionnées, si la douleur est très vive, d'eau de pavots ou de quelques gouttes de laudanum.

A la période d'état, employer les solutions astringentes : alun, sulfate de zinc, nitrate d'argent ; le mélange de glycérine et de teinture d'iode est efficace, ainsi que l'alcool boriqué en injections (Lœvenberg, Al. Robin).

S'il se forme des abcès, en faire la ponction. On a conseillé aussi le permanganate de potasse en injections. Les sétons, les vésicatoires, les purgatifs peuvent être employés dans les cas graves. Si l'affection accompagne une maladie de peau ou lui succède, l'acide arsénieux, l'iodure de potassium seront utilisés.

## Chancre des oreilles.

Chien. Ulcération du bord libre de l'oreille, surtout sur les chiens à oreilles longues et pendantes.

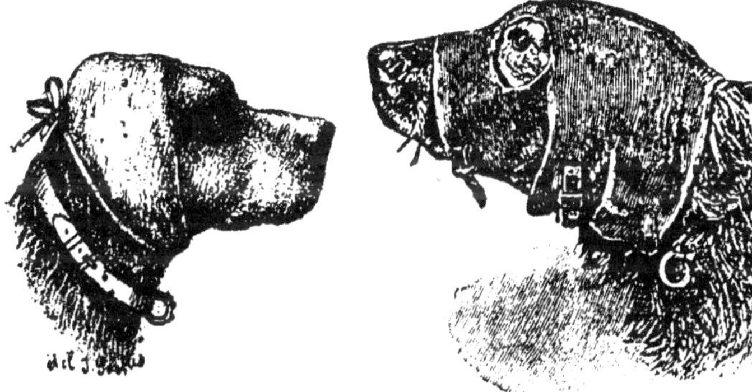

Fig. 127. — Bandage allemand.          Fig. 128. — Chien coiffé du béguin.

Causes : Piqûres, déchirures, démangeaisons qui excitent les chiens à se gratter, à secouer les oreilles. Dans ces conditions, les parties ne cicatrisent pas, restent saignantes, leur bord se gonfle, s'indure, et se déchire facilement. Le cartilage peut participer à cette inflammation primitivement superficielle, et se désorganiser de proche en proche. L'indocilité des chiens rend la guérison difficile.

Traitement : La première condition est d'assujettir les oreilles à l'aide d'un béguin (fig. 127-128) ; ce seul moyen suffit souvent. Sinon, faire une plaie nette et cautériser avec le nitrate d'argent ou le sulfate de cuivre. A la suite des mouvements de l'oreille, il se forme souvent une tumeur sanguine qui occupe la face interne de la partie pendante de la conque; elle est fluctuante et peut se transformer en kyste séreux.

Ouvrir alors largement cette tumeur, et la panser par la teinture d'iode ou les injections antiseptiques.

**Acariase auriculaire.**

Maladie due chez le chien, le chat, le lapin et le furet à la présence d'un acare dans le conduit auditif (*chorioptes écaudates*, *Mégnin*).

SYMPTÔMES : Au chenil, les chiens sont gais, bien portants, en bon état. Si on les découple, ils suivent la voie avec ardeur, puis au bout de peu de temps, ils courent affolés, hurlant, écumant, tournant sur eux-mêmes, pour finir par tomber sur le sol. La crise passée, les malades restent hébétés pendant quelques instants et reviennent à l'état normal.

TRAITEMENT : Faire chaque jour une injection dans le conduit auditif externe avec le liniment suivant.

<pre>
℞ Huile d'olives................   100 gr.
  Naphtol....................    10 gr.
  Éther sulfurique............    30 gr.
</pre>

Conservé dans un flacon fermé à l'émeri (Nocard).

Après l'injection, boucher le conduit auditif avec un tampon d'ouate pendant dix minutes. Lavages au sulfure de potasse, 15 grammes par litre (Mégnin).

Ne pas confondre avec épilepsie, rage, anémie des chiens de chasse.

**Polypes.**

Tumeurs formées dans le tissu sous-muqueux et aux dépens du tissu lamineux; elles sont situées plus ou moins profondément.

TRAITEMENT : Extirpation, cautérisation.

5° *Cavités nasales et sinus.* — Voyez *Pathologie interne*, page 144.

6° *Chanfrein et nez.*

**Lésions traumatiques.**

Les *plaies* sont dues généralement à des déchirures, des

morsures; elles se compliquent parfois de nécrose cartilagineuse des ailes du nez ou de la portion inférieure de la cloison. Désinfection et suture. Lors de nécrose, débridement, cautérisation légère et répétée, injections antiseptiques ou extirpation de l'ilot nécrosé.

Les *fractures* des os du chanfrein et de la cloison cartilagineuse sont assez communes, s'accompagnent de déformation du nez et de la face, d'épistaxis, parfois de cornage ; peuvent se compliquer de collection purulente et de nécrose des cornets, d'abcès et de nécrose de la cloison. Pratiquer la réduction de la fracture à l'aide d'un bâton garni d'étoupe, introduit dans la cavité nasale ; antiphlogistiques, injections antiseptiques, ferrement pour contenir (fig. 129).

**Paralysie de la face, suite d'abatage.**

Tous les animaux, surtout le cheval.

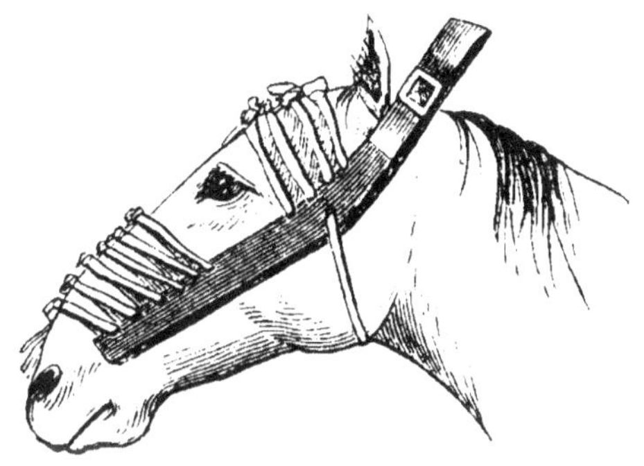

Fig. 129. — Ferrement de Bourgelat pour les fractures des os du nez et du crâne.

Résulte des compressions nerveuses des plexus sous-zygomatiques pendant l'abatage, ou à la suite d'un décubitus prolongé. Elle intéresse les lèvres et les ailes du nez. Quand elle est unilatérale, celles-ci sont tirées du côté opposé à la lésion nerveuse ; la salive s'écoule, et par les ailes du nez rétrécies l'air en entrant et en sortant fait entendre un bruit plus ou moins fort.

Traitement : Frictions sèches ou excitantes, vésicatoires, injections sous-cutanées irritantes, électrisation.

### 7° *Mâchoires.*

**Fractures du maxillaire supérieur.**

Peuvent s'accompagner de lésions du sus-nasal, du lacrymal, du zygomatique. La fracture peut être limitée au bord alvéolaire ou à la voûte palatine.

Symptomes : Déformation de la région, salivation, sensibilité, crépitation, hémorragie nasale ou buccale, gêne dans la préhension et la mastication, parfois cornage, exophtalmie, chute des dents. Peuvent se compliquer de collection des sinus, de nécrose partielle, de fistule dentaire, de septicémie.

TRAITEMENT : Lors de la fracture esquilleuse avec enfoncement, enlever les esquilles peu adhérentes, pratiquer la réduction ; la contention des abouts remis en place peut être utile ; la trépanation peut être nécessaire ; tamponnement antiseptique. Alimentation liquide. Attacher l'animal avec un collier ou le laisser en liberté.

**Fractures des petits sus-maxillaires.**

CAUSES : Chutes, coups de pied.

SYMPTOMES : Grande difficulté dans la préhension des aliments, hémorragie buccale, déviation des incisives supérieures en avant, en arrière ou latéralement. Un seul os ou les deux sont fracturés ; la fracture peut être esquilleuse.

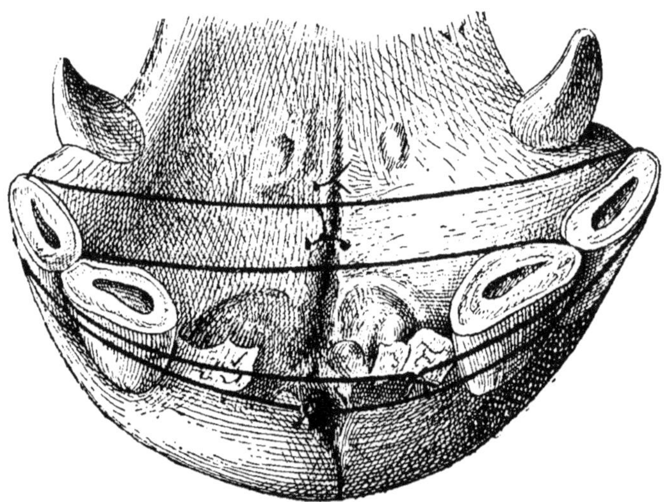

Fig. 130. — Fracture du corps du maxillaire inférieur.

TRAITEMENT : Coucher l'animal, appliquer un pas d'âne ; réduire à l'aide d'un bâton comme levier jusqu'à ce que les incisives se correspondent exactement ; pratiquer la contention à l'aide de fils métalliques (fig. 130).

### Fractures du maxillaire inférieur.

Peuvent se produire sur une des branches ou sur les deux à la fois, ou bien encore à la symphyse.

Causes : Coups, chutes, contusions.

Symptomes : L'arcade incisive est déviée à gauche, à droite ou en bas, et n'est plus en coaptation avec la supérieure. Mobilité anormale, crépitation, douleur, gonflement, quelquefois paralysie de la lèvre inférieure. Dans le cas de fracture de la symphyse, il y a plus ou moins d'écartement, et le sens dans lequel s'opère la mobilité indique si la fracture est longitudinale ou transversale. Dans tous les cas il y a difficulté ou impossibilité de la mastication.

Traitement : Dans le cas de fracture de la symphyse, des fils métalliques prenant leur appui sur les incisives réuniront les deux branches (fig. 130). Pour les fractures de celles-ci, appareil composé d'attel-

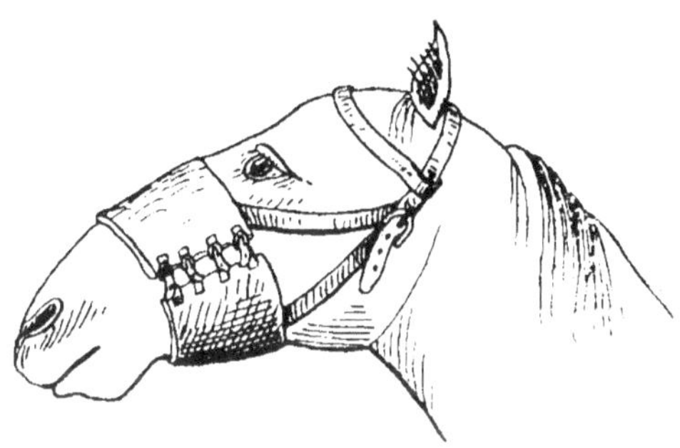

Fig. 131. — Bandage à courroies pour l'immobilisation des mâchoires.

les placées latéralement et maintenues par des boucles empêchant l'écartement des mâchoires et ne permettant que la succion (Barthélemy) ; ou bien bandage à courroies (fig. 131).

Alimentation liquide, carottes cuites, etc.

Malgré cela, les animaux maigrissent ; souvent l'indocilité du malade gêne la consolidation. Lors de fracture du corps et du col, quand la contention est impossible, recourir à l'amputation du corps du maxillaire.

### Luxation du maxillaire inférieur.

(Fig. 132). indique la disposition anatomique de la région.

Rarement complète, sauf sur le chien et le chat. Le déplacement s'opère en avant.

Symptomes : Si les deux articulations sont luxées, la bouche reste ouverte, les incisives inférieures dépassant les supérieures. Dépression en avant de la base de l'oreille. L'apophyse coronoïde, portée en avant dans la même direction, fait saillie dans la cavité orbitaire. Si la luxation n'existe que d'un côté : bouche moins ouverte, menton dévié du côté opposé à la luxation. Dans les deux cas, ptyalisme, impossibilité de la mastication.

Ne pas confondre avec rage mue.

TRAITEMENT : Placer, aussi loin que possible, un coin de bois entre les molaires, faire basculer la mâchoire en portant le menton en haut, soit avec la main, soit en l'entourant d'un lien qui donne plus de force ; quand on a obtenu ce mouvement d'abaissement, on repousse la mâchoire en haut.

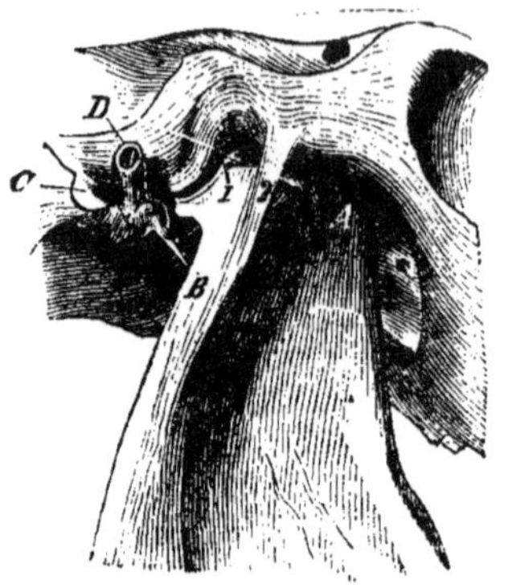

Fig. 132. — Articulation temporo-maxillaire. — 1, Fibro cartilage interarticulaire ; 2. faisceau externe du ligament capsulaire ; A, base de l'apophyse coronoïde ; B, col du condyle maxillaire : C, apophyse mastoïde ; D, hiatus auditif externe (Chauveau et Arlong, *Anatomie*).

### Plaies de l'articulation temporo-maxillaire.

Sont graves en raison de la complication possible d'*arthrite*. Traiter par l'antisepsie, un pansement protecteur ou une friction vésicante sur la région et l'immobilisation. L'*arthrite sèche* se rencontre sur le cheval et le chien et s'accompagne de gêne de la mastication. Traiter par la cautérisation.

### Nécrose. Carie du maxillaire.

Ces lésions peuvent exister en un point quelconque, à la suite de coups ou de contusions.

SYMPTOMES : Fistules, suppuration, dénudation osseuse, mobilité du séquestre. Renseignements donnés par la sonde.

TRAITEMENT : Prévenir l'apparition de la nécrose ou de la carie, en traitant la cause qu'on suppose devoir les provoquer : faciliter l'expulsion du séquestre ou limiter le travail de carie.

Débrider les fistules, ruginer l'os, passer des mèches, des drains ; faire des injections ou pansements caustiques ou antiseptiques. Nourrir les animaux.

### Exostoses.

Se remarquent quelquefois sur la partie inférieure de la branche du maxillaire, où elles forment dans quelques cas une saillie plus ou moins forte comme pédiculée.

TRAITEMENT : Inciser la peau, et faire sauter l'exostose à l'aide de la scie, du maillet ou du ciseau.

### Tumeurs.

Se rencontrent surtout sur le cheval et le chien. Chez les bovidés, les tumeurs des mâchoires sont dues à l'actinomycose (Voyez *Maladies parasitaires*). Ce sont des kystes dentifères, des odontomes, des ostéomes, des fibromes, surtout des sarcomes et des épithéliomes qui naissent au sein des mâchoires ou sous le périoste, qui atteignent rapidement de grandes dimensions, gagnent les parties voisines, gênent la mastication et la respiration, s'accompagnent de la chute des dents, d'hémorragies, de nécrose des os, etc. ; les animaux maigrissent rapidement.

Le *traitement* est limité aux tumeurs bénignes (ablation).

8° **Bouche**. — Voyez *Pathologie interne*, page 112 et *Pathologie générale pour l'exploration*, page 4.

### a) Lèvres et joues.

### Plaies.

Morsures, déchirures, coups, chutes, etc.

Désinfection et suture lors de plaie nette ; alimentation liquide ; ne pas brider le cheval.

Des *fissures* congénitales peuvent s'observer sur toute l'épaisseur de la lèvre supérieure (*bec de lièvre*) et sur la lèvre inférieure. Aviver les lèvres de la fissure et suturer.

Chez le chat, on peut observer un *ulcère labial* qui débute vers le bord libre des lèvres et gagne peu à peu : l'affection est parasitaire et contagieuse.

### Tumeurs.

Verrues chez le cheval et le bœuf. Papillomes de la muqueuse buccale chez le chien ; excision avec les ciseaux, administration de magnésie calcinée, de sous-nitrate de bismuth à l'intérieur.

*Kystes glandulaires. Mélanomes. Épithéliome ou cancroïde des lèvres*, fréquent chez le chien, débute par une petite tumeur qui s'ulcère ; en faire l'excision totale et précoce.

b) **Dents.**

## Maladies des dents en général.

SYMPTOMES : Mastication difficile malgré la conservation de l'appétit, lenteur des mouvements des maxillaires. Rejet du foin et de la paille incomplètement triturés, sous forme de pelotes, de bouchons. Difficulté ou impossibilité de broyer l'avoine. La prolongation de cet état amène la maigreur, le dépérissement, des altérations intestinales, des diarrhées et s'accompagne d'adénopathie sous-glossienne (glande). Explorer la bouche, ouverte à l'aide d'un spéculum.

À cette inspection on constate des excoriations des joues, de la langue ; des déviations des dents, des irrégularités dentaires, une odeur fétide ou herbacée et souvent la carie.

## Maladies des dents en particulier.

Anomalies du nombre des dents ; surdents, anomalies de position ; kystes dentaires situés d'ordinaire près du temporal ; anomalies de direction, pouvant résulter d'une conformation vicieuse de la mâchoire. Les incisives ne sont plus en regard, et prenant par défaut d'usure une longueur exagérée, elles blessent le palais ou les barres ; cet état, nommé *brachygnatisme*, est généralement congénital.

Chez les vieux chevaux, l'obliquité excessive des incisives gêne la préhension des aliments.

TRAITEMENT : Réséquer les dents à l'aide de la scie, de la pince à section, de la gouge ou du ciseau ; on termine par l'emploi de la lime ou de la râpe.

### Usure anormale.

Générale ou partielle. Cette dernière donne lieu à des irrégularités qui gênent les mouvements du maxillaire et empêchent la coaptation des deux arcades. Dans ce cas, les ali-

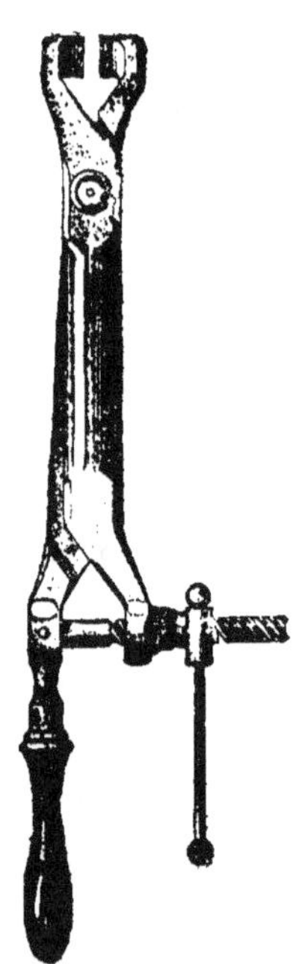
Fig. 133. — Coupe-dent Gasselin

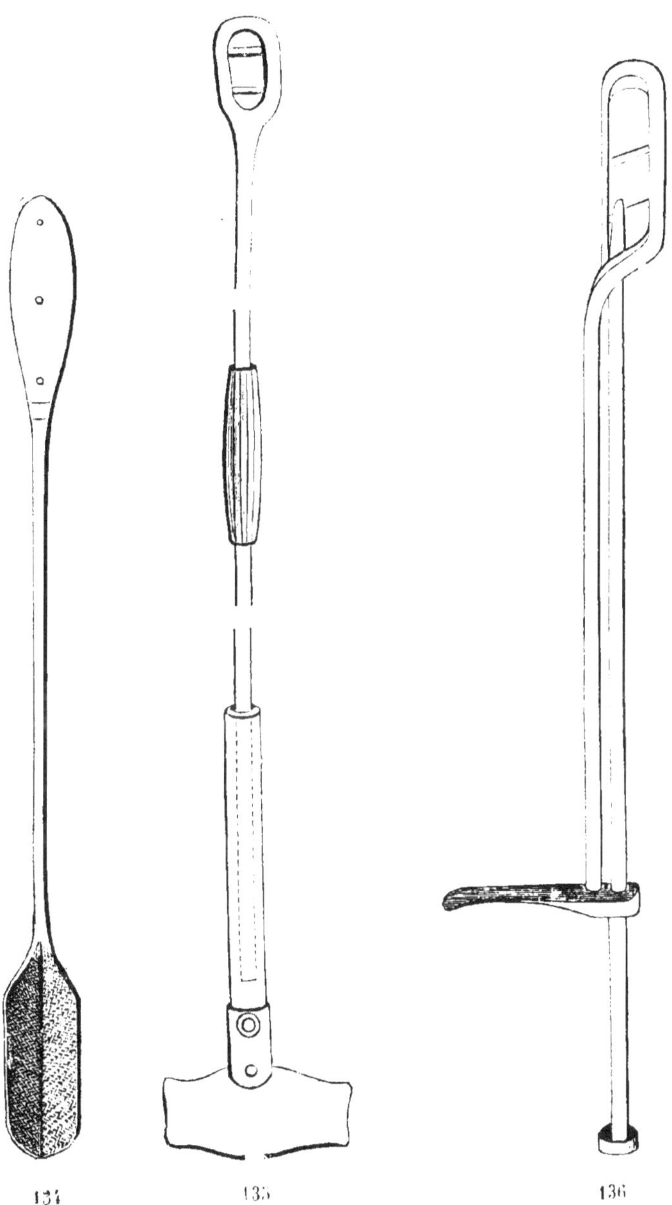

Fig. 134. — Râpe à dents.
Fig. 135. — Rabot odontriteur de Brogniez, avec embase formant poignée.
Fig. 136. — Ciseau odontriteur de Brogniez.

ments mal broyés ne sont pas déglutis; d'où, maigreur, dépérissement, faiblesse. Si une molaire manque à l'une des
mâchoires, celle qui lui correspond peut prendre un développement exagéré (dent de loup) et empêcher complètement la
mastication.

TRAITEMENT : Enlever les aspérités avec la râpe (fig. 134, p. 259)
ou le rabot de Brogniez (fig. 135, p. 259).

Si c'est une dent entière, on la fait sauter à l'aide du ciseau
(fig. 136), du coupe-dent (fig. 133, p. 258).

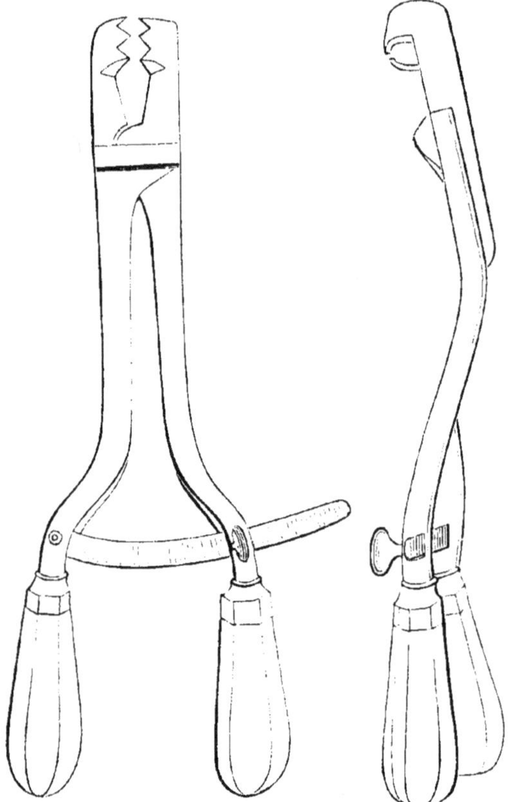

Fig. 137. — Davier à bascule de Plasse.

Les dents peuvent être cassées ou ébranlées. Enlever les
fragments ou niveler les éclats.

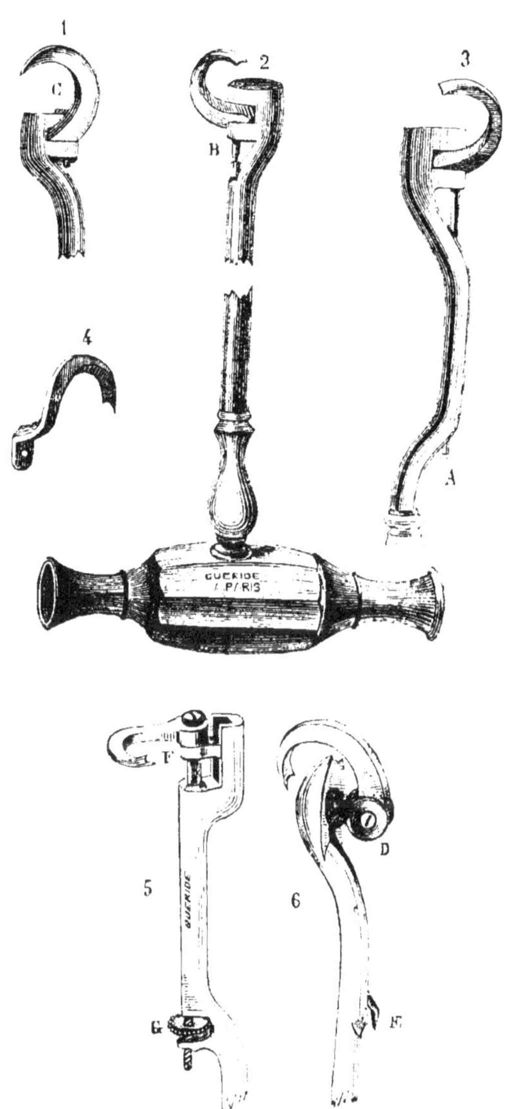

Fig. 138. — Clef de Garangeot et ses principales modifications.

1, 2, clef ordinaire; 3, clef à tige contre-coudée; 4, crochet contourné et mobile au
moyen de la charnière C; 5, clef de Delastre, le panneton A, recouvert de caoutchouc; 6, clef de Delabarre.

Chez les vieux chiens, les dents se couvrent de tartre qui les déchausse et les fait tomber. Soins de propreté ; s'ils sont insuffisants, enlever les dents malades.

## Carie dentaire.

Particulièrement observée sur les molaires.

Causes : Action du gravier ou du sable contenu dans les aliments, et altération de l'émail par la mastication.

Symptômes : Fétidité de l'haleine et de la salive, existence sur la dent malade d'une excavation plus ou moins étendue et douleur à l'exploration de cette partie. Gonflement de la gencive. Il existe souvent de la périostite dentaire et altération de l'os dans lequel la dent est fixée. Si c'est à la mâchoire supérieure, la carie s'accompagne de collection des sinus et de jetage par le naseau correspondant. Il peut se former aussi à l'extérieur une fistule dentaire accompagnée de glande.

Ne pas confondre avec morve.

Traitement : Extirpation de la dent à l'aide de daviers, ou de la clé de Garangeot (fig. 138) chez les petits animaux. Très difficile chez les grandes espèces. Elle peut se faire par repoussement, après avoir placé préalablement une ou deux couronnes

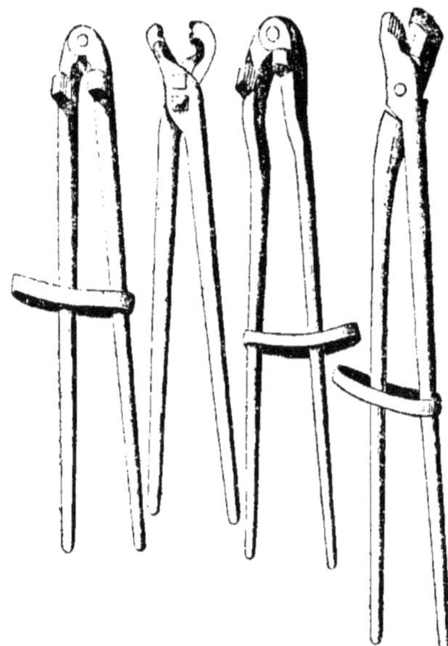

Fig. 139. — Pinces de Gunther.

de trépan qui, mettant la racine à nu, permettent d'appliquer sur elle le repoussoir. Voyez *Chirurgie* (trépanation).

Ces extractions se font avec la clef de Garangeot, le davier de Plasse (fig. 137, p. 260), la pince-forceps de Gowing et les pinces de Gunther (fig. 139). Éviter la chute de la dent avulsée dans le pharynx.

Après l'opération, nourriture de mastication facile, gargarismes adoucissants et antiseptiques.

**Tic avec ou sans usure des dents.**

Habitude vicieuse consistant dans la déglutition d'une certaine quantité d'air mélangé à la salive.

Certains observateurs pensent qu'elle est due à une éructation ; mais il est probable que ce dernier bruit se fait entendre lorsque le larynx et la base de la langue reviennent à leur position normale, après la déglutition de cet air qui est laborieuse pour le cheval. Le bruit d'éructation, qu'on entend alors, est dû à la sortie du trop plein de l'air qui était dans le pharynx, et qui n'a pu être avalé. Cheval, même dans le jeune âge.

Causes : Imitation, isolement, ennui, habitude de lécher les murs, les mangeoires, les billots.

L'apparition du tic est rarement subite ; les animaux commencent à jouer avec les corps environnants, à les pincer, à les sucer et, petit à petit, le tic s'établit.

On a accusé aussi les affections chroniques de l'estomac, mais le fait n'est pas démontré.

Symptomes : Très variables. Tic en l'air, tic à l'appui, action de téter. Se divise en tic avec usure des dents, et tic sans usure. Cette distinction a perdu de son importance, depuis la loi du 2 août 1884, qui ne fait plus de différence entre les deux tics.

*Tic avec usure* : Action plus ou moins répétée de mordre les corps environnants : mangeoire, stalle, brancards. Le cheval les saisit avec les dents, contracte les muscles de l'encolure et fait entendre le bruit caractéristique du tic.

Se produit pendant ou entre les repas, le plus souvent dans la solitude. Les tiqueurs se nourrissent mal, ont souvent des météorisations avec coliques.

Par suite de cette habitude, les incisives s'usent d'une manière spéciale ; leur bord antérieur est taillé en biseau, à l'une ou à l'autre mâchoire, souvent aux deux (fig. 140).

Elles sont plus ou moins usées, et l'usure entame plus ou moins la table dentaire, selon que le cheval prend le coin de la mangeoire ou la saisit à pleines dents.

*Tic sans usure* : L'animal tique sur le mors, en interposant ses lèvres entre ses dents et le point d'appui, ou encore en tendant l'encolure, rapprochant sa langue du palais et humant l'air, comme dans l'action de téter.

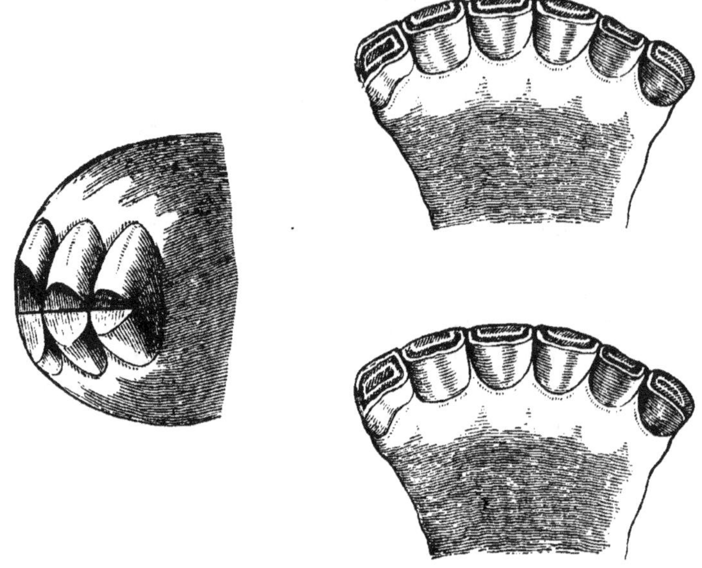

Fig. 140. — Usure des dents par le tic à l'appui.

Traitement : Éviter le contact des tiqueurs, garnir les mangeoires de tôle, de pierre dure, ou d'une planche oblique formant couvercle. Ce moyen n'est pas infaillible ; certains chevaux prennent un bouchon de foin ou de paille dans le ratelier et font leur appui sur ce coussin placé sur la mangeoire (Signol).

On emploie des colliers spéciaux (voy. 141, 1. 2, 3 et 142), qui blessent souvent les animaux là où ils prennent leur appui ; souvent une simple courroie assez serrée autour du cou suffit pour empêcher le cheval de tiquer ; un collier assez pratique et économique est le collier Groslambert, en usage dans l'armée : des mors (fig. 141,4) ; un très bon moyen est de mettre les chevaux en liberté dans un box sans mangeoire.

Les maquignons introduisent de petits coins de bois entre

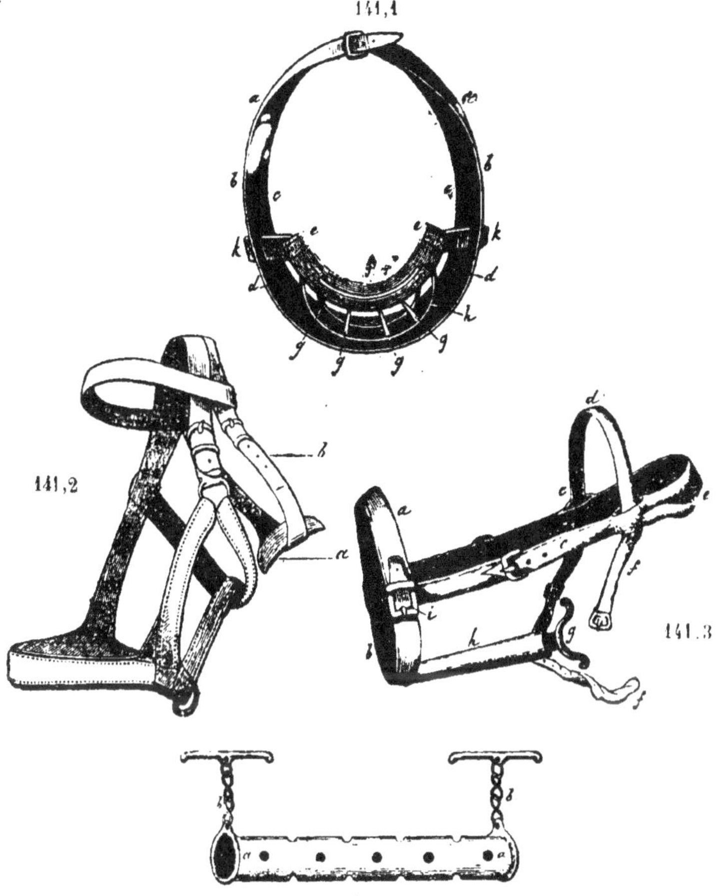

Fig. 141. — Colliers.

141.1. — Collier antitiqueur de Ringheim.

a, Collier en cuir ; depuis bb, il présente une doublure métallique cc ; dd, ouvertures où joue le second collier ee : f, points où le second collier reçoit les pointes gggg ; h, ressort qui maintient la distance entre les deux colliers quand le cheval ne tique pas ; kk, boutons limitant le jeu du second collier ; i, boucle pour la nuque.

141,2. — Licol antitiqueur d'Imlin. Le licol est combiné avec le collier ; celui-ci b, porte tout à fait dans le creux de la gorge et se trouve muni d'une demi-pomme chacune, lesquelles compriment le larynx au moment où le cheval veut s'encapuchonner pour tiquer.

141.3. — Licolants de Dohte.

ab, Muserole ; cc, montants : d, sous-gorge : g, fourchette jouant à ressort dans le cylindre h ; i, boucle pour bien fixer la muserole.

141,4. — Mors antitiqueur de Gunther.

a, mors creux percé de trou : bb, chaînette pour le suspendre au licol.

les incisives, ou font à la bouche une blessure profonde en un point caché, pour empêcher les animaux de tiquer au moment de la vente. Le tic est quelquefois difficile à constater quand les animaux ne s'y livrent que deux ou trois fois par jour (Alexandre).

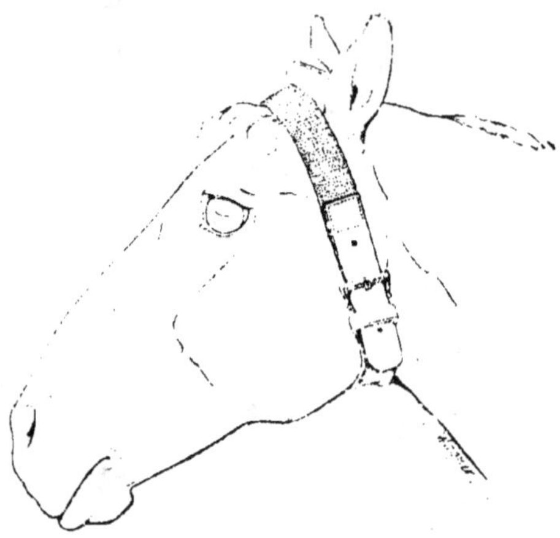

Fig. 142. — Appareil pour le tic.
Se place comme la têtière du licol entre les oreilles et l'articulation temporo-maxillaire.

JURISPRUDENCE : Le tic proprement dit, avec ou sans usure des dents, est rédhibitoire selon la loi du 2 août 1884, qui a modifié en cela la loi du 20 mai 1838. Neuf jours de garantie. L'expert aura à constater simplement l'existence du vice. De quelque façon que le cheval s'y prenne, l'action de déglutir de l'air en tiquant, en l'air, sur la mangeoire, ou en tétant, constitue le vice.

## II. — MALADIES DU COU

### 1° *Nuque.*

Les *contusions, tumeurs sanguines, œdème chaud, cors, plaies* de la région ne réclament pas d'indication spéciale ; mais peuvent se compliquer de mal de nuque.

### Abcès profond.

Tuméfaction chaude, diffuse, fluctuation profonde ; tristesse, abattement, raideur, la tête ne peut se déplacer sur l'encolure.

Traitement : Débridement hâtif; ponctionner avec précaution : injections antiseptiques. Le mal de nuque est une complication fréquente.

## Hygroma de la nuque.

Hydropisie de la bourse séreuse qui facilite le glissement de la corde cervicale sur l'atlas.

Causes : Pression de la tétière ou du licol, coup, chute, frottements, parfois apparaît sans cause appréciable.

Symptomes : Tumeur molle, froide, fluctuante, bilobée; peut s'indurer ou s'enflammer; peut comprimer le bulbe et amener des accidents nerveux.

Traitement : Voyez *hygromas en général*.

## Mal de taupe. Mal de nuque.

Nécrose des tissus ligamenteux, tendineux ou osseux de cette région.

Fréquent sur le cheval, l'âne, le mulet; s'observe aussi sur les bovidés.

Causes : Traumatisme pénétrant ou succède à une des affections précédentes.

Symptomes : Engorgement diffus, chaud, douloureux; plaie fistuleuse aboutissant à une partie nécrosée; pus abondant de mauvaise nature. A la longue, le pus peut pénétrer dans le canal rachidien et déterminer des troubles nerveux mortels.

Traitement : Large débridement, curettage des parties mortifiées, drainage, injections antiseptiques ou irrigation continue ; on peut aussi recourir aux applications vésicantes sur la région et aux injections irritantes ou caustiques dans les fistules. Si le ligament cervical bride les parties enflammées, le sectionner sur l'atlas; s'il est nécrosé, le sectionner en arrière de la partie mortifiée, puis l'exciser jusqu'à son insertion sur l'occipital et ruginer celle-ci. Dans tous les cas, protéger la nuque par un pansement.

## 2º *Encolure*.

### Cors.

Sont miliaires et siègent sur le bord supérieur de l'encolure, superficiels ou profonds. Voyez *Maladies de la peau*.

### Mal d'encolure.

Nécrose du ligament cervical, soit de la corde, soit de la portion lamellaire, soit de ces deux parties.

CAUSES : Blessures profondes, abcès, cors, propagation du mal de nuque ou du mal de garrot.

SYMPTOMES : Tuméfaction étendue, chaude, très sensible; le cheval se laisse approcher et harnacher difficilement; une ou plusieurs plaies fistuleuses aboutissant à une portion nécrosée du ligament; pus abondant de mauvaise nature. Aucune tendance à la guérison; gagne vers les régions antérieures.

TRAITEMENT : Toujours long. Débridement large, contre-ouvertures; éviter de blesser vaisseaux et nerfs de la gouttière jugulaire; excision des parties mortifiées; drainage, injections antiseptiques fréquentes, varier la nature des liquides employés. Lors de nécrose de la corde, sectionner celle-ci en avant de la lésion (*desmotomie cervicale*); on peut aussi extirper une portion de la corde comprenant la partie mortifiée.

### Plaies. Abcès.

Sont fréquents. Pas d'indication spéciale.

### Soie ou soyon.

Fistule souvent congénitale, située sur le côté du cou, au-dessous des parotides. Particulière au porc. Léger suintement à l'ouverture de la fistule. Accolement des soies. Quelquefois engorgement œdémateux, déglutition difficile. Les cas graves signalés fréquemment ne sont pas causés par cette légère affection, qui a été confondue avec les angines, les oreillons ou les parotidites graves.

### 3° *Corps thyroïde.*

### Goitre.

Hypertrophie progressive de la glande thyroïde; de grosseur variable, indolore, de consistance uniforme, siégeant à la partie inférieure et latérale de la gorge. Il est uni ou bilatéral chez le cheval, mais, chez le chien, il s'étend généralement à droite et à gauche. Accroissement très lent, ne gênant les animaux qu'à un certain degré de développement. A ce point, il produit de la dysphagie ou de la suffocation.

TRAITEMENT : Le plus souvent infructueux. Pommades fondantes, iodure de potassium à l'intérieur. Ponction des goitres kysteux (Rey). Extirpation.

### 4° *Larynx. Trachée.* — *Voyez Pathologie interne,* p. 148.

**Trachéotomie.** — Voyez *Chirurgie*.

5° **Œsophage.** — Voyez *Pathologie interne*, page 118.

**Exploration de l'œsophage.** — Voyez *Pathologie générale*, page 5.

**Œsophagotomie.** — Voyez *Chirurgie*.

6° *Jugulaire.*

**Saignée.** — Voyez *Chirurgie*.

**Thrombus, Phlébite.** — Voyez *Maladies des veines en général*, page 232.

## 7° *Vertèbres cervicales.*

**Entorse cervicale.**

Cheval et bœuf.

CAUSES : Chute sur le sol, l'encolure étant infléchie latéralement (cheval qui se gratte la nuque avec un pied postérieur).

SYMPTOMES : L'animal est couché, ne peut se relever que très difficilement, la tête est portée à droite ou à gauche, parfois jusque sur l'épaule correspondante ; le sommet de la convexité correspond ordinairement à la 4e ou 5e vertèbre cervicale ; le cheval marche en cercle Les lésions varient de l'entorse à la luxation. L'affection est grave ; il y a des cas incurables et même mortels.

TRAITEMENT : La guérison survient sans intervention dans les cas bénins. Si la lésion est grave et remonte à quelques jours, recourir à la réduction et à la contention ; il vaut mieux réduire sur l'animal couché et anesthésié ; contenir à l'aide de bandages, attelles, gouttière, ferrements, etc.

**Fractures.**

Siègent sur l'atlas, l'axis ou les autres vertèbres cervicales. Généralement consécutives à des chutes. Symptômes variables, généralement paralysie du train postérieur.


## § III. — POITRINE


## 1° *Garrot, Dos, Lombes.*

**Lésions traumatiques.**

CAUSES : Généralement produites par le harnachement, selle mal faite, mal ajustée, plis de la couverture, collier ou surfaix insuffisamment rembourré, etc. Grattages, frottements, contusions, blessures diverses, morsures, etc. La gale, les affections eczémateuses, les cicatrices anciennes, l'amaigrissement, la mauvaise conformation de la région, la température extérieure élevée prédisposent.

SYMPTOMES : Ceux des *excoriations*, de l'*œdème chaud*, des *tumeurs sanguines*, des *cors*, des *kystes*, des *abcès*, des *plaies*. Voyez *Maladies communes à tous les tissus* et *Maladies des tissus en particulier*.

Ces affections peuvent se compliquer de mal de garrot, de mal de rognon.

### Mal de garrot.

Nécrose des tissus fibreux, cartilagineux ou osseux de la région. Surtout chez le cheval. Grave au point de vue économique, en raison de la persistance des lésions et de la longueur du traitement ; parfois celui-ci échoue.

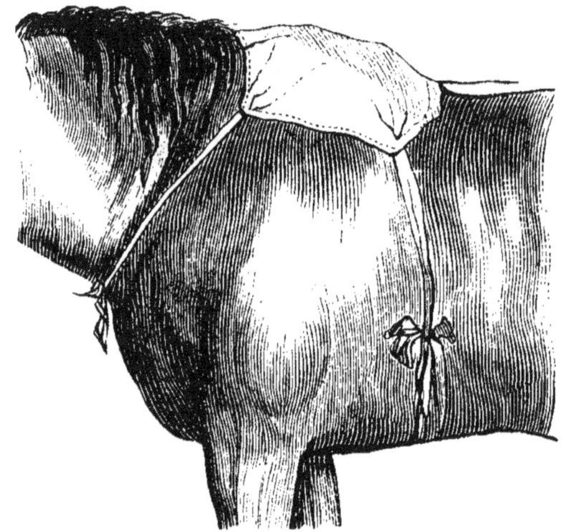

Fig. 143 — Bandage du garrot.

CAUSES : Terminaison ou complication des plaies, cors, kystes, tumeurs sanguines, abcès de la région ; blessures ou compression par la selle ou le collier mal ajusté, sans « liberté du garrot ». L'amaigrissement, la malformation de la région (garrot sec, haut et tranchant, ou bas, double, empâté), etc. prédisposent.

SYMPTOMES : Engorgement diffus, chaud, très sensible de la région, creusé d'une ou plusieurs fistules sinueuses, plus ou moins profondes, qui aboutissent à un clapier ou à un îlot de tissu cartilagineux, ligamenteux ou osseux nécrosé ; de ces fistules s'écoule un pus abondant de mauvaise nature. Le cheval est très sensible aux attouchements et ne se laisse seller ou harnacher que très difficilement. Les lésions n'ont aucune tendance à la cicatrisation en raison de la nutrition languissante des tissus durs de la région ; le pus s'infiltre entre les couches musculaires, détermine des abcès profonds, parfois nécrose le scapulum ou atteint la gouttière vertébrale et pénètre dans le canal médullaire ou bien pénètre dans la cavité thoracique. Enfin l'infection purulente est à craindre.

TRAITEMENT : Large débridement des fistules, ouverture des clapiers, des abcès profonds ; contre-ouvertures ; drainage. Injections antiseptiques fréquentes, de sublimé, d'eau phéniquée, ou crésylée, de glycérine phéniquée à 1 10, de teinture d'iode diluée, etc ou bien pulvérisations antiseptiques ; tamponnement à la gaze iodoformée ; les jours qui suivent. exciser les parties nécrosées que l'on peut apercevoir ou les cautériser avec le bâton de nitrate d'argent ; insister sur les injections antiseptiques variées et répétées. Lors de lésions étendues. après de larges débridements on peut recourir à l'irrigation continue. Quand ces moyens échouent ou quand le mal est ancien et grave, coucher le cheval, ouvrir largement les fistules de façon à pénétrer directement jusqu'aux parties mortifiées et faire l'ablation *totale* de celles-ci : il est parfois nécessaire d'enlever la partie supérieure des apophyses épineuses, ou une partie du cartilage de prolongement du scapulum ; ensuite, pansement à la gaze iodoformée et relever le cheval. Les jours suivants traiter comme une plaie simple. Un bandage de la région est utile (fig. 143).

## Mal de rognon.

Les mêmes causes peuvent amener les mêmes résultats dans les régions du dos et des lombes ; abcès, cors, carie osseuse, nécrose des ligaments. Tous accidents réclamant le même traitement que le mal de garrot. mais, en général. moins graves (fig. 144).

**Fracture des vertèbres.**

Plus fréquente sur le cheval et le chien.

Causes : Coups violents, chutes sous la charge ou pendant le saut. Elle se produit, le cheval étant abattu pour une opération (fracture d'abatage).

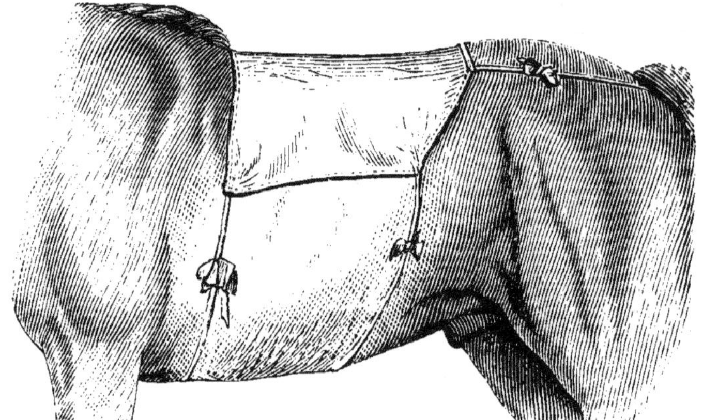

Fig. 144. — Bandage pour le dos.

Symptomes : Au moment de l'accident, on perçoit quelquefois un craquement ; faiblesse, impossibilité du relever, paralysie de l'arrière-main, à laquelle participent le rectum et la vessie. Sudation de la partie du corps antérieure à la fracture. Quand il n'y a pas de déplacement ou que la fracture n'intéresse que les apophyses, la paralysie peut n'être pas complète.

Traitement : Toute fracture avec paralysie ou parésie commande l'abatage immédiat. Lors de fracture des apophyses épineuses ou transverses, sans lésion de la moelle, immobilisation par des attelles plâtrées, vésicatoires ; repos absolu.

**Entorse dorso-lombaire, tour de reins, lumbago.**

Expression symptomatique due à des affections diverses. Cheval principalement.

Causes : Transports à dos, chutes sous la charge, mouvements violents pendant le décubitus forcé, refroidissements.

Symptomes : Défaut de rigidité de la colonne dorsale ; par suite, défaut de synergie des membres, voussure de la tige vertébrale ; difficulté de la locomotion, du décubitus, du relever. Marche vacillante au moment du poser, rotation du pied en dedans, écartement des jarrets. Instabilité au moment des arrêts brusques. Presque impossibilité de reculer et de tourner en cercle. Il y a quelquefois douleur, tuméfaction des reins. Cet ensemble de symptômes peut être dû à une entorse dorso-lombaire, une déchirure musculaire, quelquefois l'oblitération des ramifications de l'aorte, à une expression rhumatismale, à une myélite chronique, etc.

TRAITEMENT : Repos, fomentations et sachets chauds, applications de charges vésicantes, sous forme de vésicatoire, de liniments ou d'emplâtres de poix. Cautérisation.

Iodure de potassium à l'intérieur. Injections sous-cutanées de strychnine.

## 2° *Poitrine*.

### Abcès.

Siègent sur les parois costales ou en avant du thorax, vers la pointe de l'épaule ; ces derniers sont des abcès musculaires froids, fréquents chez les chevaux de gros trait.

### Contusions.

Consécutives à des coups de pied, de cornes, de timon, à des chutes ; elles sont superficielles et limitées aux parois de la poitrine, ou profondes et atteignent les organes thoraciques. Les premières s'accompagnent parfois de fracture de côtes et de hernie du poumon ; traiter par les antiphlogistiques. Les secondes se compliquent de lésions du poumon, du cœur, etc. et sont souvent mortelles.

### Plaies.

Elles peuvent être pénétrantes, non pénétrantes ou compliquées.

CAUSES : Coups, violences extérieures, coups de cornes, armes à feu.

TRAITEMENT : Sutures, arrêter l'hémorragie avec le perchlorure de fer ou par la ligature des gros vaisseaux intéressés. Pansements appropriés. Si la plaie est compliquée de lésions des côtes avec carie ou nécrose, ruginer, cautériser les points malades ; injections de liqueur de Villate ; pansements antiseptiques.

### Plaies pénétrantes.

Mêmes causes que ci-dessus.

Symptomes : Dilacération de la peau, emphysème, hémoptysie ; examen de l'instrument vulnérant pouvant indiquer la profondeur de la plaie.

Traitement : Éviter les sondages inopportuns ; extraire, si cela est possible, les corps étrangers ; occlusion de la plaie par sutures ou bandages. Surveiller les suites et traiter les complications : pleurésie, pneumonie, etc.

### Fractures des côtes.

Plus fréquentes sur les côtes moyennes et surtout dans la partie médiane. Elles sont complètes ou incomplètes, transversales ou obliques ; quelquefois comminutives.

Causes : Traumatismes divers : coups, chutes; plus fréquentes sur les vieux chevaux, fréquentes aussi sur les animaux atteints d'ostéoclastie.

Symptomes : Douleur locale, mobilité, crépitation, déplacement des abouts. Altération de la respiration, suite de la pleurésie locale ; quelquefois, les éclats ayant blessé le poumon, il y a hémoptysie, puis pneumonie. Dans ces cas, emphysème sous-cutané. Plus tard, on constate l'existence d'un cal plus ou moins régulier et étendu. Dans certains cas, il y a hernie pulmonaire.

Traitement : Applications vésicantes quand il n'y a pas de déplacement; s'il existe, réduire la fracture en pressant sur l'angle saillant. Soulever le sternum pour faire sortir en dehors l'about s'il est enfoncé ; employer le tire-fond. En cas de hernie pulmonaire, appliquer un bandage formé d'un fort cerceau de tonneau, auquel on applique une plaque de fer blanc rembourrée, et comprimant au point de la hernie (Signol). Antiphlogistiques. Antiseptiques.

### Luxations.

Très rares, difficiles à diagnostiquer. La côte se brise plutôt que de se luxer, soit à sa partie supérieure, soit à son articulation au sternum, par l'intermédiaire de son cartilage terminal.

### Fractures du sternum.

Rares chez les grands animaux, plus fréquentes chez le chien à la suite d'écrasement.

Symptomes : Gonflement douloureux, déformation, crépitation sourde.

Agir sur les côtes pour replacer les fragments. Emplâtres agglutinatifs.

## Tumeurs diverses.

On constate souvent, sur la région extrathoracique, des tumeurs dues à des causes diverses : tumeurs mélaniques, kystes sous-cutanés ou néoplasies produites sur les gros chevaux par le frottement répété des traits et d'autres pièces du harnais. Les anciens sétons peuvent laisser des traces reconnaissables à la simple inspection.

Traitement : Ponction, extirpation, frictions fondantes. Amélioration du harnachement.


## § III. — ABDOMEN


### 1° *Lésions traumatiques.*

### Abcès.

Dus à des traumatismes ou à des corps étrangers. Sont superficiels ou intra-musculaires. Peuvent être confondus avec la hernie ventrale, les kystes, les tumeurs de parois. Assurer le diagnostic par une ponction capillaire et ponctionner hâtivement et avec précaution, afin d'éviter l'ouverture de l'abcès dans la cavité abdominale.

### Contusions.

Dues à des coups de pied, de timon, de corne, à une embarrure, une chute, etc... Sont *simples* et limitées aux parois abdominales ou *compliquées* de lésions des viscères. Les premières ne diffèrent pas des contusions en général ; elles peuvent se compliquer de ruptures musculaires ou de fracture des côtes asternales et de hernie ventrale. Les secondes s'accompagnent de lésions du foie, de la rate avec hémorragie interne mortelle ; l'intestin, le rein, la vessie peuvent être lésés. Traiter les contusions simples par les antiphlogistiques, douches, vésicants.

### Embarrures, déchirures.

Contusion, plaie contuse ou déchirure produite par un corps dur (bât-flancs, trait) sur lequel l'animal a passé la jambe, et qui peut aller de la simple dénudation épidermique à la plaie profonde ou même à l'éventration.

Symptomes : Aspect de la plaie, chaleur, douleur, difficulté de la marche, écoulement de sérosité ou de pus.

Traitement : Pansement antiseptique, parfois suture. Dans les cas moins graves, des douches sont utiles.

**Plaies.**

Les *plaies non pénétrantes* sont limitées à la peau, parfois à la tunique abdominale et aux muscles ; il peut y avoir de larges décollements ou des pertes de substance. Réserver le pronostic pour les piqûres, car on ne sait s'il y a pénétration. Traiter par l'antisepsie ; si la plaie est nette, la suturer. Lors de plaie contuse, drainer, débrider, pansements antiseptiques.

Les *plaies pénétrantes* sont caractérisées par l'ouverture du péritoine. Elles sont accompagnées ou non de lésions de viscères. Les plaies aseptiques sans lésions de viscères gué-

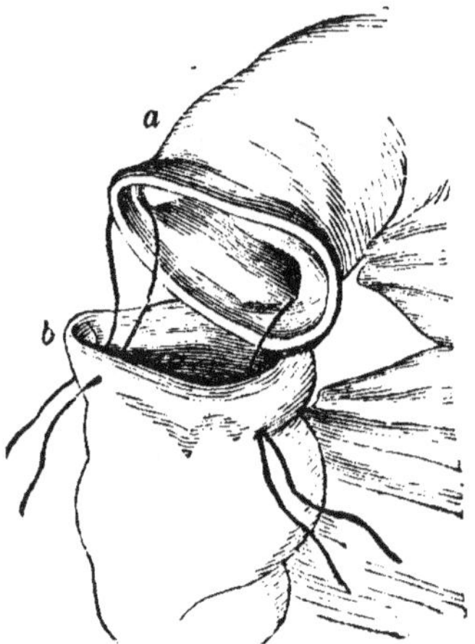
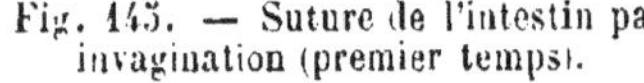

Fig. 145. — Suture de l'intestin par invagination (premier temps).

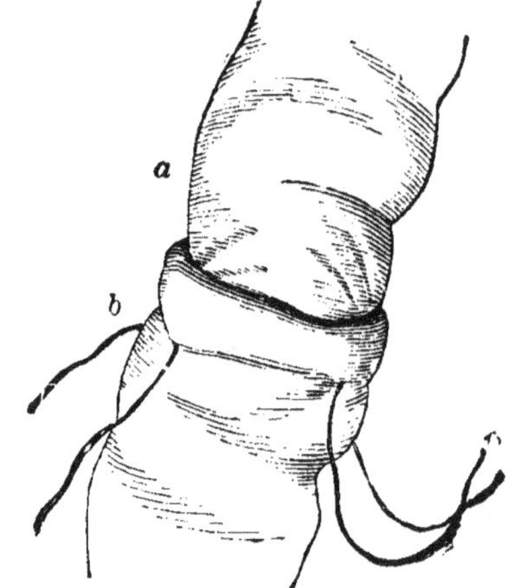

Fig. 146. — Suture de l'intestin par invagination (deuxième temps).

rissent facilement. Les plaies infectées se compliquent de péritonite. Les plaies étroites de l'intestin ont de la tendance vers la cicatrisation ; généralement elles se compliquent de péritonite septique généralisée. Les plaies du foie, de la rate, des reins, de la vessie sont rares ; elles sont suivies d'hémorragie interne plus ou moins abondante ou d'épanchement d'urine dans la cavité abdominale. Les vaisseaux peuvent être lésés.

.Les plaies pénétrantes un peu étendues s'accompagnent toujours d'éventration.

Le *diagnostic* est parfois difficile à porter ; on ne sait s'il y a lésion des viscères et lequel de ceux-ci est lésé. L'écoulement de matières alimentaires par la plaie, le vomissement de sang (chien), l'hématurie peuvent donner des indications.

Le *pronostic* est toujours grave, surtout chez le cheval.

La *thérapeutique* est pauvre : désinfection et occlusion de la plaie abdominale ; laisser l'animal à la diète durant les jours qui suivent ; préparations opiacées. Pour le chien on pourrait tenter la laparotomie et la suture de l'intestin (fig. 145 à 148).

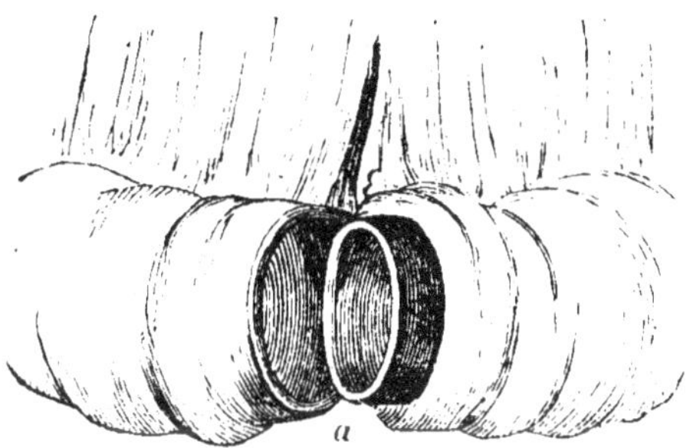

Fig. 147. — Suture de l'intestin avec une virole métallique.

## Éventration.

Déchirure par l'une des causes ci-dessus des parois abdominales, la peau comprise ; par suite, hernie de l'un ou l'autre des organes contenus. Chez tous les animaux. Grave par suite de la station quadrupédale, qui laisse tout le poids des organes contenus dans l'abdomen, reposer sur les parois inférieures, et rend par conséquent très difficile la cicatrisation de ces plaies.

Symptômes : Objectifs, plaie plus ou moins grande, hernie plus ou moins complète des anses intestinales ou de l'épiploon. L'intestin exposé se colore bientôt, se parchemine, et il se produit une hémorragie d'abondance variable. Les organes herniés peuvent avoir été blessés, comprimés, souillés. Symptômes de coliques ou de sidération profonde. Ces blessures sont le plus souvent graves ; cependant on peut dire d'une manière générale qu'on a beaucoup exagéré les susceptibilités du péritoine, même chez le cheval.

TRAITEMENT : Réduction des parties herniées ; souvent facile, mais parfois nécessité de débridements plutôt que de s'exposer à des compressions ou à des tiraillements dangereux. Les ablations de l'épiploon sont sans grande conséquence.

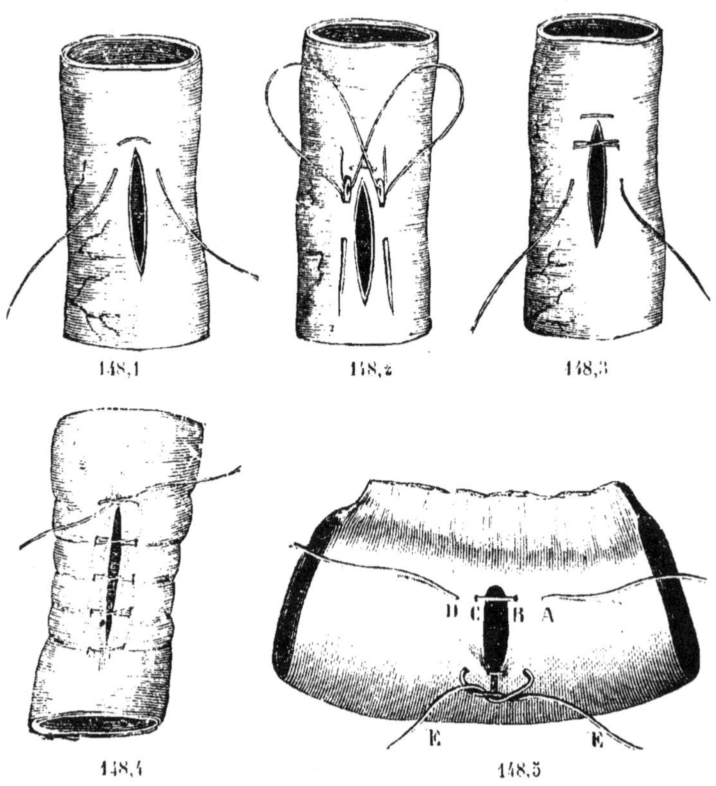

Fig. 148. — Sutures.

Fig. 148,1, 148,2, 148,3, 148,4. — Sutures, 1er, 2e, 3e et 4e temps.
Fig. 148,5. — Suture d'une plaie transversale.

Terminer l'opération par une suture intéressant les parties profondes, en adossant le péritoine, et une deuxième suture enchevillée, réunissant les parties de la peau divisée.

L'intestin peut avoir été lésé : en faire la suture avant la réduction. Pour les plaies longitudinales : prendre un fil de soie ou de catgut pourvu d'une aiguille à chaque extrémité, porter la pointe d'une de ces aiguilles un peu au-dessus de la plaie, et la faire ressortir après un trajet de 1 centimètre, comme dans la figure ci-dessous (fig. 148,1). Exécuter de l'autre côté la même manœuvre avec l'autre aiguille, croiser les fils en faisant passer l'aiguille de gauche à droite, et réciproquement, et faire un nouveau point semblable au premier ; faire autant de points qu'il est nécessaire, serrer convenablement, nouer les fils et les couper le plus près possible du nœud (fig. 148, 2, 3, 4). Pour les plaies transversales (fig. 148, 5) : sutures de Lembert ou de Jobert ; piquer avec une aiguille courbe à 1 centimètre de la plaie A, l'enfoncer de dehors en dedans, la faire sortir à 1 1/2 centimètre au bord de la plaie en B ; la faire rentrer en C et ressortir en D (Lembert). Jobert invaginait les bouts renversés de l'intestin pour adosser le péritoine.

### 2° *Hernies* (fig. 149).

Se dénomment d'après la région qu'elles occupent ou d'après les organes herniés. Se produisent à travers des ouvertures naturelles ou accidentelles. Elles sont congénitales ou acquises et ces dernières sont dites de force ou de faiblesse. Elles sont internes ou externes

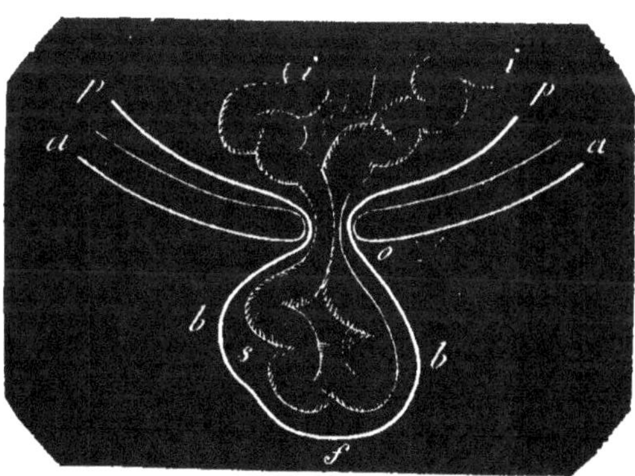

Fig. 149. — Figure schématique d'une hernie. — *aa*, paroi abdominale ; — *pp*, péritoine se continuant avec le sac herniaire *abfb* ; — *a*, surface interne du sac ; — *ii*, intestin ayant passé dans le sac à travers l'orifice *o*.

CAUSES : Certaines conformations, l'hérédité, la contention en position couchée, les plaies, les cicatrices, les abcès des parois abdominales prédisposent. Les causes déterminantes sont les efforts et les traumatismes abdominaux.

SYMPTOMES : *Locaux*, tumeur de forme et de volume variés, indolore, élastique, réductible, en un point de l'abdomen ; un ou plusieurs doigts peuvent s'engager dans le trajet herniaire ; on peut percevoir des borborygmes, des contractions vermiculaires (intestin). *Fonctionnels*, troubles de la digestion, légères coliques.

Les hernies ont de la tendance à s'accroître. Elles peuvent se compliquer d'engouement, d'étranglement, de péritonite herniaire et d'adhérences, lesquelles amènent l'irréductibilité de la hernie. Lors d'étranglement, la tumeur est dure, tendue, irréductible, douloureuse, on note des coliques, du vomissement (chien) ; la péritonite survient.

DIAGNOSTIC : 1° Y a-t-il hernie ? 2° Quel est l'organe hernié ? 3° Y a-t-il des complications ?

TRAITEMENT : Contre les hernies simples : bandages, vésicants, caustiques, cautérisation, destruction du sac, cure chirurgicale. Lors de hernie compliquée, taxis et surtout *kélotomie* (opération de la hernie étranglée).

### a) **Hernies ventrales**.

Peuvent avoir lieu par suite de la déchirure des enveloppes abdominales sans lésion de la peau : les organes font alors hernie sous le tégument entre les parties divisées.

CAUSES : Se produisent lorsque le corps vulnérant n'est pas assez aigu pour déchirer la peau, et que son action dépasse la limite de résistance desdites enveloppes sous-jacentes. Elles peuvent siéger au ventre ou aux flancs.

SYMPTOMES : Variables, suivant que l'accident est récent ou ancien. Dans le premier cas, on sent les bords de la plaie et, à l'auscultation, on entend des borborygmes, en même temps qu'on perçoit une tumeur dépressible, réductible, constituée par l'intestin. Après quelques heures, l'engorgement s'est produit, le sang et la sérosité épanchés forment une tumeur diffuse, œdémateuse, quelquefois fluctuante ou crépitante, dissimulant les organes herniés ; puis cet œdème descend vers les parties déclives, et permet de sentir de nouveau l'intestin et les bords des enveloppes déchirées. Il peut survenir de la péritonite traumatique, des déchirures ou des étranglements.

Ne pas confondre avec abcès et, par suite, ne pas user du bistouri. Toutes les hernies ventrales ne sont pas mortelles et peuvent permettre une utilisation relative, mais diminuent la valeur des animaux.

TRAITEMENT : Pour réduire, opérer le plus promptement possible, avant qu'il y ait des adhérences. Application de bandage formant ceinture, maintenant une plaque de cuir plus ou moins rembourrée en pelote et fixée par de la poix. Si la hernie siège entre le grasset et le pubis, munir la ceinture d'une spatule portant la pelote à compression. On a conseillé, pour les hernies anciennes, la suture enchevillée sans ouverture du sac (Leblanc, Jaunet), les casseaux, la cautérisation nitrique (Goux, Lafosse). Sur le bœuf, on peut inciser la peau, suturer les bords des muscles ou de la tunique abdominale, et placer une suture enchevillée, en consolidant le tout par un bandage contentif.

b) **Hernie ombilicale. Exomphale. Omphalocèle.**

Se produit par l'ouverture de l'ombilic resté béant. Tous les jeunes animaux ; plus fréquente chez le cheval et le chien.

Peut être congénitale ou acquise.

CAUSES : Efforts musculaires ; prédisposition individuelle, peut-être l'hérédité.

SYMPTOMES : Locaux, tumeur siégeant sur la ligne blanche au lieu même de l'ombilic. Volume variable, suivant la vacuité ou la plénitude. Elle est mobile, molle, dépressible ; le plus souvent indolente. Réduction facile par le taxis, mais se reproduisant dès que cesse la compression. L'ouverture est arrondie ou elliptique, et ses bords donnent l'impression de brides résistantes. Perception des mouvements péristaltiques et des borborygmes de l'intestin. Il peut exister des adhérences qui la rendent irréductible. En général, peu graves quand elles sont isolées ; elles peuvent être onéreuses par suite de leur présence sur de nombreux élèves.

TRAITEMENT : Bandages divers. Les conditions nécessaires sont la solidité et la fixité : bandage Marlot. Si bien faits qu'ils soient, ils gènent le poulain et nuisent à son développement.

*Topiques* : Les vésicants, les astringents, l'alcool sont à peu près inutiles. La cautérisation nitrique (Dayot) est de beaucoup plus efficace : couper les poils, puis, avec un pinceau, étendre sur la tumeur de l'acide nitrique à 34° ou 36°. La durée de la friction est de trois à cinq minutes, et la quantité d'acide de 24 à 32 grammes, suivant l'étendue de la hernie. Production d'une eschare jaune, mollasse et douée cependant d'une certaine vitalité. Formation d'œdème, qui diminue peu à peu ; la surface cautérisée se parchemine et il se creuse un sillon disjoncteur vers le dixième jour. L'eschare tombée laisse une plaie rosée, qui se sèche et, en cicatrisant, rétracte les tissus, oblitère l'ombilic et concourt à réduire la hernie. Les accidents consécutifs, quoique possibles, sont rares : ce sont l'éventration, la péritonite, le tétanos. La pommade au chromate de potasse (1 : 3), les injections d'eau salée dans le tissu sous-cutané ont été conseillées.

*Opérations chirurgicales* : Le poulain, couché et placé sur le dos, réduire la hernie, procéder à la ligature, à l'apposition d'un casseau ou à la suture.

*Ligature* : Placer un lien de fouet disposé en nœud de saignée, et serrer en masse les enveloppes herniaires. On peut placer deux chevilles en croix empêchant le glissement du lien. Les procédés Traeger, Delafond, Legoff, sont des modifications de cette ligature.

*Casseau* : Le sac herniaire vidé, placer sur les enveloppes un casseau (fig. 150, 1, 2), qu'on laisse en place une quinzaine de jours. Brogniez a inventé le casseau à vis (fig. 150,3). Bordonnat, Bouissy y ont ajouté des points qui, en traversant la peau, évitent le déplacement du casseau (fig. 150,4). Combe a construit un appareil en fer pourvu de trous pour passer des points de suture (fig. 150,5).

*Sutures* : Celle dite entortillée est peu usitée. Le procédé Delavigne, à peu près abandonné à cause du danger de blesser l'intestin, consiste en une série de points isolés, qui divisent la tumeur en autant de compartiments. Le procédé de *Mangot* consiste dans l'application d'une plaque de plomb fendue dépassant les limites de la hernie et portant à chaque angle un trou destiné à passer un lien suspenseur ; le poulain, placé sur le dos, réduire, faire passer le sac herniaire dans la fente, et pratiquer sur lui une suture à points continus ; deux chevilles d'arrêt fixent la plaque sur le ventre en traversant la

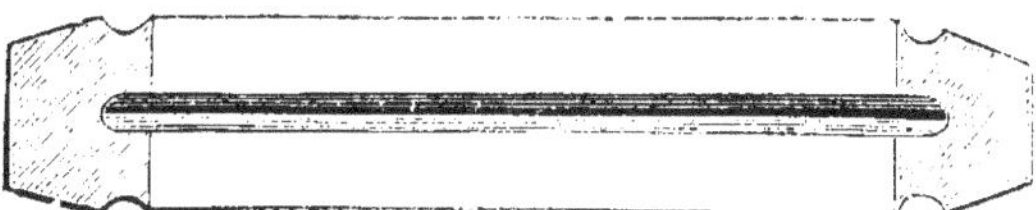

Fig. 150,1. — Casseau vu par sa face interne.

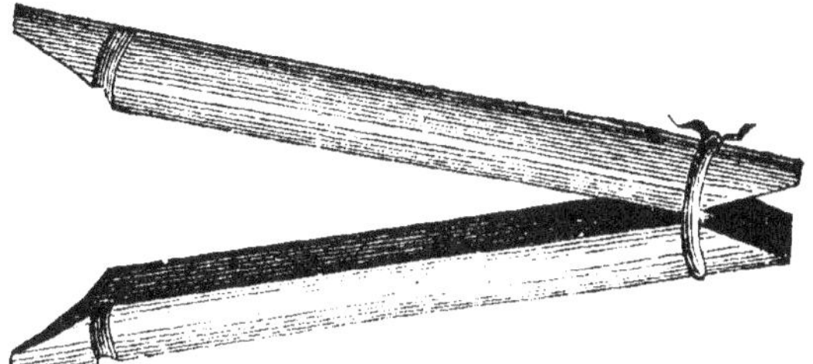

Fig. 150,2. — Casseau ordinaire au 1/3.

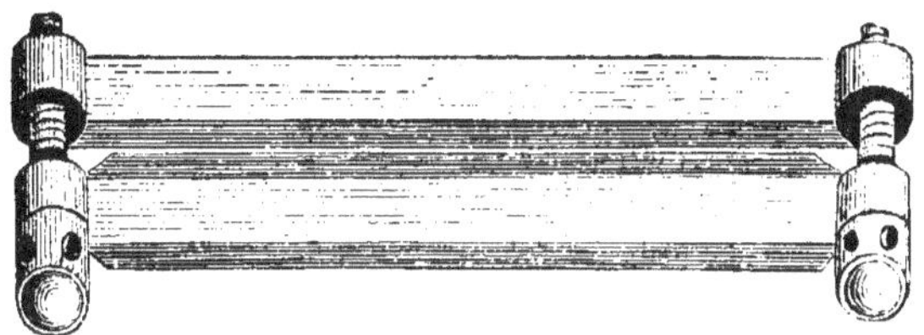

Fig. 150,3. — Casseau à vis.

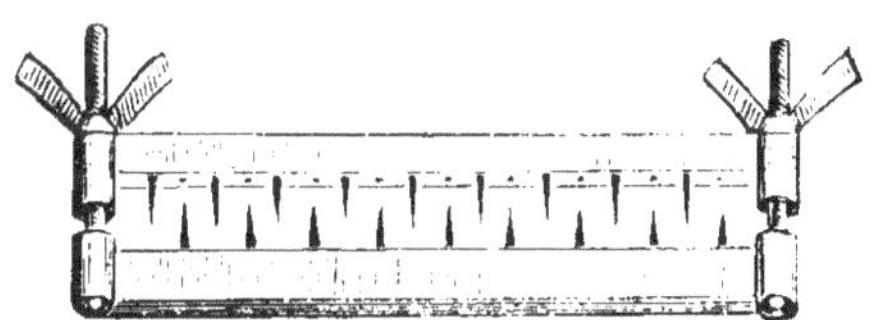

Fig. 150,4. — Pince Bordonnat.

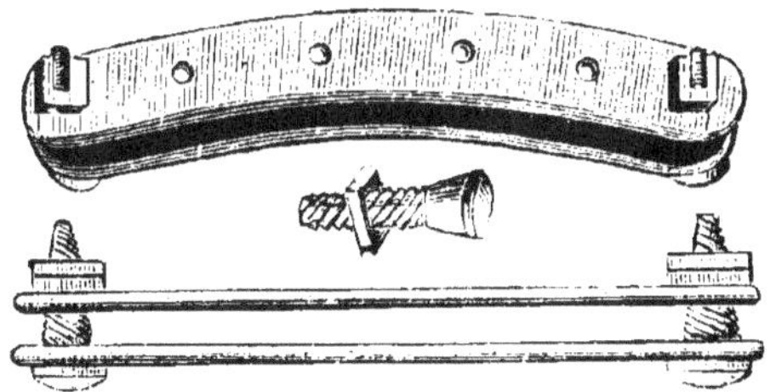

Fig. 150,5. — Casseau herniaire de Combe.

totalité du sac. L'animal, relevé, les rubans sont noués sur la région dorso-lombaire.

Le procédé *Hamon* est le même que le procédé Mangot combiné à la suture encheviflée.

Le procédé *Mignon* combine la plaque Mangot et les casseaux.

Le procédé *Bénard* est la suture entrecroisée pratiquée à l'aide d'une pince spéciale (fig.151,1), qu'on enlève après l'opération.

La pince de Méricant (fig. 151,2) a l'avantage de permettre de surveiller la suture. Quand celle-ci est faite, on retire la pince, qui est remplacée par une plaque de zinc, fixée comme celle de Mangot

Après l'une ou l'autre de ces opérations, il existe de légères coliques ; puis survient un engorgement douloureux, de l'œdème. Fièvre. Le quatrième jour, le sac herniaire est froid, flasque, puis il se produit un sillon disjoncteur, et le sac mortifié tombe au dixième ou douzième jour, quelquefois beaucoup plus tard. La cicatrisation se produit, laissant une trace linéaire. S'il y a des étranglements, il faudra débrider à l'aide du bistouri boutonné (fig. 152 et 153).

S'assurer qu'il n'existe pas d'adhérences.

c) **Hernie inguinale des mâles.**

Sortie d'une portion de l'intestin à travers l'anneau inguinal.

Elle est fréquente chez les chevaux entiers, le mulet ; plus rare chez les hongres et chez l'âne, ainsi que sur les autres animaux. Elle peut être congénitale, mais le plus souvent accidentelle.

Elle est aiguë ou chronique ; cette dernière peut être intermittente.

CAUSES : Efforts pendant le travail, au moment où les muscles de l'abdomen entrent en contraction pour donner à l'animal le moyen de surmonter une résistance : le saut, le cabrer, les chutes ou les mouvements violents s'il est entravé. Les grandes chaleurs, en diminuant la tonicité musculaire, laissent béante l'ouverture supérieure de l'anneau. Cet état peut être congénital et produit d'ordinaire la hernie chronique.

SYMPTÔMES GÉNÉRAUX : Apparition plus ou moins brusque :

inquiétude, trépignements, sueurs partielles. Exagération progressive de ces symptômes ; coliques violentes, faciès

Fig. 151.1. — Pince Bénard.

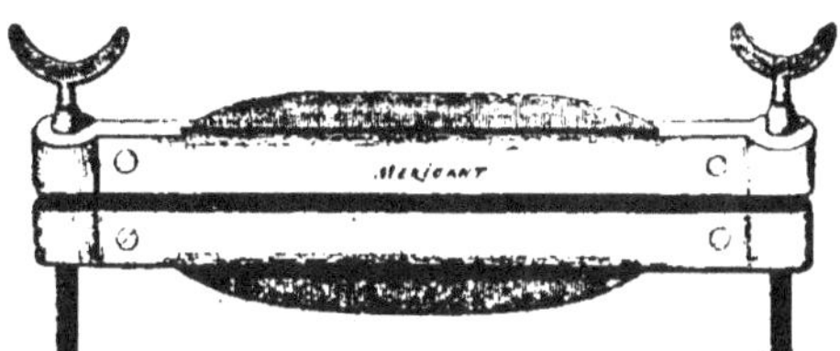

Fig. 151.2. — Pince Méricant.

Fig. 151. — Pinces.

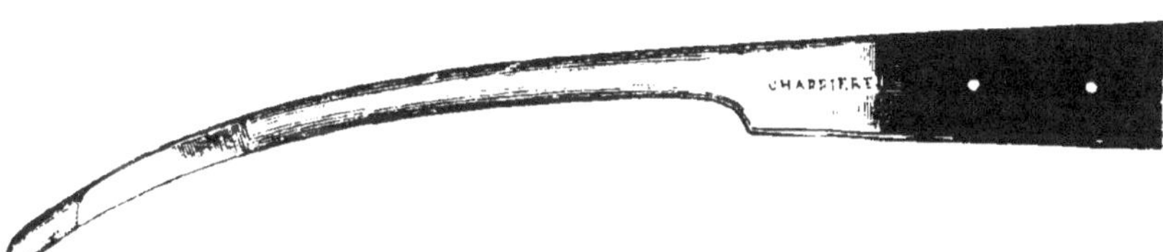

Fig. 152. — Bistouri courbe boutonné.

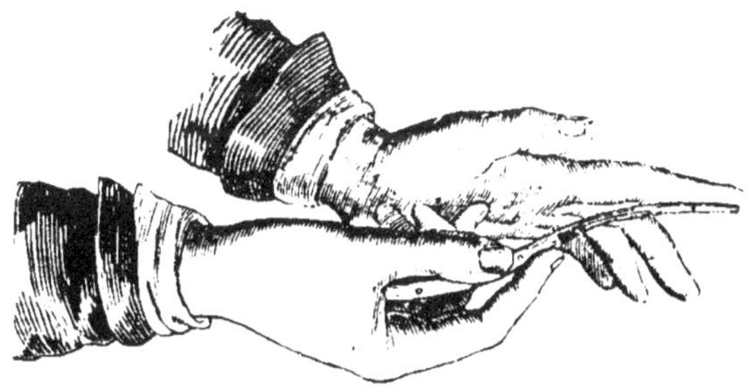

Fig. 153. — Manière de tenir le bistouri boutonné.

crispé, l'animal gratte le sol, se place sur le dos. Quand il se relève, mouvement d'encensoir de l'encolure, indiquant l'obstruction intestinale. Vers la trentième heure, les symptômes semblent s'amender par suite de l'insensibilité résultant de la gangrène.

SYMPTÔMES LOCAUX : A la vue, la région paraît empâtée, plus volumineuse ; au toucher, testicule immobile dans sa gaine, qui est elle-même pleine, dure, rénitente, sans mobilité. Cette tuméfaction est d'autant plus sensible qu'on explore le cordon plus haut. Peu de douleur à la pression de la main. A l'exploration rectale on reconnaît l'intestin, on peut le soulever, le tirer et s'assurer de sa présence dans l'anneau. La hernie chronique ne présente pas d'étranglement, à moins de circonstances particulières, et l'intestin continue à fonctionner; dans ce cas, la hernie est dite *continue*. Si, au contraire, l'intestin entre et sort de la gaine elle est dite *intermittente*. Si elle est ancienne, elle présente un gros volume, et la gaine contient de la sérosité. En cas d'inflammation de l'organe hernié, chaleur, douleur, gonflement ; il se forme souvent des adhérences. Coliques fréquentes, suite de l'engouement de l'intestin par les matières alimentaires.

TRAITEMENT : En cas de hernie récente, réduire le plus promptement possible par le taxis, l'opération ou les douches froides continues.

(Anesthésie préalable).

*Taxis* : Se fait ordinairement sur le cheval couché en position dorsale. Une main introduite dans le rectum opère de légères tractions sur les deux bouts de l'anse herniée, tandis que l'autre main presse sur le scrotum pour refouler l'intestin. Cette dernière manœuvre doit même précéder l'autre, afin de dégorger l'intestin et de le débarrasser des gaz. Le taxis est une pratique dangereuse, en ce sens qu'elle est rarement efficace, et qu'elle aggrave les désordres par des tractions qui s'exercent sur un intestin et un mésentère déjà malades et faciles à déchirer.

On a conseillé aussi le taxis immédiat après incision des enveloppes superficielles et débridement de la gaine comme pour la kélotomie.

*Médicaments* : On a conseillé l'injection d'huile de belladone, les douches froides prolongées sur le scrotum, les compresses de chloroforme, les lavements de chloral, etc.

*Opération chirurgicale. Kélotomie. —* Voyez *Chirurgie.*

*Soins consécutifs :* Placer l'opéré dans une bonne écurie, la croupe un peu élevée. Éviter tous les efforts provoqués par les lavements, le décubitus, le relever, ou l'application de sinapismes.

*Accidents. Coliques :* Résultant de la compression du cordon : sans gravité.

*Péritonite :* Apparaît du cinquième au dixième jour ; presque certainement mortelle.

*Éventration :* Résulte d'un débridement ayant intéressé l'anneau, sans se borner au collet de la gaine.

*Blessures de l'intestin :* Peuvent être produites par l'instrument ou par des déchirures résultant d'un taxis mal fait : pas toujours mortelles.

*Récidive :* N'est pas à craindre après l'opération complète.

Chez les chevaux hongres, bien que très rare, la hernie peut se produire ; mêmes moyens opératoires, le casseau étant placé sur le scrotum faisant partie du sac herniaire.

### d) Hernie inguinale chronique.

Nécessite le même procédé chirurgical ; toutefois, il y a souvent des adhérences qu'il faut détruire, et la hernie opérée, placer le casseau sur les deux parties de la gaine divisée, de manière à représenter la castration à testicule couvert. La masse herniée est souvent considérable et doit être mise à l'abri des souillures du lit de paille. Dans ces cas, l'étranglement ne résultant pas du rétrécissement de l'anneau, mais bien de l'engouement de l'intestin, il n'y a pas lieu de débrider. S'appliquer à faire disparaître cet engouement.

Chez les *jeunes animaux*, la hernie inguinale chronique est presque toujours congénitale, unilatérale ou double ; elle peut survenir aussi dans les mois qui suivent la naissance. Due à l'ampleur anormale de la partie supérieure de la gaine. La guérison spontanée peut survenir. La castration par les casseaux à cordons couverts est le traitement de choix.

### e) Hernie inguinale des femelles.

Surtout chez la chienne. Simple ou double. Caractérisée par une tumeur plus ou moins volumineuse indolente, parfois irréductible, de consistance variable, existant au niveau des dernières mamelles. Elle renferme généralement les cornes utérines et l'épiploon, parfois une anse intestinale, exceptionnellement d'autres organes.

Opérer après anesthésie. Antisepsie rigoureuse. Inciser la peau, isoler le sac jusqu'à l'anneau inguinal, et essayer la réduction qui est parfois facile ; si on ne peut l'obtenir, inciser le sac en arrière et tenter la réductiou des organes, amputer l'épiploon ; si la réduction de la matrice est trop laborieuse, pratiquer l'hystérectomie partielle ; enfin parfois il faut débrider l'orifice herniaire en dehors ou en avant. La réduction obtenue, appliquer à la base du sac, une ligature au catgut ou à la soie, puis le sectionner un peu en dessous, rentrer le moignon dans l'abdomen ; si l'anneau inguinal est large, le suturer ; suturer la peau. Soins antiseptiques consécutifs.

### f) **Hernie crurale**.

Sortie de l'intestin par l'anneau crural ou une éraillure de son pourtour. Rare.

Symptomes : Tumeur volumineuse, arrondie, placée en arrière de l'anneau inguinal, au milieu de la cuisse. Gêne dans les mouvements du membre correspondant. Peut se compliquer d'étranglement.

Traitement : Coucher l'animal, réduire par le taxis, puis, inciser la peau, réunir par une suture le ligament de Poupart et le petit adducteur. Poser un vésicatoire sur la partie. Repos.

### g) **Hernie périnéale**.

Plus fréquente chez le chien (Lafosse). Sortie de la vessie dans la région périnéale, entre l'anus et le fourreau. Essayer l'opération.

### h) **Hernie pelvienne du bœuf**.

Étranglement de l'intestin grêle engagé dans une perforation du repli péritonéal qui relie les vaisseaux du cordon testiculaire au bord antérieur de l'ilium. Fréquente dans les pays de montagne ; rare en France. S'observe surtout à droite. Se manifeste par des coliques violentes ; l'exploration rectale permet de reconnaître l'affection. Si on n'intervient pas, la mort survient. Traiter par le *taxis*, à l'aide de la main engagée dans le rectum, ou bien par la *déchirure des adhérences du cordon* à travers le rectum, soit avec la main, soit avec le crochet de Schmidt (fig. 154), ou enfin par la *laparotomie* dans le flanc droit, puis la déchirure ou la section du cordon et la réduction.

### 3° *Maladies de l'anus et du rectum.*

**Plaies.**

Elles peuvent être superficielles ou profondes, siéger en divers points, intéresser l'anus et les parties avoisinantes.

Causes : Présence d'os dans les excréments, erreur de lieu pendant la monte, usage maladroit d'une seringue ou de la main pendant l'exploration rectale, introduction de corps étrangers par malveillance.

Symptomes : Variables selon la nature et l'étendue de la lésion. Efforts de défécation, fèces mêlés de sang. Si la plaie traverse l'intestin, œdème, chaleur, douleur. Parfois, coliques, suppuration.

Traitement : S'assurer de la nature de la lésion. Extraire les corps étrangers, s'il en existe. Sutures, s'il y a nécessité. Lotions froides ou astringentes, laxatifs. Soins de propreté ; éviter la présence des crins ou des excréments sur les plaies.

**Fistules.**

Trajet accidentel s'étendant du rectum aux téguments, ou plongeant dans le tissu cellulaire périrectal. Chevaux, chiens. Bien que rares, peuvent être la suite des plaies ci-dessus, d'abcès ayant fusé dans le tissu conjonctif. Elles sont complètes ou incomplètes.

Symptomes : Objectifs quand elles sont externes ; ouverture étroite, à bords épais, donnant un pus souvent odorant. La sonde peut pénétrer profondément. Défécation pénible. Si elles sont internes : douleur, difficulté de fienter, présence de pus ou de sang sur les excréments.

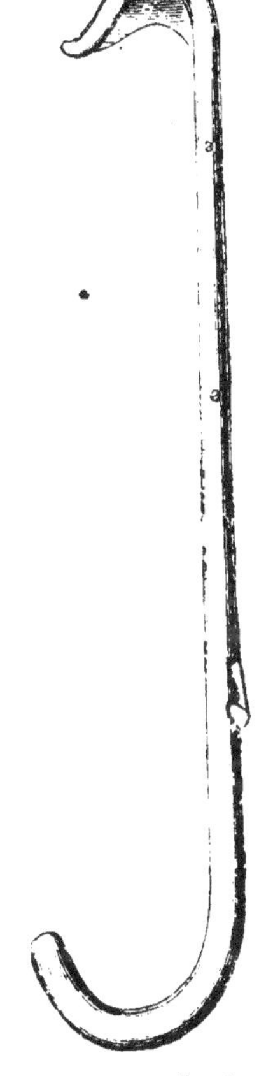

Fig. 134. — Crochet à lames pour faire la section du cordon testiculaire près du bassin.

TRAITEMENT : Soins de propreté, injections de liqueur de Villate, de teinture d'iode. Parfois, nécessité d'un débridement, application d'une tente ou cautérisation au fer rouge. Les procédés chirurgicaux pour les fistules complètes sont :

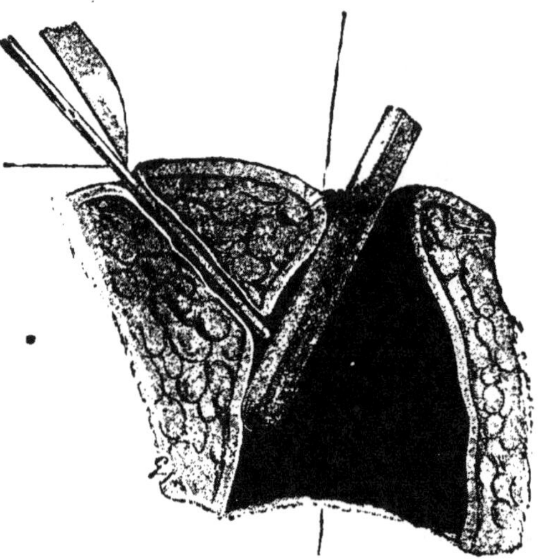

Fig. 155. — Débridement d'une fistule complète.

l'incision, la ligature et l'écrasement linéaire des tissus compris entre le trajet et l'anus (fig. 155).

**Hémorrhoïdes.**

Dilatation variqueuse des veines du rectum. Très rares chez les animaux, cheval, bœuf, chien. Ne pas confondre avec tumeurs mélaniques.

SYMPTOMES : Boursouflement rougeâtre faisant saillie en dehors du rectum, défécation fréquente, suintement sanguin, tuméfaction de l'anus.

TRAITEMENT : Lavements froids, laxatifs, injections de ratanhia ou de perchlorure de fer. Moyens chirurgicaux : ligature, excision, cautérisation.

**Prurit.**

Démangeaisons se manifestant sous la queue, au pourtour de l'anus, résultant de la malpropreté ou de la présence d'oxyures, de larves d'œstres ou d'œufs de ténias.

Traitement : Lotions alcalines, boratées, ou antiseptiques.

**Abcès.**

Dus à l'infection gourmeuse, à la fonte purulente des tumeurs mélaniques, à des contusions, des chutes, parfois suites de l'opération de la queue à l'anglaise. Réclament les mêmes soins que les autres abcès. Peuvent être le point de départ de fistules.

**Corps étrangers.**

Peuvent être introduits par malveillance ou provenir d'objets ingérés : aiguilles, épingles, etc., etc. Doivent être extraits avec le moins de délabrements possibles ; lavements laxatifs, soins de propreté.

**Chute ou renversement du rectum.**

Sortie de la muqueuse rectale venant faire saillie au dehors. Peut être complète ou incomplète.

Causes : Lavements trop chauds, accumulation et dessiccation des fèces, efforts de parturition ou de défécation.

Symptomes : Présence d'une masse rouge, œdématiée, lisse et luisante.

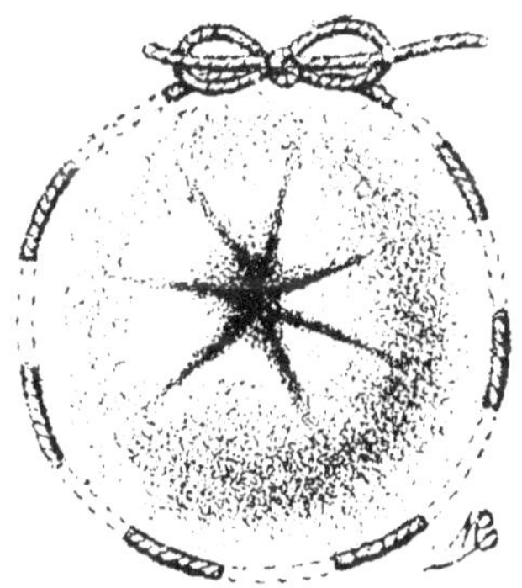

Fig. 156.— Ligature du cordon en bourse de Degive.

Traitement : Lotions froides ou astringentes, scarifications, réduction à l'aide de la main repoussant l'intestin sans le blesser. Faciliter les manœuvres par l'anesthésie ou l'administration de boissons chaudes alcooliques. Quand la réduction est obtenue, éviter le retour de l'accident par la contention à l'aide de sutures en X, ou mieux en bourse de Degive (fig. 156) à points séparés, etc., la compression à l'aide d'un tampon (éponges ou linges), les pessaires. Enfin si la réduction est impossible, ou si le rectum est gangrené, recourir à l'amputation. Dans tous les cas, soumettre les animaux à une diète presque complète.

**Tumeurs.**

Les plus fréquentes sont des polypes et les tumeurs mélaniques. Si elles sont volumineuses, elles gênent ou empêchent la défécation. Extirpation totale ou partielle.

4° *Maladies des organes génito-urinaires externes du mâle.*

a) *Pénis.*

**Priapisme.**

Résulte, chez le chien, d'abus ou d'efforts du coït. C'est plutôt une inflammation de la verge et de ses enveloppes, qu'une érection réelle, produite par les désirs vénériens. Bains et douches tièdes ; traiter la maladie dont il est le symptôme.

**Paralysie du pénis.**

Réside dans les fibres musculaires des cordons suspenseurs.

Causes : Abus du coït, tiraillements de la verge, suite d'un rapprochement prolongé. Sur les chevaux, elle succède souvent aux affections typhoïdes.

Symptomes : Pénis pendant, exécutant un mouvement de pendule, œdématié, ne rentrant plus dans le fourreau après la miction. L'organe est froid, peu ou pas sensible ; quelquefois rouge ou violacé, excorié par les frottements sur la litière.

Traitement : Douches ou lotions froides, bains d'eau de fleurs de sureau alcoolisée. Scarifications souvent renouvelées. Emploi d'un courant électrique. Si la maladie ne guérit pas, utiliser les animaux en leur mettant un étui qui maintient la verge, et l'empêche de ballotter pendant le travail ; amputation de l'organe.

**Plaies du pénis.**

Sont anciennes ou récentes, transversales ou longitudinales, superficielles ou profondes. Dans ces derniers cas, l'urèthre ou le corps caverneux peut être intéressé.

Causes : Coups, blessures, le membre étant en érection. Chez le chien, les efforts faits pour détacher les animaux qui sont accouplés.

Symptomes : Ecoulement sanguinolent par le fourreau, œdème plus ou moins fort, phymosis ou paraphymosis. Ces plaies bourgeonnent facilement. Elles peuvent être graves et produire des hémorrhagies sinon mortelles au moins très abondantes.

Traitement : Sutures, lotions froides ou tièdes, soins de propreté ; en cas de nécessité, passage d'une sonde. Suspensoir. Si la plaie suppure, lotions désinfectantes ; s'il y a hémorragie, emploi du perchlorure de fer.

### Corps étrangers.

Calculs, applications par malveillance de liens sur le pénis. Gonflement, coloration violacée, livide, refroidissement de la partie ; supprimer de suite la cause : lotions stimulantes, vineuses ou aromatiques.

### Acrobustite et balanite.

Inflammation du gland et du fourreau, confondues dans la pratique. Tous les animaux ; plus grave chez le bœuf par suite de l'étroitesse du fourreau.

Causes : Présence d'un corps irritant, d'urine, de matière sébacée. Abus ou tentatives fréquentes du coït, coups de fouet. Peut être consécutive à la castration, à l'anasarque, à des concrétions crétacées, ou à la maladie du coït.

Symptomes : Infiltration produisant le rétrécissement du fourreau, et empêchant le gland de sortir ; il y a alors *phimosis*. Si le gland pendant hors du fourreau ne peut plus rentrer, il y a *paraphimosis*. Écoulement surtout chez le chien de mucopus non inoculable ; accolement des poils chez le bœuf. Exploration et érection douloureuses. Sur la muqueuse, petites ulcérations, et formations de concrétions dans la fossette naviculaire ou autour du filet (H. Bouley, Cagny).

Traitement : Enlever les matières irritantes, ou les fausses membranes, en détruisant les adhérences. Lotions ou injections vineuses, soins de propreté. Applications astringentes ou légèrement caustiques. Scarifications ; parfois nécessité de débridement en cas de phimosis ou de paraphimosis. Boissons mucilagineuses ou chlorate de potasse (Zundel).

### Tumeurs.

Assez fréquentes chez les solipèdes et le chien. Ce sont ordinairement des fibromes ou des sarcomes développés dans le fourreau, parfois des tumeurs mélaniques, des verrues ou lics ou papillomes verruqueux du fourreau, etc… : les polypes sont fréquents chez le chien ; ablation et application de nitrate d'argent ou de perchlorure de fer sur les plaies.

**Amputation du pénis.** — Voyez *Chirurgie*.

b) *Urèthre*.

**Uréthrite.**

Inflammation de la muqueuse du canal. Peu commune chez les animaux, excepté le chien.

Causes : Urines rendues irritantes sous l'influence d'un empoisonnement, euphorbe, renoncule ; excès vénériens, coups, présence de calculs dans le canal. L'uréthrite ne parait pas avoir de caractère contagieux (Peuch).

Symptomes : Prurit, difficulté d'uriner, sensibilité du canal, rougeur du méat, écoulement séro-muqueux ou purulent. Chez le bélier, il peut y avoir impossibilité de la miction (Lafosse).

Traitement : Antiphlogistiques, boissons mucilagineuses, laxatives ; vert, carottes. Repos. A l'intérieur, cubèbe, copahu, térébenthine : sous forme de bols ou de pilules ; injections antiseptiques faibles.

A mentionner pour ordre :

L'*imperforation de l'urèthre*, l'*hypospadias* et l'*épispadias*.

**Plaies de l'urèthre.**

Les plaies et les contusions peuvent siéger en divers points, et être superficielles ou profondes. Elles peuvent se produire de dehors en dedans ou de dedans en dehors.

Causes : Coups, chutes sur des corps vulnérants, actes de brutalité, cathétérisme mal pratiqué. Calculs.

Symptomes : Aspect physique de l'organe : écoulement d'urine par la plaie, si elle a divisé l'urèthre. Renseignements fournis par la sonde et la compression du canal au moment de la miction. Si le cathétérisme a été pratiqué, s'assurer qu'il n'a pas été fait de fausse voie. L'émission de l'urine est plus ou moins difficile ; parfois douleurs vives à l'exploration, écoulement sanguinolent. Infiltrations urineuses plus ou moins étendues dans le scrotum, la verge, le périnée. Ces infiltrations peuvent être le point de départ d'abcès et sont toujours graves. Formation d'eschares, de fistules, d'empâtements douloureux. Symptômes généraux : fièvre, frissons. S'il s'est formé des abcès, il peut exister des fistules persistantes.

TRAITEMENT : Combattre l'hémorragie, la possibilité d'infiltrations urineuses, en modifiant le cours de l'urine par l'application d'une sonde. Débridements dans la profondeur de la tumeur urineuse. En cas d'abcès, ponction des collections purulentes. Pansement des plaies ; désinfectants et soins de propreté. Éviter le plus possible les suppurations prolongées. S'il existe des calculs, les extraire.

## Calculs.

### α) **Cheval.**

Ils se trouvent dans la partie intra-pelvienne du conduit, en dessus ou en dessous de la courbure ischiale, dans la fosse naviculaire ou dans le tube uréthral. Le jet urinaire est amoindri, ou bien l'urine s'écoule goutte à goutte, ou bien il y a anurie et coliques. A l'exploration rectale on sent la vessie pleine, distendue et en explorant le canal avec les doigts on sent en un point une tumeur dure, sensible, qui est le calcul enchâssé. Le cathétérisme renseigne également. Si les calculs sont petits, ils peuvent être expulsés spontanément. Si on n'intervient pas rapidement, la rupture de la vessie est à craindre.

TRAITEMENT : Extraction par le méat, après débridement de celui-ci, lorsque le calcul est situé près de l'extrémité du conduit. Ou bien l'extraction se fait après l'*uréthrotomie ischiale* (voyez *Chirurgie*) par l'ouverture artificielle faite à l'urèthre. Si le calcul est arrêté dans la partie inférieure du conduit, faire l'uréthrotomie au niveau du corps étranger.

### β) **Bœuf.**

Calculs fréquents en raison de la disposition anatomique de l'urèthre (fig. 157).

SYMPTOMES : Dysurie au début, puis ischurie, vains efforts de miction, coliques, agitation de la queue : à l'exploration rectale, la vessie est dure, distendue ; à la palpation du canal, on peut sentir le calcul. La rupture de la vessie est annoncée par la disparition des coliques et des pulsations uréthrales, la vessie est vide, l'air expiré a une odeur urineuse.

TRAITEMENT : On pratique l'*uréthrotomie ischiale* pour prévenir la rupture de la vessie ; si le calcul est arrêté dans la partie intra pelvienne, l'urine ne s'écoule pas encore et il faut débrider plus largement le conduit afin d'arriver au calcul et l'extraire ou bien le repousser dans la vessie. Généralement le calcul est arrêté au niveau de l'S. pénienne et on pratique l'*uréthrotomie scrotale*, soit à un travers de main en arrière des bourses (*post-scrotale*), soit un peu en avant des bourses (*ante-scrotale*) ; de suite extraire le calcul, suturer la plaie

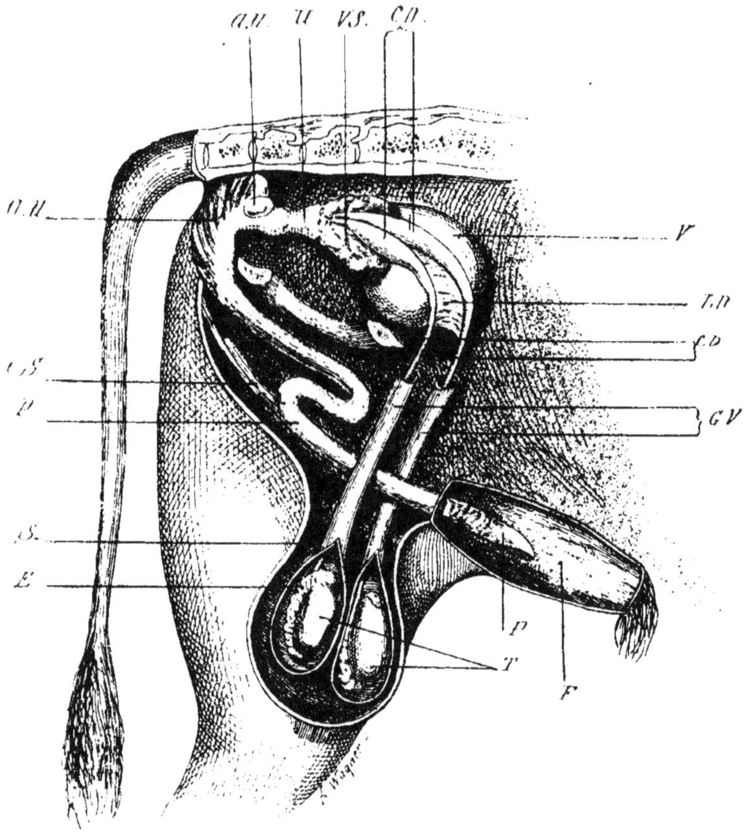


Fig. 157. — Organes génito-urinaires du taureau (Muller-Leisering). — T, testicules ; — E, épididyme ; — CD, canaux déférents ; — GV, gaine vaginale ; — LD, ligament ou pli de Douglas ; — V, vésicules séminales ; — U, portion pelvienne de l'urètre recouverte par le muscle de Wilson et la prostate ; — GC, glande de Cowper ; — P, pénis ; — A, muscle accélérateur ; — CS, cordons suspenseurs ; — S, scrotum ; — F, fourreau.

uréthrale (Voyez *Chirurgie*). S'il y a urgence, faire avec la flamme à saigner une ponction de l'urèthre au périnée, et sacrifier le malade pour la boucherie.

### γ) **Bélier. Porc**.

Parfois il existe un dépôt sédimenteux à l'extrémité effilée de l'urèthre. Traiter en coupant le bout du canal au ras de la tête du pénis. Si le dépôt s'est effectué plus profondément, sonder le canal (voyez *Pathologie générale*). Enfin uréthrotomie ischiale ou scrotale.

### δ) **Chien**.

Les calculs sont généralement arrêtés en arrière de l'os pénien ou dans la gouttière de cet os  Préciser le siège par le cathétérisme. Traiter par l'uréthrotomie pratiquée au niveau du calcul : sortir le pénis du fourreau, introduire une sonde dans le canal et l'engager jusqu'au calcul, puis inciser les tissus sur le bec de la sonde.

### c) *Testicules*.

### Spermatorrhée.

Écoulement involontaire du sperme : taureaux, chevaux entiers (Huzard). Peut être due à la faiblesse générale ou, au contraire, à la continence forcée. Dans le premier cas, régime reconstituant ; dans le second, rafraîchissants, lotions froides : éviter le contact des femelles.

### Orchite.

On confond sous ce nom, dans la pratique, l'inflammation de la glande et de l'épididyme.

Causes : Coups, frottements du trait, des barres de séparation, efforts du tirage. Peut être consécutive à la morve, à la tuberculose, au mal du coït.

Symptômes : Engorgement, sensibilité, tension du scrotum. Écartement des membres, surtout du côté malade : difficulté de la locomotion ; raideur des reins, inquiétude. Fièvre, pouls dur, fréquent ; urines rouges. Chez le chien : nausées, vomissements. L'engorgement peut remonter le long des cordons testiculaires jusque dans l'abdomen. Un seul ou les deux testicules peuvent être malades.

Elle peut se terminer par *résolution*; après six à huit jours, les produits étant résorbés. Lors de *suppuration*, les symptômes inflammatoires se prolongent pendant douze à quinze jours, après lesquels se déclare un point fluctuant, qui s'abcède ou qu'on ponctionne. Parfois la suppuration est disséminée. Si elle siège dans l'épididyme, il peut se dévider comme un peloton de fil ; quand le pus est évacué, la fièvre et la douleur diminuent ou disparaissent. Lors de bistournage expérimental, l'altération testiculaire se produit si le sujet est sous le coup d'une infection septique (Chauveau).

Dans le cas où le pus remonterait le long du cordon : péritonite, infection sont possibles. La terminaison par *gangrène* est rare. Le passage à *l'état chronique* se caractérise par l'induration dite sarcocèle, ou par la formation d'une hydrocèle. Ne pas confondre avec hernie inguinale.

Elle est plus ou moins grave, suivant l'étendue et la nature des lésions, suivant aussi la destination des animaux ; chez les reproducteurs, par exemple.

Traitement : Repos ; éviter les froissements de l'organe. Saignées, scarifications quelquefois profondes pour diminuer l'étranglement, en débridant la tunique albuginée. Douches froides, lotions astringentes, embrocations de populéum ou de pommade belladonée, pommade camphrée. Si la suppuration est imminente : cataplasmes antiseptiques maintenus à l'aide d'un suspensoir (fig. 158). Ponction des abcès. En cas de sphacèles gangreneux, déterger à l'aide d'eau phéniquée, solution de permanganate de potasse. Excision, cautérisation actuelle ou potentielle s'il y a nécessité. Dans certains cas : castration.

### Sarcocèle.

Inflammation chronique du testicule et de ses enveloppes. Idiopathique ou symptomatique. Chez le cheval principalement.

Causes : Terminaison fréquente de l'orchite. Efforts de tirage chez les chevaux de gros trait (Chuchu). Peut être symptomatique de la morve ou du farcin, parfois d'un caillot obturateur dans les dernières divisions de l'aorte.

Symptomes : Engorgement considérable du testicule, englobant tout ou certaines parties de l'organe. D'ordinaire, la glande et l'épididyme sont confondus dans une tumeur ferme, non élastique, profondément fluctuante quand il y a hydrocèle. La peau est épaissie, le cordon engorgé, noueux, comme variqueux. Le sarcocèle n'étant pas toujours très douloureux, les animaux peuvent être utilisés pendant longtemps; mais quand ils boitent, traînent ou écartent les jambes, il faut cesser le travail, d'autant plus que la maigreur survient, le 'poil se pique et l'état général devient mauvais ; la tumeur

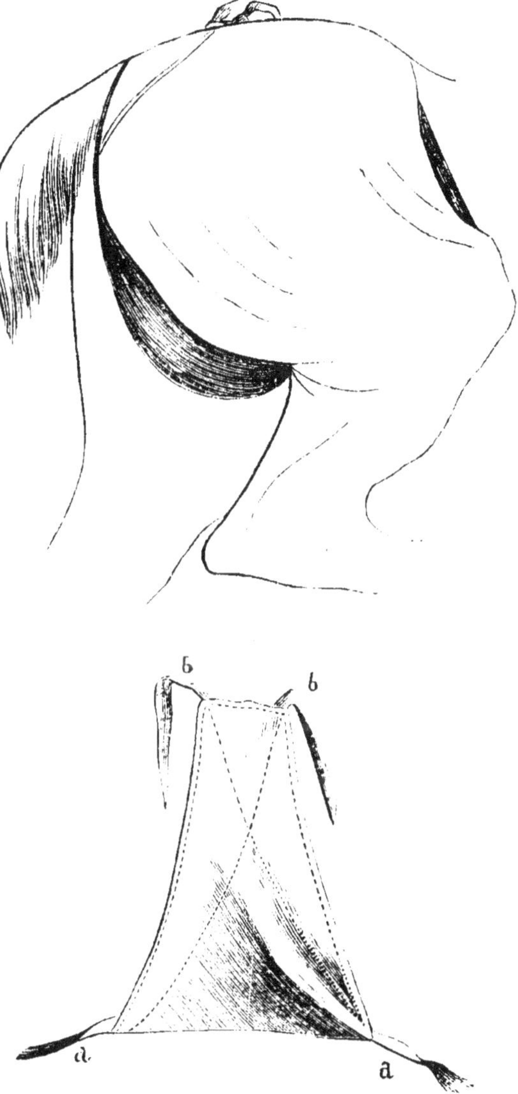

Fig. 158. — Bandage des bourses.

constituant le sarcocèle durcit de plus en plus et le testicule
s'atrophie. Il peut se former dans la masse des points suppu-

rés et des adhérences des enveloppes avec la glande et le cordon. Est généralement grave, mais non incurable.

Ne pas confondre avec hématocèle, hernie inguinale.

TRAITEMENT : Les fondants à l'intérieur ou à l'extérieur sont sans effet utile ; le seul moyen efficace est la castration. Pour cela, après avoir fait à la peau une incision suffisamment étendue, détacher avec les doigts les indurations qui entourent la glande et le cordon. Ce procédé est préférable au bistouri. Il faut quelquefois remonter très haut pour trouver le cordon exempt d'altération, et *c'est sur ce point* qu'il convient de placer le casseau courbe (fig. 159).

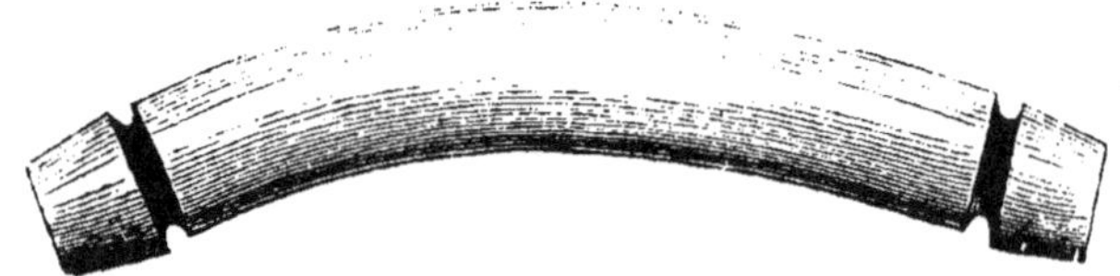

Fig. 159. — Casseau courbe.

S'il n'y a pas possibilité de placer un casseau et qu'on soit obligé de poser très haut une ligature, on devra se servir d'un tube *ad hoc* (fig. 160). Le lien devra être suffisamment serré pour éviter toute hémorrhagie. Ne pas oublier dans cette opération que les tissus sont devenus friables et cassants. L'écraseur linéaire peut remplacer avec avantage le casseau et la ligature si le cordon est parfaitement sain. La

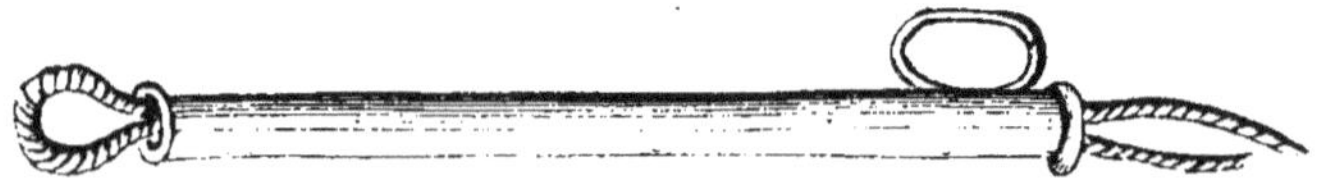

Fig. 160. — Tube de renvoi.

suppuration qui s'établit après l'opération détermine la fonte de la tumeur.

**Hydrocèle**.

Épanchement séreux dans la cavité de la gaine vaginale. On a parfois confondu l'hydrocèle avec l'œdème des bourses (*H. par infiltration*). Aiguë ou chronique. Chez tous les animaux, surtout le cheval.

Causes: Orchite, coups, heurts de la région testiculaire. Elle peut être consécutive à l'ascite ou compliquer le sarcocèle.

Symptômes : Bourses volumineuses, d'apparence piriforme : la tumeur est bien circonscrite, assez grande pour pendre quelquefois très bas entre les jambes. L'accumulation séreuse refoule en haut le testicule qui est logé à la partie supérieure de la gaine. Il peut y avoir de la chaleur, le plus souvent peu de sensibilité. La marche est rendue difficile, les membres sont écartés. La séreuse vaginale est parsemée de brides ou de plaques formant des adhérences ; la peau est tendue, luisante et semble amincie.

Ne pas confondre avec hernie, sarcocèle, etc.

Traitement : Au début réfrigérants, astringents, application de cataplasmes (fig. 158). Quand la sérosité commence à apparaître, il faut recourir à la ponction, suivie d'injection iodée.

**Varicocèle.**

Dilatation variqueuse des veines des organes testiculaires. Rare chez les animaux.

Causes : Peut être consécutive à l'orchite.

Symptômes : Tumeur plus ou moins grosse, noueuse, vermiculaire (fig. 161).

Traitement : Bains froids et lotions. La castration comme ressource extrême.

**Hématocèle.**

Épanchement sanguin dans le testicule ou ses enveloppes. Tous les animaux, surtout le cheval.

Causes : Violences extérieures, coups de pieds, de dents, de cornes. La peau élastique ne présente pas de solution de con-

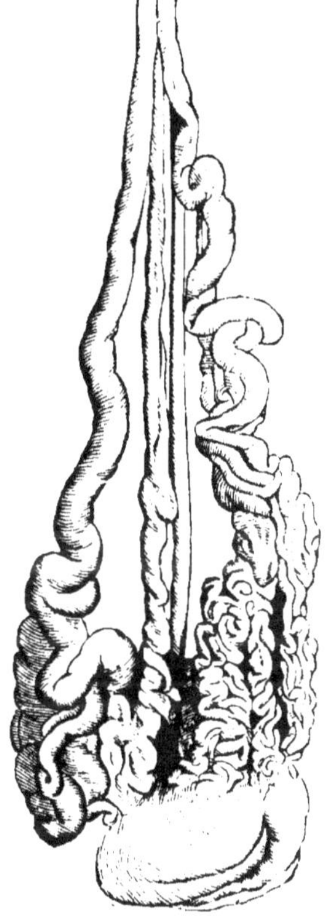

Fig. 161. — Veines variqueuses du testicule et leurs rapports avec le canal déférent.

tinuité, tandis que les parties profondes, dilacérées, laissent échapper du sang.

Symptomes : D'un côté ou de l'autre, production rapide d'une tumeur plus ou moins étendue. Peau chaude, lisse, tendue, douloureuse ; la tumeur est fluctuante au début, légèrement crépitante quand le sang s'est coagulé ; plus tard, elle présente de nouveau une fluctuation obscure et profonde. La marche est difficile, la colonne vertébrale raide et voussée, les membres écartés, le membre correspondant porté dans l'abduction. La résolution, la suppuration et la gangrène peuvent terminer cet accident.

Ne pas confondre avec hydrocèle (p. 300), sarcocèle (p. 298), hernie étranglée. Le commémoratif a une grande importance. Bien que compromettant l'intégrité du testicule, cette affection n'est pas ordinairement mortelle.

Traitement : Repos, application d'un suspensoir et de cataplasmes astringents ; douches froides. On peut tenter de vider la gaine vaginale par une incision pratiquée sur le côté, et suivie d'injections destinées à évacuer les caillots. Le moyen par excellence est la castration à testicule couvert (Trasbot).

### Plaies du testicule.

Peuvent résulter de coups, de chute sur des herses ou des tessons. La peau seule est lésée, ou les organes profonds sont mis à découvert, d'où une différence de gravité dans les conséquences. En général, ces accidents n'entraînent pas la mort. Quand la plaie est récente, réduire le testicule s'il a été énucléé et faire une suture à la peau. Si, au contraire, la lésion a une certaine durée, qu'il se soit déjà formé des adhérences, que le testicule soit flétri, que le cordon soit déchiré, il y a avantage à faire la castration. Soins consécutifs ordinaires.

### Cryptorchidie.

Se dit de la présence dans l'abdomen ou l'anneau inguinal des testicules qui ne sont pas descendus dans les bourses. Les animaux sont d'ordinaire inféconds (Goubaux).

### Tumeurs.

Fréquentes chez cheval, bœuf, chien. Nature variable, on rencontre surtout les carcinomes et sarcomes. Le testicule forme une masse indolente, plus ou moins bossuée, uniformément dense ; la peau est intacte et mobile. Ne pas confondre avec la hernie chronique ou l'hydrocèle. Si les ganglions sous-lombaires et inguinaux ne sont pas atteints, traiter par la castration ; s'ils sont atteints, ne pas intervenir.

## Champignon.

Néoformation inflammatoire de l'extrémité du cordon qui survient à la suite de la castration.

Causes : Infection de la plaie de castration soit pendant, soit après l'opération, par microbes divers et surtout par un parasite, le *botryomycète* (voyez *Botryomycose*, page 57).

Symptomes : La plaie ne se cicatrise pas, persiste à l'état fistuleux ; suppuration grisâtre, abondante ; tuméfaction du cordon qui gagne en hauteur, puis s'indure ; gêne ou bien boiterie du membre postérieur correspondant. A la longue, les lésions gagnent la portion intra-abdominale du cordon, provoquent des coliques, l'amaigrissement, parfois la péritonite suppurée.

Traitement : *Préventif* en opérant aseptiquement et en évitant la souillure ultérieure de la plaie. *Curatif*, il est surtout chirurgical. Les injections irritantes, l'introduction de pâtes caustiques dans la fistule, sa cautérisation échouent généralement. Coucher le cheval sur le côté opposé, porter le postérieur superficiel dans l'abduction ; désinfecter la région ; débrider largement la fistule principale, puis avec les doigts ou bien les ciseaux ou le bistouri, disséquer la tumeur aussi haut que possible ; si le champignon est extra-scrotal appliquer un casseau sur la partie saine du cordon (fig. 159) ; s'il est intra-inguinal, appliquer une ligature sur la partie saine, aussi haut que possible (on peut se servir du tube de renvoi, fig. 160), puis couper le cordon en dessous ; mieux encore exciser le cordon, à l'aide de l'écraseur de Chassaignac. Traiter ensuite par l'antisepsie. On peut essayer l'iodure de potassium.

Ne pas se hâter de porter le diagnostic champignon : après la castration, il existe souvent, surtout chez les adultes, une induration de l'extrémité du cordon, qui disparaît peu à peu sans traitement.

## Dégénérescences. Parasites.

Le testicule peut être le siège de diverses altérations.

*Crétification* : Se rencontre chez les vieux taureaux, boucs ou béliers.

*Kystes* : Peuvent siéger dans le testicule ou dans le cordon. Ils se divisent en kystes séreux et kystes dermoïdes, ces derniers contenant des poils, des dents, etc. Observés chez le cheval (Röll).

*Parasites* : Hydatides de l'échinocoque dans le testicule et dans les enveloppes ; strongle armé Ils sont fréquents dans les cryptorchidés. Le seul traitement est la castration.

### 5° *Maladies des organes génitaux des femelles.*

### a) *Vulve.*

### Déchirures de la vulve et du périnée.

Accident de la parturition surtout chez les primipares : a lieu presque toujours à la commissure supérieure, parfois le sphincter ovale est déchiré (déchirure complète) et le vagin et le rectum ne forment plus qu'une ouverture.

Suturer le périnée, la cloison recto-vaginale, après désinfection de la plaie. Lotions antiseptiques tièdes.

### b) *Vagin.*

### Plaies.

Sont consécutives à un part laborieux ou à des manœuvres contre nature. Peuvent s'accompagner de hernie de la vessie, de l'intestin, de suppuration, de péritonite, etc. et plus tard de fistule recto-vaginale. Lotions antiseptiques chaudes d'eau oxygénée.

### Prolapsus et renversement.

Le *prolapsus* vaginal est un accident de la gestation chez la vache ; généralement le vagin se remet en place définitivement après la parturition. Le *renversement* est caractérisé par l'invagination de l'organe et son refoulement vers la vulve. C'est un accident de la parturition. Il est plus ou moins considérable. Le pronostic est grave si l'accident est ancien. Désinfecter d'abord la masse herniée ; l'entourer d'un linge fin et mouillé, et comprimer légèrement les parties voisines de la vulve, puis en tenter la réduction ; quand la réduction est obtenue, s'assurer que la muqueuse est bien étalée. La déchirure du vagin est fréquente ; dans ce cas, suturer les lèvres de la plaie. Lors de rétention des enveloppes, faire la délivrance avant ou après la réduction. Enfin lorsque la réduction est impossible, pratiquer l'excision partielle du vagin renversé à l'aide de la ligature ordinaire, ou de la ligature élastique, appliquée en haut de la tumeur, en ayant soin de laisser libre le canal de l'urètre.

### Vaginite.

Coexiste presque toujours avec la métrite. Elle est aiguë, chronique ou spécifique (horse-pox, dourine). Traiter par les injections émollientes ou antiseptiques légères (forme aiguë) ou astringentes (forme chronique).

### Tumeurs. Polypes.

Tumeurs fibreuses, de volume, d'implantation variables. Kystes chez la vache. Polypes chez la chienne, souvent elles récidivent. En faire l'excision à l'aide des ciseaux courbes, puis injections antiseptiques.

### c) *Matrice. Utérus.*

### Métrites aiguë et chronique.

Inflammation plus fréquente après le part. Toutes les femelles. S'accompagne parfois de péritonite.

Causes : Rare en dehors du part ; la non-délivrance, les abus du coït chez la chienne, les injections irritantes, les pessaires (Gellé, Hurtrel d'Arboval), enfin les traumatismes et les polypes.

Symptomes : Agitation, épreintes et poussées douloureuses, piétinement, voussure, sensibilité et faiblesse des reins. La respiration est difficile, le ventre quelquefois douloureux. La vulve gonflée, la muqueuse rouge, chaude, promptement lubréfiée par un écoulement séro-muqueux ou d'apparence purulente. A l'exploration rectale ou vaginale, l'utérus est tuméfié, sensible, ainsi que le col. Inappétence, troubles de la rumination, constipation, le lait a diminué ou disparu. Le pouls est plein, accéléré. Si la métrite se déclare pendant la gestation, il y a le plus souvent avortement.

Si elle se termine par *résolution*, tous les signes de la santé reparaissent successivement. Si elle passe à l'état *chronique* : signes de *chaleurs*, écoulement continu ou intermittent d'un liquide muco-purulent par la vulve.

Dans ce dernier cas, il se produit tous les quinze jours ou tous les mois et constitue *l'hydrométrie purulente* ; l'utérus est alors distendu quelquefois outre mesure. Parfois l'inflammation se communique au tissu cellulaire péri-utérin, et il se forme des abcès s'ouvrant dans la matrice, le rectum ou la vessie qui peuvent déterminer la péritonite ou la septicémie. La gangrène a été signalée (Clément, Duplay) ; à l'autopsie, lésion d'une inflammation catarrhale. Collection de liquides muco-purulents, développement de gaz, injection et épaississement de la muqueuse, cotylédons altérés.

Ne pas confondre avec la fièvre vitulaire, l'ascite ou une tumeur de nature quelconque.

Traitement : S'assurer si la matrice ne contient pas de délivre, un fœtus, un polype ou un corps étranger. Injections antiseptiques. Saignées. Frictions révulsives avec essence de térébenthine ou liniment ammoniacal. Éviter les frictions mercurielles chez les ruminants. Lavements tièdes, boissons farineuses et laxatives. Repos. S'il y a écoulement catarrhal : injections astringentes, écorce de chêne, alun, sulfate de zinc. En cas de collection dans la matrice, dilater le col à l'aide de pommade belladonée et déterger l'intérieur avec les préparations antiseptiques, surtout avec l'eau oxygénée, en évitant des mercuriaux chez les ruminants.

### Métrorragie.

Se montre avant, pendant ou après le part.

Causes : Décollement du placenta par suite de coups, de chutes, etc., etc. ou causée par un fibrome, des polypes ou un cancer. Pendant le part, elle est due à l'insuffisance du travail ; après le part, à des manœuvres maladroites ou brutales pour hâter la délivrance.

Symptomes : Écoulement de sang, liquide ou coagulé. Si le sang n'est pas expulsé, le ventre augmente rapidement. L'avortement alors est la règle, si elle est antérieure au part. Coliques, faiblesse et, avec le temps, anémie mortelle. On trouve parfois des caillots d'un volume considérable (Zundel).

Traitement : Si les contractions utérines font défaut, les exciter par les injections froides ou le seigle ergoté ; sulfate de quinine chez la chienne. Tamponnement. Après le part, enlever les portions d'arrière-faix restées dans l'utérus. Repos, régime analeptique. Injections chaudes antiseptiques.

### Hernies de la matrice (Voyez *Hernie inguinale*).

Se montrent surtout pendant la gestation, parfois avec des

dimensions énormes. Sur toutes les femelles, surtout les vaches et les chiennes (fig. 162).

CAUSES : Eventrations par lesquelles l'utérus gravide sort de l'abdomen. S'il existe un fœtus, le toucher ainsi que ses mouvements propres, le font reconnaître. L'auscultation permet

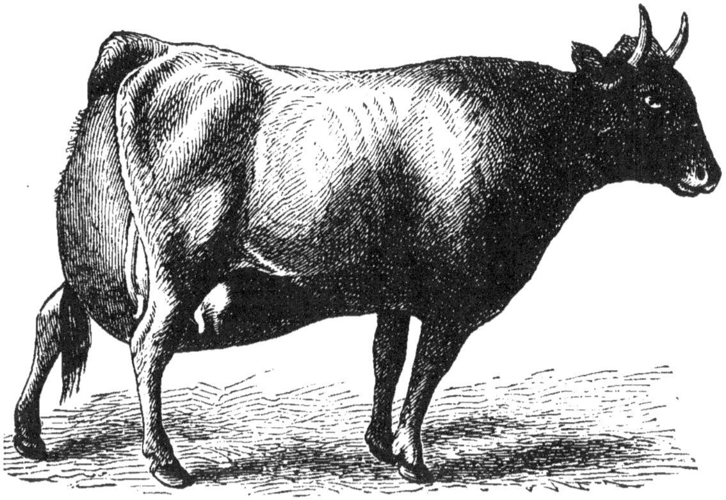

Fig. 162. — Hernie ventrale où l'utérus avec le fœtus, arrivé presque à terme, est logé dans la poche.

d'entendre les mouvements du cœur. L'accroissement du fœtus se fait comme en santé, mais la parturition peut être dystocique (Voyez *Obstétrique*). Il peut cependant y avoir une péritonite consécutive.

### Renversement de la matrice.

Déplacement plus ou moins complet de l'utérus, formant au dehors une tumeur de volume variable.

Plus fréquent chez la vache et les petits ruminants.

Il est complet ou incomplet, simple ou compliqué.

CAUSES : Le part surtout s'il a été rapide.

SYMPTOMES : S'il est complet, présence hors de la vulve d'une tumeur piriforme plus ou moins volumineuse sur laquelle on reconnaît les villosités ou les cotylédons ; elle est rouge vif, violacée ou brunâtre, souvent souillée par la litière, présentant des ecchymoses, des déchirures ou excoriations. Cette tumeur n'apparaît souvent que pendant le décubitus, la miction ou la défécation. Agitation, piétinements, efforts expulsifs. Fièvre. Peut se compliquer de renversement du vagin.

Ne pas confondre avec polypes.

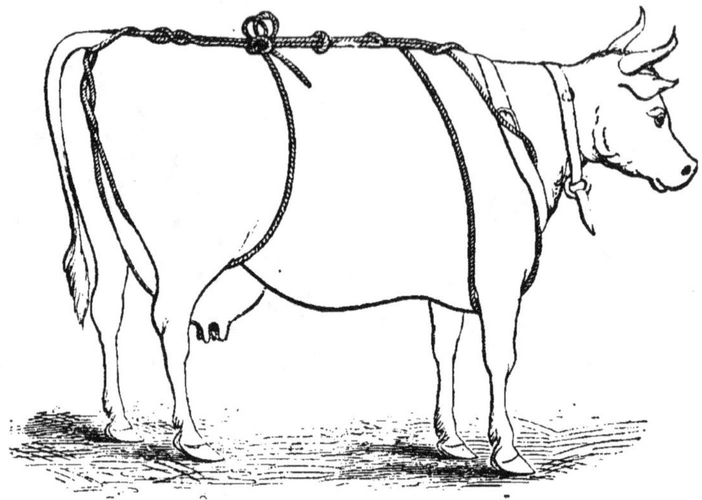

Fig. 163. — Bandage en cordes.

TRAITEMENT : 1° Réduire la hernie utérine. Station debout autant que possible; vider le rectum et la vessie, et faire la ponction du rectum s'il y a météorisme. Nettoyer la tumeur et la refouler avec le poing fermé, en évitant de pousser pendant les contractions de la bête. Si elle est considérable, ne pas opérer sur la masse, rentrer d'abord les parties voisines de la vulve. Application du bandage Coculet ou de la bande d'Esmarch. Il faut maintenir la réduction à l'aide de bandages en cordes (fig. 163), en cuir (fig. 164), de l'appareil Lund (fig. 165 et 166), ne pas employer les pessaires; ou mieux : de sutures faites sur les bords de la vulve ou de la peau des fesses à l'aide de ficelle, de ruban, et préférablement de fils métalliques (fig. 167).

Beaucoup de vétérinaires considèrent l'application de ces bandages comme absolument inutile dans beaucoup de cas. Pour supprimer les efforts expulsifs, faire boire un demi ou

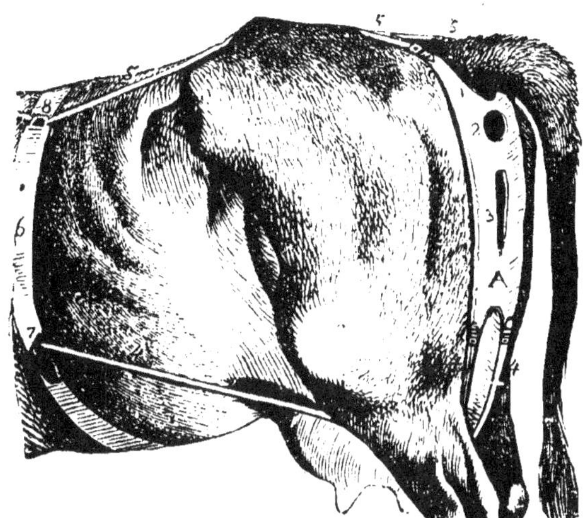

Fig. 164. — Bandage en cuir.

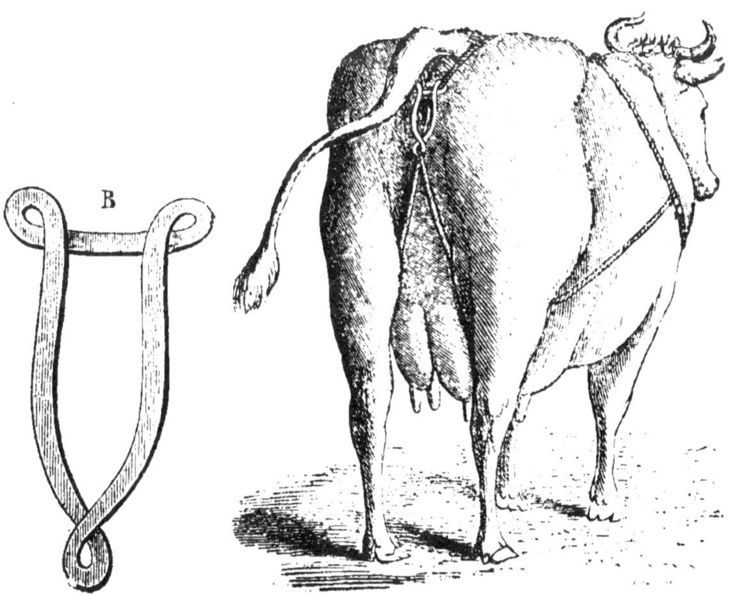

Fig. 165. — Appareil Lund.        Fig. 166. — Appareil Lund fixé.

un litre d'eau-de-vie chaude afin de déterminer un engourdissement général.

En cas d'impossibilité de réduction, amputer la matrice ;
par ligature ordinaire ou élastique, écraseur linéaire. Elle
réussit souvent.

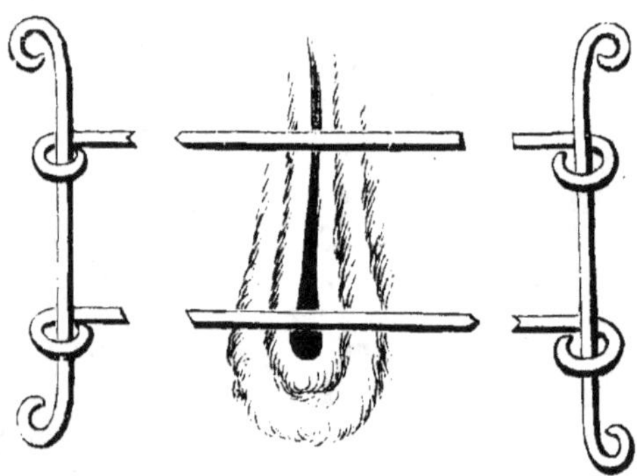

Fig. 167. — Suture métallique : les fils horizontaux passent de chaque côté
de la vulve.

### Déchirures et ruptures de la matrice.

Ces accidents peuvent se produire pendant l'accouchement.

CAUSES : Obstacles à l'expulsion du fœtus, manœuvres pendant le part, traumatismes par les crochets, les pinces ou les
surfaces osseuses en cas d'embryotomie.

SYMPTOMES : Arrêt du travail, douleur excessive. Exploration
directe, ou en cas de renversement, symptômes objectifs. Il
peut s'ensuivre des hémorragies, des hernies intestinales ou
la péritonite.

TRAITEMENT : Extraire le fœtus s'il est encore inclus ; rentrer
la matrice, réduire les intestins, s'ils sont herniés ; maintenir
la réduction et arrêter les hémorragies, en administrant le
seigle ergoté, le perchlorure de fer, les opiacés, le sulfate de
quinine.

### Lésions organiques.

*Fibromes* pouvant acquérir le volume de la tête d'un homme.
Chez toutes les femelles, même n'ayant jamais produit.

*Polypes, fongosités* : Les premiers pédiculés, plus ou moins
considérables, à prolifération rapide. Les secondes à base

large, multiples et assez voisines pour former des plaques plus ou moins étendues.

Symptomes : S'ils sont considérables, ils distendent l'organe en simulant la gestation. Ils peuvent occlure la lumière du col ou rétrécir le vagin, donner lieu à des écoulements divers. Ils provoquent des efforts expulsifs, gênent l'accouplement et l'accouchement.

Traitement : Les lier s'ils sont pédiculés ; les raser si l'on peut atteindre les fongosités. On observe encore les kystes séreux, le cancer, la tuberculose.

## Plaies de l'utérus.

Peuvent avoir lieu par le vagin ou les parois abdominales. Mêmes indications pour le traitement que pour les plaies en général.

## Corps étrangers.

On a conseillé, pour éteindre les chaleurs, l'introduction d'un corps étranger auquel on fait franchir le col : balle de plomb, boule de caoutchouc, etc., etc. (Eloire). Ce moyen, très incertain, aurait l'avantage de remplacer l'ovariotomie chez les taurelières.

## d) *Ovaires*.

## Kystes séreux.

De beaucoup les plus fréquents. Rares chez la jument et la chienne ; plus fréquents chez la vache. Constitués par une vésicule de Graaf agrandie, ou par transformation du stroma. Ils sont uni ou multiloculaires. Leurs formes, leur volume et leur poids sont variables, jusqu'à 18 kilogrammes (Elouet). Peuvent être dus à des tumeurs sanguines ou à une inflammation chronique. En se développant, ils atrophient le tissu normal de l'ovaire. Ils contiennent de la sérosité, des débris de caillots sanguins, de la cholestérine, ou des produits gras et crétacés.

Symptomes : Chez la vache et la jument, ils semblent déterminer la nymphomanie. L'exploration rectale indique une augmentation de volume de l'un ou l'autre organe. Parfois il se manifeste des douleurs et une péritonite consécutive (Bouley jeune). Si le kyste s'ouvre dans l'abdomen par circonstance accidentelle, il peut y avoir péritonite partielle ou générale, suivant la nature du liquide épanché. Si la tumeur est volumineuse, il y a des compressions viscérales avec coliques, et parfois refoulement du diaphragme avec dyspnée.

TRAITEMENT : Ovariotomie (Voyez *Chirurgie*).

## Nymphomanie.

Apparences d'un désir déréglé de l'acte vénérien. Toutes les femelles.

CAUSES : Maladies de l'ovaire ou de l'utérus. Privation de la copulation, voisinage du mâle. Formation de petits kystes ovariques constitués par les vésicules de Graaf hypertrophiées.

SYMPTOMES : Les bêtes recherchent le voisinage des mâles, érection du clitoris, miction fréquente, hennissements ou beuglements, gonflement de la muqueuse vaginale, émission de mucosités jaunâtres, filantes par la vulve. Les vaches sautent volontiers sur leurs voisines et mugissent fréquemment ; elles sont dites *taurelières*. Chez le chien ou le chat, mêmes symptômes auxquels s'ajoutent la tristesse, et quelquefois une irascibilité excessive. Ces femelles sont d'ordinaire stériles.

TRAITEMENT : Essayer l'accouplement, saignées, douches ou bains froids, diète, régime rafraîchissant. Camphre bromé 12 à 15 grammes, purgatifs. Un moyen utile est la castration (Charlier, Weber). L'introduction dans la matrice d'un corps étranger non susceptible de la blesser, empêche la conception et la manifestation des chaleurs (Eloire, Weber).

## Ovarite.

N'a guère été constatée qu'à l'autopsie (Bouley, Raynal).

CAUSES : Peu connues.

TRAITEMENT : A peu près nul.

### e) *Mamelles.*

## Congestion ou empissement laiteux.

S'observe sur les laitières, surtout sur les primipares, avant ou après la mise bas ; a lieu également quand la sécrétion lactée est brusquement arrêtée par le sevrage ou la mort des petits ; le froid, les traumatismes, l'obstruction du trayon sont des causes.

SYMPTOMES : Gonflement subit, un peu chaud et douloureux de la mamelle ou d'un quartier ; rougeur de la peau ; le lait est souvent rose ou rouge ; il n'y a pas de fièvre. Se termine par résolution ou par mammite.

TRAITEMENT : Saignée à la jugulaire ; sangsues sur les

chiennes ; pratiquer la mulsion à l'aide du tube trayeur (fig. 168 et 169). Compresses astringentes ou vaseline antiseptique sur la glande.

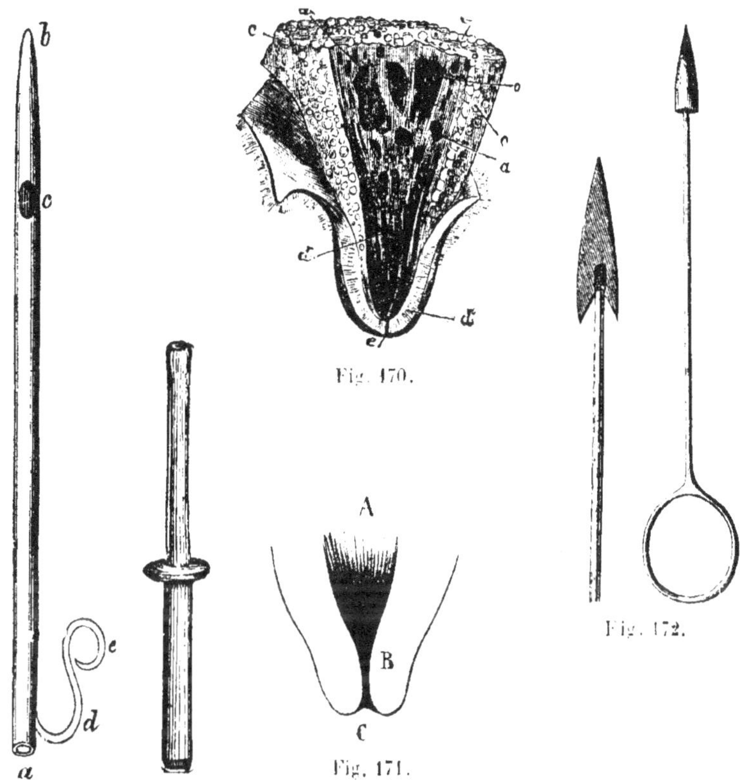

Fig. 170.

A

B

C

Fig. 171.

Fig. 172.

Fig. 168 et 169. Tubes trayeurs. — Fig. 170. Mamelon ou trayon de vache. Dans sa cavité aboutissent en *aa* les principaux conduits galactophores. — Fig. 171. Coupe de l'extrémité inférieure d'un trayon de vache. A, partie large du canal ; B, partie étroite ; C, orifice externe. — Fig. 172. — Sonde Luthi.

## Contusions.

Traiter par les douches, les compresses antiseptiques tièdes ; injections antiseptiques faibles dans les trayons. S'il y a *hématome*, il peut survenir un kyste. La *suppuration* ou la *gangrène* peuvent survenir.

### Crevasses. Gerçures.

Causes : Produites par les efforts de succion, le contact des fumiers.

SYMPTOMES : Fissures, excoriation de la peau, dessiccation de l'exsudation sous forme de croûtes. Vive douleur, la bête repousse son nourrisson.

Si elles existent à l'extrémité du trayon, elles le bouchent et amènent de l'engorgement et même de l'inflammation.

TRAITEMENT : Éviter la succion, traire à la main ou à l'aide de tubes trayeurs (fig. 168-169) ; poudres d'amidon, d'écorce de chêne. Collodion élastique. Il y a lieu parfois de cautériser légèrement.

### Obstruction des trayons.

Congénitale ou acquise ; dans ce dernier cas, elle est due à : polypes, épaississement de la muqueuse, pustule de fièvre aphteuse, ou coupure, ou blessure de l'extrémité, calculs. Si elle est complète, il y a empissement laiteux, si elle est partielle, le lait s'écoule difficilement en un mince filet.

TRAITEMENT : Si le canal n'est pas fermé par la peau à son extrémité, faire une incision cruciale. Si le canal est rétréci, le dilater avec une sonde, un tube trayeur. Si on échoue, inciser le trayon avec un trayonotome (fig. 31) introduit doucement dans le canal et retiré rapidement ; mais un rétrécissement consécutif est encore à craindre. Lors des tumeurs obstruant le trayon, utiliser la sonde Luthi, ou un trocart ordinaire (fig. 172).

L'amputation du trayon est un palliatif qui supprime la douleur et permet ensuite l'engraissement.

### Mammites.

Inflammation des mamelles.

Toutes les femelles, surtout après le part.

CAUSES : Traumatismes. Congestions. Froid. Surtout l'infection par des microbes introduits dans les sinus galactophores ou le tissu conjonctif interstitiel. Les affections du mamelon, plaies, gerçures, la malpropreté des litières prédisposent. Il est des mammites spécifiques (tuberculeuse, des vaches laitières, gangréneuse des brebis).

### Mammite aiguë simple.

SYMPTOMES. — LOCAUX : Suppression du lait dans les parties malades. Après vingt-quatre heures, chaleur, douleur, tension de la mamelle qui semble mamelonnée, la peau est rouge. Écartement des membres pendant la marche, décubitus rare.

Elle est partielle ou générale. Vers le quatrième jour, œdème de la mamelle envahissant les cuisses et l'ombilic. Ecoulement de lait séreux, contenant des coagulums ou des stries sanguines.

Généraux : Diminution d'appétit, soif vive, rumination irrégulière, poil piqué, fièvre, frissons, injection des muqueuses.

Elle peut se terminer par résolution, induration, suppuration, gangrène, et entraîner la mort.

*Résolution* : Rarement complète, on constate fréquemment l'*induration*. Le pis reste hypertrophié, formation au sein de la glande de points durs, encore sensibles, l'envahissant plus ou moins complètement. La quantité de lait est en proportion de l'étendue des parties restées saines. Ces nodosités deviennent parfois le point de départ d'un abcès froid ou d'un kyste.

*Abcès* : Se forment du huitième au douzième jour, et on constate de la fluctuation. Ils s'ouvrent parfois dans le sinus et le pus est mélangé au lait. Les lobules enflammés peuvent s'abcéder successivement.

*Gangrène* : Fréquente sur le mouton. La mamelle devient violette, insensible, couverte de phlyctènes, et le travail d'élimination s'établit.

L'arthrite peut compliquer la mammite (Lafosse, Serres).

Traitement : Au début, saignées, antiphlogistiques, applications d'argile et vinaigre. Cataplasmes de ciguë. Pommade camphrée ou belladonée. Etendre sur la partie du collodion élastique.

A l'intérieur, purgatifs salins, boissons nitrées. Diète. Traire légèrement la mamelle, pour évacuer les produits de sécrétion.

En cas d'induration, préparations iodées. Lors d'abcès, ponctions, injections aromatiques et détersives. Eviter sur la vache les mercuriaux qui produisent l'infection mercurielle ou qui suppriment la sécrétion lactée.

Respecter l'intégrité de la glande pour ne pas diminuer la sécrétion. En cas de gangrène, scarifications, cautérisations, pansements antiseptiques.

**Mammite contagieuse des vaches laitières.**

Maladie de la mamelle due à un micro-organisme en chapelets, pouvant se développer, à la suite d'injections de cultures dans une mamelle saine ; elle peut par conséquent se trans_mettre par la traite.

SYMPTOMES : Induration de la mamelle, diminution du lait qui se coagule vite et ne peut se conserver, devenant séreux, grumeleux, jaunâtre, quelquefois fétide.

La santé générale est peu affectée ; il y a cependant de la difficulté à engraisser les bêtes malades.

TRAITEMENT : Injections tièdes de solutions boriquées, ou mieux, d'eau oxygénée, par les trayons. Isolement des malades. Désinfection.

### Mammite gangréneuse des brebis ou araignée.

CAUSES : Due à un microbe découvert par Nocard.

SYMPTOMES : Fièvre, engorgement rouge, chaud, douloureux qui gagne le ventre, les cuisses; puis la mamelle devient froide et se gangrène. La mort survient en 4-5 jours.

TRAITEMENT : Amputation hâtive de la mamelle atteinte; pansement antiseptique et compresses au sulfate de cuivre. Essayer les injections interstitielles d'eau oxygénée. Evacuation de la bergerie et désinfection. Isolement des malades.

### Verrues.

Fréquentes sur les trayons et quelquefois à l'intérieur du canal. De dimensions très variables. A peine pédonculées, il est difficile d'en faire la ligature. Les exciser au bistouri ou aux ciseaux, et cautériser au nitrate d'argent, à l'eau de Rabel, ou au cautère.

### Kystes.

CAUSES : Produits par l'inflammation de la mamelle; les épanchements sanguins à la suite de contusions violentes. Si la tumeur est peu profonde, on perçoit la fluctuation. Plus fréquents chez la chienne.

TRAITEMENT : Ponction, injections. Amputation de la mamelle.

### Cancer des mamelles.

Toutes les femelles, surtout la chienne et la vache.

SYMPTOMES : Une ou plusieurs mamelles, totalement ou partiellement augmentent de volume ; tumeur mamelonnée confondue avec le tissu glandulaire, dure, presque indolente, au début. Cet état persiste longtemps, la glande grossit progressivement, la peau qui la recouvre est sillonnée de veines variqueuses. Ramollissement, ulcération, formation de fistules.

écoulement d'un liquide odorant. Lymphangites. Formation de nouvelles tumeurs. Etat général mauvais, devenant bientôt cachectique, amaigrissement ; mort après plusieurs mois, quelquefois des années.

TRAITEMENT : Extirpation. Pansement antiseptique. Bandage.

### Altérations du lait.

Elles sont nombreuses et dues : à une nourriture excessive ou insuffisante ; à un état morbide général ou chronique ; aux affections localisées aux mamelles ; à des micro-organismes ; à des matières toxiques ou infectieuses, introduites dans l'économie.

*Lait purulent.*

Nous avons vu que le lait peut contenir du pus.

*Lait aqueux :* Caractérisé par une quantité insuffisante de graisse et de caséine. Le lait est alors bleuâtre et d'un poids spécifique plus élevé.

CAUSES : Nourriture aqueuse, état cachectique des laitières.

TRAITEMENT :

| | |
|---|---|
| Chlorure de sodium...................... | 200 gr. |
| Poudre de Carvi....................... | |
| — de gentiane........... | āā 50 gr. |
| — d'acore odorant .............. | |

une cuillerée à soupe à chaque repas (Friedberger et Fröhner).

*Lait gras :*

Causé par une nourriture trop alibile ; préjudiciable aux nourrissons chez lesquels il provoque la diarrhée.

TRAITEMENT : Régime rafraîchissant.

*Lait caillé.*

Caractérisé par la coagulation trop rapide du lait (Lait caillé doux).

CAUSES : Nourriture acide, influences atmosphériques et électriques, malpropreté des crèches. Présence d'un ferment lactique transformant le sucre en acide lactique (Pasteur).

TRAITEMENT : Alcalins ; mélanger au lait, après la traite, une pincée de bicarbonate de soude par litre.

*Lait sans beurre.*

Couche de crème insignifiante après la traite ; difficulté ou impossibilité de préparer le beurre.

*Lait putride.*

Rare ; causé par la malpropreté des locaux, des ustensiles, vases, etc., etc.

Les agents microbiens qui provoquent la putridité sont : le *bacterium termo* et le *bacterium lineola.*

Caractérisé par la formation de bulles sur la crème ; mauvaise odeur ; point de beurre. Désinfection des locaux, des ustensiles. Injections antiseptiques dans les mamelons.

Le lait peut être rendu médicamenteux par des substances administrées à la laitière : émétique, arsenic, belladone, ciguë, sulfates de soude, de magnésie, iodures. Enfin il peut être altéré par des substances pathogènes : les produits de la tuberculose surtout, en cas de plaies tuberculeuses aux mamelles.

*Lait bleu.*

Altération fréquente dans les temps chauds et orageux.

Causes : Elle est due au *Vibrio cyanogenus*, qui décompose l'albumine, et donne naissance à une matière colorante analogue au bleu d'aniline.

La contamination s'opère d'une traite à l'autre dans les laiteries, par l'air ou des agents de transport (mouches) ; souvent aussi par les vases ou ustensiles.

Traitement : Aération des laiteries, propreté excessive, désinfection des locaux et des ustensiles. Lavage du pis des laitières avant la traite, avec des substances antiseptiques (acide borique faible). On connaît aussi le *lait rouge*, causé par le *bacillus prodigiosus*, et le *lait jaune* causé par le *bacillus synxanthus.*

Le lait peut être altéré par des substances sapides anormales et désagréables : odeur d'ail, camphre, essence de térébenthine, éther, chloroforme, etc., etc.


## § VI. — MEMBRE ANTÉRIEUR


### 1° *Epaule et bras.*
### Excoriations. Blessures.

Accidents produits par le harnachement et surtout par le collier mal ajusté, mal rembourré. Varient depuis la simple excoriation jusqu'à la mortification de la peau et aux plaies plus ou moins étendues.

Traitement : Supprimer les pressions, les frottements. Atteler le cheval avec une bricole ou un collier de paille, ou le laisser au repos. Lavages antiseptiques ; recouvrir les plaies d'une poudre antiseptique (poudre de charbon iodoformée, mélange de tannin et d'iodoforme, etc.) ou de vaseline boriquée, iodoformée, etc., de glycéré tannique, de teinture d'aloès, etc. En été, protéger les plaies par un bandage (fig. 173).

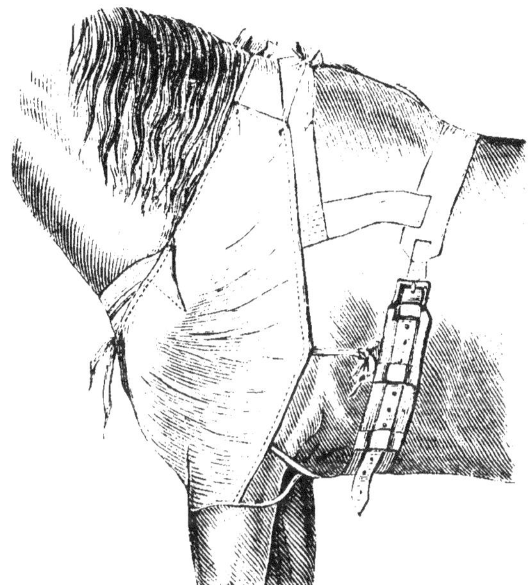

Fig. 173. — Bandage pour l'angle de l'épaule.

Contre les simples excoriations, lotions astringentes légères. Surveiller le harnachement, surtout pour les jeunes chevaux à peau fine, au début de leur dressage au trait.

### Abcès.

Fréquents chez le cheval de trait, surtout à la pointe de l'épaule. Dus à des traumatismes, à la pression des harnais mal entretenus, mal rembourrés. Généralement superficiels. Symptômes ordinaires des abcès (Voy. *Abcès*).

Traitement : Suppression de la cause. Ponction, débridement, parfois drainage. Injections antiseptiques. Surveiller le harnachement.

### Tumeurs de la pointe de l'épaule.

Tumeurs fibreuses, parfois de nature botryomycosique qui siègent surtout à la pointe de l'épaule chez les chevaux de gros trait. Parfois on y rencontre des mélanomes. La peau qui les recouvre est presque toujours excoriée, blessée par le collier.

TRAITEMENT : Pratiquer une fontaine au collier, traiter la plaie ; si la tumeur est volumineuse, l'extirper.

### Myosite des muscles de l'épaule et du bras.

CAUSES : Abatage, contention forcée (membre entravé en position croisée) ; fatigue, surmenage (s'observe surtout sur le biceps brachial des chevaux de trait léger ou de selle, sur les bêtes de boucherie soumises à de longues marches avant d'être abattues) ; rhumatisme.

SYMPTOMES : Ceux des myosites. Boiterie, raideur, parfois fièvre ; tuméfaction et sensibilité locales.

TRAITEMENT : Frictions excitantes et résolutives légères au début, massage ; plus tard vésicants, cautérisation, injections irritantes sous-cutanées et intra-musculaires ou setons. Exercice modéré. Lors de rhumatisme, traitement général.

### Paralysie du nerf sus-scapulaire.

Ce nerf anime les muscles sus et sous-épineux.

CAUSES : Contusions, heurts, chutes, assujettissement en position décubitale, efforts musculaires énergiques et voltes brusquement exécutées (chevaux de troupe). Rhumatisme. Hémoglobinurie. Myosites.

SYMPTOMES : Au début, boiterie légère, continue, sans caractères propres ; au moment de l'appui l'angle de l'épaule saille plus que l'autre et s'écarte brusquement du thorax. Plus tard, les muscles sus et sous-épineux (ou ces derniers seuls) sont atrophiés ; l'épine acromienne est saillante ; la boiterie s'accentue surtout à chaud.

TRAITEMENT : Frictions résolutives, massage, exercice modéré. Vésicants, cautérisation. Injections sous-cutanées irritantes (térébenthine).

### Paralysie du plexus brachial.

CAUSES : Parfois d'origine encéphalique. Compression par

une hémorragie, un abcès, une tumeur sous-scapulaires. Généralement accident de l'abatage (position croisée).

Symptomes : Parfois parésie du membre avec tremblements des muscles olécràniens ; elle disparaît rapidement. Si la paralysie est complète, le membre pend inerte, traîné sur le sol, l'appui est impossible ; la sensibilité est conservée ou un peu diminuée.

Traitement : Varie suivant la cause. Lors de paralysie d'abatage, frictions irritantes ou vésicantes, injections sous-cutanées irritantes. Suspendre le malade.

### Fracture du scapulum.

Causes : Chocs, chutes ; coups de pied, de timon, de bâton.

Symptomes : La fracture peut se produire au col, dans la région glénoïdale, ou dans l'une des fosses scapulaires : être transversale ou longitudinale. Difficulté ou impossibilité de

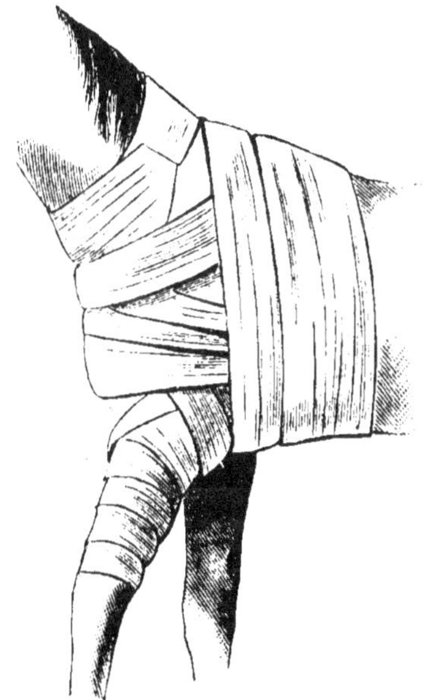

Fig. 174. — Bandage de Delwart pour les fractures du scapulum.

l'appui, l'animal progresse par sauts, le membre en l'air. Si le choc a produit une lésion extérieure, on peut être mis sur la voie. Il n'est pas toujours possible de saisir la crépitation. Si c'est le col qui est fracturé, il y a peu de déplacement ; le contraire a lieu si c'est un des angles supérieurs.

TRAITEMENT : Le peu de déplacement rend la réduction à peu près inutile. Il suffit d'immobiliser les abouts, soit par des emplâtres de poix et des bandes disposées en croix sur l'épaule, soit par de simples applications vésicantes renouvelées jusqu'à consolidation. Bandage simple ou de Delwart (fig. 174).

Si le cal est volumineux, l'application du feu peut être indiquée. En cas de séquestre il faudrait, s'il a été reconnu, procéder à son extraction. Il en est de même s'il existe des esquilles ne pouvant prendre part à la consolidation.

### Fracture de l'humérus.

CAUSES : Traumatisme, chutes, parfois contraction musculaire.

SYMPTOMES : Elle se produit presque toujours au niveau des épiphyses. Appui du membre nul, sensibilité et tuméfaction locales ; crépitation assez souvent perceptible.

TRAITEMENT : Sur les grands animaux, quand il n'y a pas de déviation des abouts, ne pas traiter ; suspendre l'animal ou le laisser en liberté. Lorsque les abouts se chevauchent, essayer d'obtenir la contention, après réduction, par un bandage agglutinatif (poix et chanvre), bandage de Delwart (fig. 174), etc. Pour les petits animaux mêmes bandages ou, lors de fracture de la moitié inférieure de l'humérus, bandage à l'aide d'attelles, ordinairement en carton résistant, de plumasseaux d'étoupe, de bande de pansement et de mélange de poix et de térébenthine, ou de solution de dextrine ou de silicate de potasse, ou bien bandes plâtrées ou amidonnées ; le bandage occupe toute la longueur du membre ; on enroule méthodiquement la bande de bas en haut, en ayant soin de commencer par l'extrémité du membre et de serrer au degré convenable en évitant les pressions excessives ; l'épaisse couche d'étoupes placée sous les attelles prévient les accidents gangréneux. Surveiller le malade au début.

Enlever le pansement après trois semaines à un mois.

### Synovite de la gaine du biceps.

CAUSES : Contusions portant sur l'épaule et le sommet du

bras. Travail pénible au trot ; violents efforts de tirage sur un sol inégal (chevaux d'omnibus). Rhumatisme.

Symptomes : Aiguë ou chronique ; dans cette dernière forme. il y a non seulement synovite mais aussi téno-synovite et parfois lésions de la coulissse bicipitale, de l'articulation, de l'humérus. Au repos le membre est tenu en demi-flexion, en arrière de sa ligne d'aplomb : en marche, boiterie accusée, le pas est raccourci, l'avant-bras ne peut se fléchir sur le bras, le pied traîne sur le sol. Signes locaux, tuméfaction ou atrophie. Affection grave.

Traitement : Repos absolu. Irrigation continue au début : plus tard, vésicants, cautérisation.

### Entorse scapulo-humérale. Ecart d'épaule.

Autrefois on étiquetait sous le nom d'écart d'épaule toutes les boiteries causées par une lésion de l'épaule et souvent les diverses boiteries du membre antérieur, à siège inconnu.

Lésions variables intéressant la jointure et les tissus qui l'entourent : muscles et leurs tendons.

Causes : Jeunes animaux nouvellement mis en travail. Travail en terrain lourd, voltes brusquement exécutées ; traumatismes, chutes, glissades. Rhumatisme.

Symptomes : Boiterie s'exagérant par le travail, plus accusée sur la terre, le fumier que sur le terrain dur. Le pas est raccourci, la pointe du pied traîne sur le sol, surtout si on fait reculer le cheval ; parfois le membre est porté en avant par un mouvement d'abduction (*faucher*).

A la palpation on sent parfois un point douloureux et de la chaleur. Si on fléchit le membre au genou et si on le tire en avant, en arrière ou en dehors ou en dedans, le cheval manifeste de la douleur, se cabre mais ne peut retenir son membre ; se mettre en garde contre les réactions naturelles de certains chevaux et toujours comparer avec le membre congénère en effectuant la même manœuvre sur celui-ci.

Assurer le diagnostic par des injections sous-cutanées d'une solution de cocaïne ; les faire d'abord au niveau du paturon. puis du boulet, puis du tendon, si le cheval boite toujours, les faire autour de l'articulation de l'épaule, souvent le cheval ne boite plus, il s'agit d'un écart d'épaule.

Traitement : Lors de lésions récentes avec tuméfaction et

douleur, immobilisation de la jointure, antiphlogistiques, frictions résolutives ou irritantes, plus tard vésicants, cautérisation, injections sous-cutanées irritantes (térébenthine, sel marin), sétons.

Luchow recommande de frictionner l'épaule avec le mélange suivant :

> Ammoniaque liquide .............. | 32 grammes.
> Essence de térébenthine ........... |
>
> Alcool camphré ................. | 48 grammes.
> Alcoolé de savon ............... |

puis de mettre le cheval bien couvert à la longe, le membre malade en dehors du cercle jusqu'à sudation ; ensuite rentrer le cheval à l'écurie puis appliquer sur l'épaule malade des compresses froides renouvelées toutes les deux heures ; les jours suivants promener le cheval au pas pendant une demi-heure.

### Luxation scapulo-humérale.

Rare chez les grands animaux, plus commune chez les chiens.

Causes : Chutes dans diverses conditions, surtout sous la charge, l'attelage continuant sa marche.

Symptomes : Saillie en avant de la tète de l'humérus, impossibilité du mouvement dans cette région, raccourcissement du membre. Les déplacements en dehors, en arrière ou en dedans peuvent aussi se produire ; mais il faut, pour que ces déviations soient perceptibles, que le tendon du coraco-radial soit déchiré ou luxé.

Traitement : Réduction difficile, souvent impossible et inutile, l'animal ne pouvant récupérer les conditions d'intégrité de travail. Extension à l'aide de moufles ; le point fixe pris au canon ou au-dessus du genou, l'opérateur pratique la réduction dans le sens convenable, suivant la luxation constatée. Contention obtenue par des applications vésicantes, ou des bandages agglutinatifs (poix, térébenthine, plâtre).

### 2° *Avant-bras et coude.*

### Hygroma du coude. Eponge.

Causes : Décubitus en vache ; compression permanente de la peau de la pointe du coude par l'éponge interne du fer,

SYMPTOMES : Ceux des *hygromas* en général. L'éponge peut être œdémateuse, phlegmoneuse, kystique ou indurée. Elle forme une tumeur plus ou moins volumineuse au niveau de la pointe du coude

TRAITEMENT : Modifier la ferrure, tronquer l'éponge interne du fer et encastrer l'extrémité de la branche tronquée dans la corne. Coussins remplis de son ou d'étoupe, entreposés entre les parties qui se touchent. Bourrelet de paille appliqué sur le paturon ou au-dessus du genou, qui oblige le cheval à porter son membre dans l'abduction. Parfois attacher le cheval au râtelier durant quelques jours. Traitement ordinaire des hygromas (voyez *Maladies des tissus en particulier*).

Lors d'éponge indurée volumineuse, gênant les mouvements, l'extirper avec la ligature élastique ou le bistouri.

### Paralysie du radial.

Ce nerf anime les extenseurs de l'avant-bras, du métacarpe et des phalanges.

CAUSES : Accident de l'abatage et de l'assujettissement en position croisée. Chutes, contusions, fractures, tumeurs, contractions énergiques et répétées des muscles extenseurs ; course rapide et prolongée ; rhumatisme.

SYMPTOMES : Au repos, l'épaule est affaissée, l'articulation scapulo-humérale est très ouverte, les muscles olécrâniens sont flasques ; le coude et le genou sont fléchis ainsi que le boulet qui est porté en avant ; l'appui du pied se fait en pince. Pendant la marche, le membre est traîné en avant. Parfois il y a des troubles sensitifs. Dans les cas légers, la boiterie est peu accusée mais aux allures vives, les rayons fléchissent brusquement et le cheval peut tomber.

TRAITEMENT : Souvent suivi de succès mais presque toujours long. Suspendre le cheval. Traiter par les vésicants, les injections sous-cutanées de strychnine, de vératrine, d'eau salée, l'électricité.

### Fracture du radius.

CAUSES et SYMPTOMES ordinaires des fractures. Le *diagnostic* est toujours facile.

TRAITEMENT : Pour les grands animaux n'entreprendre le traitement que lors de fracture simple. Réduire, contenir, puis suspendre le blessé. Contenir à l'aide de bandages à attelles ; le ferrement de Bourgelat, l'appareil Rélier peuvent être utiles. Voyez *Maladies des os*.

Pour les petits animaux, application d'un appareil amovible ou inamovible. Le premier avec attelles de carton, plumasseaux, bandes roulées à un chef. Les autres rendus agglutinatifs avec dextrine, amidon, plâtre. Suivre les indications données pour le pansement des fractures de l'humérus.

### Fracture du cubitus.

Siège au niveau de l'olécrâne chez le cheval ; souvent les abouts osseux sont restés en contact et il suffit d'appliquer un bandage emplastique.

Si l'apophyse est portée en haut par la contraction musculaire, étendre le membre afin de rapprocher les abouts ; application d'un bandage (fig. 174) ou d'un pansement à attelles. Chez le bœuf, la fracture peut siéger au niveau de l'extrémité inférieure du cubitus. Chez le porc, le chien, le cubitus formant un os distinct du radius peut se fracturer isolément. Appliquer un pansement dextriné ou plâtré.

### 3° *Genou.*

### Plaies. Genou couronné.

CAUSES : Prédisposantes ; chevaux mous, lymphatiques, affaiblis, mal ferrés, présentant des défectuosités d'aplomb (arqûre) ou d'allures (raser le tapis), déjà couronnés, travaillant sur terrain inégal. Déterminantes : chutes, traumatismes.

SYMPTOMES : Gravité variable suivant la violence de la chute et la nature du terrain, dépendant plus de la profondeur que de la largeur de la plaie. 1° L'épiderme peut être seulement éraflé et les poils coupés, la blessure ne laisse pas de traces. 2° Si le derme est lésé, quelques bulbes pileux sont détruits ; il reste une petite surface dépilée ou recouverte de poils de couleur différente de celle de la robe. 3° La peau est intéressée dans toute son épaisseur et décollée sur une étendue variable ; les tendons sont à nu et plus ou moins lésés ; les jours suivants, la plaie suppure abondamment, le membre est engorgé et se plie difficilement ; la plaie se cicatrise lentement ; il persiste une cicatrice indurée, saillante, dépilée, de forme et d'étendue variables. 4° Enfin dans les cas graves, l'articulation est intéressée ; il s'écoule une synovie jaunâtre, huileuse ; les os du carpe apparaissent à nu. Ces plaies se compliquent fréquemment *d'arthrite* et le cheval succombe ou bien on est obligé de l'abattre. D'autres fois, lorsque la plaie est aseptique, elle bourgeonne et se cicatrise très lentement ; il persiste une cicatrice indurée étendue qui soude ensemble les divers tissus de la face antérieure du genou ; les mouvements de l'articulation sont très gênés, le cheval est raide et exposé à se couronner à nouveau.

TRAITEMEMT : Désinfection de la plaie. Enlever les corps étrangers, le sable, les graviers ; exciser les parties presque détachées. Recouvrir la plaie d'iodoforme, de tannin, etc.

Dans les cas graves, protéger la plaie par un pansement ouaté renouvelé tous les jours, en ayant soin de comprimer la peau décollée sur les tissus sous-jacents. Régulariser le bourgeonnement à l'aide du nitrate d'argent, de la poudre d'alun calciné ; exciser les ilots nécrosés. Lors de suppuration abondante, on peut recourir à l'irrigation continue.

Si la plaie est superficielle, la doucher matin et soir et la recouvrir d'une poudre antiseptique.

Faire disparaître la cicatrice du genou couronné en l'excisant. Autoplastie du genou couronné. Voyez *Chirurgie*.

### Hygroma du genou.

CAUSES : Chevaux qui se « lèvent en vache » ; chutes, contusions contre la mangeoire trop basse, contre un obstacle, etc. Fréquent chez les bovidés.

SYMPTOMES : Tumeur sous-cutanée, plus ou moins tendue, uniformément fluctuante ; chez les bovidés elle peut être indurée et acquérir des dimensions considérables.

Ne pas confondre avec l'hydropisie des gaines synoviales tendineuses et articulaires de la région.

TRAITEMENT : Celui des *hygromas* en général. Voyez *Maladies des tissus en particulier*.

### Vessigons du genou.

1º *Vessigon carpien* ou des *fléchisseurs* dû à des lésions de la *gaine carpienne*. Le plus fréquent et le plus important. Caractérisé par trois tumeurs, deux supérieures, allongées, situées entre le radius et les muscles fléchisseurs, une interne, l'autre externe plus grosse et plus diffuse, la troisième dilatation qui manque souvent, est située le long des tendons fléchisseurs, dans la moitié supérieure du canon.

Ne pas confondre avec l'hydropisie de la synoviale articulaire.

2° *Vessigons précarpiens* ou *des extenseurs*, dus à la distension des gaines synoviales qui facilitent le glissement des tendons extenseurs du métacarpe et des phalanges sur la face antérieure du genou ; elles forment des petites tumeurs allongées, parfois bilobées.

Ne pas confondre avec l'hygroma et les dilatations articulaires antérieures du genou.

3° *Vessigons articulaires. Hydarthroses carpiennes* : se manifestent ordinairement par deux tumeurs, l'une arrondie, de volume variable est située à la face externe du genou, un peu au-dessus de l'os sus-carpien, entre la face postérieure du radius et le fléchisseur externe du métacarpe ; l'autre, moins visible, occupe la face antérieure à la limite du genou et de l'avant-bras.

L'hydropisie de la synoviale inter-carpienne se manifeste par deux ou trois petites tumeurs arrondies en « billes », situées vers la partie moyenne de la face antérieure du genou, dures et tendues pendant l'appui, molles et fluctuantes quand le membre est levé.

Ne pas confondre le vessigon articulaire radio-carpien avec le vessigon tendineux carpien ni le vessigon articulaire inter-carpien avec le vessigon tendineux précarpien ou l'hygroma du genou.

*Traitement des vessigons du genou.*

Vésicants. Cautérisations en pointes fines et pénétrantes. Ponction au trocart et injections iodées pour les vessigons tendineux. Voyez *Synovites* et *Hydarthroses en général* (maladies des tissus en particulier).

### Exostoses du genou. Osselets.

Développés sur la tête des métacarpiens rudimentaires (suros haut placés) ou sur les os du carpe ; ils forment des petites tumeurs dures en avant du genou ; ils coexistent souvent avec des hydropisies synoviales, le genou est dit *cerclé*. Les premiers sont peu graves ; les seconds déterminent souvent une pseudo-ankylose et une boiterie incurable.

Sur les chevaux de course, on rencontre parfois une exostose en plaque au niveau de l'insertion des tendons sur l'os sus-carpien.

TRAITEMENT : Vésicants. Cautérisation. Névrotomie du médian.

### Arqûre.

Déviation du genou en avant de sa ligne d'aplomb.

Elle est congénitale (cheval *brassicourt*) ou le fait de l'usure ; dans ce cas elle est due à la rétraction des fléchisseurs du métacarpe ou de la bride du biceps.

### 4° *Canon*.

### Kystes du canon.

Fréquents à la face interne du canon chez les chevaux qui se touchent. Dus à la contusion par le fer.

TRAITEMENT : Ponction au bistouri ou au cautère. Friction vésicante. Modifier la ferrure.

### Exostoses du canon. Suros.

Siègent des deux côtés du canon, généralement au côté interne, à différentes hauteurs, surtout dans la moitié supérieure et au voisinage de l'insertion des métacarpiens rudimentaires sur le principal. Ils sont simples ou chevillés, ou en fusées, ou en plaques, etc...

Leur gravité est d'autant plus grande qu'ils sont plus haut placés et plus en arrière. Les suros de la gouttière métacarpienne gênent le fonctionnement des tendons et prédisposent au *claquage*. Les suros en plaque développés sous le suspenseur près de son insertion supérieure occasionnent des boiteries difficilement curables.

CAUSES : Jeune âge, service au trot sur le pavé, race, diathèse ostéitique, mauvaise ferrure prédisposent. Contusions, tiraillements ligamenteux, claquage de la gaine métacarpophalangienne.

SYMPTOMES : Boiterie surtout sur les jeunes chevaux nouvellement mis en service ; légère chaleur et sensibilité vive à la palpation en un point du canon ; plus tard empâtement au centre duquel la main perçoit une petite exostose qui augmente peu à peu de volume. Lorsque le suros est développé, il ne provoque de boiterie que s'il gêne le fonctionnement des tendons ou si, étant haut placé, il gêne le jeu de la jointure carpienne.

TRAITEMENT : Vésicants. Cautérisation. Périostotomie ou bien ablation pour les suros qui gênent les tendons,

### Sore-shines.

Tuméfaction diffuse et douloureuse de la face antérieure du canon, due à la périostite de celui-ci, peut-être à une ténosite des extenseurs, se développant sur les poulains de pur sang à l'entraînement.

TRAITEMENT : Repos. Vésicants.

### Fractures du canon.

Diagnostic toujours facile. Elles sont souvent compliquées chez les grands animaux, aussi il est rare que l'on entreprenne le traitement. Pour les petits animaux, traitement ordinaire des fractures.

### 5° *Tendons*.

### Effort de tendons. Nerférure. Ténosite.

Tiraillement, distension et inflammation consécutive du tendon. Siège sur le perforé ou sur le perforant, ou sur la bride carpienne, ou sur le suspenseur du boulet, ou sur la gaine métacarpo-phalangienne qui enveloppe ces tendons. Parfois plusieurs tendons sont *claqués*.

*Fréquence.* — L'effort du perforé est de beaucoup le plus fréquent chez le cheval de selle (G. Joly). L'effort du perforant est rare. L'effort de la bride carpienne est surtout fréquent chez le cheval de trait. L'effort du suspenseur s'observe principalement sur le cheval de selle, mais est moins fréquent que celui du perforé.

La fig. 175 indique la disposition des tendons d'un cheval affecté d'un effort du perforé.

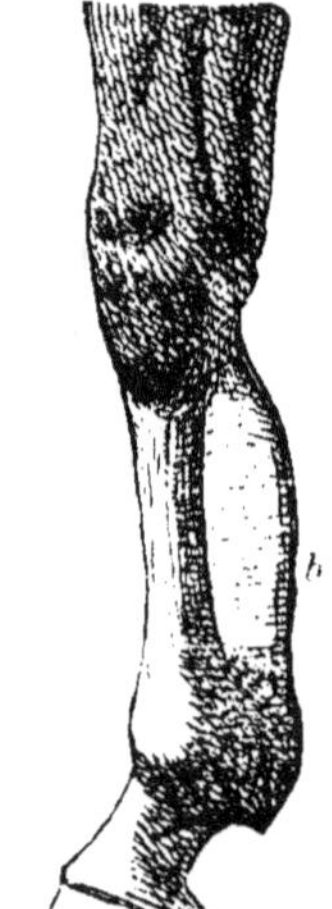

Fig. 175. — Engorgement tendineux, improprement appelé nerf férure.

CAUSES : Tiraillements continus des tissus tendineux et péritendineux, parfois hyperextension accidentelle. Le perforé et le suspenseur sont lésés au début de la période d'appui : leur claquage se produit pendant les galops vite et prolongés surtout sur le terrain dur : l'abaissement excessif des talons (ferrures Poret, Lafosse) prédispose au claquage du perforé, tandis que les paturons longs et faibles, les talons hauts, la

ferrure à crampons, les actions relevées, les faux-pas, les sauts
prédisposent ou occasionnent les efforts du suspenseur. Le
perforant et ses brides, bride carpienne, aponévrose de renforcement (*fuss platt*) claquent à la fin de l'appui et leur claquage se montre surtout sur les chevaux de gros trait, obli-
gés à des hyperextensions violentes et brusques, ou sur des
chevaux de selle travaillant en terrain lourd ; les périostoses
phalangiennes, la synovite sésamoïdienne prédisposent.

Il existe aussi des prédispositions individuelles indéniables,
aux efforts de tendons. Les coups, les blessures déterminent
une véritable nerférure.

L'helminthiase tendineuse (*spiroptère réticulé*) est une cause
de tendinite.

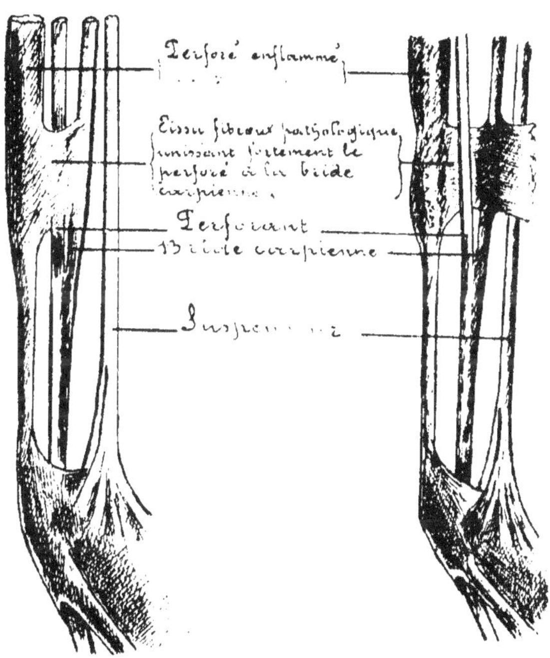


Fig. 176. — Appareil tendineux du cheval Rochambeau, affecté d'un effort des
deux perforés dans la région sous-carpienne (figure originale de G. Joly. *Les
maladies du cheval de troupe*).

Symptomes : Au début chaleur, parfois sans engorgement
ni boiterie. A la palpation, le membre étant levé, on sent un

tendon un peu engorgé et douloureux (*tendon chauffé*) ; ou bien au lieu d'un engorgement diffus on trouve une déformation chronique indurée. Boiterie plus ou moins accusée. quelquefois nulle. Dans les cas plus graves (*tendon claqué*), les symptômes sont plus évidents, boiterie accusée, empâtement de la région, chaleur ; il est indiqué d'explorer les tendons au poser, puis au lever en fléchissant le pied par la pince de façon à relâcher les tendons ; chaque tendon est pris isolément entre le pouce et les deux premiers doigts de la main et suivi de haut en bas et isolé des voisins ; on sent alors le tendon claqué *volumineux, sensible* et *dur.*

Traitement : Repos. Au début, douches, pansements humides arrosés fréquemment avec une solution astringente (eau blanche ou alunée), massage, frictions d'embrocation, application de mélanges astringents. Dès que les phénomènes inflammatoires sont atténués et si la lésion persiste, vésicants ; enfin cautérisations en pointes ou mieux en raies. Faire toujours le traitement aux deux membres antérieurs à la fois, même lorsqu'un seul paraît atteint.

Ne remettre les chevaux de selle en service que 4 à 6 mois après l'application du feu et très progressivement ; si possible les atteler au début. Appliquer des flanelles, des guêtres. Surveiller la ferrure.

### Rupture des tendons.

Causes : Lésions dégénératives (javart tendineux, synovite, tendinite, etc.) prédisposent. Efforts violents.

Symptomes : Affaissement du boulet, l'ergot appuie sur le sol ; boiterie intense ; engorgement, sensibilité. La rupture est incomplète ou complète et siège dans le pli du paturon, au niveau du boulet ou du canon.

Traitement : Ne le tenter que lors de rupture incomplète ou de rupture complète sans lésion dégénérative des tendons. Immobilisation par un bandage. Soutenir le boulet par un ferrement ou un pansement plâtré.

### Helminthiase tendineuse.

Le *spiroptère réticulé* peut se rencontrer dans le suspenseur, parfois dans le perforant ou le perforé et déterminer de véritables tendinites avec boiterie.

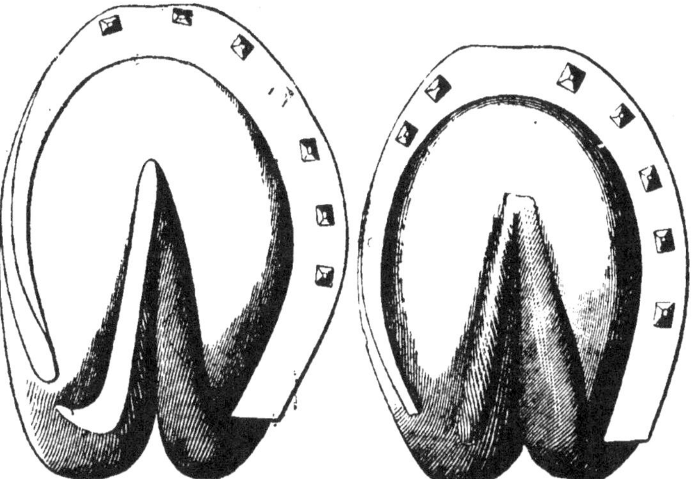

Fig. 177. — Fer à la turque.     Fig. 178. — Fer à la turque renversé.

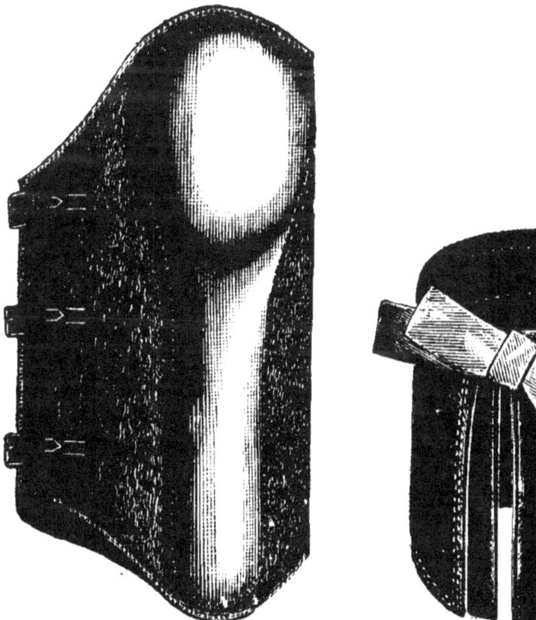

Fig. 179. — Guêtre à boucles.     Fig. 180. — Guêtre hongroise à nœud
                                           (Haupiner).

#### 6° *Boulet*.

### Plaies. Chevaux qui se coupent.

CAUSES : Contusion avec ou sans plaie produite pendant l'appui du membre par le fer du membre en action. Faiblesse, manque de conditions, travail aux allures vives ou en rangs serrés, conformation défectueuse (chevaux panards), ferrure défectueuse (garniture exagérée) prédisposent.

SYMPTOMES : Simple contusion (le cheval se frise, se touche) ou plaie (le cheval s'atteint, se taille, s'entretaille) siégeant généralement à la face interne du boulet, parfois à la couronne, au canon, au genou.

TRAITEMENT : Supprimer la cause ; modifier l'état du cheval, modifier la ferrure, fer à mamelle interne tronquée ou à branche droite, fer à la turque (fig. 177) ou à la turque renversé, (fig 178), fer Charlier ; protéger la région par des guêtres (fig. 179, 180), des flanelles, etc. ; appliquer un protecteur Lacombe (fig. 181) au pied contondant.

Traiter la plaie par l'antisepsie.

### Hygroma du boulet.

Tuméfaction œdémateuse au début, plus tard tumeur sous-cutanée, étalée, fluctuante ou indurée siégeant à la face antérieure du boulet.

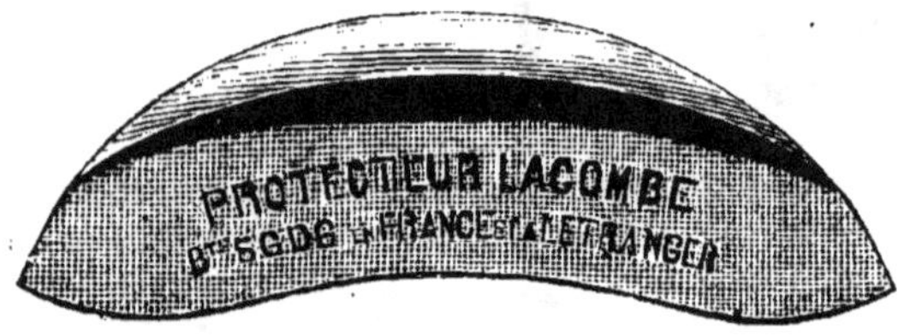


Fig. 181. — Protecteur Lacombe.

### Molettes.

Tumeurs molles formées par la distension des synoviales tendineuses ou articulaires.

1° *Molettes tendineuses*.

Celles dues à la distension de la *grande gaine sésamoïdienne* forment deux tumeurs arrondies ou allongées, uniformément fluctuantes ou indurées, plus ou moins volumineuses, situées une de chaque côté au-dessus des sésamoïdes, le long des tendons fléchisseurs ; elles sont *simples, chevillées* ou *cerclées* ;

il existe en outre plusieurs dilatations de chaque côté du pli
du paturon, le long des tendons. Lorsqu'elles sont volumineuses, chaudes, tendues ou indurées, il y a boiterie surtout
à chaud.

Ne pas confondre avec les molettes articulaires qui sont
plus petites et situées plus en avant.

La *molette antérieure du boulet* est due à l'hydropisie de la
synoviale qui facilite le glissement de l'extenseur antérieur
des phalanges sur la face antérieure du boulet. Tumeur
molle, fluctuante, bilobée, surtout fréquente aux membres
postérieurs.

2° *Molettes articulaires.*

S'accusent par deux tumeurs dures à l'appui, molles et fluctuantes au lever, de
dimensions variables
dépassant rarement
celles d'une noix, si-
tuées l'une en dehors,
l'autre en dedans,
au-dessus des sésa-
moïdes, entre le mé-
tacarpe et le suspen-
seur du boulet ; les
parois de ces molet-
tes peuvent se calci-
fier ou s'ossifier.

TRAITEMENT : Réfri-
gération, astrin-
gents, flanelles au
début. Plus tard vé-
sicants, cautérisa-

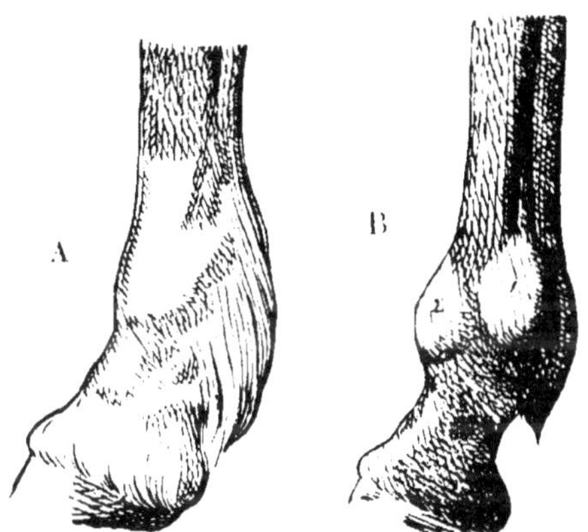

Fig. 182. — Hydarthroses du boulet ou molettes.
— A. molettes articulaires, B. 1, molette tendineuse, 2, hydarthrose tendineuse du devant
du boulet ; c'est là aussi le siège de l'hygroma
du boulet.

tion, ponction et injections iodées. Sésamoïdectomie. Voyez
*Synovites* et *hydarthroses* (maladies des tissus en particulier).

## Entorse du boulet. Effort du boulet

Accident fréquent. Lésions variables ; dans l'entorse postérieure, l'appareil ligamento-tendineux de la face postérieure
du boulet est altéré (Voyez *Effort de tendons*.

CAUSES : Glissades en arrière, en dedans ou en dehors, faux-
pas, travail à faux, chutes, efforts violents et répétés de la

locomotion. La mauvaise ferrure qui rend l'aplomb défectueux prédispose.

Symptomes : Boiterie accusée. Tuméfaction, chaleur, douleur locale ; à la palpation on peut préciser le siège des lésions. Il peut persister une forte induration du boulet, des claquages ligamenteux, des molettes, des exostoses.

Traitement : Douches, bains prolongés, pansements humides astringents, frictions résolutives légères, massage au début.

Lorsque les phénomènes aigus ont disparu, vésicants, cautérisation ou bien immobilisation prolongée à l'aide d'un bandage plâtré.

**Luxation du boulet.**

Accident grave ; altérations souvent considérables.

Causes ; efforts violents, sauts, chutes, glissades. Hydarthrose, entorse, prédisposent. La luxation des boulets postérieurs peut survenir spontanément.

Symptomes : La luxation peut se produire en avant, en arrière, en dehors, en dedans ; les ligaments peuvent être déchirés, la peau traversée par l'extrémité inférieure du métacarpe qui appuie sur le sol.

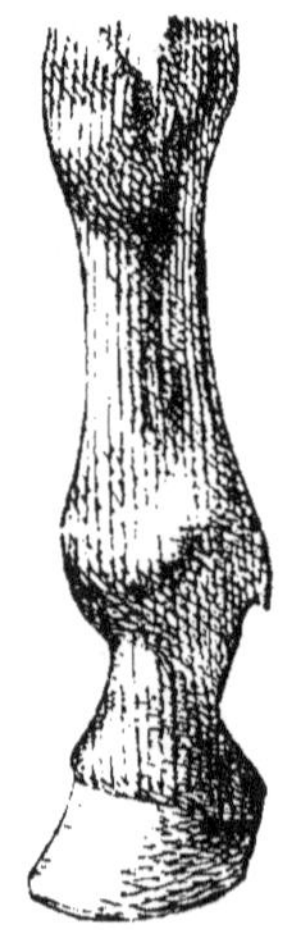

Fig. 183. — Bouleture

Traitement : Ne tenter la cure que lorsque la déviation n'est pas trop prononcée et si la jointure n'est pas ouverte. Réduction, pansement plâtré, suspension du blessé.

**Bouleture.**

Déviation du boulet en avant (fig. 183).

Causes : Congénitale ou acquise ; celle-ci est presque toujours *essentielle*, liée à une lésion des tendons (effort, ténosite, synovite), ou parfois *symptomatique*, c'est-à-dire consécutive à une affection douloureuse du membre (maladies du pied, formes, etc.).

Traitement : La bouleture des poulains guérit d'ordinaire facilement ; raccourcir les talons, appliquer un fer à pince prolongée ; pré ; lors de déviation accentuée, maintenir

·le boulet en bonne position à l'aide de ferrements ou de bandages spéciaux (orthosome de Brogniez, appareil de Brunet). Lors de bouleture acquise, guérir d'abord la maladie causale et utiliser le sujet en bon terrain ; ou bien tenter la *ténotomie* (section sous-cutanée du tendon) du perforant et du perforé ou des deux (voy. *Chirurgie*) et ensuite utiliser le cheval au pas.

### 7° *Paturon et couronne.*

### Atteintes.

Contusion avec ou sans plaie des talons, de la peau de la couronne, du paturon, du boulet, des tendons.

CAUSES : Travail en terrain accidenté ou en troupe. Chevaux qui sautent. Trotteurs. Mauvaise ferrure (fers à ajusture exagérée, à crampons).

SYMPTOMES : Simple contusion ; le plus souvent plaie assez nette avec décollement plus ou moins étendu de la peau ; les tendons peuvent être lésés, ou bien le bourrelet est intéressé, la corne est décollée (atteinte encornée) ; peuvent se compliquer de gangrène de la peau, d'abcès, de javart tendineux ou cartilagineux, de nerférure (effort de tendons), de seime (lorsque le bourrelet est détruit), de forme, d'exostose.

TRAITEMENT : Antiseptique ; lors d'atteinte encornée, amincir la paroi. Prévenir en modifiant la ferrure (réduire la garniture, ferrer derrière à pince tronquée) ; protéger le membre à l'aide de bas, de guêtres, etc.

### Prise de longe.

Blessure du pli du paturon produite par la longe ou la chaîne d'attache. La peau peut être irritée, contusionnée, parfois coupée.

Pansements ouatés antiseptiques. Repos absolu.

### Crevasses.

Fissures de la peau du pli du paturon (fig. 184). Cheval. Bœuf.

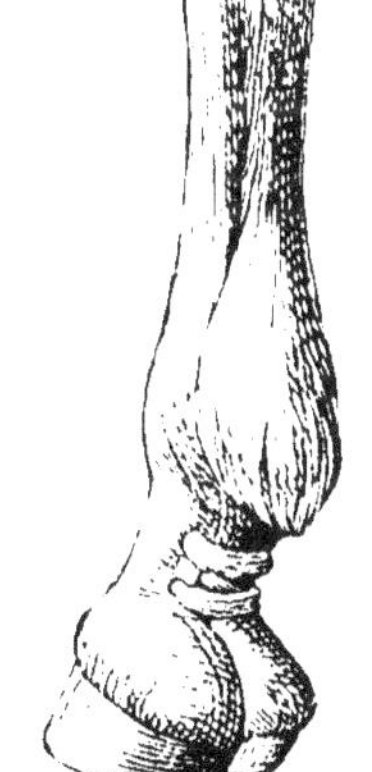

Fig. 184. — Crevasses.

CAUSES : Irritation de la peau par l'eau et la boue froides, le purin, les excréments des bêtes bovines nourries avec des résidus de distilleries, les préparations vésicantes, l'axonge. Parfois manifestation eczémateuse (*psoriasis*, voyez *Maladies de la peau*).

SYMPTOMES : Plaie transversale plus ou moins profonde ; la peau est rouge, tuméfiée, douloureuse ; parfois lymphangite du membre. Boiterie plus ou moins accusée.

TRAITEMENT : Prévenir en évitant l'action des causes, en séchant les plis du paturon, en laissant aux poils toute leur longueur. Savonnage tiède ; lavage avec une solution antiseptique ; application de glycérolé d'amidon, de glycérine iodée, saturnée, de vaseline picriquée ou iodoformée ; pansement ouaté ; repos. Contre les crevasses anciennes, pansements légèrement caustiques, cautérisation au nitrate d'argent. Traitement interne de l'eczéma.

### Javart cutané.

Inflammation gangréneuse limitée de la peau. Fréquent à la peau du paturon, surtout pendant les saisons humides. Voyez *Maladies de la peau*.

### Javart tendineux.

Inflammation gangréneuse limitée d'un tendon. Consécutive aux crevasses, atteintes, blessures, prises de longe.

Toujours grave dans la région du paturon ; peut se compliquer de synovite ou d'arthrite suppurée ; traitement long. Voyez *Maladies des tendons en général*.

### Eaux aux jambes.

Inflammation chronique, exsudative et verruqueuse de la peau de la couronne, du paturon, du boulet, parfois des canons. Solipèdes. Surtout aux membres postérieurs.

Voyez *Maladies de la peau*.

### Formes.

Exostoses des phalanges du cheval. Se divisent en *formes du paturon* et *formes de la couronne* ; celles-ci se subdivisent en *formes osseuses* et *formes cartilagineuses*.

1° *Formes du paturon* (fig. 185).

CAUSES : Irritation du périoste par les ligaments tiraillés (efforts de locomotion, réaction du sol), arthrite sèche, inflammation chronique des tissus périosseux, contusions, fêlures, ostéite de fatigue (Joly).

SYMPTOMES : Chaleur, sensibilité en un point du paturon ;

plus tard empâtement puis formation d'une exostose plus ou moins volumineuse qui déforme la région. Boiterie peu accusée ou nulle au début ; elle n'est intense que lors de formes volumineuses entourant la jointure et gênant celle-ci : la forme peut entrainer le redressement des phalanges et amener la bouleture.

Traitement : Au début, bains froids, applications astringentes, repos ou mise au pré. Vésicants. Cautérisation. Névrotomie haute ou du médian lors de boiterie rebelle.

2° *Formes coronaires.*

Causes : Celles des formes du paturon. Pour Joly, manifestation de l'ostéite de fatigue, elles constitueraient une ostéoarthrite ankylosante analogue à l'éparvin, apparaissant sous l'influence du travail ou spontanément sur des individus prédisposés.

Symptomes : Boiterie plus ou moins accentuée, qui peut persister longtemps, même après que la forme est développée ; chaleur, sen-

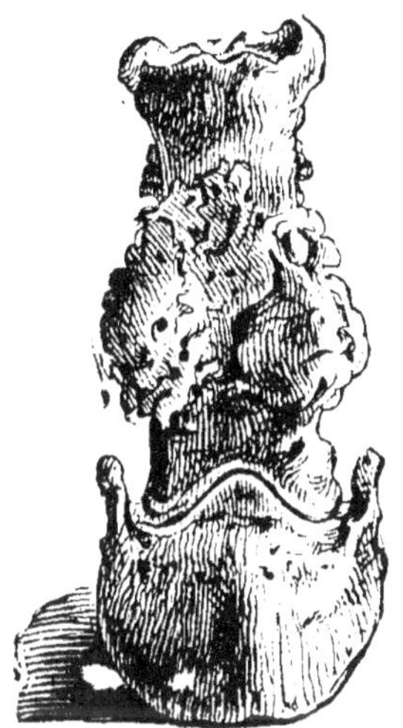

Fig. 185. — Forme du paturon.

sibilité ; l'apparition de l'exostose est rapide. Si elle est volumineuse et étendue, fausse ankylose ; parfois déviation du bourrelet et encastelure.

Traitement : Celui des formes du paturon. Surveiller la ferrure, prévenir l'encastelure.

3° *Formes cartilagineuses.*

Ossification des cartilages de l'os du pied.

Causes : Réactions violentes, traumatismes, plaies, javart cartilagineux ; ostéite de la 3e phalange. La mauvaise conformation du pied (pied plat), la mauvaise ferrure, l'hérédité sont prédisposantes.

Symptomes : Manque de souplesse, déformation du cartilage en un point, légère chaleur, sensibilité, boiterie. Développées sous le bourrelet elles le dévient, déforment le sabot, compriment les tissus sous-cornés, amènent l'encastelure, des bleimes. D'autant plus graves qu'elles sont plus profondes et plus antérieures.

TRAITEMENT : Rainures, amincissement des talons et du quartier. Ferrure à planche ; soustraire le quartier correspondant à l'appui. Vésicants. Feu en pointes. Lors de boiterie rebelle, névrotomie.

### Fractures du paturon et de la couronne.

Assez fréquentes. Dues à des traumatismes, chutes, sauts, efforts violents. Se dénoncent par une boiterie intense et subite ; grande sensibilité à l'exploration et surtout aux mouvements de torsion que l'on imprime au pied ; plus tard engorgement ; crépitation souvent difficile à percevoir.

TRAITEMENT : Ne pas le tenter sur les sujets de peu de valeur ou lors de fracture compliquée. Pansement plâtré. Immobilisation, parfois suspension du malade. Plus tard, lors de boiterie persistante, névrotomie

### Effort de l'aponévrose de renforcement du perforant.

Pour l'étiologie voyez *Effort de tendons.*

Se manifeste par une boiterie, une tuméfaction chaude, douloureuse dans les régions postérieures et latérales du paturon ; en levant le membre on sent l'aponévrose volumineuse, tendue, dure et sensible.

Protéger les talons. Bains, compresses humides et astringentes ; frictions résolutives, cautérisation.

### Entorses phalangiennes.

Assez fréquentes. Causes ordinaires des entorses et surtout travail aux allures vives sur un terrain inégal.

Boiterie plus ou moins accusée. Chaleur de la région ; léger empâtement ; sensibilité à la palpation et surtout à la tension des rayons phalangiens ; vive douleur lorsqu'on déferre le pied.

TRAITEMENT : Bains ; compresses humides et chaudes, frictions d'alcoolé de savon, d'embrocation : massage ; plus tard vésicants, en évitant d'en mettre dans le pli du paturon ; ou bien bandage plâtré. Repos ; remise en service progressive. Lors de boiterie persistante, cautérisation, névrotomie.

### Luxations phalangiennes.

Très rares. Même traitement après réduction.

## 8° *Pied*.

### Seime.

Solution de continuité du sabot dans le sens des fibres de la paroi. Plus commune chez les solipèdes, rare chez les ruminants. Elle peut siéger en pince (fig. 186 *a*), en mamelle, en quartier (fig. 186 *b*), et dans l'arc-boutant. Elle est superficielle ou profonde, complète ou incomplète.

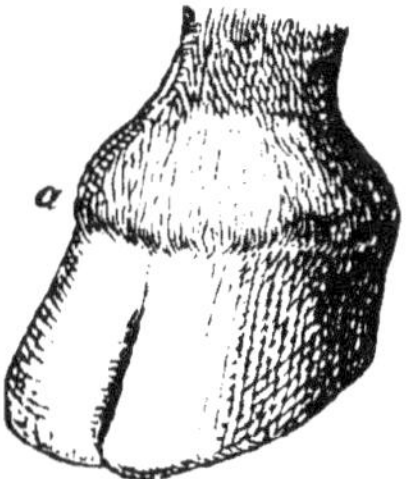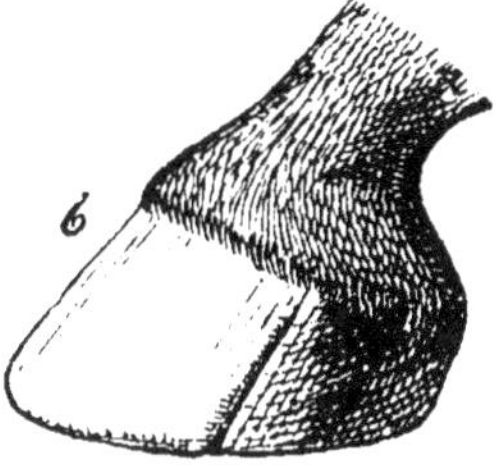

Fig. 186. — Seime.

CAUSES : Mauvaise qualité et sécheresse de la corne ; conformation du sabot, encastelure ; ferrure défectueuse, nature du travail, les chevaux tirant de fortes charges (seime en pince) ou les chevaux travaillant aux allures vives, sur un terrain dur (seime quarte), les atteintes ou blessures du bourrelet. Les chevaux du Midi sont plus exposés aux seimes quartes.

SYMPTOMES : Présence visible de la fissure, alternatives d'écartement et de resserrement pendant le lever et le poser. Débute ordinairement à la couronne par une petite fente saignante, douloureuse, qui se prolonge petit à petit jusqu'au bas du sabot. Boiterie plus ou moins forte. Le pied pose à plat et même en talon comme dans la fourbure. Lors de seime en pince et de kéraphyllocèle à un membre postérieur, le cheval harpe. Chaleur et sensibilité du sabot. La seime peut se compliquer d'inflammation des feuillets podophylleux, pouvant aller jusqu'à la suppuration, la gangrène, et produire la carie ou la nécrose de l'os du pied. Dans ces cas, il peut se produire un javart cartilagineux et des décollements plus ou moins étendus.

TRAITEMENT : 1° *Seime en pince.* — Lors de *seime simple* sans

boiterie, immobiliser les lèvres de la seime. Pour cela, appliquer un fer désencasteleur Defays dont on écarte les branches
à l'aide de l'étau dilatateur jusqu'à ce que les lèvres de la
seime soient affrontées ; ou bien appliquer un fer à planche, à
pince couverte et à deux pinçons latéraux ; ou enfin *barrer* la
seime. Le *barrage* ou *suture* de la seime peut s'effectuer à
l'aide de *clous* implantés dans la paroi perpendiculairement à

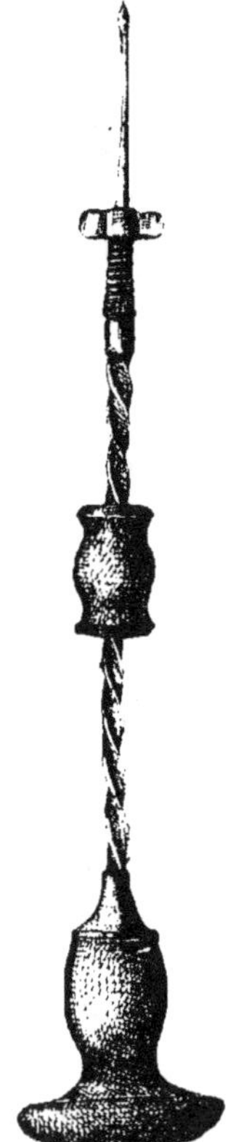

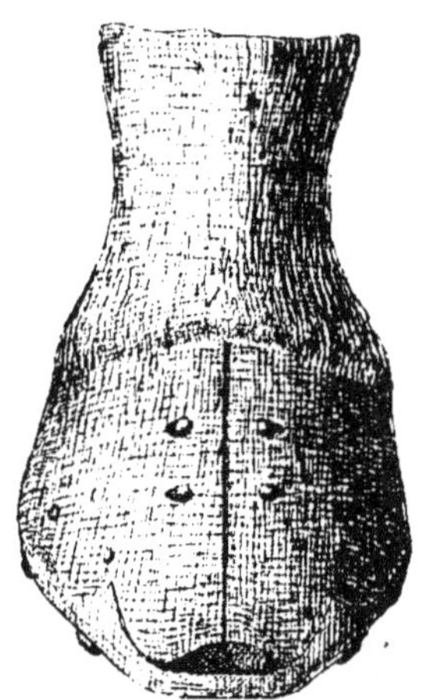

Fig. 187. — Forêt drille pour
barrage des seimes.

Fig. 188. — Barrage d'une seime avec
des lames de clous à ferrer.

la seime (fig. 188), après avoir préalablement creusé leur trajet à l'aide d'une drille (fig. 187) ; le barrage par les *agrafes*,
d'après le procédé de Vachette, est préférable, il consiste
dans l'application d'agrafes (fig. 190 *a*) qu'on met en place.

en leur creusant une voie dans la corne à l'aide d'un cautère spécial (*b*) : l'agrafe est serrée à l'aide de la pince (*c*) et mise en place se présente comme dans la fig. 189.

Il est rare qu'on ait recours aux rainures avec la scie ou la rénette pour la seime en pince : rainure transversale au tiers supérieur de la paroi ou deux rainures en V. Il est bon de prévenir l'appui des lèvres de la seime sur le fer en taillant le bord inférieur de la paroi en *sifflet* au niveau de la seime.

Enfin *activer la sécrétion de la corne* du bourrelet par l'application d'une pointe de feu à la naissance de la seime ou à l'aide de frictions vésicantes ou caustiques.

Si la *seime est compliquée* et accompagnée de boiterie, parer le pied en pince, amincir un lambeau de paroi plus large en haut qu'en bas et dont la seime occupe la région moyenne, traiter les complications, exciser les parties nécrosées, parfois ruginer l'os, traiter la plaie par l'antisepsie puis appliquer un pansement compressif maintenu par un fer à pince très couverte.

2° *Seimes quartes.* — Lors de seime *simple*, traiter par les *rainures*, soit une rainure transversale, soit deux rainures en V (fig. 191), associées ou non à l'amincissement des lèvres de la seime ; en outre, activer la sécrétion cornée par l'application d'une pointe de feu à la naissance de la seime, et d'une friction vésicante sur le bourrelet et la couronne à son niveau ; supprimer l'appui du quartier correspondant sur le fer en le taillant en biseau ou en

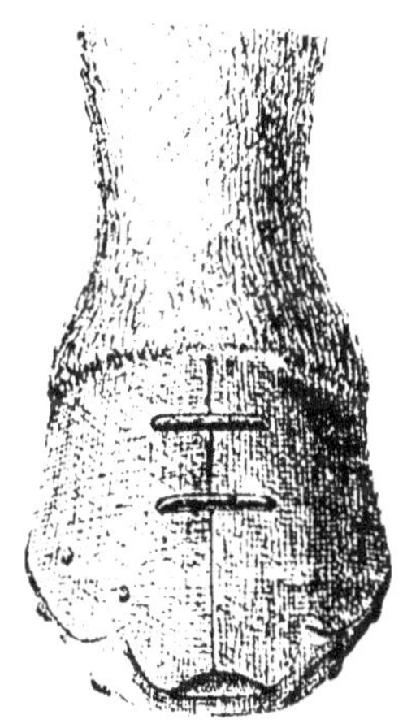

Fig. 189. — Barrage d'une seime (procédé Vachette).

le parant à plat ; enfin appliquer un fer à planche ou un fer désencasteleur.

Lors de seime *compliquée* traiter comme pour la seime en pince.

### Kéraphyllocèle.

Tumeur cornée se développant à la face interne de la paroi

et comprimant les tissus sous-jacents. Existe en pince, en mamelles ou en quartier. Solipèdes.

CAUSES : Seime, contusions du sabot ; coups de brochoirs trop violents en rabattant le pinçon.

SYMPTOMES : En parant le pied, on voit sur la ligne blanche une partie courbe dont la convexité est dirigée en dedans et empiète plus ou moins sur la sole (fig. 192). Cette tumeur peut régner dans tout ou partie de la hauteur du sabot. La boiterie est plus ou moins forte. Si le kéraphyllocèle est en pince, l'appui est analogue à celui du cheval atteint de fourbure chronique ou de seime en pince. Il peut y avoir formation d'un abcès sous-ongulé ; alors douleurs vives, lancinantes, et parfois apparition du pus au bourrelet. Dans les cas les plus simples : boiterie, chaleur, sensibilité à la percussion. A la longue, il y a atrophie du tissu podophylleux et de l'os du pied.

TRAITEMENT : Au début, bains, cataplasmes, rainures de chaque côté du kéraphyllocèle ou amincissement de la muraille à son niveau. Ce dernier moyen n'est

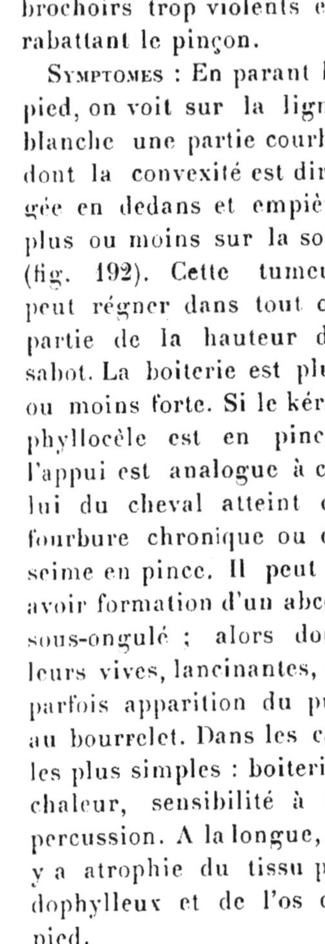

Fig. 190. — Instruments de Vachette pour l'opération des seimes *a*, agrafe (grandeur naturelle) : *b*, cautère pour creuser la corne ; *c*, pince pour serrer l'agrafe.

que palliatif. Si l'on veut guérir radicalement, enlever la
corne au point du kéraphyllocèle, par arrachement ou amincissement, et entamer le tissu podophylleux, comme dans
l'opération de seime ; ruginer l'os s'il y a lieu. Panser par les
mêmes moyens.

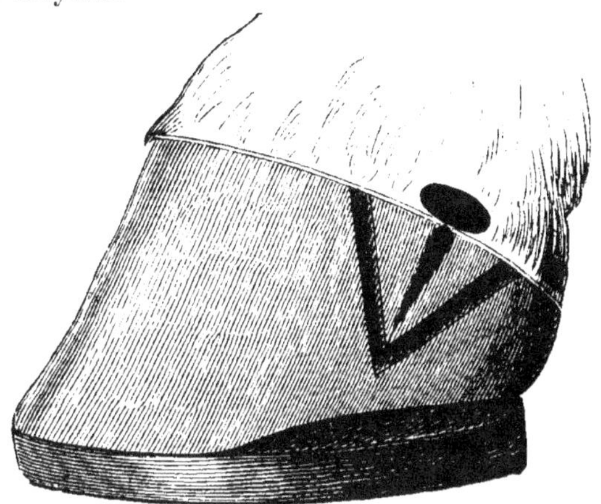

Fig. 191. — Seime traitée par le procédé Castaudet.

## Bleime.

Lésion sous-cornée, siégeant à la région du talon et des
arcs-boutants du sabot. Particulière au cheval.

Très fréquente, se montrant principalement aux membres
antérieurs. Elle est dite sèche, humide, suppurée.

Causes : La conformation du sabot. Talons hauts et serrés
ou pieds plats à talons bas, ferrure mal faite, mauvaises conformation et ajusture du fer, mauvaises préparation du pied
et application du fer, foulures du sabot par les cailloux ou
tout corps dur, percussions violentes du pied sur un sol résistant.

Symptomes : Boiterie plus ou moins intense, sensibilité à la
pression ou la percussion. Chaleur. Le pied paré, on constate
la présence d'une tache ecchymotique, variant de nuance suivant l'ancienneté du mal : c'est la bleime sèche. En creusant
le pied, on trouve quelquefois une exsudation ayant décollé
plus ou moins les feuillets kéraphylleux. Cette exsudation est
de couleur foncée : c'est la bleime humide. Dans un dernier

cas, la suppuration remplace la sérosité et forme un véritable abcès sous-corné, d'une étendue variable : c'est la bleime suppurée. Le pus se fait un passage en désunissant les feuillets kéraphylleux et podophylleux, et vient aboutir au bourrelet : on dit qu'il a soufflé au poil. Sa présence donne lieu à des accidents variant en gravité : gangrène du tissu podophylleux, carie de l'os du pied, nécrose du fibro-cartilage, décollements plus ou moins étendus.

*Traitement préventif* : Modifier la ferrure suivant la conformation du pied ; assurer l'appui de la fourchette par un fer à planche (fig. 193) ou à traverse, ou pour les pieds à talons

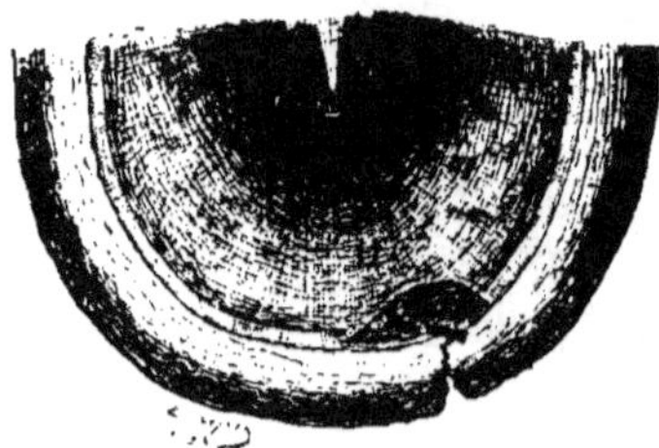

Fig. 192. — Face plantaire d'un pied à kéraphyllocèle et à seime.

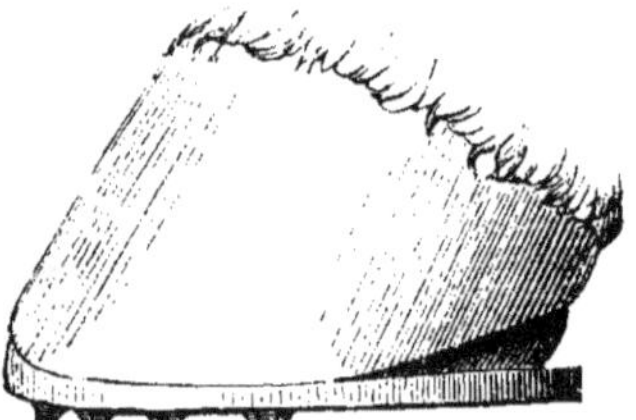

Fig. 193. — Fer à planche pour bleime.

hauts, par un fer Poret ou Lafosse ou Charlier ; empêcher la dessiccation de la corne en graissant les pieds.

*Curatif* : Amincir la corne jusqu'à pellicule soit en parant à plat le talon, soit en amincissant seulement la barre et la sole : pansement au goudron. Lors de seime suppurée, donner écoulement au pus, lavage et pansement antiseptiques ; bains antiseptiques tièdes. Lors de bleime compliquée, amincir toute la région des talons et le quartier correspondant, mettre à nu les parties mortifiées, les exciser, ruginer l'os, opérer le javart cartilagineux, etc... ; ensuite pansement et bains antiseptiques. Durant les jours suivants, si l'appui du membre est nul, s'il y a des lancinations et de la fièvre, lever le pansement et opérer à nouveau. Après guérison, appliquer un fer à branche couverte et un pansement goudronné et utiliser le cheval d'abord au pas.

**Javart cartilagineux.**

Nécrose du fibro-cartilage de l'os du pied qui progresse

lentement d'arrière en avant ou de haut en bas, sans tendance à la cicatrisation en raison du peu de vitalité du cartilage. Spécial aux équidés.

Causes : Traumatisme direct ou indirect ; contusions, blessures du cartilage par instruments tranchants ou piquants. Les atteintes pendant la marche, surtout sur les chevaux attelés par deux. Succède souvent à la bleime suppurée, à la piqûre de maréchal, aux seimes quartes. Le service est cause prédisposante, plus commun chez les chevaux de trait.

Symptomes : Tuméfaction du cartilage, qui devient douloureux ; boiterie plus ou moins forte. Formation d'une ou plusieurs fistules laissant écouler un pus clair, sanguinolent, collant au sabot et mêlé de débris verdâtres ; elles sont généralement sinueuses, dirigées en tous sens, isolées ou communiquant entre elles ; si elles cicatrisent, il s'en forme d'autres présentant les mêmes caractères, progressant d'arrière en avant. La douleur est moins intense lors de lésions postérieures que dans le cas contraire.

Si le javart est ancien, le sabot éprouve des déformations ; l'irrégularité de la sécrétion du bourrelet entraîne des désordres corrélatifs : cercles, écailles de la couronne, crapaudine, etc. Si le javart est très ancien, le cartilage tend à s'ossifier et les parties environnantes s'indurent et augmentent de volume.

Complications : Il peut se compliquer de nécrose du ligament latéral antérieur, de carie de l'os du pied, d'arthrite de l'articulation phalangienne correspondante. Dans ces cas, la douleur devient très vive ; s'il y a carie, la suppuration se fait jour en un point quelconque du bourrelet ; enfin, l'arthrite est signalée par la présence de la synovie, la douleur plus forte et un engorgement péricoronaire.

Traitement : Cataplasmes, bains. Cautérisation actuelle, moyen incertain ; par les caustiques liquides ou solides : cônes de sublimé ou de sulfate de cuivre ; souvent infidèles, le caustique n'atteignant pas toujours le point nécrosé au travers de fistules sinueuses. Les injections caustiques et antiseptiques sont plus pratiques ; liqueur de Villate (Mariage) ; solution saturée à froid de sulfate de zinc (Newport) ; eau de Rabel (Collignon) ; liqueur de Cherry ; une partie sublimé corrosif, dix parties alcool (Bouley) ; solution concentrée de sulfate de cuivre ; glycérine phéniquée ; résinate de cuivre, etc.

Quelle que soit la nature du liquide employé, faire les injections soigneusement et régulièrement, s'assurer que le liquide pénètre bien sur les parties nécrosées. Il est souvent nécessaire de débrider les fistules, de pratiquer une contre-ouverture et de placer un drain, surtout si la fistule aboutit sur le bourrelet ou le tissu podophylleux (dans ce cas amincissement de la corne au-dessous du bourrelet). Lors d'insuccès, extirper le fibro-cartilage ; c'est l'opération du javart cartilagineux (voy. *Chirurgie*).

### Clou de rue.

Les blessures que peuvent faire à la région plantaire des solipèdes les corps vulnérants rencontrés sur le sol. Le clou de rue peut être superficiel ou pénétrant, siéger dans l'une ou l'autre zone de la surface plantaire du sabot. Sa gravité est subordonnée à son siège, à sa profondeur, à la nature et aux propriétés du corps vulnérant.

Les clous de rue de la zone moyenne du pied sont toujours graves surtout s'ils intéressent les tissus profonds, aponévrose plantaire, petite gaine sésamoïdienne, os sésamoïde, ligament interosseux, articulation du pied. Les clous de rue des régions antérieure et postérieure sont souvent peu graves (fig. 194).

SYMPTOMES : Boiterie plus ou moins intense suivant la gravité, l'ancienneté des lésions, la sensibilité du cheval ; elle ne se manifeste parfois que lorsque les altérations sont déjà étendues ; l'appui du membre se fait en pince. En examinant le pied, on le trouve chaud, sensible ; parfois on trouve le corps vulnérant encore implanté dans le pied, ou bien s'il est tombé ou retiré, on trouve aisément son trajet surtout en parant légèrement la sole et la fourchette ; lors de clou de rue ancien, un pus noirâtre s'écoule de la fistule, il y a un décollement plus ou moins étendu.

Dans le clou de rue de la zone antérieure (fig. 195), le tissu velouté et la troisième phalange peuvent être vulnérés ; souvent la plaie se cicatrise sans intervention ; sinon, il se produit une inflammation suppurative de la chair veloutée et de l'os, avec écoulement de pus noirâtre ou sanguinolent ; guérison facile.

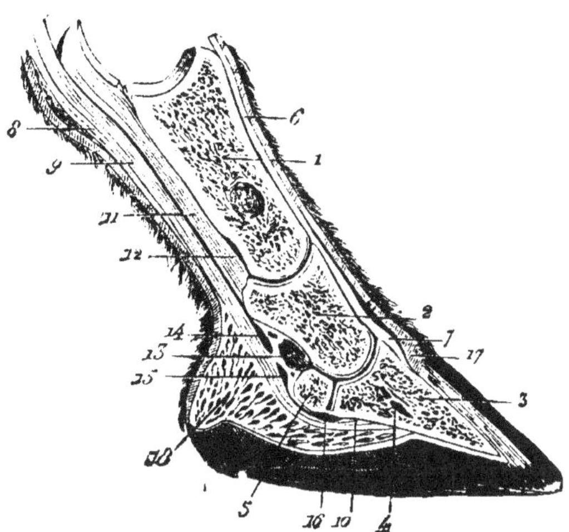

Fig. 194. — Coupe longitudinale et verticale de la région digitée du cheval,
montrant la disposition des synoviales articulaires et tendineuses.

1, 2, 3, première, deuxième et troisième phalanges ; 4, sinus semi-lunaire de cette
dernière ; 5, petit sésamoïde ; 6, tendon de l'extenseur antérieur des phalanges ;
7, son insertion à la troisième phalange ; 8, tendon du perforé ; 9, tendon du
perforant ; 10, son insertion à la troisième phalange ; 11, ligaments sésamoïdiens
inférieurs ; 12, cul-de-sac postérieur de la première synoviale interphalan-
gienne ; 13, id. de la deuxième ; 14, cul-de-sac inférieur de la grande gaine
sésamoïdienne ; 15, cul-de-sac supérieur de la petite gaine sésamoïdienne ; 16,
cul-de-sac inférieur de la même ; 17, coupe du bourrelet ; 18, id. du coussinet
plantaire (Chauveau et Arloing).

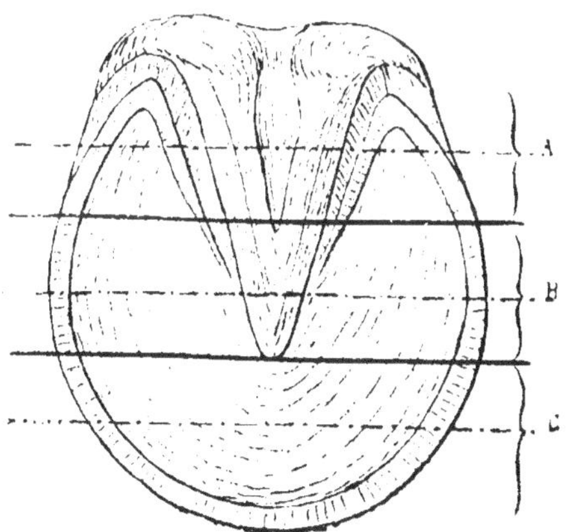

Fig. 195. — Division de la face plantaire du sabot en 3 zones.
A, zone postérieure ; B, zone moyenne ; C, zone antérieure.

Dans le clou de rue de la zone moyenne, la blessure des tissus superficiels n'offre pas de gravité ; il peut y avoir nécrose du coussinet plantaire, décollement de la fourchette par le pus qui peut atteindre les fibro-cartilages ou l'aponévrose plantaire. Lors de blessure de l'aponévrose plantaire, celle-ci s'enflamme, se mortifie ; la boiterie est accusée ; la fistule est profonde et laisse écouler un pus de mauvaise nature. Si la petite gaine sésamoïdienne est vulnérée, elle peut s'enflammer, il y a écoulement de synovie purulente, grumeleuse : on peut voir une tuméfaction chaude, sensible du creux du paturon ; la suppuration peut macérer le petit os sésamoïde, le ligament interosseux, gagner la synoviale articulaire ; symptômes fonctionnels graves. Enfin si le clou a pénétré dans l'articulation du pied, l'arthrite traumatique

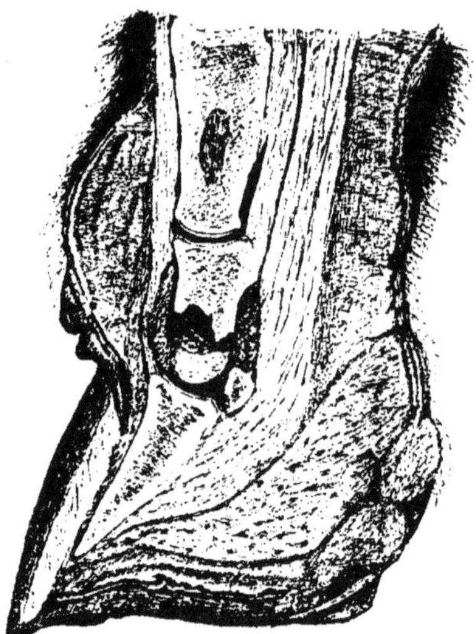

Fig. 196. — Arthrite du pied avec séquestres, consécutive à un clou de rue.

survient presque toujours : tuméfaction péricoronaire puis formation d'abcès qui s'ouvrent et donnent écoulement à du pus synovial ; l'appui du membre est nul, il est agité de lancinations continuelles, fièvre traumatique ; la guérison est rare et presque toujours incomplète (fig. 196).

Enfin, le clou de rue de la zone postérieure peut intéresser le tissu velouté, le coussinet plantaire, le perforant, les fibro-cartilages, la 2e phalange ; lors de lésions superficielles, symptômes peu accusés, guérison rapide ; lors de lésions profondes, suppuration abondante, décollements, complication de nécrose tendineuse ou cartilagineuse, boiterie accusée.

TRAITEMENT : Si le clou est superficiel, le retirer et introduire dans son trajet de la liqueur de Villate, de la teinture d'iode ou de l'essence de térébenthine ; mettre le cheval au bain

Si la suppuration s'est établie, lors de clou de rue des zones antérieure ou postérieure, ou des couches superficielles de la zone moyenne, amincir la corne, donner écoulement au pus en débridant la fistule, exciser les parties mortifiées, puis traiter par l'antisepsie : pansement antiseptique maintenu par des éclisses ; les jours suivants, bains antiseptiques. Quand la cicatrisation est obtenue, protéger la sole amincie par une étoupe goudronnée et un fer à plaque et remettre le cheval en service.

Lors de clou de rue profond, opérer de même, amincir la corne largement, débrider le plus possible la fistule, exciser en côte de melon le tissu velouté et le coussinet plantaire avoisinant, lavages et pansements antiseptiques ; bains antiseptiques les jours suivants ; surveiller la plaie ; l'appui du membre donne de bonnes indications.

Lorsque le clou de rue se complique de nécrose du perforant du petit sésamoïde, de synovite sésamoïdienne ou d'arthrite, recourir immédiatement à l'*opération du clou de rue* (voyez *Chirurgie*).

### Enclouure. Piqûre de maréchal.

Produite par l'ouvrier maréchal sur les animaux ferrés, et conséquence possible de cette opération, par inadvertance ou incapacité.

Le clou implanté régulièrement doit suivre la marche indiquée dans la figure 197, pour venir sortir à la partie externe de la paroi, où il doit être rivé.

CAUSES : Prédisposantes : pieds à muraille faible, plats ou rampins. Mauvaise étampure du fer, qui peut aussi être mal placé sous le pied. Affilure trop droite des clous qui n'ont pas assez de sortie. Clous pailleux ou trop forts de lame, présence d'une souche ou retraite, qui fait dévier le nouveau clou.

Chez certains animaux, habitude de *compter*. Enfin, inhabileté ou inattention du maréchal. Le clou peut n'avoir qu'effleuré ou comprimé les parties vives, sans les avoir atteintes ; mais il peut aussi les avoir blessées profondément.

SYMPTOMES : Peuvent être immédiats ou tardifs. Dans le premier cas boiterie plus ou moins forte ; à l'examen de la muraille, apparence des rivets dont l'un peut être plus haut, sensibilité à la percussion et à la pression avec les mors des tricoises, chaleur. Le pied déferré, douleur au point correspondant à la piqûre. En creusant avec la rénette on peut suivre la trace du clou, et parfois il s'écoule du pus noirâtre ; dans ce cas, les premières couches cornées qui sont enlevées par l'instrument ont une teinte jaunâtre ; la teinte ardoisée du pus indique le peu de gravité de la blessure.

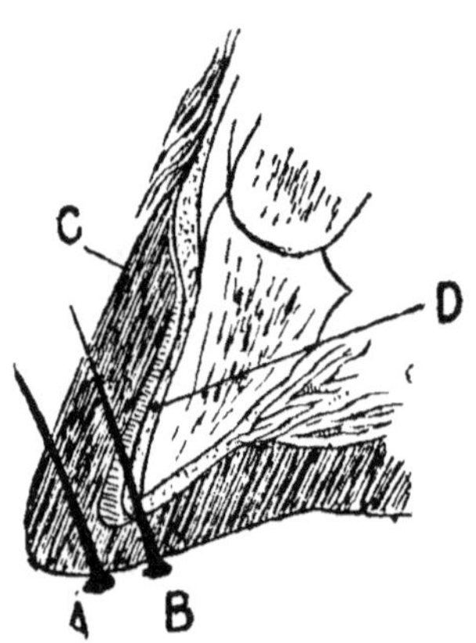

Fig. 197. — A, clou ayant suivi le trajet normal ; B, clou ayant produit une enc ouure ; C, corne ; D, chair du pied.

Il peut se faire que les conséquences de la piqûre soient plus sérieuses. Si l'accident a été négligé ou méconnu, on voit se former un abcès sous-corné ; le pus *souffle aux poils*, et des complications graves sont à craindre : gangrène des tissus podophylleux ou velouté, carie de l'os du pied, décollements plus ou moins étendus d'une partie quelconque du sabot. Dans ces cas, forte boiterie, douleurs lancinantes, écoulement de pus filant, odorant, strié de sang ; décubitus fréquent, inappétence plus ou moins complète.

TRAITEMENT : Variable suivant la gravité de l'accident.

S'il est léger, déferrer le pied, le parer à l'endroit de la lésion ; cataplasmes, bains. Quand la boiterie a disparu, referrer le cheval en laissant vide l'étampure du clou vulnérant. Si l'enclouure a plus de gravité, après avoir sondé le pied et reconnu le ou les points sensibles, dégager à l'aide de la rénette, extraire la pointe du clou si elle s'est brisée, donner issue au pus; pansement antiseptique. Cataplasmes. Bains.

Enfin si les douleurs, la présence du pus, indiquent un cas plus grave, amincir la corne sur une grande surface pour éviter les étranglements ; exciser les tissus mortifiés ; ruginer l'os s'il y a lieu, etc. Pansement antiseptique légèrement compressif et bains de sulfate de cuivre. En tout cas, surveiller les fusées purulentes qui, en macérant le cartilage, peuvent donner naissance au javart cartilagineux.

## Fourbure.

Congestion et inflammation de la chair du pied. Tous les animaux, surtout les équidés. Aiguë ou chronique. Jacoulet, Joly et Vivien décrivent une fourbure latente, la subfourbure qui serait consécutive à une ostéite de la 3ᵉ phalange.

Causes : Alimentation trop substantielle, usage des céréales : blé, seigle, orge. Surmenage, travail exagéré, courses longues et rapides sur un terrain dur. Longue marche après une période d'immobilisation (chevaux de troupe transportés sur les bateaux ou en chemin de fer). Station forcée sur un membre, due à une affection douloureuse du congénère. Elle complique certaines maladies infectieuses (anasarque, pneumonie typhoïde), la congestion intestinale. Elle peut survenir après la parturition ou l'avortement.

Symptomes généraux : Tristesse, abattement, fièvre, inappétence, tremblements, raideur des reins, injection des muqueuses. Varient de quelques heures à un ou deux jours.

Symptomes locaux : Chaleur du pied, sensibilité, marche pénible ou impossible. Si la maladie affecte les membres antérieurs, en station, ils sont portés en avant de la ligne d'aplomb. La marche est spéciale, les membres se meuvent lentement et avec précaution, le poser se fait en talons. Les membres postérieurs s'engagent fortement sous le centre de gravité pour faire progresser ou soutenir la masse. Si on lève un pied, impossibilité de rester à l'appui sur l'autre membre. Immobilité du corps, trépignements des membres. Au bout de quelques jours, décubitus presque constant ; il en résulte des blessures, des excoriations profondes. Si c'est le bipède postérieur qui est atteint, les quatre membres se trouvent rapprochés sous le centre de gravité. Cette position forcée des membres antérieurs est fatigante, et ils sont souvent atteints consécutivement. La marche est presque impossible, et le décubitus plus fréquent et plus prolongé. Si les quatre membres sont pris, l'attitude est la même que dans la fourbure des membres antérieurs, les membres souvent écartés, le décubitus constant ; la douleur peut être telle, que certains chevaux poussent au mur comme en cas de vertige.

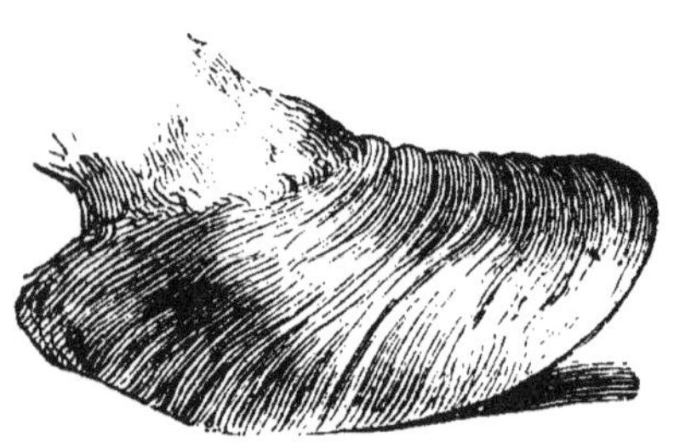

Fig. 198. — Fourbure chronique. Pied vu latéralement.

*Chez le bœuf :* La fourbure attaque de préférence les membres postérieurs. Marche difficile, décubitus fréquent. Voussure de la colonne vertébrale. Fièvre, pas de rumination. Amaigrissement rapide. Les causes sont les travaux prolongés sur un sol dur ; jamais par la nourriture.

TERMINAISONS. — *Hémorragie :* Se produit dans le tissu réticulaire qu'elle gonfle ; l'os du pied est déplacé en arrière, les feuillets podophylleux et kéraphylleux se désengrènent, souvent le sang vient sourdre à la couronne.

*Inflammation et suppuration :* Les tissus sous-cornés peuvent devenir le siège d'un processus inflammatoire, et il peut se former de la suppuration. Station debout impossible ; douleurs excessives ; apparition du pus au bourrelet. Quelquefois chute du sabot.

*Gangrène :* Les tissus podophylleux et velouté peuvent se gangrener, et la chute du sabot se produit ; en même temps se montrent les symptômes de la gangrène généralisée. Faiblesse du pouls, abaissement de la température générale. Teinte cyanosée des muqueuses, etc., etc.

*État chronique :* Si la fourbure aiguë ne guérit pas dans un délai très court, elle passe à l'état chronique, amenant des changements de forme dans le sabot et des modifications dans sa sécrétion. Le pied s'allonge en manière de patin chinois, paraît aplati comme dans la figure 198.

La corne, marquée de cercles, devient cassante ; les fibres cornées se rapprochent de l'horizontale, les talons croissent proportionnellement plus vite que la pince et deviennent très élevés.

A la face inférieure, la sole est devenue plus pleine, quelquefois tout à fait *comble*, c'est-à-dire convexe dans une partie de son étendue, surtout en avant de la fourchette ; les lacunes latérales paraissent plus profondes. Souvent cette convexité de la sole est extrême et, au point où vient reposer le bord de l'os du pied déplacé, elle est amincie, complètement usée,

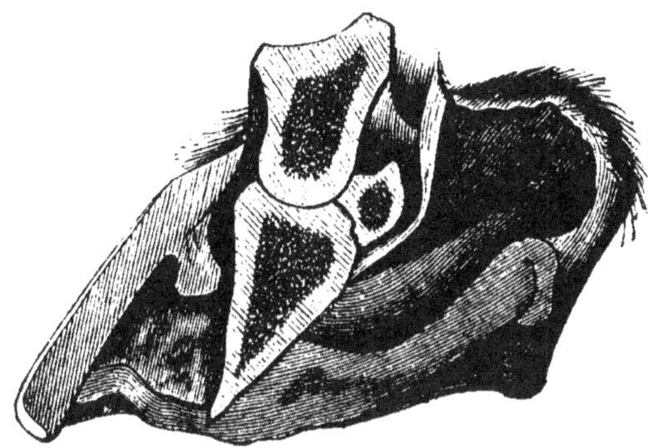

Fig. 199. — Pied fourbu où l'on voit très bien le kéraphyllocèle (période intermédiaire).

laissant à nu les tissus sous-jacents enflammés ou fongueux et boursouflés : c'est le véritable *croissant*.

Sur le pourtour de la paroi et surtout en pince, les feuillets podophylleux et kéraphylleux désengrenés laissent un espace vide rempli de débris de sang desséché, de corne pulvérulente ; cette cavité est limitée en arrière par une couche de corne de nouvelle formation. L'ensemble de cette lésion constitue *la fourmilière*. Il peut se faire qu'il se produise un véritable kéraphyllocèle (fig. 199) qui ajoute à la déformation et à la douleur primitives.

Souvent aussi, au lieu d'une fourmilière, on constate un épaississement de la paroi, avec déviation des fibres sécrétées, qui deviennent sinueuses et horizontales comme dans la figure 200.

Toutes ces lésions se combinent diversement, avec une intensité et des degrés différents.

Dans la fourbure chronique, la boiterie est plus ou moins forte ; pendant la progression, le sabot se relève en pince, et le poser se fait en talon. Cet appui est appréciable par l'usure

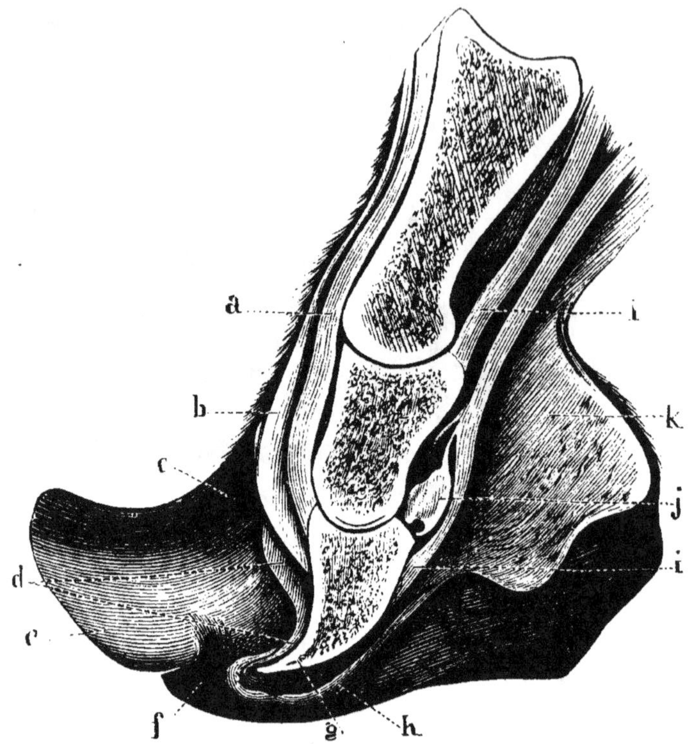

Fig. 200. — Pied d'un cheval atteint de fourbure chronique.

*a*, extenseur antérieur des phalanges ; *b*, paroi ordinaire. — *c*, bourrelet, — *d*, tissu feuilleté, mais on n'y reconnaît plus la structure lamellaire, ce n'est plus qu'une chair amorphe ; *e*, paroi, deuxième couche formation morbide ; coin kéraphylleux ou podophylleux (Bouley) ; *f*, croissant ou sorte de déchirure marquant la limite d'inflexuosité entre la paroi hypertrophiée et la sole, et produite par le repoussement en arrière de l'os du pied ; *g*, os du pied contourné en soulier à *la poulaine*. Le coin corné hypertrophique a creusé une concavité dans sa face antérieure ; *h*, tissu velouté ; *i*, tendon perforant ; *j*, os sésamoïde ; *h*, tendon perforé ; *k*, coussinet plantaire.

du fer. En cas de croissant, la station et la marche sont souvent impossibles. Le pied est sensible à l'exploration, et la percussion donne la sensation d'une résonance anormale. Pendant la marche, il se produit fréquemment au membre postérieur, un mouvement spasmodique du jarret, qui se rapproche du harper de l'éparvin sec.

Il a été proposé une foule d'hypothèses sur les déformations du pied par la fourbure chronique (H. Bouley, Watrin, Fogliata).

TRAITEMENT : *F. aiguë* : Saignée générale plus ou moins abondante qu'il faut quelquefois renouveler. Saignées aux ars. Applications de topiques réfrigérants ou astringents. Cataplasmes de terre glaise maintenus frais et humides. Bains d'eau courante. A leur défaut, employer l'irrigation continue (fig.201).

Révulsion externe à l'aide du sinapisme, des frictions sinapisées sur les membres,

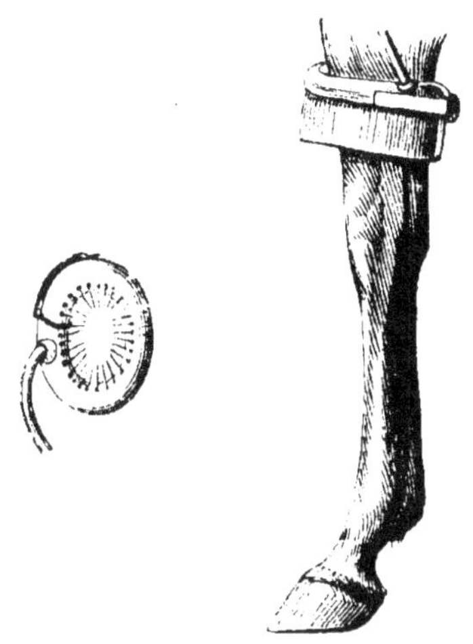

Fig. 201. — Appareil d'irrigation. La pièce sise ici sur l'avant-bras peut être descendue sur la couronne.

et interne par l'administration d'un purgatif drastique (aloès).

Desserrer les clous des fers si cela se peut. Décubitus forcé sur une bonne litière. A l'intérieur, purgatifs salins, boissons nitrées, régime rafraîchissant, nourriture légère.

*F. chronique* : En cas de fourmilière, enlever toute la corne décollée en pince, en mamelles et en quartier. Fer à pince couverte maintenant un pansement goudronné ; graisser les pieds fréquemment.

En cas de *croissant*, amincir la couche kéraphylleuse épaissie, placer un fer recouvrant un pansement modérément compressif. S'il existe d'autres lésions comme abcès sous-solaires, carie ou nécrose de l'os du pied, donner issue au pus, ruginer ou réséquer les parties malades.

La ferrure, comme moyen d'utilisation, a une grande importance. Les fers sont fortement ajustés à la française ou à l'anglaise. Cette dernière est préférable en ce sens que, tout en permettant de loger sans la comprimer la partie comble de la sole, elle laisse la paroi porter sur une surface parfaitement horizontale. Essayer de rétablir progressivement l'aplomb du pied en parant les talons, en raccourcissant la pince et en appliquant un fer à éponges minces portant une bonne ajusture et couvert en pince (fig. 202). La ferrure Charlier a trouvé dans ce cas de nombreuses et très heureuses applications. La corne devra être maintenue dans le plus grand état de souplesse. On aura avantage à employer durant quelques mois les animaux au travail des champs, sur un sol doux et meuble.

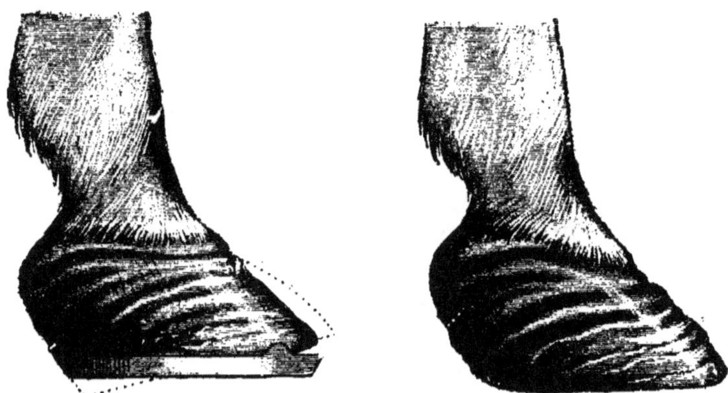

Fig. 202. — Ferrure de pied fourbu.

La fourbure du bœuf réclame les mêmes soins que celle des solipèdes. Ferrer les bœufs que le service expose à une usure exagérée de la corne.

**Aggravée.**

Inflammation des tubercules élastiques qui garnissent les doigts du chien. Particulière au chien.

CAUSES : Les marches prolongées sur un sol dur ou empierré ; les chasses dans les chaumes ou sur un terrain échauffé, raboteux.

SYMPTOMES . Les tubercules plantaires sont sensibles, chauds, rouges, enflammés et gonflés. L'épiderme plus ou moins usé, laisse voir, quand le mal est très accusé, de petites crevasses ou des amas d'une sérosité qui devient purulente. La marche est douloureuse, impossible, surtout après un temps d'arrêt.

Traitement : Repos ; compresses froides et astringentes ; bains antiseptiques additionnés de laudanum si les souffrances sont vives. Application de vaseline cocaïnée ou iodoformée.

## Maladie naviculaire.

Inflammation chronique des tissus constituant l'appareil petit sésamoïdien : petite gaine sésamoïdienne, aponévrose plantaire, petit os sésamoïde ou os naviculaire. Spéciale au cheval.

Causes : Fréquente sur les chevaux de race distinguée, de selle ou de trait léger, sur ceux qui ont des allures relevées, faisant un service aux allures vives sur un terrain dur. Les pieds plats à talons bas, les pieds trop parés en talons, et surtout les pieds encastelés sont prédisposés. Les percussions violentes et continues du pied sur le sol et les réactions d'autant plus violentes que celui-ci est plus dur, amènent à la longue l'inflammation chronique de la synoviale, du tendon ou de l'os.

Parfois l'affection apparaît d'une façon soudaine à la suite de percussions violentes, de sauts, de glissades, d'arrêts brusques, de voltes subites, de faux pas, etc... Enfin la synovite peut être consécutive au rhumatisme, à la pneumonie typhoïde. Pour Joly, cette maladie serait rare et toujours associée à l'ostéite phalangienne.

Symptomes : S'observe presque toujours aux membres antérieurs. Le cheval *pointe* à l'écurie, porte son membre en avant de sa ligne d'aplomb. En travail, allures plus raccourcies et plus rasantes ; plus tard, boiterie plus accusée au début du travail, sur le terrain dur ou après le parer exagéré des talons, ou l'application d'un fer à éponges minces. Symptômes locaux peu accentués, peu ou pas de chaleur au pied, parfois sensibilité à la percussion de la fourchette, ou lorsqu'on étend la pince de façon à tendre l'aponévrose plantaire. Lorsque la maladie affecte les deux membres antérieurs, le cheval pointe alternativement de l'un et de l'autre, il se couche plus souvent ; en marche, ses allures sont raccourcies, ses épaules paraissent chevillées ; boiterie intermittente à froid d'abord, puis continue, mais toujours plus accentuée au début du travail et sur le terrain dur. Lorsqu'elle apparaît brusquement, le cheval boite très fort et n'appuie plus que par la pince du pied malade ; peu ou pas de symptômes locaux.

L'évolution de la maladie est continue, progressive.

Complications d'atrophie musculaire, de nerférure, de bouleture, surtout d'encastelure, parfois de fracture du petit sésamoïde.

Assurer le *diagnostic* par l'application d'un fer à planche (la boiterie augmente), ou par l'injection de cocaïne au niveau des nerfs plantaires (la boiterie disparaît). S'assurer qu'il n'existe pas d'autre lésion provocatrice de la boiterie. Lors d'encastelure, traiter d'abord celle-ci.

TRAITEMENT : Au début, mettre le cheval déferré ou muni de fers légers dans une bonne prairie humide, pendant 2-3 mois et plus si possible, ou bien le mettre aux travaux de culture ; on peut aussi tenter les bains prolongés, les cataplasmes, ou de recouvrir le sol de la stalle de terre glaise tenue toujours humide. Veiller à la ferrure, graisser les pieds fréquemment, au besoin faire deux rainures longitudinales sur chaque quartier. Lors de maladie naviculaire ancienne, névrotomie plantaire double qui n'est qu'un palliatif ; ensuite ferrer en protégeant les talons et la fourchette. La boiterie reparaît presque toujours après un temps variable ; parfois elle ne disparaît pas.

### Encastelure.

Rétrécissement général ou partiel du sabot (fig. 203) et atrophie des parties vives du pied. Spéciale au cheval ; affecte surtout les membres antérieurs. Le rétrécissement est total et porte sur toute l'étendue du sabot (*enc. vraie*), ou partiel et porte sur les deux quartiers ou les deux talons, pieds à *quartiers* ou à *talons serrés* ou sur un seul (*enc. fausse*).

CAUSES : Elle est *primitive, essentielle*, ou bien *secondaire, symptomatique*, consécutive à une lésion du pied ou du membre. Les chevaux du Midi, à pieds petits, à corne sèche, les chevaux qui travaillent aux allures rapides sur un terrain dur, sont prédisposés. Les causes ordinaires sont la dessiccation de la corne, les alternatives de sécheresse et d'humidité, la pourriture de la fourchette, l'inaction et surtout la ferrure défectueuse : fers à éponges épaisses, fourchette trop parée, barre amincie, arc-boutant détruit, quartier surchargé par défaut d'aplomb du pied, ajusture du fer exagérée et se prolongeant jusqu'aux éponges, étampures reportées trop loin en arrière, ferrure trop rarement renouvelée, etc... Ces diverses causes agissent parce qu'elles amènent une atrophie du coussinet plantaire par défaut de fonctionnement de la fourchette. L'encastelure secondaire reconnaît des causes directes, ostéite de la troisième phalange (Huret, Joly), déviation du bourrelet par des formes, un javart, etc., ou indirectes, affection douloureuse du membre ou du pied qui supprime l'appui.

Symptômes : Rétrécissement général ou partiel du pied malade ; ordinairement les talons sont hauts, la sole creuse, les barres très élevées et verticales, la fourchette petite, atrophiée, souvent pourrie, remontée en haut ; la paroi est mince et cerclée. Lorsqu'un seul quartier est serré, le talon correspondant chevauche l'autre. La marche est plus ou moins gênée, les allures sont hésitantes, raccourcies, le cheval *marche sur des œufs*, butte facilement, est maladroit ; parfois boiterie plus accusée au sortir de l'écurie et en terrain

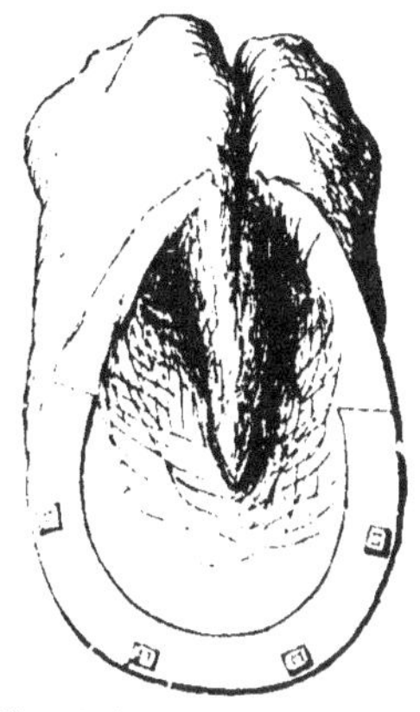

Fig. 203. — Pied encastelé.

dur ; souvent le pied est un peu chaud, sensible en talons qui présentent des bleimes.

*Complications* : Seime quarte, bleime podophylleuse, subfourbure, maladie naviculaire.

Traitement *préventif* : Ferrure rationnelle. Ne pas laisser séjourner les chevaux à l'écurie. Mise au pré. Graisser les pieds chaque jour avec un bon onguent de pied : mélange à parties égales de goudron de Norwège et de graisse de cheval, ajouter un peu de cire en été.

*Curatif.* — 1° *Fers qui assurent l'appui de la fourchette* : fer à croissant ou à lunette de Lafosse (fig. 203), fer à éponges amincies ou fer Poret (fig. 204), fer périplantaire ou fer Charlier (fig. 205 et 206), fer à planche ou à traverse, fer à éponges réunies de Thary (fig. 208), fer arabe modifié (fig. 209) (ces derniers ont une action compressive et atrophique sur la fourchette et ne peuvent être appliqués sans interruption) ;

si la fourchette est atrophiée, on peut appliquer des patins, des fourchettes artificielles (fig. 210, 211, 212,) qui ont l'inconvénient de pourrir la fourchette.

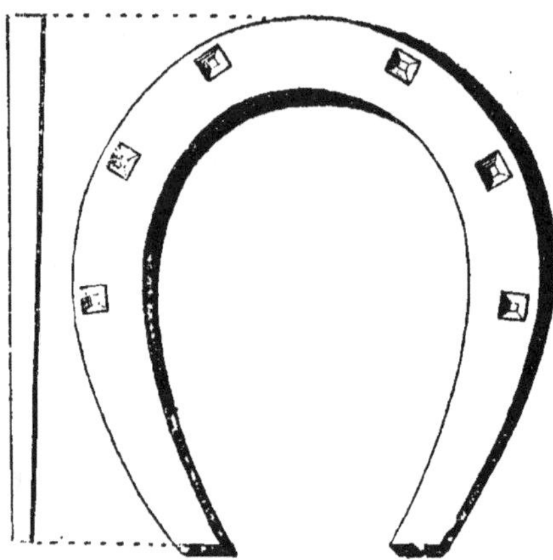

Fig. 204. — Fer de devant de la C. G. O.

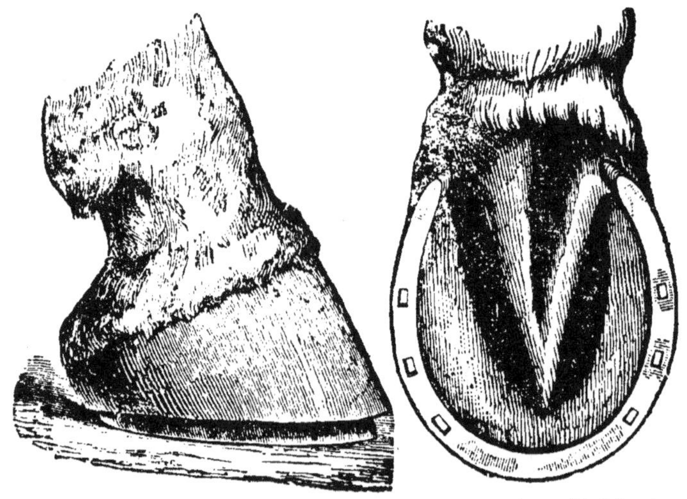

Fig. 205. — Pied préparé pour la ferrure Charlier.

Fig. 206. — Pied ferré par le système Charlier.

2° *Fers expansifs ou dilatateurs* : fer à pantoufle ou à ajusture contraire en éponges (fer de Mayer, fig. 213), fer Fourès, fer Laquerrière, fer Beaufils, qui est gêneté, fer à ressort Barbier (fig 207) assez difficile à fabriquer, qui se casse facilement mais qui agit progressivement et sûrement, etc.

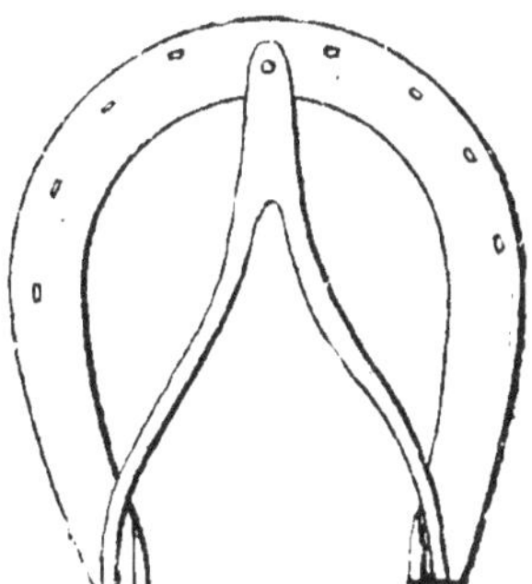

Fig. 207. — Fer de Barbier.

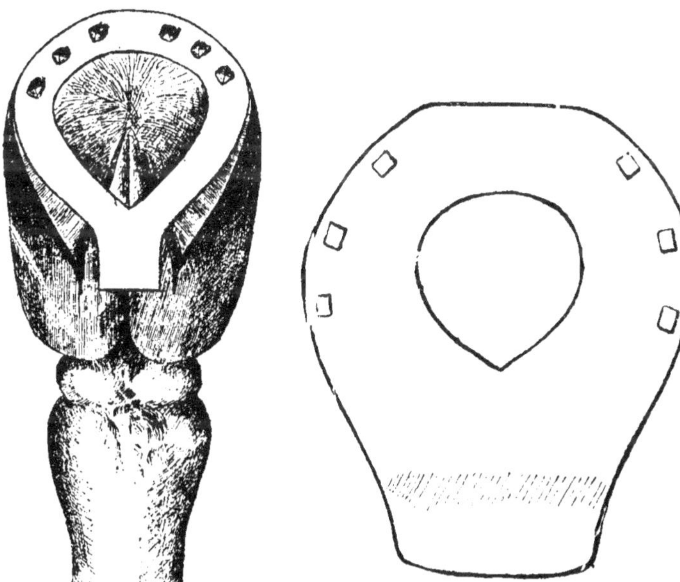

Fig. 208. — Fer à éponges          Fig. 209. — Fer arabe modifié par
réunies de Thary.                        Rochard (fer du Sud).

3° *Appareils dilatateurs* : Le fer Defays est *gêneté*, c'est à-dire qu'il porte à la rive interne et supérieure de ses éponges deux

pinçons, on fixe ce fer sous le pied en appliquant les pinçons dans les lacunes latérales contre les barres ; à l'aide
d'un étau contraire (fig. 214), on écarte les branches du
fer de 5 millimètres le premier jour, de 1 à 2 millimètres
les jours suivants, de façon à obtenir une dilatation maxima

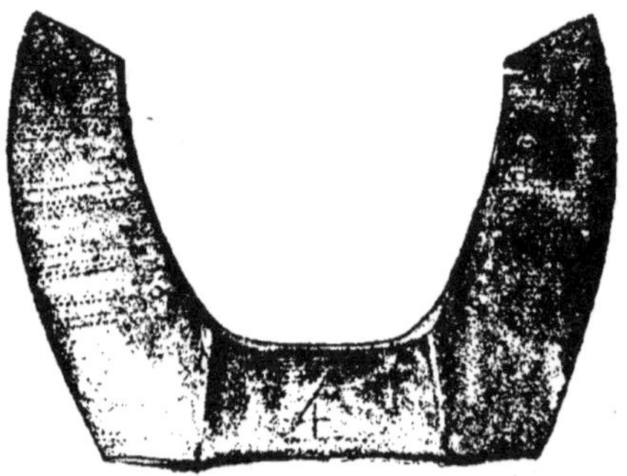

Fig. 210. — Patin Beucler.

de 1 centimètre et demi en un mois ; fer Jarrier également
géneté et désencasteleur Jarrier ; fer et désencasteleur de
Watrin, etc.

4° *Rainures, amincissement* : rainures longitudinales ou
transversales en quartiers ; amincissement de ceux-ci.

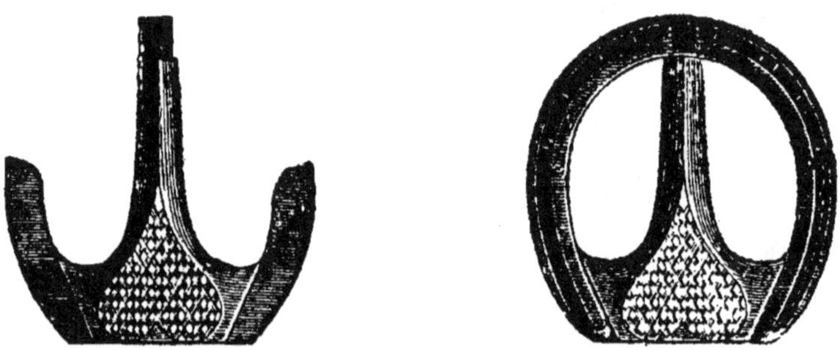

Fig. 211 et 212. — Fourchette Lacombe.

*En résumé*, s'il n'y a pas boiterie et si la fourchette est
forte, rectifier l'aplomb, parer le pied dans le plan de la fourchette, appliquer un fer de la première catégorie, suivant la
conformation du pied ; si la fourchette est atrophiée, fer
arabe modifié, fourchette artificielle, fer à ressort, fer Defays

et plus tard, lorsque la fourchette est plus forte, fer Lafosse,
Poret ou Charlier.

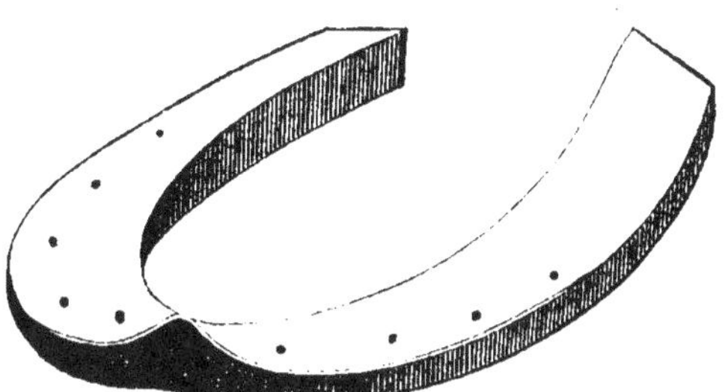

Fig. 213. — Fer à ajusture contraire.

S'il y a boiterie, déferrer le pied, cataplasmes, bains, rainures ou amincissement, mise au pré, travaux de culture :

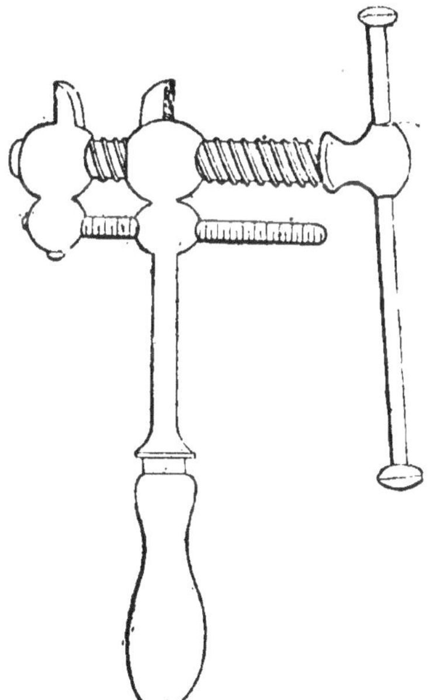

Fig. 214.— Etau contraire de Defays.

graisser les pieds ; traiter les complications. Quand la boiterie a disparu, fer désencasteleur.

## Crapaud.

Maladie du pied des solipèdes, caractérisée par l'inflammation chronique et hypertrophique de la chair du pied (dermatite chronique végétante) débutant toujours au niveau de la fourchette. Rare aujourd'hui.

Causes : Obscures. Les lieux bas et humides : Poitou, Hollande. Le séjour dans les boues ou les litières. Se montre surtout sur les animaux de race commune et de tempérament lymphatique ; semble lié à un état constitutionnel.

Symptomes : Suintement dans les lacunes de la fourchette, se montrant à un ou plusieurs pieds. Corne de la fourchette ramollie, sécrétant une matière séro-caséeuse fortement odorante. Quelquefois c'est par le pli du paturon qu'elle débute ; sur le point correspondant au bourrelet, la peau revêt les apparences des eaux aux jambes, la maladie atteint bientôt les talons et se propage aux tissus sécréteurs de la corne. Gagnant ainsi de proche en proche, elle altère ces tissus qui s'hypertrophient ; les villosités veloutées et les feuillets podophylleux forment des pinceaux, des fics qui, au lieu d'une corne tendant à devenir solide, sécrètent une humeur fétide. Ces hypertrophies et ces sécrétions décollent la corne normale, et se font jour en un point quelconque du sabot, d'ordinaire dans les lacunes. Ce mouvement de reptation, se propageant constamment, décolle le sabot dans ses diverses parties en envahissant les feuillets podophylleux A ce moment, le sabot est déformé et s'évase dans la partie postérieure. A mesure que ce décollement s'accentue, il se forme des fics, des sortes de tubercules saignants, qui ne sont autre chose que l'hypertrophie des tissus sous-cornés et kératogènes (fig. 215).

La boiterie est nulle ou peu sensible, ce qui permet d'utiliser les malades pendant assez longtemps. Souvent le crapaud s'accompagne d'eaux aux jambes. Sa durée est longue et, à moins qu'elle ne soit très ancienne, l'état général n'est pas altéré.

Traitement : Consiste à modifier les fonctions sécrétoires des organes producteurs du sabot. Par conséquent, il importe de ne pas les détruire, soit par l'instrument, soit par des cautérisations intempestives ou trop profondes.

Ce sont les soins minutieux et journaliers qui importent.

Raccourcir l'excédent de corne, mettre bien à découvert les régions envahies, tout en ménageant les point d'attache d'un fer qui permette l'application d'un pansement. Dans ce temps de l'opération, il est préférable d'empiéter sur les parties sai-

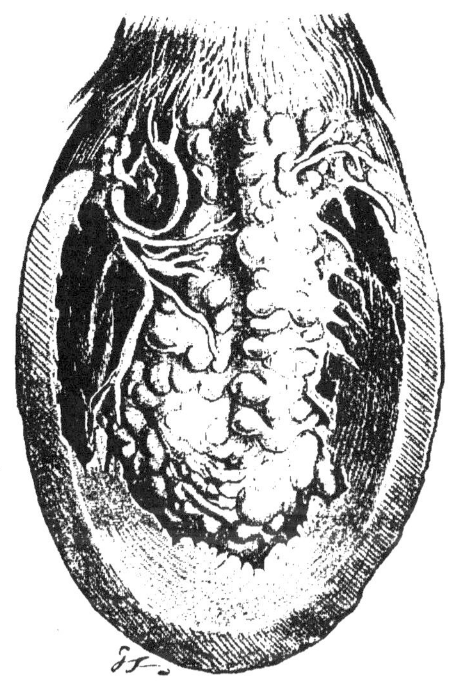

Fig. 215. — Pied atteint de crapaud.

nes plutôt que de ne pas agir sur un point malade, même très restreint, car cette partie négligée devient le point de départ d'une nouvelle manifestation morbide. Nettoyer alors, raser les fics, tubercules des tissus kératogènes, sans les atteindre en profondeur ; en un mot, ne détruire que les parties hypertrophiées. Ceci fait, panser la plaie et la recouvrir d'un pansement d'étoupes rendu compressif par l'application d'éclisses.

Les pansements doivent être fréquents, effectués tous les jours ou même deux fois par jour. A chaque pansement, gratter la corne de nouvelle formation qui n'est pas suffisamment adhérente. Recommencer jusqu'à la présence d'une corne de bonne nature; surveiller les lacunes de la fourchette.

Les produits pyrogénés sont surtout efficaces : goudron végétal, créosote, pétrole, acide phénique ou goudron phéniqué. Puis les sels de fer, sulfate ou perchlorure de fer. Les préparations de cuivre, acétate, sulfate de cuivre en poudre ou en solution. Les caustiques ont leur utilité : acides sulfurique, nitrique, hydrochlorique, eau de Rabel, pâte de Plasse, alun calciné, acide arsénieux, chlorure d'antimoine, ainsi que le chlorure de zinc; mais il faut éviter les désorganisations profondes. Pulvérisations antiseptiques ; éther iodoformé (Nocard).

Modifier l'hygiène. Bonne alimentation. Arsenic à l'intérieur.

### Crapaudine. Mal d'âne.

Inflammation chronique du bourrelet. Particulière aux équidés.

Causes : Obscures. Les irritations de la matrice de l'ongle. Maladie de peau siégeant à la naissance du sabot.

Symptomes : Sillons transversaux rugueux, sous forme de rayons donnant une apparence de vieille écorce et siégeant à la pince ou aux mamelles (fig. 216). Ces sillons, pénétrant jusqu'au vif, déterminent la boiterie, et la corne de nouvelle formation est de plus en plus irrégulière. Le suintement résultant de l'hypersécrétion, en comprimant les tissus sous-jacents, augmente la boiterie.

Traitement : Ramollir la corne par des bains ou des cataplasmes, l'amincir à l'aide de la râpe et de la rainette. Graisser avec l'onguent de pied. Les moyens qui réussissent le mieux sont le goudron phéniqué 4 0/0, et surtout l'huile de cade *vraie*, en applications journalières. Traitement souvent très long, quelquefois imparfait, mais permettant l'utilisation.

### Furoncle interdigité du bœuf. Limace.

Inflammation suppurative et gangreneuse des tissus de l'espace interdigité, parfois localisée à la peau mais qui peut se propager aux tendons, aux synoviales tendineuses et articulaires.

Causes : Traumatismes, piqûres par les chaumes, par des corps acérés ; l'infection se fait par le fumier, le purin ; peut apparaître à la suite de la fièvre aphteuse.

Symptomes : Boiterie plus ou moins intense ; pied chaud ; la peau de l'espace interdigité est rouge, tuméfiée, sensible ; après 2-3 jours elle se sphacèle, le bourbillon s'élimine et la plaie se cicatrise ou bien la gangrène s'étend aux tendons et ligaments, à l'articulation du pied.

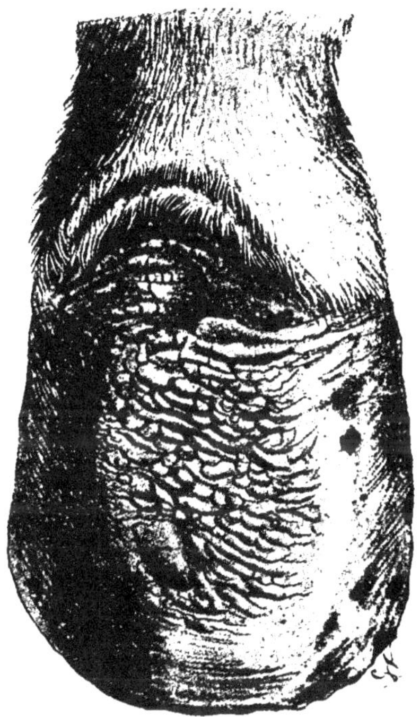

Fig. 216. — Pied atteint de crapaudine.

Traitement : Au début, bains antiseptiques chauds ; pansement antiseptique. Lors de complication, donner écoulement au pus, exciser les tissus mortifiés, bains antiseptiques et pansement. Lors d'arthrite ou de lésions étendues, faire l'amputation du doigt.

Le *furoncle interdigité* s'observe aussi sur le *mouton*, la *chèvre* et le *porc*. Même traitement.

**Fourchet du mouton et de la chèvre.**

Inflammation du canal biflexe. S'observe surtout pendant les temps chauds ; due à l'action de la boue, du fumier, des graviers ; parfois secondaire à d'autres affections inflammatoires du pied.

Symptômes du furoncle interdigité, mais si on presse sur le canal, on fait sourdre une matière grasse, fétide ; la peau de l'entrée du canal est mortifiée. Boiterie intense ; décubitus fréquent.

Traitement du furoncle interdigité du bœuf.

**Piétin.**

Inflammation ulcéreuse du pied du mouton. Grave par ses conséquences économiques.

Causes : Agent infectieux qui cultive dans les litières et les fumiers, surtout dans les bergeries basses, humides, mal entretenues. Contagion.

Symptomes : Atteint un ou deux onglons du même pied, ou plusieurs pieds à la fois.

Au début, peu de boiterie, état général bon. Apparition d'un décollement de la paroi, plus ou moins étendu en divers sens. Du cinquième au septième jour, rougeur à la commissure des onglons, suintement séreux, chaleur, légère boiterie. En enlevant la corne décollée, on rencontre un petit abcès qui s'ulcère, présentant un fond rouge à sécrétion blanchâtre, odorante. L'appétit diminue, la tristesse survient et la boiterie augmente. Le mal semble se cantonner au côté interne de l'onglon. La corne de la pince s'est allongée sous l'influence d'une hypersécrétion des tissus. La maladie se propage en décollant les parties saines. Les ulcères laissent écouler un pus fétide et, s'étendant en profondeur, peuvent amener des lésions de l'os du pied, des tendons ou des ligaments. Si la maladie atteint plusieurs pieds et amène les désordres ci-dessus, elle détermine de la fièvre, de la tristesse, la perte de l'appétit, une boiterie intense : les animaux se traînent quelquefois sur les genoux. Enfin la maigreur, le marasme amènent la mort. Abandonné à lui-même, le piétin guérit quelquefois, mais rarement ; le plus ordinairement il persiste des mois et des années dans un troupeau, à cause des récidives ou des guérisons incomplètes.

Traitement : Le commencer dès le début; diviser le troupeau par lots, correspondant à la gravité du mal. Amincir la corne des onglons, mettre les tissus à nu sans délabrements irutiles, cautériser les points malades avec l'acide azotique, l'acide phénique, la créosote, le sulfate ou les acétates de cuivre. Placer à l'entrée de la bergerie un gué contenant une solution antiseptique, gué que les animaux traversent en entrant et en sortant. Eviter, en mettant à nu les tissus malades, d'intéresser l'os ou les tendons. Plus tard, si les désordres trop profonds

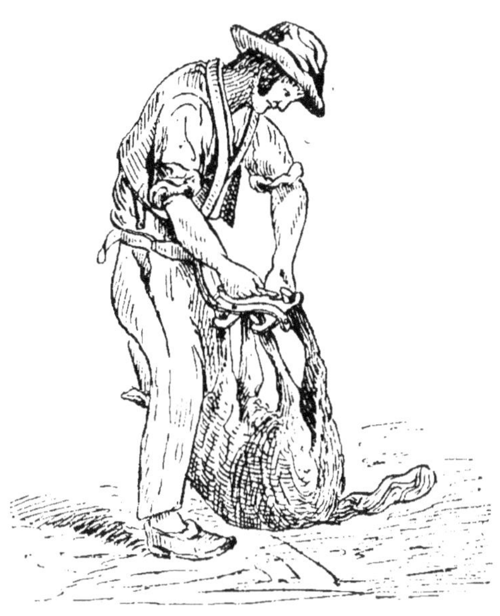

Fig. 217. — Pansement du mouton au moyen de l'appareil Chatriet.

nécessitaient un traitement long, dispendieux, livrer les animaux à la boucherie. Sinon, débrider les fistules, ouvrir les abcès, enlever même la phalange, surtout si un seul doigt est atteint et si ce sont des bêtes de prix (fig. 217).

## Contusions  Plaies contuses. Ecrasement du pied.

Nous avons parlé des *atteintes* à propos des maladies de la couronne et du paturon.

Les contusions légères du pied s'accompagnent de congestion du pied (étonnement du sabot) qui est un peu chaud et sensible. Traiter par le repos et les bains prolongés.

Les contusions graves, l'écrasement du pied sont dus à des traumatismes divers, ordinairement compression du pied entre la roue de la voiture et un corps résistant, ou bien à la chute d'un poids très lourd sur le sabot, etc. . Elles s'accompagnent de lésions plus ou moins étendues : meurtrissure, déchirure du bourrelet, des cartilages, des tendons, décollement et arrachement d'un lambeau de paroi, fracture de la phalange, etc.

Traitement : Déferrer et laver le pied ; désinfecter le trauma ; amincir la corne en croissant sur toute l'étendue des lésions, exciser les lambeaux écrasés ; bain antiseptique chaud puis pansement antiseptique ouaté.

### Entorse des onglons du bœuf.

Fréquente chez les bœufs de travail. D'ordinaire limitée à l'un des onglons. Boiterie accusée surtout sur un sol meuble ; tuméfaction au niveau de la couronne de l'onglon malade, sensibilité à la pression, à la flexion et à l'écartement. Traiter par le repos, les bains, les astringents, plus tard par les vésicants ou le feu.

### Fracture des os du pied.

Causes : Écrasement du sabot, sauts, efforts violents, surtout si l'os est altéré par l'ostéite, maladie naviculaire, kéraphyllocèle, clou de rue pénétrant.

Symptomes : Boiterie intense, impossibilité de l'appui, chaleur du pied, grande sensibilité à la percussion, à la torsion et à la pression au niveau du creux du paturon. On ne peut que soupçonner la lésion surtout lors de fracture du petit sésamoïde.

Traitement : Repos. Bains. Plus tard névrotomie et mise au pré ou à la culture.

### Défectuosités du pied.

*Pieds inégaux* : indiquent que le cheval a boité, boite ou boitera, ordinairement du pied le plus petit.

*Pied plat* : la sole est plate, la paroi ordinairement évasée, les talons bas, la fourchette volumineuse ; exposé aux foulures de la sole et à l'encastelure des talons. Fer léger couvert ou demi-couvert, à ajusture anglaise ou bien fer à planche ; au besoin protéger la sole par une plaque.

*Pied comble* : exagération du précédent ou bien lésion de la fourbure chronique ; la sole est convexe. Même ferrure que pour le pied plat ; plaque et étoupade goudronnée.

*Pied à talons hauts* : parer les talons souvent, dans la mesure de leur croissance ; fer Poret ou à croissant de Lafosse.

*Pied à talons bas* : fer à éponges nourries ou mieux fer ordinaire, mais interposer entre les talons et les éponges du

fer des lames de cuir ou de caoutchouc (fig 218), ou bien fer
à planche ou fer Charlier, surtout si l'appui des talons provoque de la douleur.

*Pied à talons fuyants* : les talons sont très obliques en avant :
tronquer la pince de court, ferrer long, brider le pinçon.

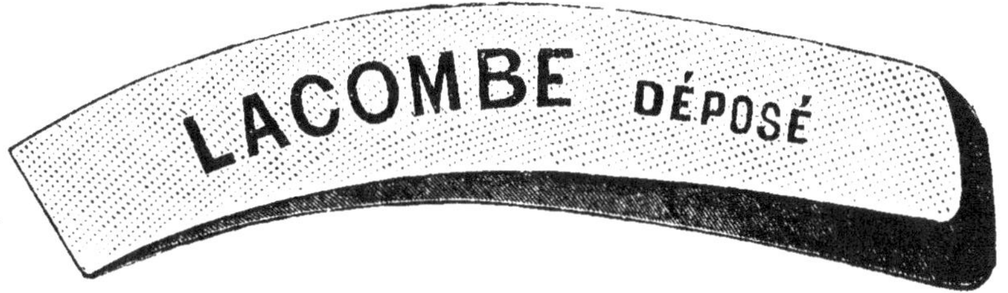


Fig. 218. — Attelle Lacombe.

*Pied panard* : la pince est déviée en dehors (fig. 219); l'appui se fait sur le côté interne, qui est surchargé et chevauche
l'autre; le cheval est exposé à se couper. Parer le sabot
d'aplomb en ménageant le côté interne; ferrer d'aplomb,
juste en mamelle et quartier internes, pour éviter les atteintes,
juste en mamelle et quartier externes; pinçon reporté en
dedans et relever la pince à son niveau.

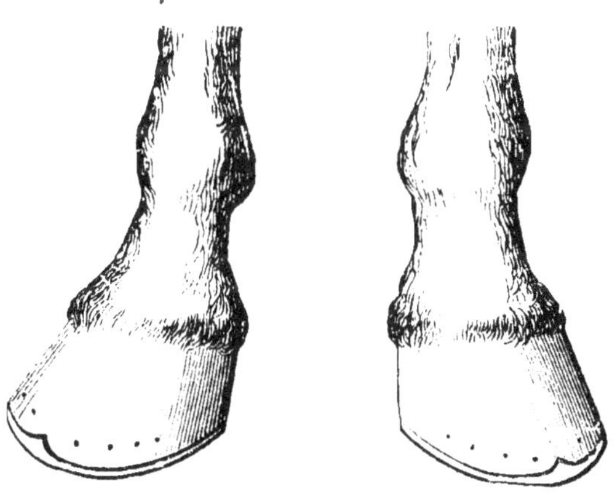

Fig. 219. — Pieds panards.

*Pied cagneux* : la pince est déviée en dedans (fig. 220); l'appui se fait surtout sur le côté externe du pied qui est surchargé.

Parer le pied d'aplomb en ménageant le côté externe ; ferrer juste en dedans ; fer un peu couvert en dehors portant une bonne garniture en mamelle externe ; pinçon reporté un peu en dehors et relever la pince à son niveau.

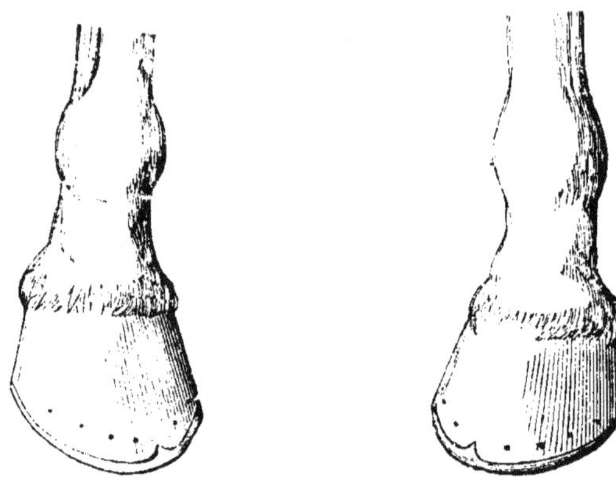

Fig. 220. — Pieds cagneux.

*Pied pinçard* : l'appui se fait presque exclusivement en pince. Ménager les talons, parer en pince, fer couvert et légèrement relevé en pince, portant des crampons.

## § VII. — MEMBRE POSTÉRIEUR ET QUEUE

### 1° *Croupe*.

**Déchirure et rupture des fessiers.**

Se manifeste par un affaissement du membre dont les rayons sont à demi fléchis ; boiterie accusée, pas raccourci, le membre traîne par la pince. En outre, symptômes locaux des déchirures musculaires. Voyez *Muscles*.

**Luxation du long vaste ou ischio-tibial externe.**

Propre aux bovidés. Luxation du muscle en arrière du trochanter, résultant de la disposition anatomique suivante : union du bord antérieur du muscle avec le fascia-lata, qui peut se rupturer au niveau du trochanter ; celui-ci passant par la solution de continuité se trouve fixé, et gêne les mouvements du membre. Elle peut être temporaire ou intermittente.

Causes : Prédisposition individuelle, croupe plate, trochanter saillant, maigreur ; abduction forcée, chutes, glissades, écarts.

Symptomes : Difficulté ou impossibilité de fléchir l'articulation coxo-fémorale ; les onglons rabotant le sol, le membre porté en dehors. Saillie en forme de corde au niveau du centre du muscle. Ne pas confondre avec luxation de rotule.

Traitement : Chirurgical. L'animal fixé debout, faire à quelques centimètres au-dessous de l'articulation une incision de 7 à 8 centimètres, débrider l'aponévrose et, la corde tendue étant légèrement soulevée, la couper de dedans en dehors et transversalement. On peut faire plusieurs débridements jusqu'à ce que la tension du muscle ait complètement cessé. Choisir entre les procédés Dorfeuille, Castex, Cruzel, Bernard, Ringuet, Boiteau, Lafosse. Quelques jours de repos, des pansements antiseptiques suffisent à la guérison. Il peut cependant se produire des hémorragies, des fusées purulentes, de la gangrène.

### Entorse coxo-fémorale. Allonge.

Rare, quoiqu'on ait rattaché longtemps à cette affection les boiteries à siège indéterminé des membres postérieurs.

Causes : Glissades, chutes, efforts violents.

Symptomes : Boiterie assez accusée, le membre est porté en avant tout d'une pièce et en fauchant. Sensibilité aux pressions et à la traction que l'on exerce sur le membre.

Traitement : Repos, immobilisation. Frictions résolutives ou vésicantes ; injections sous-cutanées irritantes ou séton.

### Luxation coxo-fémorale.

Causes : Glissades, chutes, embarrures.

Symptomes : Boiterie intense, quelquefois impossibilité de marcher. Appui variable. La pince est tournée en dehors et la pointe du jarret en dedans. Douleur à l'exploration, engorgement.

*Luxation antérieure* : Trochanter saillant, plus élevé que normalement, d'où raccourcissement du membre. La tête du fémur repose sur le rebord antérieur de la cavité cotyloïde.

*L. externe* : Trochanter très saillant, raccourcissement plus considérable ; la tête du fémur butant sur la partie externe du bord cotyloïde.

*L. postérieure* : Le trochanter est abaissé, l'allongement du membre est caractéristique.

*L. interne* : Trochanter peu saillant ; l'exploration rectale permet parfois de sentir la tête du fémur pénétrant dans le trou ovalaire. A la place de l'articulation on perçoit un enfoncement.

Ne pas confondre avec luxation de rotule ou fracture du fémur. Si la luxation n'est pas réduite, il se forme une fausse articulation, et l'animal peut être utilisé à des allures lentes.

TRAITEMENT : Anesthésier le malade après l'avoir couché ; pratiquer l'extension en plaçant une plate-longe au-dessus du jarret, l'autre au-dessous, et faire agir sur eux des moufles ; elle doit être pratiquée dans le plan de la direction que prend le membre pendant le poser.

La contre-extension se fait en fixant le corps de l'animal par une plate-longe ou mieux par une sous-ventrière. Les moufles, agissant en extension, la coaptation se fait, soit à l'aide d'un corps résistant placé entre les jambes, soit par une pression vigoureuse sur le trochanter, suivant qu'on a affaire à une luxation en dehors ou en dedans.

Frictions vésicantes ou pansement à la poix. Repos ; après 2-3 semaines, promenades courtes.

**Fractures du bassin.**

Assez fréquentes. Intéressent soit l'angle externe ou le col de l'ilium, soit la cavité cotyloïde, soit le pubis ou la symphyse ischio-pubienne.

CAUSES : Chutes, contusions violentes, écrasement, passage par une porte trop étroite.

SYMPTOMES : 1º *Angle de la hanche.* — Déformation de la région, effacement de l'angle de la hanche (cheval *éhanché, épointé*), inégalité de largeur des deux moitiés de la croupe. Signes locaux. Boiterie peu accusée.

2º *Col de l'ilium.* — Boiterie intense, raccourcissement du pas, appui assez franc ; les jours suivants, affaissement progressif de la croupe du côté correspondant. Préciser le diagnostic par l'exploration rectale. Parfois lésions internes mortelles par les abouts fracturés.

3º *Cavité cotyloïde.* — Boiterie intense, difficulté de l'appui, douleurs vives, parfois crépitation. Pas de déformation de la croupe au début. Pratiquer l'exploration rectale. Assez souvent déchirures des muscles, vaisseaux et nerfs par les abouts fracturés.

4º *Plancher du bassin*. — Boiterie très accusée : marche difficile, le membre se déplace en fauchant ; grande difficulté du relever ; pas de déformation de la croupe ; diagnostic assuré par l'exploration rectale. Mort parfois rapide par la déchirure des vaisseaux obturateurs. Plus tard amyotrophies par compression des nerfs par le cal.

TRAITEMENT : Lors de fracture de l'angle de la hanche, repos, vésicants. Pour les autres fractures, ne tenter le traitement que pour les sujets de prix : suspension, repos absolu.

Pour les femelles, ces fractures peuvent être, après guérison, une cause de dystocie.

## 2º *Cuisse.*

### Paralysie du triceps fémoral.

CAUSES : Celles des paralysies en général, contractions musculaires violentes, ruades, chutes, intoxications, etc..., et surtout hémoglobinurie ou congestion de la moelle (voyez *Maladies générales*). Elles entraînent une paralysie du nerf fémoral.

SYMPTOMES : Boiterie à caractères particuliers : flexion brusque des articulations du grasset et du jarret à chaque temps d'appui ; atrophie progressive des muscles rotuliens.

TRAITEMENT : Vésicants. Cautérisation. Electricité. Injections sous-cutanées irritantes. Le traitement est long. Dès que la marche est possible, léger service.

### Fractures du fémur.

CAUSES : Coups, chutes sous la charge, écrasement chez les petits animaux. Elle peut siéger au col, au corps ou aux condyles du fémur, être simple ou comminutive, en rave ou en bec de flûte.

SYMPTOMES : Diagnostic difficile chez les grandes espèces, à cause des masses musculaires. Membre soulevé, raccourci ; appui et marche difficiles, engorgement. En tirant le membre en dehors on constate une abduction plus étendue que la normale : l'oreille, placée sur la cuisse, perçoit la crépitation. Sur les petits animaux, exploration plus facile, diagnostic plus certain.

TRAITEMENT : A peu près nul pour les grandes espèces. Chez les petits animaux, réduction et immobilisation par un pansement à la poix ou dextriné avec attelles ; souvent il survient un raccourcissement du membre.

### 3° *Grasset*.

### Vessigon rotulien. Hydarthrose fémoro-tibio-rotulienne.

Se caractérise par un empâtement diffus du grasset, plus accusé en dedans qu'en dehors ; les ligaments tibio-rotuliens sont moins distincts et noyés dans une tuméfaction élastique. Boiterie d'intensité variable ; le membre est raide et le pas est raccourci.

TRAITEMENT : Ponction aseptique au trocart capillaire suivie de la cautérisation en raies ou en pointes. Sur les bovidés, frictions avec la pommade au bichromate de potasse.

### Arthrite sèche déformante.

Assez fréquente à la jointure du grasset chez le cheval et le chien. S'accuse par de l'hydarthrose, des exostoses développées sur les extrémités articulaires, et une boiterie avec raideur du membre. Voyez *Arthrite sèche*.

Chez les bovidés, cette arthrite est souvent de nature tuberculeuse (Guillebeau).

### Arthrite des vaches laitières.

Presque toujours localisée au grasset. Voyez *Maladies des Articulations en général*.

### Luxation de la rotule.

Ne pas confondre avec l'accrochement de la rotule. Rare, l'accident se produit surtout chez les bêtes bovines.

CAUSES : Traumatisme, glissade en arrière, relâchement des ligaments et des muscles, contraction violente du triceps crural. Parfois congénitale.

SYMPTOMES : La luxation se produit surtout en dehors ; on sent la rotule déplacée, ses ligaments sont tendus ; le membre est allongé et raide.

TRAITEMENT : Etendre le membre en le tirant en avant et remettre la rotule en place avec la main. Friction vésicante. Repos absolu.

### Pseudo-luxation. Accrochement de la rotule. Crampe.

CAUSES : Jeune âge, amaigrissement, faiblesse prédisposent. Contraction musculaire des rotuliens. Déterminée au repos ou pendant la marche par l'accrochement de la rotule sur la lèvre interne de la trochlée fémorale par suite de la disparition du coussinet adipeux qui existe normalement sous les ligaments rotuliens.

SYMPTOMES : Boiterie intense apparaissant subitement ; le membre est rigide pendant la marche, sa pince traine sur le sol ; impossibilité de fléchir une jointure de ce membre. A l'exploration on sent la rotule déviée en haut, les ligaments tendus, les muscles de la jambe durs. Après quelques pas, la rotule peut se remettre en place mais l'accident se reproduit sans cause apparente.

TRAITEMENT : Faire trotter le cheval en cercle ; ou bien fixer une plate-longe dans le pli du paturon, la faire passer sur le garrot et faire tirer par un aide de façon à étendre le membre en avant ; ensuite avec la main refouler la rotule en bas ou en dedans ; si le sujet réagit le coucher, au besoin l'anesthésier. Après réduction faire une friction vésicante sur la région et repos absolu. Lors d'insuccès, pratiquer la section sous-cutanée du ligament tibio-rotulien interne (opération de Bassi).

### 4° *Jambe.*

**Plaies.**

Fréquentes à la face interne de la cuisse. Dues à des coups de pied, des embarrures. S'accompagnent parfois d'hémorragie ou de nécrose du tibia. Traitement antiseptique, douches.

**Tumeurs sanguines.**

Fréquentes à la fesse. Dues à des coups, des chutes, etc. Traiter par les douches, la ponction au cautère ou au bistouri suivie d'une friction vésicante.

**Phlébite de la saphène.**

Voyez *Maladies des veines en général.*

**Rupture de la corde du fléchisseur du métatarse.**

Accident assez fréquent.

CAUSES : Violents efforts lorsque le cheval est entravé dans le travail, ruades, glissades et chutes en arrière sous une lourde charge. La rupture a lieu à son insertion fémorale ou dans la région jambière.

SYMPTOMES : Boiterie subite à caractères particuliers : le canon ne se fléchit plus sur la jambe, pend inerte, la corde du jarret est flasque, souvent plissée, coudée en son milieu. Au repos, le membre appuie bien. Ne pas confondre avec une fracture du tibia.

TRAITEMENT : Repos de 4 à 6 semaines, le cheval étant laissé libre dans un box ; application vésicante sur la face antérieure de la jambe.

### Section ou rupture de la corde du jarret.

Peut avoir lieu en un point variable.

CAUSES : Traumatismes, efforts violents.

SYMPTOMES : Impotence fonctionnelle du membre ; à l'appui le canon s'affaisse sous le poids du corps, la croupe s'affaisse du côté correspondant, la face postérieure du métatarse et du tarse tend à venir au contact du sol. Plaie lors de section, ou bien on peut sentir les abouts tendineux écartés lors de rupture.

TRAITEMENT : Suspendre l'animal. Tenir le membre dans l'extension de façon à rapprocher les abouts tendineux, à l'aide d'attelles et de bandes. Traiter la plaie. Vésicatoire.

### Paralysie du grand sciatique.

Rare. Causes ordinaires des paralysies et, en outre, extension forcée, glissade, chute. Se caractérise par l'inertie des muscles du membre postérieur, sauf du triceps crural.

### Paralysie du sciatique poplité externe.

CAUSES : Coups de pied, contusions.

SYMPTOMES : Au repos, le membre appuie franchement ou bien la région des phalanges est fléchie et le boulet porte en avant sur le sol. En marche, l'extension des phalanges est impossible, la pince traîne sur le sol ; la flexion de la région digitée est surtout accusée par le reculer.

TRAITEMENT : Friction vésicante sur la jambe. Léger exercice, pré.

### Fracture du tibia.

Assez fréquente surtout chez le cheval. Due à des coups de pied, embarrures, chutes. Ordinairement oblique.

SYMPTOMES : Ceux des fractures en général. Mobilité anormale des abouts et crépitation faciles à percevoir ; le membre pend inerte ; impossibilité de l'appui. Parfois mort rapide par hémorragie due à la section d'un gros vaisseau par l'about fracturé.

TRAITEMENT : On ne le tente pas chez les grands animaux. Pour les petits animaux, réduction toujours facile, contention à l'aide de bandages dextrinés ou platrés ou à la poix avec attelles, bandages qui doivent se prolonger jusqu'à l'extrémité du membre. Recouvrir le membre d'une forte couche de ouate, serrer modérément.

### 5° *Jarret.*

**Capelet. Hygroma de la pointe du jarret.**

Tumeur molle située à la pointe du calcanéum. Dimensions variables (fig. 221).

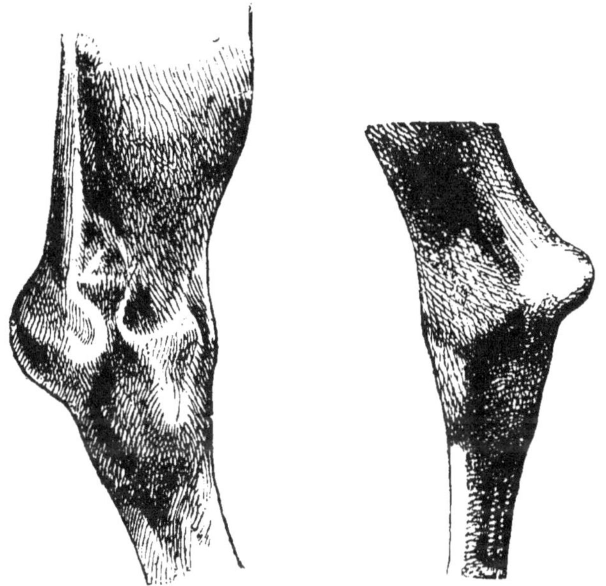

Fig. 221. — Capelets.

CAUSES : Frottements de la pointe du jarret contre les corps durs, ruades, décubitus. Peu grave, mais assez difficile à faire disparaître.

SYMPTOMES : Déformation de la pointe calcanéenne, tumeur molle, fluctuante, plus ou moins volumineuse. Indolente, si ce n'est au début, après l'action d'un traumatisme. Ne cause ordinairement pas de boiterie.

TRAITEMENT : Applications froides, astringentes ou irritantes, onguent Weber au début. L'inflammation ayant disparu, vésicatoires parfois réitérés. Ponction simple avec frictions vésicantes ou injection iodée. Voyez *Hygromas en général*. Les sétons ou ponctions avec une pointe de feu, laissent des cica-trices difformes.

## Vessigons.

Dilatations des synoviales tendineuses et articulaires du jarret, se traduisant par des tumeurs molles à siège variable.

1° *Vessigons tendineux*.

CAUSES : Celles des synovites chroniques. Travaux pénibles.

SYMPTÔMES : *a*) *Vessigon tarsien*. — Se manifeste par trois tumeurs molles, fluctuantes, plus accusées à l'appui, parfois volumineuses, dont deux existent dans le creux du jarret, une en dedans, l'autre en dehors, entre le perforant et le tendon d'Achille (fig. 222); souvent l'interne est plus grosse que l'externe; la troisième tumeur, métatarsienne, enveloppe les tendons fléchisseurs des phalanges dans le tiers supérieur du canon.

*b*) *Vessigon cunéen*. — Petite tumeur olivaire, molle, fluctuante, siégeant au niveau de l'éparvin ou un peu au-dessus.

*c*) *Vessigon calcanéen*. — Tumeur allongée, cylindroïde, molle, partant de la pointe du jarret et remontant plus ou moins haut le long du tendon d'Achille.

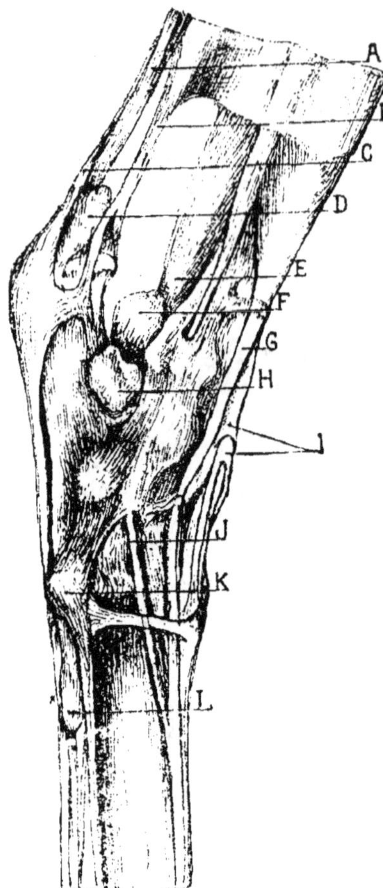


Fig. 222. — Tendons et vessigons du jarret (face externe)

A, tendons des jumeaux ; B, bride de renforcement; C, tendon perforé ; D, vessigon calcanéen; E, tendon perforant; F, vessigon tarsien; G, extenseur antérieur des phalanges ; H, vessigon articulaire externe ; I, tendon du fléchisseur du métatarse ; J, extenseur latéral des phalanges; K, tête du métatarsien rudimentaire externe ; L, synoviale tarsienne, cul-de-sac inférieur (Montané, *L'Extérieur du cheval*).

Traitement : Repos, douches, applications astringentes, pommade iodo-iodurée, frictions résolutives, massage au début. Ou bien vésicants, ou cautérisation, et lors de vessigon volumineux ayant résisté au feu, injections iodées faites aseptiquement.

2º *Vessigon articulaire.*

Se traduit par trois tumeurs molles, fluctuantes, plus ou moins tendues et volumineuses, dont deux sont situées dans le creux du jarret, une de chaque côté, entre le tibia et la corde calcanéenne, au dessus des ligaments latéraux (une d'elles peut manquer) et la troisième occupe la région antéro-interne du jarret, un peu au-dessus et en avant de l'éparvin (*éparvin mou*).

Ne pas confondre avec le vessigon tendineux tarsien.

Traitement : Celui des vessigons tendineux, mais proscrire les injections iodées. Généralement ponction aseptique et cautérisation.

### Entorse du jarret.

Assez commune. Due à de violents efforts de tirage, à des glissades, sauts. Signes ordinaires des entorses. Se complique parfois d'éparvin, de jarde.

Traitement : Repos, massage, frictions résolutives ou douches au début. Plus tard, vésicants, cautérisation.

### Luxation du jarret.

Rare ; souvent incomplète. Très grave, entraîne presque toujours l'abatage des grands animaux.

### Luxation du perforé.

Se produit dans la portion calcanéenne du tendon, soit en dedans, soit en dehors. Due à des efforts violents, ruades, chutes sur le train postérieur.

Le jarret se fléchit fortement à chaque temps d'appui, ou bien il reste étendu et le sabot rase le sol pendant la marche. La main sent le perforé déplacé.

Repos et friction vésicante sur les deux côtés du jarret.

### Eparvin.

Ostéo-arthrite ankylosante du jarret (fig. 223).

Causes : Prédisposition individuelle probablement héréditaire. Mauvais aplombs, vices de conformation, vigueur, énergie du cheval, service prédisposent. Les causes sont les efforts de tirage, les allures rapides, le cabrer, le saut, les mouvements brusques, les voltes, lorsque les membres postérieurs sont engagés sous le corps, les jarrets étant fléchis, etc., surtout chez les animaux jeunes.

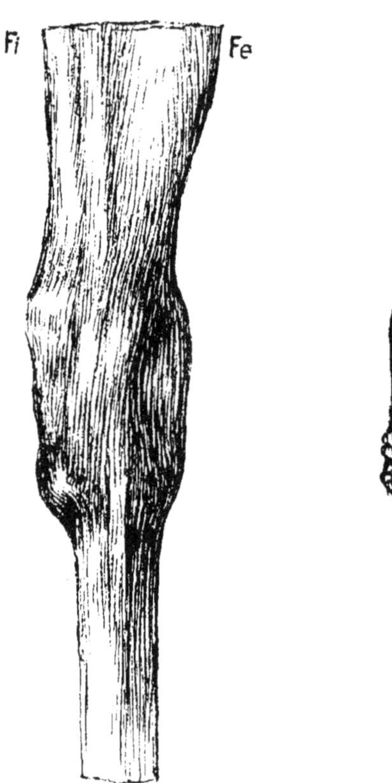


Fig. 223. — Éparvin.

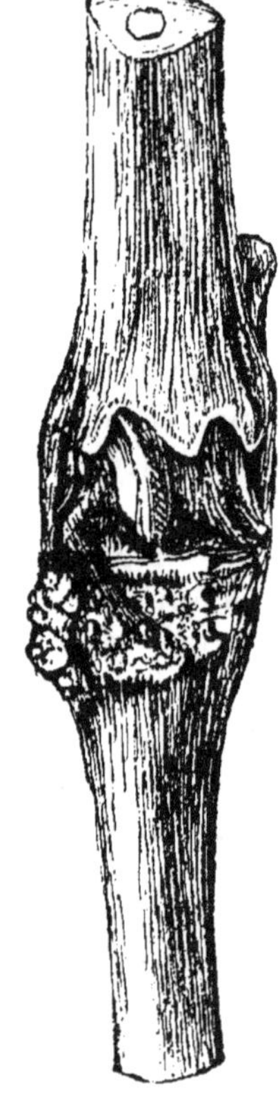

Fig. 224. — Tare osseuse de l'éparvin (Montané).

Symptomes : Au début, boiterie à caractères particuliers (Joly) ou simplement irrégularité d'allure causée par un obstacle à la flexion des articulations de la base du jarret. Au trot, le jarret fléchit peu, le boulet se fléchit beaucoup, affaissement et projection en avant de la croupe ; le membre est raide, semble porté en avant tout d'une pièce, parfois dans l'abduction, le pied appuie surtout par la pince ; parfois le jarret est porté en avant par un pivotement du membre sur la pince avant son lever. La boiterie est plus accusée à froid qu'à chaud, sur le cheval monté que sur le cheval attelé ; elle s'exagère par le tourner sur place ou en portant le membre dans l'extension forcée. Parfois l'éparvin évolue sans provoquer de boiterie. A l'écurie, le membre est porté en avant de la ligne d'aplomb et appuie par la pince du pied, la croupe est affaissée. Plus tard survient l'affaissement de l'ilium très visible à l'angle de la hanche (Joly).

Localement, à la face inféro-interne du jarret, on observe au début de la chaleur, de la sensibilité variable dans son intensité et enfin une exostose qui apparaît plus ou moins rapidement et qui augmente (fig. 224); comparer le jarret malade avec le jarret sain ; cependant souvent les deux jarrets sont affectés.

L'évolution de l'éparvin est variable ; tantôt il évolue insidieusement sans boiterie accentuée ou bien il apparaît brusquement.

Traitement : Vésicants. Cautérisation. La section de la branche cunéenne est recommandée lors d'éparvin volumineux. Lors de boiterie incurable rendant impossible l'utilisation du cheval, névrotomie du sciatique et du tibial.

Repos ou travail léger en ligne droite, sans à-coups ni sauts jusqu'à complète évolution de l'éparvin. Soulager les talons par de petits crampons en fer. Joly recommande un traitement interne (émétique, antifébrine, pilocarpine, ésérine) contre l'ostéitisme.

**Eparvin sec.**

Mouvement convulsif du jarret pendant la marche, constituant *le harper*.

Causes : Inconnues ; attribuées tantôt à des lésions des surfaces articulaires, tantôt à une affection douloureuse du pied, tantôt à une lésion nerveuse, etc.

Symptomes : Nuls au repos. Pendant la marche, flexion brusque et comme convulsive du jarret ; plus sensible au départ qu'après l'exercice. Diminue la valeur de l'animal en détruisant la régularité des allures.

Traitement : Nul.

### Jarde. Jardon.

Exostose ou tumeur fibreuse située à la face externe du jarret et en arrière, dans le creux qui existe en cette région. Il y a *jarde* lors de déformation du profil postérieur du jarret (fig. 225) et *jardon* lorsque ce profil reste droit.

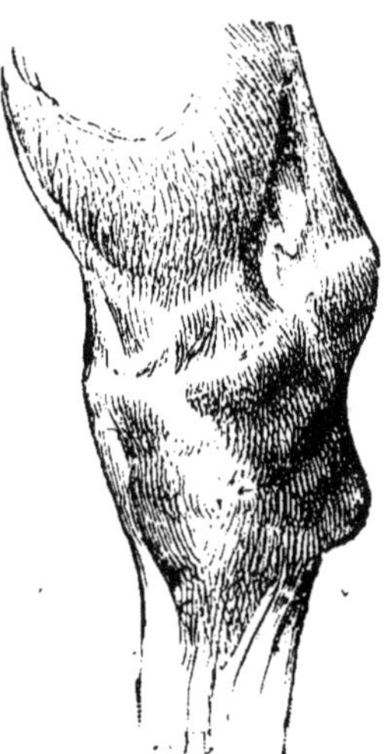

Fig. 225. — Jarde.

Causes : Jeune âge. Mauvaise conformation. Vices d'aplomb. Efforts violents, défenses de l'animal, etc.

C'est la maladie des mauvais jarrets (Joly).

Symptomes : Déformation de la région. Au début, chaleur et parfois boiterie. Se développent sans trouble apparent. Ne pas confondre avec une conformation naturelle à certains chevaux de course.

Traitement : Repos, douches, résolutifs, vésicants, cautérisation. Eviter, lors de son évolution, les efforts violents du jarret.

### Courbe.

Exostose ou tumeur fibreuse développée à la malléole inférieure et interne du tibia. Exostose rare due toujours aux tiraillements ligamenteux ou aux traumatismes.

### Canon. Boulet. Paturon. Pied.

Voyez *Maladies du membre antérieur*.

### Queue.

### Plaies. Fractures.

Causes : Suite de frottement sur les murs, les parois de la stalle, pression du culeron de croupière, chutes. ergotisme.

Symptomes : Objectifs. Résistance de l'animal à l'examen ou au toucher. Si la plaie n'est qu'une excoriation. peu de gravité ; s'il y a fracture, déviation de l'appendice caudal ; s'il y a plaie profonde, il peut y avoir hémorragie ou carie des os coccygiens. Dans ces cas, sensibilité extrème ; la queue est serrée le long des fesses. Engorgement souvent considérable.

Traitement : Soins de propreté, immobilisation de l'organe.

En cas d'hémorragie, tamponnement, pansements compressifs ou hémostatiques. Ajuster les harnais.

**Gangrène.**

Suite de plaies ou d'inoculations comme dans la péripneumonie.

Symptomes : Engorgement. Apparition de phlyctènes. Refroidissement de la partie ; possibilité de chute de peau ou de la queue en entier.

Traitement : Amputation, scarifications. Cautérisation. Injections antiseptiques.

**Carie. Chancre à la queue.**

Peut se présenter à la suite de plaies profondes ayant lésé les vertèbres de la queue. Le chancre peut apparaître spontanément (eczéma).

Symptomes : Suppuration, fistules plus ou moins nombreuses, engorgement. Ou bien plaie ulcéreuse sans tendance à la cicatrisation.

Traitement : Amputation, rugination. Cautérisation des fistules, débridement, injections antiseptiques.

**Amputation.**

Voyez *Chirurgie*.

**Queue à l'anglaise.**

Voyez *Chirurgie*.

# LIVRE V

## CHIRURGIE

### OPÉRATIONS GÉNÉRALES

**Anesthésie.**

*Indications* : Opérations intra-abdominales, opérations délicates sur l'œil, le larynx, ou douloureuses (castration, réduction d'une luxation) sur certains chevaux nerveux ou sur les petits animaux.

*Contre-indications* : Maladies du cœur et des poumons. Ne pas anesthésier les animaux que l'on peut ensuite livrer pour la boucherie, les anesthésiques donnant leur odeur à la viande.

1° *Anesthésie générale.*

Dans la pratique, on préfère les deux procédés suivants :

**Cheval.** — Donner 20 grammes du sulfonal dans un litre de son ou d'avoine mouillé avec de l'eau chaude ou salée. Quinze minutes plus tard, administrer un lavement tiède de 20 grammes de chloral dans 300 à 400 grammes d'une solution mucilagineuse, attendre quinze à trente minutes pour abattre le cheval, et ensuite mettre devant le nez, à intervalles irréguliers. une éponge imprégnée du *Mélange* A C E.

| | |
|---|---|
| Alcool absolu. | 1 partie |
| Chloroforme | 2 — |
| Ether | 3 — |

**Chien.** — Avoir la solution suivante :

| | |
|---|---|
| Chlorhydrate de morphine. | 1 gr. |
| Eau de laurier cerise. | 200 — |

Et un lavement mucilagineux de chloral à 7 p. 100.

Faire une injection sous-cutanée de 1 à 5 grammes, suivant la taille, avec la solution de morphine. Cinq minutes plus tard, donner 10 à 20 grammes du lavement. Cinq minutes après recommencer l'injection, cinq minutes après le lavement et ainsi de suite jusqu'à ce que l'anesthésie soit complète.

2° *Anesthésie locale.*

Froid, chlorure de méthyle et surtout injections sous-cutanées de chlorhydrate de cocaïne.

Chlorhydrate de cocaïne................ 10 centigr.
Sublimé corrosif........................ 2 milligr.
Eau distillée........................... 10 gr.

## Hémostase.

1° *Hémostase préventive.* — Applicable seulement sur les membres : fixer un drain de caoutchouc fortement serré au-dessus du lieu de l'opération. Ou bien refouler le sang de l'extrémité du membre vers les parties supérieures à l'aide d'une bande de caoutchouc que l'on enroule autour du membre, puis appliquer un garrot de caoutchouc au-dessus du bandage et enlever celui-ci.

2° *Hémostase pendant et après l'opération.* — Opérer à l'aide du cautère, de l'écraseur linéaire (fig. 226), par arrachement ou déchirure, ou par dissection mousse à l'aide du bec de la sonde cannelée, enfin à l'aide de la ligature élastique. Pour tarir l'hémorragie : compresses imbibées de solutions faibles de caustique acide, ou de solutions astringentes ou coagulantes (perchlorure de fer au 1/5) ; administration de médicaments vaso-constricteurs, ergot de seigle, ergotine (5 à 10 gr. pour les grands animaux, 1 à 2 pour les petits en injections hypodermiques), sels de quinine à faible dose : cautérisation de la plaie. Lors d'hémorragie abondante, ligature des vaisseaux ou bien obstruer leur orifice par torsion ou par la forcipressure à l'aide de pinces *ad hoc* (fig. 227). Enfin pansement compressif.

## Cautérisation.

*Instruments.* — Cautère ordinaire en pointe ou en raie ; pour la cautérisation en raie surtout, c'est le plus simple et le plus pratique. Zoocautère (fig. 228), cautère Paquelin, ou de Place, cautère Bourguet, etc.

*Soins préopératoires.* — Soumettre le cheval, durant quelques jours, à un régime diététique. Parer les pieds.

On peut opérer sur l'animal debout, surtout s'il est peu ir-

ritable, lorsqu'on n'a que quelques pointes de feu à appliquer
(suros, cor, kyste). En général le cheval est couché sur le lit de
paille ou assujetti dans un travail, de façon à ce que la région à

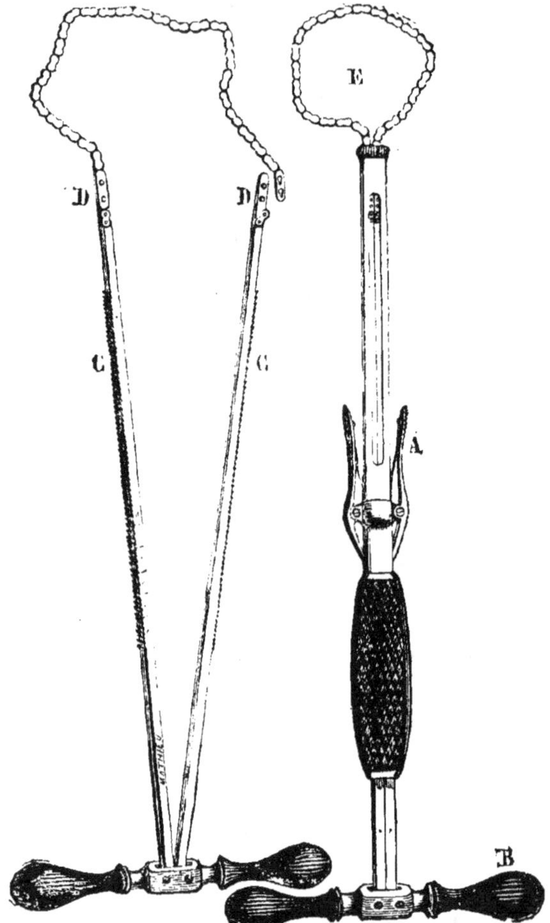

Fig. 226. — Écraseur de Chassaignac.

cautériser soit superficielle ; on doit toujours commencer par le
côté interne d'un membre puis retourner le cheval et appliquer
le feu sur le côté externe. Entraver le cheval en position convenable ; si le feu doit être mis sur les régions inférieures
d'un membre, entraver en huit au-dessus des genoux ou des jarrets, désentraver le membre et le porter en avant (m. anté-

rieur) ou en arrière (m. postérieur) à l'aide d'une plate-longe fixée au sabot. Tondre les poils sur la région à cautériser.

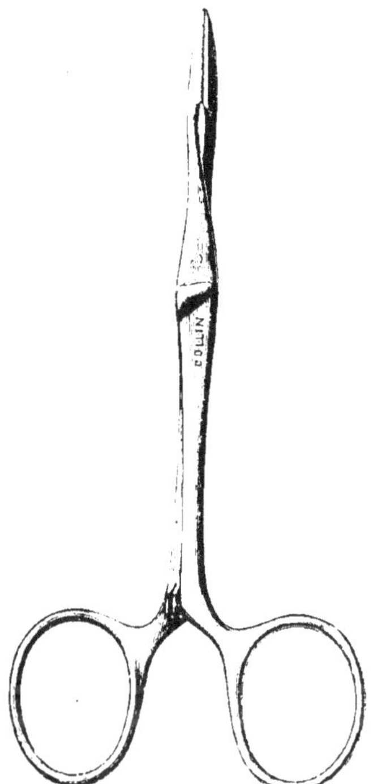

Fig. 227. — Pince à forcipressure.

*Technique* : 1º *Cautérisation superficielle.* — Dans le *feu en raies*, les raies sont généralement transversales à l'axe du membre ou de la région ; elles doivent être droites, parallèles entre elles, équidistantes les unes des autres ; leur écartement varie de un demi à un centimètre suivant la finesse de la peau et le service du cheval. Passer légèrement le cautère sur la peau en le soutenant un peu et en le tirant à soi et en allant de gauche à droite.

Le cautère doit avoir autant que possible une température constante. Cautériser au degré convenable, passer une à deux fois pour les chevaux de luxe à peau fine, et lorsque les raies sont rapprochées ; pour les chevaux de trait à peau épaisse, espacer davantage les raies et passer le cautère quatre à six fois.

Dans le *feu en pointes*, disposer les pointes en quinconce à une distance plus ou moins grande les unes des autres, un demi à un centimètre. Si la peau est fine et les pointes rapprochées, passer le cautère une seule fois ou 2 ou 3; si la peau est épaisse, écarter les pointes, passer le cautère six à huit fois. L'état de la peau et des trous indique le degré de la cautérisation obtenue.

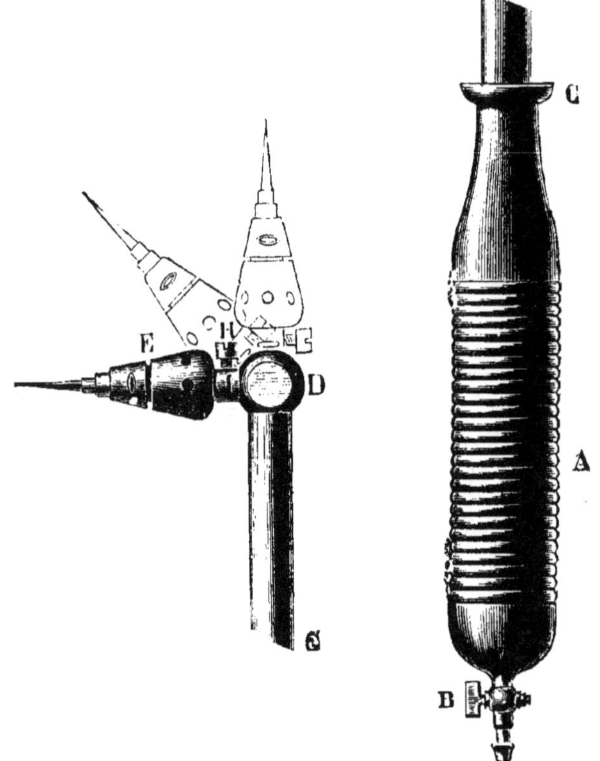

Fig. 228. — Zoocautère.
A, réservoir ; B, robinet ; C, tige creuse; H, Foyer pointe; H, vis de réglage.

2° *Cautérisation en pointes fines pénétrantes.* — Disposer les pointes en quinconce, à une distance de un demi à 1 centim. les unes des autres. Traverser la peau en un ou deux coups de cautère dont la pointe s'arrête dans le tissu conjonctif sous-cutané.

3° *Cautérisation en aiguilles.* — Se servir d'aiguilles très fines. Traverser d'un seul coup la peau, les gaines synoviales, etc. Ne jamais passer une seconde fois dans les trous.

*Soins post-opératoires.* — Attacher le cheval au râtelier ou mieux le laisser en liberté dans un box et lui mettre un collier à chapelet ou une muselière, en un mot l'empêcher de porter la dent sur la partie cautérisée qui est le siège d'un vif prurit durant les jours qui suivent l'opération. Éviter les crevasses en enduisant de vaseline les plis des jointures. Si le cheval se contusionne la région cautérisée avec son pied opposé, mettre un pansement ouaté. Surveiller la marche des feux ; si après quelques jours son effet ne paraît pas suffisant, faire une application de pommade mercurielle ou de pommade rouge ; au contraire si les phénomènes inflammatoires sont intenses, s'il y a imminence de chute de peau, douches en pluie, lotions fréquentes avec une solution antiseptique tiède, enlever les croûtes sous lesquelles séjourne le pus, recouvrir la région cautérisée de poudres absorbantes et antiseptiques et d'un pansement ouaté non serré.

Après 3-5 jours, promener le cheval lentement ; augmenter la durée des promenades les jours suivants. Remettre le cheval en service progressivement et un temps variable après l'opération suivant la nature des lésions et le service du cheval.

*Accidents.* — Chute de peau. Synovite ou arthrite traumatique.

## Saignées.

*Instruments.* — Flamme (fig. 230) ou bistouri droit ou lancette. Bâtonnet (fig. 231) si on saigne avec la flamme. Épingles, fil de Bretagne, ciseaux.

*Règles générales.* — Couper les poils au point d'élection de la saignée. Laver la peau. Assujettir l'animal ; tord nez et faire lever un pied. Comprimer la veine en aval de la saignée, appliquer la pointe de la flamme sur la saillie faite par le vaisseau gonflé et frapper, avec le bâtonnet, un coup sec, plus ou moins violent suivant l'épaisseur de la peau, sur le dos de la lame ; si le sang ne coule pas, frapper un deuxième coup puis un troisième en déplaçant un peu la pointe de la flamme à chaque fois. Quand le sang coule, éviter les déplacements de la peau et la décompression de la veine, laquelle pourrait être suivie d'introduction d'air dans la veine et d'embolie consécutive. Pour fermer la veine, affronter avec le pouce et l'index les deux lèvres de la plaie cutanée et les traverser avec une ou deux épingles; ensuite ligature au fil

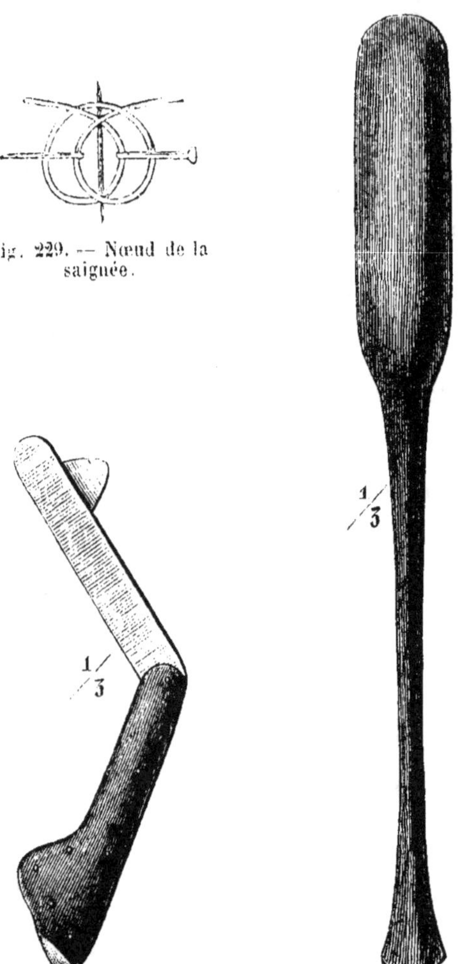

Fig. 229. — Nœud de la saignée.

Fig. 230. — Flamme.

Fig. 231. — Bâtonnet à saignée.

avec nœud droit ou avec nœud de saignée (fig. 229) ; faire sauter la pointe de l'épingle.

*Soins post-opératoires.* — Empêcher l'animal de se frotter au niveau de la saignée. Après quelques jours, retirer la ligature et l'épingle.

*Accidents.* — Ponction de la carotide lors de saignée à la jugulaire. Thrombus. Phlébite (Voyez *Maladies des Veines*).

1° *Saignée à l'angulaire de l'œil.*

Se fait avec la lancette ou le bistouri. Comprimer la veine avec le pouce et l'ouvrir au niveau de l'extrémité inférieure de l'épine zygomatique. Inutile souvent de suturer.

2° *Saignée à la jugulaire.*

Se fait ordinairement à la limite du tiers moyen et du tiers supérieur du cou. Si on saigne à gauche, comprimer la jugulaire avec la main gauche qui tient la flamme et frapper avec le bâtonnet tenu de la main droite. Si on saigne à droite, tenir la flamme de la main droite et le bâtonnet de la main gauche. On peut activer l'écoulement sanguin en faisant mâchonner le cheval.

Sur les bovidés, obtenir le gonflement de la veine en plaçant un lien constricteur à la base du cou.

3° *Saignée à l'ars.*

Faire lever le membre antérieur opposé. Chercher la veine dans l'interstice qui sépare le bras de l'avant-bras. Inutile d'essayer d'en obtenir le gonflement.

Si on opère à gauche, se placer contre le membre antérieur correspondant, la main droite tient la flamme et prend son appui sur le milieu de la face antéro-externe du bras. Avec le bâtonnet tenu de la main gauche, frapper un coup *léger* sur la flamme.

4° *Saignée à la sous-cutanée thoracique.*

Ponctionner la veine à un travers de main en arrière du coude, au niveau d'un espace intercostal. Si on saigne à gauche, se placer contre le membre antérieur gauche, le dos tourné à la tête du cheval, tenir la flamme de la main droite qui comprime la veine et frapper avec le bâtonnet tenu de la main gauche. Si on opère à droite, tenir la flamme de la main gauche et le bâtonnet de la main droite.

5° *Saignée à la saphène.*

Faire porter en arrière le membre postérieur opposé. Ouvrir la veine sur le plat de la cuisse. Si on opère à gauche, se placer en dessous du flanc droit, les jarrets fléchis, tenir la flamme de la main droite qui prend son point d'appui sur la partie supérieure de la jambe, mais sans comprimer la veine, frapper avec le bâtonnet tenu de la main gauche.

**Sétons.**

On distingue le *séton à mèche* et le *séton à rouelle*. Le premier est un ruban de fil, parfois une mèche de chanvre que l'on introduit à l'aide d'une aiguille longue, sous la peau et qui forme un trajet artificiel ouvert aux deux extrémités. Le second est ordinairement une rondelle de cuir que l'on engage sous la peau après incision et décollement de celle-ci.

*But thérapeutique.* — Dérivatifs à action lente ; employés autrefois contre les affections chroniques. Sétons de précaution très en honneur surtout autrefois, appliqués au printemps dans le but de prévenir les maladies inflammatoires.

*Inconvénients.* — Déterminent de la suppuration qui affaiblit les animaux. Exposent aux complications. Laissent un trajet induré.

*Instruments.* — Aiguille à séton (fig. 232), ciseaux, bistouri convexe ; ruban de fil de longueur variable, dont une extrémité est pliée plusieurs fois sur elle-même et arrêtée par un nœud.

*Règles générales.* — Entraver solidement le cheval, dans un travail si possible. Le trajet du séton étant arrêté, avec le bistouri inciser la peau à une de ses extrémités, sur une longueur de 2-3 centimètres et suivant sa direction. Saisir l'aiguille près de sa lame, l'index allongé sur la face concave de celle-ci, la porter dans l'incision cutanée et la faire progresser dans le tissu conjonctif sous-cutané en suivant le trajet que l'on s'est fixé et en ayant soin de ne pas blesser ni la peau ni les tissus sous-jacents ; il est bon de soulever avec la main libre, la peau en avant de la pointe de l'aiguille, pendant sa progression. Quand la longueur du séton est suffisante, perforer la peau avec la lame de l'aiguille enfoncée d'un coup sec, en ayant soin de faire contre-appui avec les ciseaux en avant et au-dessous de la pointe. Passer l'extrémité non enroulée de la bande dans le chas de l'aiguille et retirer celle-ci ; dégager ensuite l'extrémité de la bande et l'arrêter par un nœud semblable au premier.

*Soins post-opératoires.* — Soins antiseptiques et de propreté.

On peut activer l'action irritante du séton en enduisant la
bande d'une préparation vé-
sicante. Enlever le séton
après un temps variable, 8-15
jours.

*Sétons en particulier.*

1º *Séton à la joue.* — Se
passe sur le plat de la joue,
parallèlement à la crête zygomatique.

2º *Séton à la nuque chez le
chien.* — Se passe avec une
aiguille à bourdonnet ou
une sonde en S sur la ligne
médiane et d'avant en ar-
rière; longueur 5 à 10 centimètres.

3º *Séton à l'oreille chez le
chien.* — Aiguille à bourdonnet. Dans la direction de
l'oreille, depuis l'extrémité
jusque près de la base.

4º *Séton à l'encolure.* — On
en applique ordinairement
deux dans la partie anté-
rieure de l'encolure à une
distance de 10 centimètres,
dans une direction verticale
ou un peu oblique en bas et
en arrière. Inciser la peau
un peu au-dessus de la
gouttière jugulaire et pousser l'aiguille de bas en haut,
la faire sortir à trois travers
de doigt de la base de la
crinière.

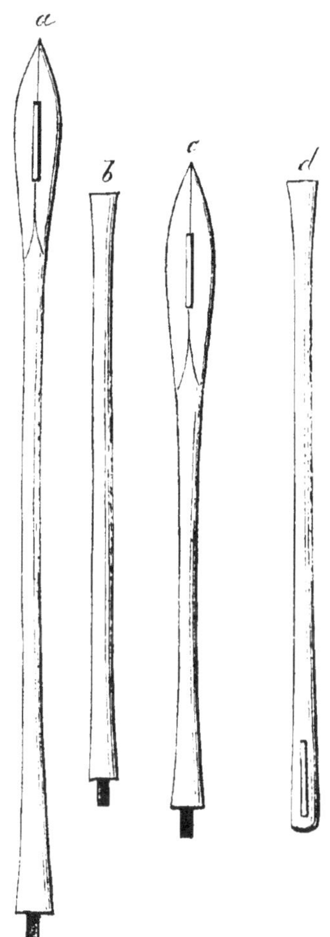

Fig. 232. — Aiguille à séton unie.

*c* et *d* forment l'aiguille ordinaire; *b* est
une pince de prolongement; *a*, une
aiguille longue, qui est courbée sur
tige et sert pour le séton de l'épaule.

5º *Séton au poitrail.* — Si on en applique un, le passer sur
la ligne médiane; si on en applique deux, les passer dans les
inter-ars en les faisant légèrement converger en arrière.

6° *Séton à l'épaule.* — On applique un séton en avant de l'articulation, un autre au côté externe de celle-ci. On se place de profil près du membre, le dos tourné vers l'arrière du cheval.

Le séton antérieur se passe en deux temps. On fait une incision cutanée en avant de l'articulation. On pousse l'aiguille de haut en bas, le long de la face antérieure du bras et on le fait sortir à 15 centimètres de l'incision, puis on passe la mèche. On fait ensuite, à la limite du tiers inférieur et du tiers moyen du bord cervical de l'épaule, une nouvelle incision ; on y introduit l'aiguille que l'on pousse de haut en bas vers la première incision.

Le séton postérieur se passe verticalement et en un seul temps ; il part d'une incision cutanée faite un peu en arrière du premier séton, à une dizaine de centimètres au-dessus de l'articulation et il vient sortir 10 centimètres au-dessous de l'articulation.

7° *Séton aux côtes.* — On en passe deux sur chaque paroi thoracique, l'un à 10 ou 15 centimètres en arrière du bord postérieur des muscles olécraniens, l'autre à 8 ou 10 centimètres en arrière du premier. On leur donne une direction verticale sur les chevaux gras ; on le passe le long d'un espace intercostal sur les chevaux maigres.

Ils occupent en hauteur un peu plus du tiers moyen du thorax, mais il ne faut pas les prolonger au-dessous de la veine de l'éperon.

8° *Séton à la hanche.* — On passe verticalement deux sétons distants de 10 centimètres, l'un en avant, l'autre en arrière de l'articulation coxo-fémorale et longs d'une trentaine de centimètres.

9° *Séton à la fesse.* — On passe un séton qui part un peu au-dessous de la saillie ischiale, qui longe le bord postérieur de la fesse et qui sort à la partie supérieure de la jambe.

L'opérateur se place contre le membre, le dos tourné vers la tête du cheval.

10° *Séton au grasset.* — Il est bon de marquer au préalable les limites du séton : 10 à 15 centimètres au-dessus du centre de la jointure et 10 à 15 centimètres au-dessous. Ensuite on couche le cheval sur le côté opposé, on porte le membre à opérer en avant et on passe le séton en évitant de blesser la synoviale.

11º *Séton au ventre*. — Se passe sur la ligne médiane de l'appendice xiphoïde du sternum, à une dizaine de centimètres en avant du fourreau ou de la mamelle. L'opérateur fait lever le membre antérieur gauche, se place en arrière du membre antérieur droit, les genoux fléchis, le dos tourné vers la tête du cheval, et il tient l'aiguille solidement, pointe en dehors.

Si l'animal est irritable, il faut le coucher.

12º *Séton à rouelle*. — On se munit d'un disque de cuir de 6 à 7 cm. de diamètre.

On applique le séton généralement au niveau des articulations de la hanche ou de l'épaule. On fait à leur niveau une incision verticale de 3 à 4 centimètres ; avec les ciseaux courbes on décolle la peau tout autour et au-dessus.

On introduit ensuite le disque après l'avoir plié en deux et on l'étale dans la cavité (Cadiot, *Exercices de chirurgie hippique*).

**Sutures.**

Opérations ayant pour but de réunir les parties divisées.

Les instruments nécessaires sont des aiguilles à suture, du fil de lin, de soie ou du catgut, de grosseur appropriée et aseptique.

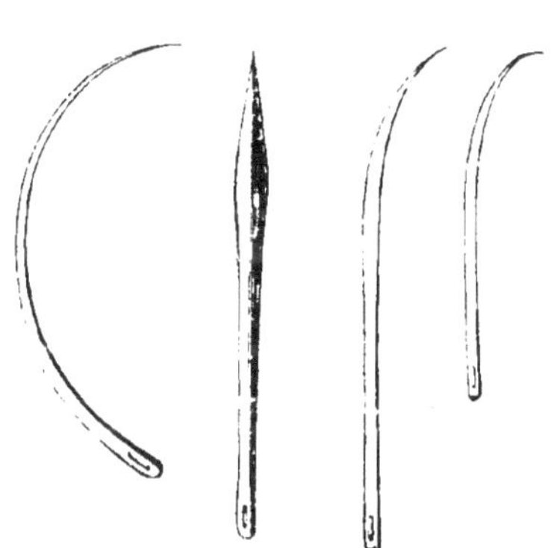

Fig. 233. — Aiguille à suture.

Les aiguilles sont de formes diverses : cylindriques ou aplaties, courbes ou droites (fig. 233).

Elles se manient à la main ou à l'aide d'un porte-aiguille ; elles sont quelquefois fixées sur un manche (fig. 234,1 et 234,2).

Les sutures sont simples ou complexes, superficielles ou profondes.

*Suture à points séparés* (fig. 235) : Formée par des fils passés isolément dans les lèvres de la plaie et noués séparément.

*Suture à anse* (fig. 236) : Passer les fils comme ci-dessus, mais au lieu de les nouer, les réunir en les contournant les uns sur les autres, de manière à n'en former qu'un lien.

*Suture à surjet ou des pelletiers* : Les points croisent la plaie de dedans en dehors ; formant spirale autour de ses lèvres (fig. 238).

*Suture à points passés* : Le fil croise la plaie en zigzag (fig. 237).

*Suture à bourdonnets* : Consiste à passer sur les bords de la plaie une série de petits sétons, en regard les uns des autres, et qu'on noue sur un pansement.

*Suture enchevillée* : Utile lorsqu'une certaine résistance est nécessaire. On prend deux chevilles à l'une desquelles on fixe les fils, on pratique la suture et on arrête les fils sur la deuxième cheville (fig. 239).

*Suture entortillée* : Consiste à passer une ou plusieurs épingles à travers les lèvres d'une plaie, et à les réunir par un fil entortillé autour de l'épingle. C'est la su-

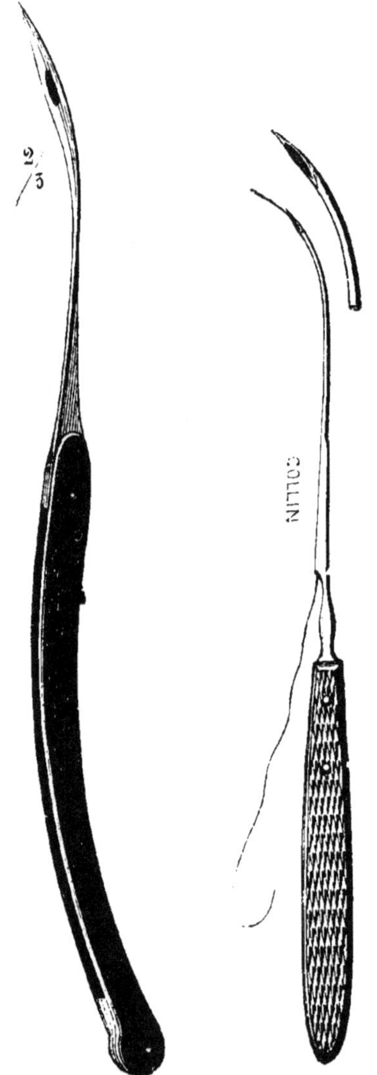


Fig. 234,1. — Aiguille à suture à manche.

Fig. 234.2. — Aiguille de Simpson

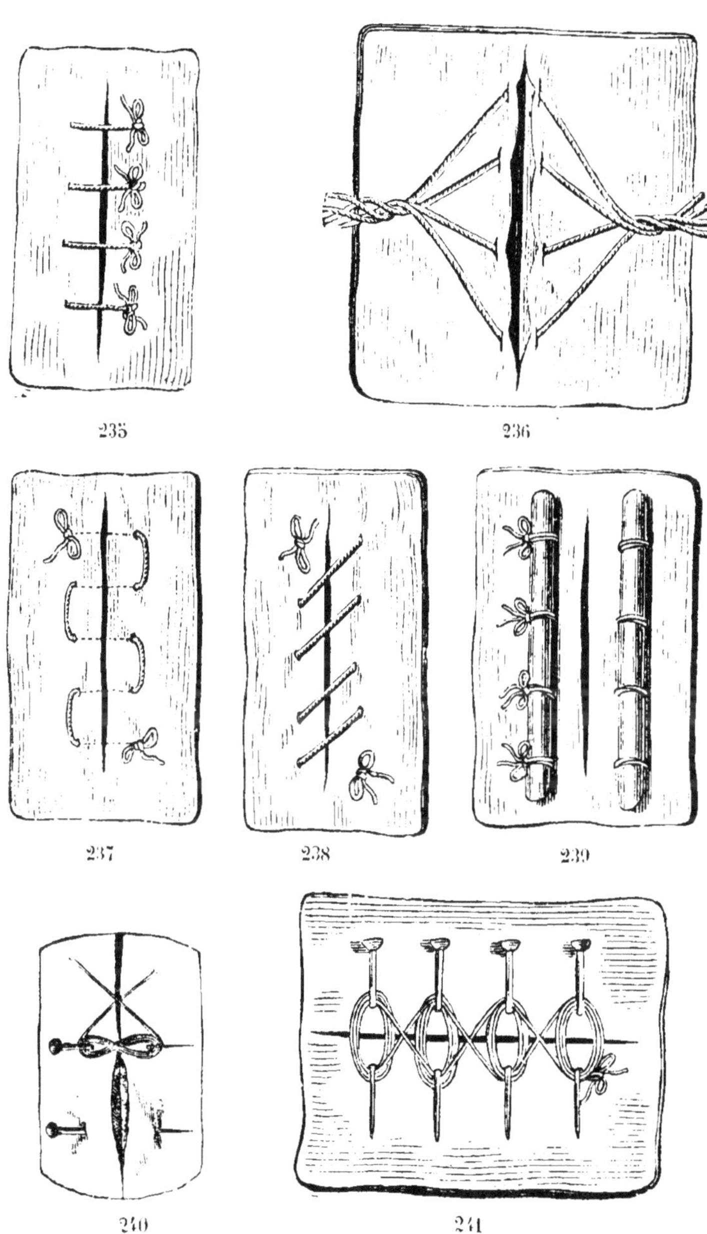

Fig. 235. — Suture à points séparés. — Fig. 236. — Suture à anse. — Fig. 237.
Suture en faufil. — Fig. 238. — Suture à surjet ou des pelletiers. — Fig. 239.
— Suture enchevillée. — Fig. 240 et 241. — Suture entortillée.

ture de la saignée (fig. 240 et 241). Les fils seront toujours peu serrés à cause du gonflement inflammatoire. Après leur application, surveiller attentivement les animaux, soit pour éviter les morsures ou les frottements, soit pour replacer celles d'entre elles qui pourraient se déplacer, ou enlever celles qui seraient devenues inutiles.

## Opérations qui se pratiquent sur la tête.

### Amputation des cornes.

Fixer fortement l'animal par la tête à un arbre ou à un poteau, à l'aide d'une longue corde, laquelle, partant de la base de la corne malade, passe sur le chignon, entoure la corne saine et fait plusieurs fois le tour de l'arbre. L'amputation se fait au-dessous du point fracturé, à l'aide d'une scie bien tranchante, qu'on fait agir de la main droite, tandis que la corne est soutenue de la main gauche. On a proposé, au lieu de la scie, l'emploi d'un fer tranchant chauffé au rouge. Pour des fractures complexes, il faut alterner l'usage de la scie avec d'autres instruments tranchants que les circonstances indiqueront au praticien.

On laisse la plaie saigner quelques minutes, puis on la lave à l'eau bouillie ou légèrement antiseptique. Il est rare qu'on soit obligé d'arrêter l'hémorragie par le fer rouge ; une compresse antiseptique et un tour de bande passant sur la corne saine sont un pansement suffisant qu'on laissera une huitaine de jours. Pour empêcher la formation d'abcès dans les sinus, on utilisera les injections antiseptiques.

### Amputation de l'œil.

*Instruments.* — Bistouris, ciseaux droits et courbes, pinces, érignes mousses et pointues.

*Technique.* — L'animal est couché sur le côté opposé ; l'œil est préalablement anesthésié par une injection de cocaïne. — Deux aides tiennent les paupières écartées à l'aide d'érignes mousses ; avec une érigne pointue implantée dans l'œil, on immobilise celui-ci, puis on incise la conjonctive avec le bistouri, et les muscles, vaisseaux et nerfs de l'œil à l'aide des ciseaux courbes ; on fait un pansement compressif et antiseptique, que l'on maintient en place en suturant les paupières.

Pour éviter que l'animal ne soit défiguré ; on a employé des yeux artificiels. Il faut les choisir s'adaptant parfaitement à la cavité orbitaire.

## Amputation des oreilles.

On coupe les oreilles aux chiens, quelquefois aux chats ; autrefois on les coupait aux chevaux.

Quand on veut couper les *oreilles très court*, c'est, en général, deux ou trois mois après la naissance qu'il convient d'opérer. Le chien étant couché et assujetti sur une table, la tête maintenue, l'opérateur, placé derrière la nuque, saisit l'oreille, la renverse de manière à en mettre l'intérieur à découvert, la retire du côté de la nuque, et cherche le tubercule saillant à la face interne de la base de la conque, qui lui sert de point de départ ; il incise la peau de la face interne et le cartilage, continue l'incision pour que la partie coupée soit à peu près circulaire. Lorsque le cartilage est divisé, et qu'il ne reste plus que la peau de la face externe, on enlève le cartilage, et on détache la peau en la disséquant, jusqu'à 3 centimètres environ de hauteur ; après quoi, on les sépare d'un seul coup. Le lambeau de peau que l'on a conservé recouvre la presque totalité de la plaie.

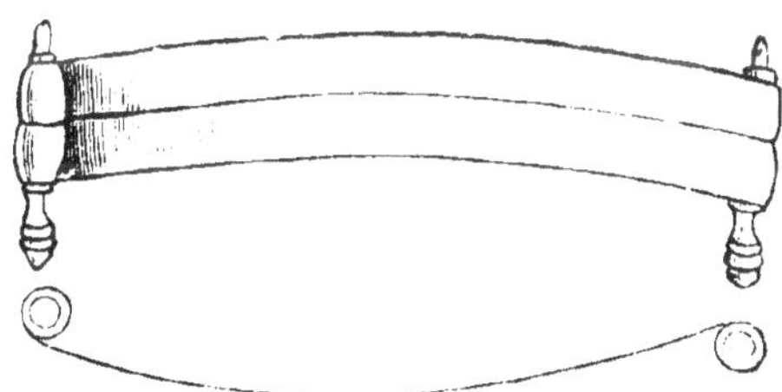

Fig. 242. — Pince limitative (serre-oreille) pour l'amputation des oreilles du chien.

On coupe l'autre oreille de la même manière en appliquant dessus, après l'avoir retournée, la partie qui vient d'être retranchée, et l'on pratique l'amputation en suivant la direction qu'elle indique.

Dans d'autres cas, on laisse aux oreilles une certaine longueur, au gré du propriétaire.

Quand il s'agit de donner aux oreilles la *forme de celles du renard*, on doit laisser une portion plus considérable de la conque ; on n'est pas obligé alors de renverser l'oreille ; on en ajuste les deux bords l'un contre l'autre, on examine d'avance quelle longueur on doit laisser, et l'on coupe, en serrant les deux bords, depuis le point que l'on a marqué jusqu'à la pointe, à laquelle on arrive insensiblement.

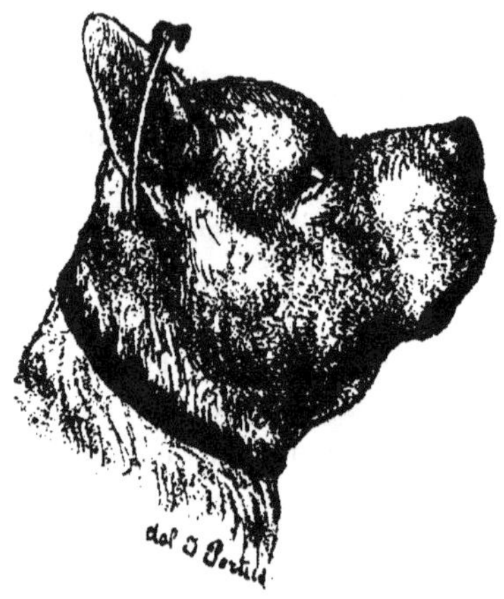

Fig. 243. — Pinces en place pour l'amputation des oreilles.

On se sert avec avantage de pinces courbes limitatives, appelées *serre-oreille* (fig. 242 et 243), que l'on applique sur l'oreille dans la direction à couper et qui sert de guide au bistouri.

Sur des animaux très jeunes, on peut amputer avec des ciseaux ou avec une pince à guide à crémaillère (fig. 244).

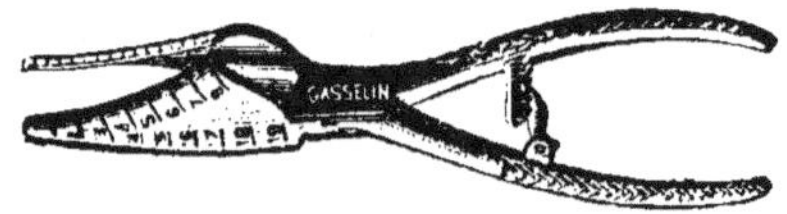


Fig. 244. — Pince à guide à crémaillère pour couper les oreilles, modèle Aureggio.

## Trépanation.

*Indications.* — Chez le cheval, collection purulente des sinus, refoulement d'une molaire supérieure cariée. Chez le bœuf, catarrhe chronique des cornes. Chez le mouton, cœnure cérébral. Enfin, chez tous les animaux, lors de fracture, avec enfoncement des os du crâne ou de la face ; après la trépanation on introduit un élévatoire sous les os déviés et on redresse ceux-ci.

*Instruments.* — Bistouri, pinces, rugine ou rénette, trépan.

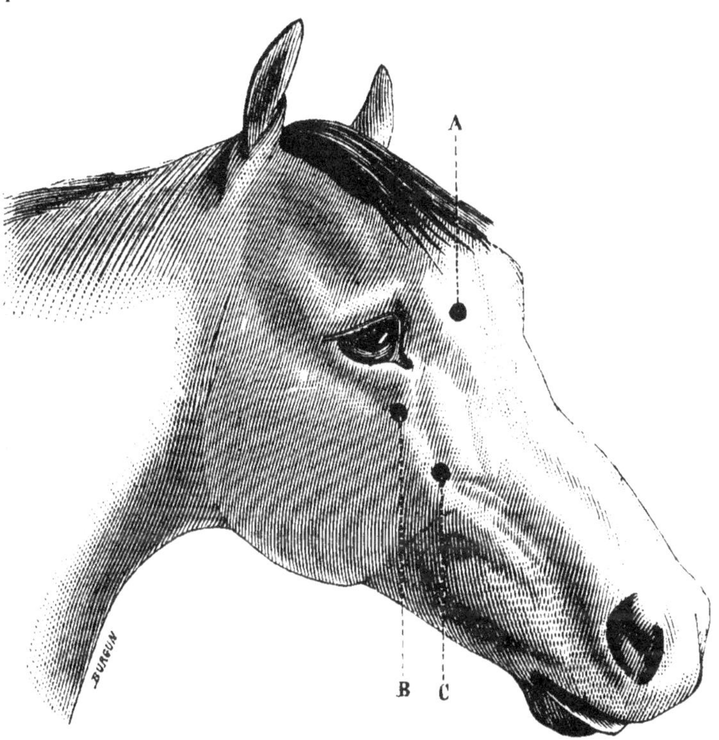



Fig. 245. — Lieux d'élection pour la trépanation.

*Manuel opératoire.* — 1° *Trépanation en général.* — L'animal couché, inciser la peau et le périoste au lieu d'élection ou de nécessité, en V ou en T. Décoller ou ruginer le périoste. La couronne de trépan étant placée sur le point ainsi dénudé, imprimer un mouvement de rotation de droite à gauche à l'instrument. Agir avec précaution quand on juge que l'os est intéressé dans toute son épaisseur. Dans ce dernier cas, enlever la rondelle osseuse et niveler les aspérités avec la rénette ou la rugine. Introduire alors l'élévatoire et redresser la partie fracturée, ou bien faire les injections ou les extractions que réclame l'indication. On peut appliquer plusieurs couronnes de trépan, et enlever plusieurs rondelles. Pansement non compressif, maintenu par un bandage si la plaie doit être cicatrisée de suite. Placer une tente dans les ouvertures pour les tenir béantes ou mieux un drain de caoutchouc. (fig. 245).

2° *Trépanation des sinus frontaux et maxillaires.* — 1° L'ouverture est pratiquée dans le centre du sinus frontal en A ; elle se trouve sur une ligne horizontale, allant du milieu de la convexité de l'orbite d'un côté, à l'orbite du côté opposé. On peut trépaner à 2 ou 3 centimètres *au-dessus* de ce point central, ou *au-dessous*, sur l'horizontale, qui réunirait l'angle nasal de l'œil d'un côté avec celui du côté opposé. Dans ce dernier cas, on intéresse la partie supérieure du sus-nasal ;

2° En appliquant une couronne de trépan sur le point B, à peu près à égale distance de l'angle interne de l'œil et de l'épine zygomatique, on pénètre dans le sinus maxillaire supérieur. Si l'on opérait au-dessous et plus en avant, on tomberait sur l'insertion supérieure du muscle sus-maxillolabial qu'il faut éviter ;

3° Pour pénétrer sans danger dans le sinus maxillaire inférieur, il faut trépaner à 1 ou 2 centimètres au-dessus de l'épine zygomatique, avant la terminaison de celle-ci, c'est-à-dire dans le point C (Peuch et Toussaint).

**Refoulement des molaires.**

*Indications.* — Carie de la molaire, rendant son extraction impossible, avec périostite et collection purulente des sinus.

*Instruments.* — Les mêmes que pour la trépanation, en outre gouge et repoussoir.

*Technique.* — Coucher le cheval. Faire sur la peau de la joue, au niveau de la racine de la dent à enlever, une large incision en V. Ensuite faire sur la table externe du maxillaire supérieur (molaire supérieure) ou inférieur (molaire inférieure) trois trépanations tangentes que l'on réunit ensuite et que l'on régularise avec le rogne-pied ou la rénette. Écarter les mâchoires avec le spéculum. Placer l'extrémité du repoussoir sur la racine de la dent à refouler, et le tenir dans la direction de celle-ci ; un aide, avec un marteau, frappe à petits coups, car le maxillaire est devenu friable, sur le repoussoir tandis qu'avec la main libre introduite dans la bouche du cheval, on se rend compte du déchaussement de la dent.

## *Opérations qui se pratiquent sur l'encolure et la poitrine.*

### Hyovertébrotomie. Ponction des poches gutturales.

*Indications.* — Collections purulentes des poches gutturales des équidés. L'hyovertébrotomie est une opération compliquée que l'on remplacera avantageusement par la ponction de la poche gutturale faite avec un cautère en pointe.

### Œsophagotomie.

*Instruments.* — Ciseaux droits et courbes, bistouris convexe et droit, sonde cannelée, pinces anatomiques, aiguille fine et fil.

*Assujettissement.* — Opérer sur l'animal debout et entravé ou mieux fixé dans un travail, surtout s'il s'agit de bêtes bovines. Ou bien coucher l'animal à droite.

*Technique.* — Couper les poils au lieu d'élection de l'opération, ordinairement au niveau du point où s'est arrêté le corps étranger. Désinfecter la région. On fait ensuite à la peau et au tissu cellulaire, sur une longueur de quatre travers de doigt environ, une incision à la hauteur de la gouttière de la jugulaire, parallèlement à la veine, et de manière à ce que la division se trouve au-dessus ou mieux au-dessous d'elle ; des aides, armés d'érignes mousses, écartent les lèvres de la plaie, tandis que l'opérateur comprime la jugulaire au-dessous, de manière à faire gonfler le vaisseau, pour ne pas le blesser. On rencontre un grand espace rempli par du tissu cellulaire abondant, qui entoure l'œsophage, la carotide et les cordons œsophagiens ; on tâte la carotide, dont on sent les battements : on divise à côté de ce vaisseau, de manière à le laisser en arrière ou en avant, et l'on partage le tissu cellulaire jusqu'à ce qu'on puisse facilement porter les doigts sur la trachée. On sent un corps rond, roulant, dont le tissu est charnu, et peu résistant ; c'est l'œsophage. On l'isole en disséquant avec précaution le tissu cellulaire qui le retient, on l'amène au dehors, et on engage au-dessous des ciseaux courbes. Cela fait, on incise le conduit parallèlement à sa longueur, en tenant l'instrument tranchant de manière à ce que la pointe soit en haut ; on incise d'abord la tunique charnue, et ensuite la muqueuse ; on s'aperçoit qu'on a pénétré dans l'intérieur du canal alimentaire, lorsqu'on voit de longs plis ou rides parallèles à l'œsophage ; l'incision doit être assez étendue pour permettre la sortie du corps étranger.

L'œsophage reposant sur les ciseaux, à l'aide des pinces et d'une fine aiguille, on suture les lèvres de la plaie ; on ne réunira que les lèvres de la plaie muqueuse par une suture continue ou à points séparés faite avec du catgut ou de la soie ; on pourra aussi faire une double suture, la première sur la muqueuse, la seconde sur la musculeuse.

Quand l'œsophage est obstrué par un corps pouvant être facilement divisé, Tardivon a proposé, après que l'œsophage a été chargé sur les ciseaux, de ne pas inciser le conduit, mais de faire aux tuniques une simple ponction ; par cette plaie, on introduit le ténotome boutonné, avec lequel on divise le corps étranger. La plaie des parois œsophagiennes est alors insignifiante.

Lorsque le corps étranger qui obstrue l'œsophage a peu de cohésion (morceaux de tourteau), Cagny recommande de mettre l'œsophage à nu, comme il a été dit plus haut, de le placer sur les doigts de la main gauche et de frapper à petits coups sur le corps étranger, à l'aide d'un maillet tenu de la main droite ; on arrive ainsi à le fragmenter sans produire de plaie œsophagienne.

*Soins consécutifs.* — Les jours suivants, il faudra nourrir les opérés herbivores avec de l'eau pure et du foin ; les aliments mous, les barbotages pouvant passer à travers les points de suture et déterminer la formation d'abcès. Du reste, les expériences de Chauveau ont montré que les bols de foin ou d'herbe sont ceux qui exigent les plus faibles contractions de l'œsophage pour passer.

### Trachéotomie.

L'opération est faite à titre *provisoire* pour éviter l'asphyxie imminente (abcès de la gorge, etc...) ou à titre *permanent* pour utiliser un animal corneur.

*Assujettissement.* — L'animal est opéré debout, entravé ou fixé dans le travail. Tenir la tête relevée haut.

*Instruments.* — Ciseaux courbes, bistouris convexe et droit

ou feuille de sauge (à droite) à lame étroite, pinces, trois
érignes dont une pointue ; tube à trachéotomie (fig. 246, 247).

*Technique*. — Le lieu d'élection est sur la ligne médiane
du bord antérieur de l'encolure, à la limite du tiers moyen

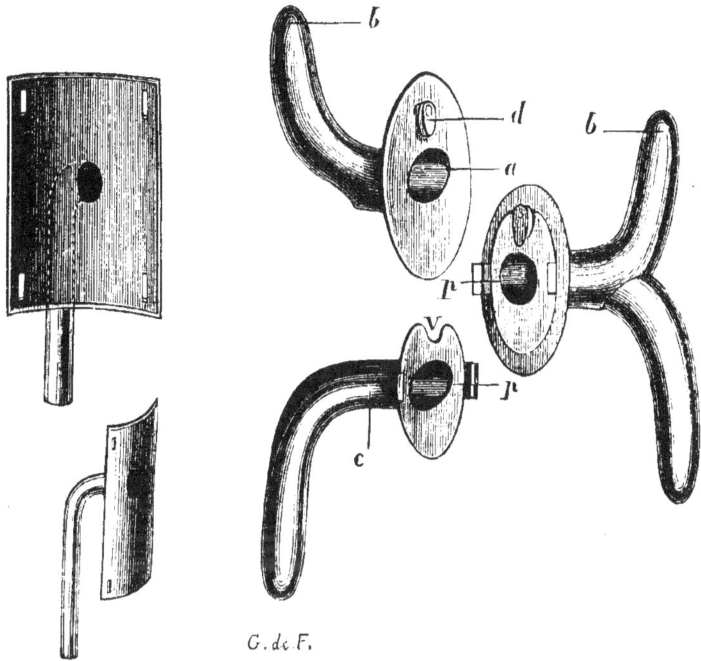

Fig. 246. — Tube pour la
trachéotomie provisoire

Fig. 247. — Tube Vachette.

et du tiers supérieur. Trois procédés : 1° *Par excision de la
moitié de deux cerceaux. Premier temps :* L'opérateur tend la
peau au lieu d'élection, l'incise (après avoir coupé les poils
et désinfecté la région) avec le peaucier sur une longueur de
6 centimètres environ ; il dissèque et sépare sur la ligne
médiane les sterno-hyoïdiens et thyroïdiens et les écarte ainsi
que les lèvres de la plaie cutanée, à l'aide d'érignes plates
tenues par des aides.

*Deuxième temps :* Implanter une érigne pointue entre es
deux cerceaux à diviser. De la main droite, attaquer avec le
bistouri pointu le cerceau supérieur, faire avancer le bistouri de gauche à droite, puis continuer le même mouvement

en sens inverse sur le cerceau inférieur, de manière à revenir au point de départ en enlevant les deux morceaux, qui donnent à l'ouverture faite à la trachée la forme d'une ellipse à grand diamètre transversal, servant à introduire le tube.

2° *Par incision longitudinale :* Se pratique en un seul temps dans les cas urgents, en plongeant le bistouri dans l'intervalle de deux cerceaux et coupant verticalement deux de ces cerceaux. On écarte alors les deux lèvres de la plaie et on place le tube. Quelquefois même, quand on n'a pas de tube sous la main, on relève les lambeaux cutanés à l'aide de fils, afin de tenir béante l'ouverture pratiquée.

3° *Par incision entre deux cerceaux :* Consiste à séparer deux cerceaux en coupant l'appareil ligamenteux qui les unit, et en plaçant un tube aplati (*trachéotomie provisoire*).

Les accidents consécutifs à la trachéotomie sont l'hémorragie, le trachéocèle, la chute du tube dans la trachée.

### Aryténoïdectomie.

Ablation du cartilage aryténoïde, lors de cornage.

Cette opération délicate ne peut pas être décrite dans un livre de pratique courante.

### Thoracentèse.

Se pratique sur l'animal debout ; faire tenir le membre antérieur opposé au côté où on opère.

*Instruments.* — Trocart capillaire. Bistouri, ciseaux.

*Technique.* — Le lieu d'élection est au niveau du septième espace intercostal droit, un peu au-dessus de la veine de l'éperon. Couper les poils, raser et désinfecter la peau. Faire à la peau, avec le bistouri, une étroite boutonnière ; introduire dans celle-ci l'extrémité du trocart tenu dans la main droite, le pouce et l'index allongés sur la canule, la pointe de l'instrument dépassant de deux centimètres l'extrémité des doigts. Enfoncer le trocart lentement par un mouvement de pression et de rotation. Dès que l'extrémité du trocart arrive dans la cavité pleurale, retirer la tige du trocart.

Si on ponctionne à gauche, opérer dans le huitième espace intercostal en tenant le trocart un peu oblique en arrière.

## *Opérations qui se pratiquent sur l'abdomen et les organes génitaux.*

### Paracentèse.

La ponction de l'abdomen se fait sur l'animal debout : faire lever le membre postérieur gauche.

*Instruments.* — Trocart capillaire, bistouri.

*Technique.* — Le lieu d'élection est sur la ligne médiane, à égale distance du pubis et de l'appendice xyphoïde du sternum, ou bien à la partie déclive du flanc gauche (cheval) ou droit (bœuf). Couper les poils, désinfecter la région. Faire à la peau une étroite boutonnière à l'aide du bistouri. Se placer au niveau de l'hypocondre gauche, les genoux fléchis et, à la faveur de cette petite plaie cutanée, faire pénétrer lentement le trocart, tenu comme il est dit pour la thoracentèse, dans l'abdomen par un mouvement de pression et de rotation.

### Ponction du cœcum.

Le lieu d'élection est au creux du flanc droit, à égale distance de l'angle de la hanche, de la dernière côte et des apophyses transverses des vertèbres lombaires ou très peu audessus de ce point.

### Ponction du rumen.

Le lieu d'élection est le centre du flanc gauche ; prendre pour points de repère les apophyses transverses des vertèbres

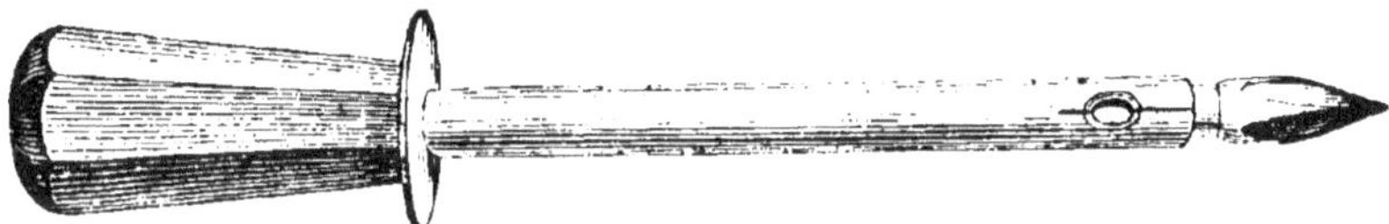

Fig. 248. — Trocart rond.

lombaires, la dernière côte et l'angle de la hanche. Se servir d'un trocart rond (fig. 248) ou plat d'assez fort calibre. Inciser la peau légèrement, engager l'extrémité du trocart dans la boutonnière ainsi faite ; tenir le trocart perpendiculairement au flanc avec la main gauche et avec la paume de la main droite donner un coup sec sur le manche du trocart. Après que la pointe de l'instrument a pénétré dans le rumen, retirer la tige du trocart ; on laisse ordinairement la canule en

place quelques heures, en ayant soin de la fixer à l'aide
d'une ligature entourant le corps de l'animal et de dégager
son ouverture en enfonçant de temps à autre la tige dans la
canule. — Eviter le décollement des parois du rumen et l'infection de la plaie par les matières alimentaires. Voy. fig. 78,
p. 126.

### Gastrotomie.

Ouverture de l'abdomen et du rumen faite dans le but de
rechercher et d'extraire les corps étrangers de celui-ci ou de
retirer de la panse les aliments contenus en excès lors d'indigestion avec surcharge. Se pratique sur l'animal debout.

*Instruments.* — Bistouri, ciseaux, pinces, aiguilles et fil fort.

*Technique.* — Le lieu d'élection est le centre du flanc gauche.
Couper les poils, désinfecter la région. Faire à la peau une
incision verticale ou parallèle à la corde du flanc longue de
7 à 8 centimètres (fig. 249). Ensuite inciser les muscles, fixer

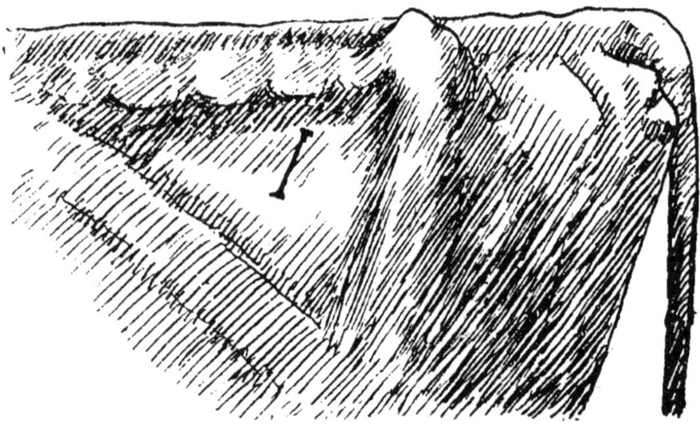

Fig. 249. — Incision du flanc dans la gastrotomie.

le rumen à la peau par deux points de suture, inciser ses parois et le vider en partie ou rechercher le corps étranger avec
la main engagée dans sa cavité.

Désinfecter les lèvres de la plaie et suturer la plaie du rumen
avec des points séparés, sans toucher à la muqueuse ainsi que
l'indique la fig 250 : suturer ensuite les muscles et la peau.
On peut se contenter de réunir les lèvres de l'incision du rumen à celles de la peau, comme une boutonnière et de désin-

fecter par la suite la plaie qui reste béante et se cicatrise lentement.

## Laparotomie.

*Assujettissement.* — Coucher l'animal à droite (cheval) ou à gauche (bœuf) ; l'anesthésier.

*Instruments.* — Bistouris, ciseaux, pinces, sondes, drains, aiguilles, catgut ou soie ou fil ; tous ces instruments devront être parfaitement aseptiques.

*Technique.* — A moins d'urgence absolue, préparer l'animal par un régime diététique et la purgation. Le lieu d'élection varie suivant le but de l'intervention et l'espèce animale : généralement, centre du flanc gauche chez le cheval, centre du flanc droit chez le bœuf ; ligne blanche ou l'un des deux flancs chez les petits animaux. Raser et désinfecter la région. L'opération doit être faite très aseptiquement.

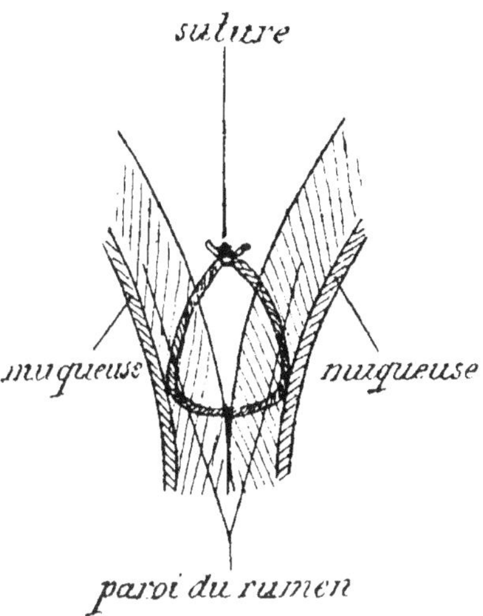


Fig. 250. — Points de suture dans la gastrotomie.

L'incision de la ligne blanche est faite couche par couche, jusqu'au péritoine, que l'on débride sur la sonde cannelée.

Dans le creux du flanc, on incise la peau et les couches musculaires, à égale distance de la hanche et de la dernière côte, sur une étendue variable, suivant la taille de l'animal et le but à atteindre. Il est préférable de faire des incisions successives n'ayant pas toutes les mêmes directions ; on arrête l'hémorragie par la forcipressure ou la ligature ; on perfore ensuite le péritoine ou on le débride sur la sonde cannelée.

Les manœuvres intra-abdominales terminées, on fait aux couches musculaires une ou plusieurs sutures au catgut, puis on suture la peau ; on peut mettre un ou plusieurs drains. On protège la plaie par un pansement.

Les jours suivants, l'opéré sera laissé à la diète, barbotages ou lait, et bien surveillé, afin de reconnaître la péritonite à son début ; une élévation de la température rectale légère et passagère, survenant le lendemain de l'opération, n'a rien d'inquiétant.

### Uréthrotomie.

Opérer sur l'animal debout, les membres postérieurs entravés ou le fixer dans le travail ; faire tenir la queue relevée sur la ligne médiane.

*Instruments*. — Bistouri droit, sonde cannelée, ténettes, seringue à canule étroite.

*Technique*. — 1° **Cheval**. — Le lieu d'élection est la courbure de l'urèthre, à la partie supérieure du périnée. Vider le rectum. Si l'urèthre n'est pas saillant en raison de la pression de l'urine, injecter de l'eau dans le canal, à l'aide de la seringue, de façon à le distendre ; un aide comprime la tête du pénis pour empêcher le liquide de s'écouler. Se placer en arrière du cheval ; avec la main gauche exercer une légère traction en bas sur la peau du périnée ; le bistouri droit étant tenu en archet renversé dans la main droite, dans une direction un peu oblique en avant et en haut, l'implanter profondément sur la ligne médiane, immédiatement au-dessus de l'arcade ischiale, dans l'axe du renflement formé par l'urèthre distendu. La ponction du canal est annoncée par l'échappement d'un jet de liquide. Ensuite retirer le bistouri, engager la sonde cannelée dans la plaie et avec le bistouri guidé sur la sonde, débrider le canal en haut sur une longueur de 2 à 3 centimètres. Lorsqu'une artère bulbeuse est coupée, tamponner ou en faire la ligature. Ensuite engager les ténettes dans la plaie, le bord concave des cuillers tourné en bas, l'introduire dans la partie intra-pelvienne du canal et dans la vessie (Cadiot).

2° **Bœuf**. — L'*uréthrotomie ischiale* se pratique comme chez le cheval. On peut aussi inciser les tissus couche par couche jusqu'à l'enveloppe érectile, puis ponctionner et débrider.

L'*uréthrotomie scrotale* se pratique sur l'animal couché à gauche. Relever le membre postérieur droit sur l'épaule, saisir le pénis et le tirer hors du fourreau pour déplisser sa courbure, s'assurer de la place occupée par le calcul, et inciser longitudinalement le canal sur la saillie qu'il forme, le prendre avec des pinces et le désenchatonner de la muqueuse. S'il est situé plus en arrière, tondre les poils à trois ou quatre centimètres des bourses, faire un pli transversal à la peau qu'on coupe assez profondément pour pénétrer dans la cavité préputiale, faire sortir la partie de la verge qui recèle le calcul, et inciser sur le canal. On a conseillé de ponctuer la muqueuse latéralement, après section de la couche fibreuse et du tissu érectile. Les deux ouvertures ne se correspondant pas, l'urine suit son cours sans produire d'infiltrations (Dupont de Plazac).

### Lithotritie.

Opération consistant à introduire dans la vessie un instrument destiné à briser sur place le calcul qui l'occupe. Il faut d'abord pratiquer l'*uréthrotomie ischiale*.

Après ce premier temps, l'animal est abattu, anesthésié et fixé en position dorsale, ce qui facilite la recherche et la saisie du calcul. Le brise-pierre (fig. 251), préalablement huilé, est introduit par la plaie de l'urèthre et conduit de manière à franchir le col et pénétrer dans la vessie.

Écarter alors les branches de l'instrument, promener la branche femelle lentement et de droite à gauche sur le plafond de la vessie devenu le bas-fond par suite de la position dorsale. Dans ce mouvement, la pierre s'engage dans la cuillère du lithotriteur. Rapprocher alors la branche mobile de la branche fixe et serrer le pignon Sous cette pression, le calcul se brise et on en fait sortir les débris en maintenant largement béante la plaie de l'urèthre à l'aide du spéculum Guillon, et en faisant passer un fort courant d'eau tiède qui entraîne les morceaux brisés. S'il en restait qui fussent trop volumineux, on agirait sur eux comme sur la masse principale, ou on les enlèverait à l'aide de ténettes (fig. 252).

Parfois, le calcul logé et enchatonné dans un repli de la vessie n'est pas facile à saisir ou même à trouver ; il faut alors dilater l'organe par une injection d'eau tiède qui dégage le calcul (H. Bouley). La ténette broyeuse de Bouley peut remplacer le lithotriteur de Guillon. Si les calculs ou leurs débris peuvent être saisis par les ténettes, après avoir introduit celles-ci jusqu'au fond de la vessie, les ramener lentement

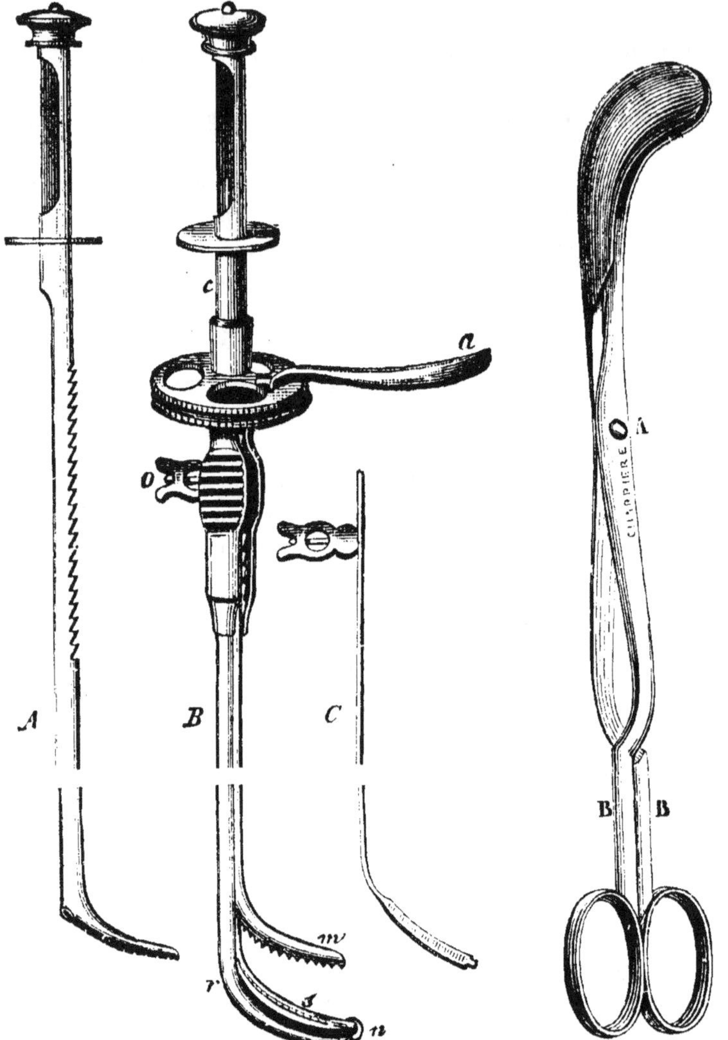



Fig. 251. — Brise-pierre à levier de Guillon.      Fig. 252. — Tenette courbe.

vers le col, s'arrêter quand, pendant ce trajet, on a senti la pierre. Ouvrir alors l'instrument et saisir le corps étranger qu'on amène au dehors par des tractions lentes, afin de dilater progressivement le col qui peut se prêter à une grande extension.

*Soins consécutifs :* Lavages et injections antiseptiques. Sulfate de quinine à l'intérieur.

### Kélotomie inguinale. Opération de la hernie étranglée.

Coucher le malade sur un lit épais, le membre postérieur correspondant à la hernie, entravé comme pour la castration. Anesthésier le malade. Faire une incision parallèle au grand axe de la tumeur, pénétrant jusqu'à la gaine vaginale sans l'intéresser. Isoler la tumeur comme dans la castration à testicule couvert. Ouvrir légèrement la gaine fibreuse, et compléter son débridement à l'aide d'un bistouri conduit sur la sonde (fig. 253), ou mieux, du bistouri boutonné. Il s'écoule de la sérosité sanguinolente, et l'intestin hernié apparaît plus ou moins congestionné. Mettre alors le cheval sur le dos, explorer avec l'indicateur le goulot de la gaine et reconnaître le point étranglé qui n'est autre que le collet de la gaine vaginale. Ce point reconnu, faire tendre en entonnoir les bords de la gaine incisée. Introduire l'indicateur de la main gauche servant de guide au bistouri boutonné dont le tranchant regarde la face interne de la cuisse. Par un léger mouvement de l'instrument, débrider l'étranglement. Réduire l'intestin par des pressions modérées et en rentrant successivement chaque portion, sans agir en masse sur la partie herniée. L'intestin réduit, placer un casseau courbe (voy. fig. 159, p. 300) la convexité en haut, après avoir rapproché et affronté les deux côtés de la gaine divi-

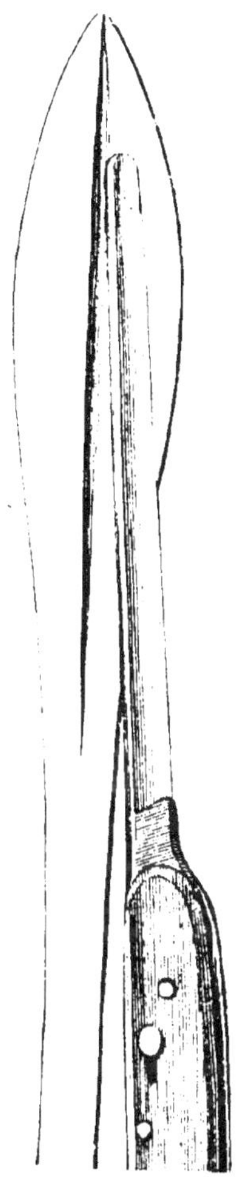

Fig. 253. — Bistouri glissé à plat sur la sonde cannelée.

sée. Ce temps de l'opération représente l'application du casseau dans la castration à testicule couvert.

Signol opérait *toujours* sans comprendre la gaine dans le
casseau, afin de laisser libre l'écoulement des liquides résultant de l'inflammation consécutive. De plus, il enlevait le
testicule, afin de permettre au cordon un mouvement ascendant qui occlut partiellement le canal.

Il est indiqué de châtrer le cheval du côté opposé ; l'observation démontrant que, tôt ou tard, une nouvelle hernie se
produit de ce côté.

*Soins et accidents consécutifs* : Placer l'opéré dans une bonne
écurie, la croupe un peu élevée. Éviter tous efforts provoqués
par les lavements, le décubitus, le relever ou l'application de
sinapismes. Soins antiseptiques.

*Accidents. Coliques* : Résultent de l'opération (réflexe nerveux) ou de la compression du cordon. Sans gravité. Promener le cheval.

*Péritonite* : Apparaît du 5e ou 10e jour ; presque toujours
mortelle.

*Éventration* : Résulte d'un débridement ayant intéressé l'an_
neau, sans se borner au collet de la gaine, très grave, essayer
le tamponnement.

*Blessures de l'intestin* : Peuvent être produites par l'instrument ou par des déchirures résultant d'un taxis mal fait : pas
toujours mortelles.

**Castration des mâles.**

## A. *Castration du cheval.*

Éviter de castrer en temps d'épizootie ou par les tempéra-
tures extrêmes. Ne castrer que les animaux en santé.

Préparer les chevaux de sang par un régime diététique et une
purgation. Une heure avant l'opération, donner un lavement
de chloral ou de sulfonal.

*Assujettissement.* — L'opération s'effectue rarement sur l'animal debout avec les postérieurs entravés. Plus souvent on fixe
le cheval dans le travail : on porte le membre postérieur gauche en arrière et on le fixe à la barre transversale du travail.
Généralement on couche le cheval à gauche ; le postérieur
droit est entravé sur l'épaule correspondante. Savonner et
laver la région des testicules surtout si on opère par torsion.

1° *Par les casseaux.*

*Instruments.* — Bistouri convexe, ciseaux, casseaux (fig. 254), ficelle ou anneaux métalliques, pinces (fig. 255).

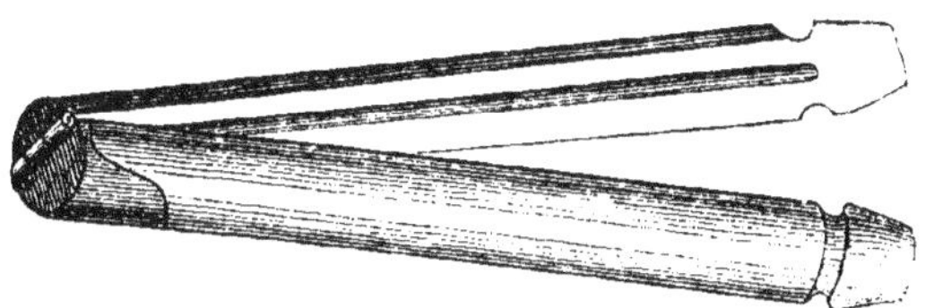

Fig. 254. — Casseau à charnières.

*Technique de l'opération.* — Elle se pratique à *testicules couverts* ou à *testicules découverts*, ou à *testicules découverts et cordons couverts.*

*a)* CASTRATION A TESTICULES COUVERTS (fig. 256). — *Premier temps : Préhension du testicule.* — L'opérateur s'agenouille vers la queue et s'appuie sur la croupe du cheval. Plaçant ses deux

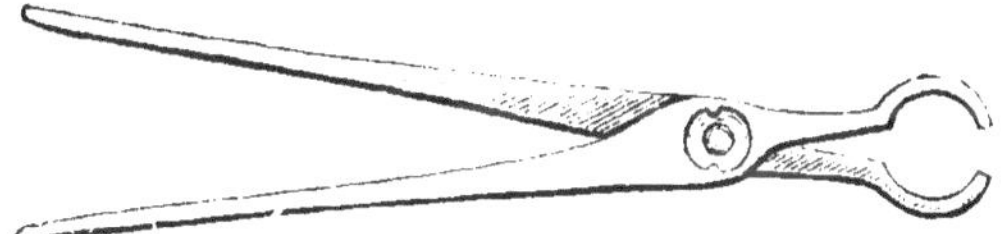

Fig. 255. — Pince pour la castration.

mains, l'une en avant, l'autre en arrière de la saillie formée par le testicule inférieur (gauche), il les engage brusquement sous la glande, puis les rapproche et saisit celle-ci : il la maintient ensuite de la main droite, attendant que la contraction du crémaster cesse, afin de permettre l'allongement du cordon. A ce moment, avec la main gauche libre, il enserre le cordon à sa partie inférieure, puis, par de légers mouvements des doigts des deux mains, il tend le scrotum sur le testicule. L'aide placé à sa droite passe les intruments.

*Deuxième temps : Incision du scrotum, du dartos et du tissu conjonctif sous-dartosien.* — L'opérateur prend ensuite de la main droite le bistouri en archet de violon ; il incise en un ou deux coups, le scrotum et le dartos, d'avant en arrière, suivant le grand axe de l'organe, et parallèlement au raphé. Le scrotum et le dartos incisés, le testicule, pressé par la main gauche, apparaît recouvert par les enveloppes profondes. On incise légèrement les lamelles conjonctives jusque sur l'aponévrose crémastérienne.

*Troisième temps : Enucléation du testicule.* — Le bistouri abandonné, un double mouvement de pression et d'écartement des doigts de la main droite engagés entre le tissu conjonctif sous-dartosien et les enveloppes profondes, rompt les adhérences et dégage complètement l'organe, surtout du côté de la tête de l'épididyme ; on prend alors le testicule de la main droite, à pleine main, tandis que la main gauche repousse en haut, sur le cordon, les enveloppes déjà incisées. Si des adhérences existent encore en arrière, entre la queue de l'épididyme et le dartos, on les déchire avec la main droite ou le bistouri, tandis que la gauche enserre le cordon. Si l'animal contracte violemment le crémaster, au lieu de tirailler le cordon, il importe de le contenir simplement, en cédant même un peu à la rétraction, et d'attendre.

*Quatrième temps : Application du casseau.* — Le testicule étant tenu de la main droite, la main gauche prend le casseau présenté ouvert par l'aide, et préalablement enduit de vaseline saupoudrée de sublimé ou de sulfate de cuivre ; on place le casseau en avant de l'organe et on l'enfonce d'avant en arrière, de manière à ce qu'il embrasse le cordon au-dessus de l'épididyme, sur la face plane des branches. La main gauche vient ensuite rapprocher les deux branches du casseau, en arrière du cordon, tandis qu'un aide glisse sur ces branches, d'arrière en avant, une anse de ficelle de fouet, disposée en nœud de saignée. La main droite de l'opérateur, abandonnant le testicule, vient saisir les chefs de celui-ci ; l'aide rapproche fortement les branches du casseau avec la *pince*, sans tirer sur le cordon. On serre la ficelle, qui est fixée ensuite par un nœud droit et on enlève la pince ; les casseaux coniques sont maintenus rapprochés par un anneau métallique au lieu de ficelles.

Mêmes manœuvres pour l'autre testicule.

*b)* Castration a testicules découverts. — *Premier temps.* — S'effectue comme pour la castration à testicules couverts.

*Deuxième temps : Incision des enveloppes.* — On divise par un

ou deux coups de bistouri toutes les enveloppes, y compris le
feuillet pariétal de la gaine vaginale.

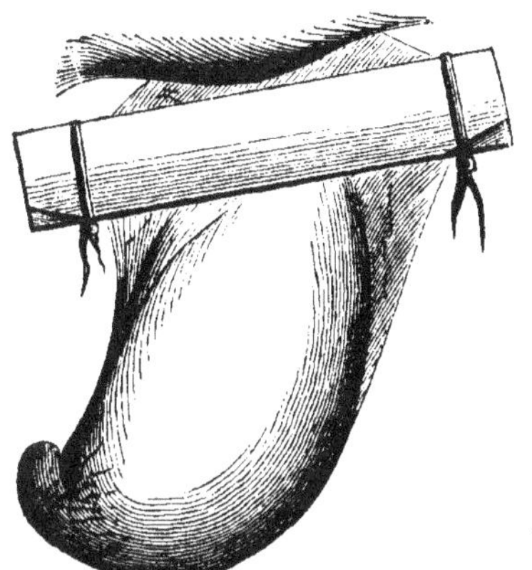

Fig. 256. — Castration à testicule
couvert.

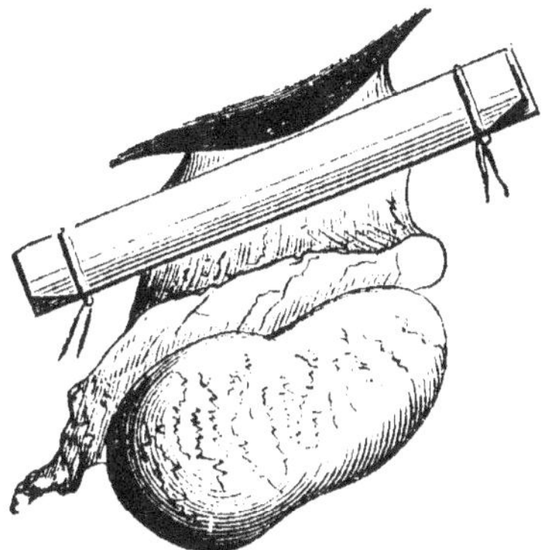

Fig. 257. — Castration à testicule
découvert.

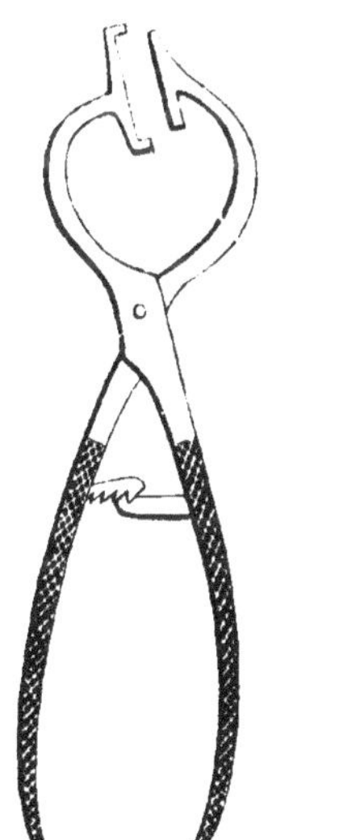
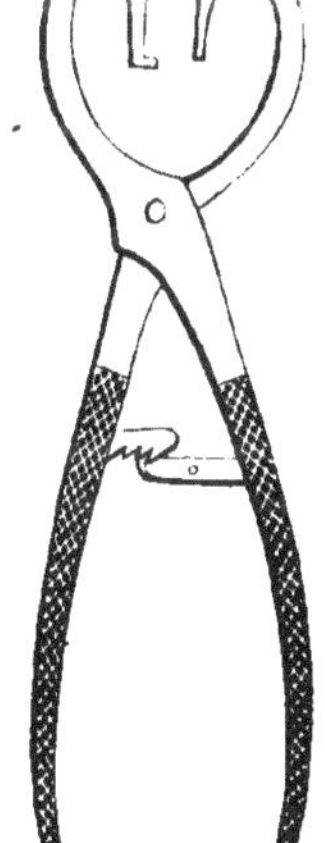

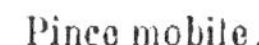


Fig. 258. — Pinces Reynal pour la torsion bornée.

*Troisième temps : Enucléation.* — Le testicule est tenu par la main droite, pendant que la gauche relève les enveloppes le plus haut possible sur le cordon, puis enserre celui-ci à sa partie inférieure ; la main droite, abandonnant alors le testicule, prend le bistouri droit, le tranchant tourné en arrière, et l'enfonce dans le cordon, au niveau du muscle blanc, un peu au-dessus de l'épididyme, pour en sectionner d'un coup la partie postérieure (Cadiot).

*Quatrième temps : Application du casseau.* — Mêmes manœuvres que pour la castration à testicules couverts, mais on placera le casseau un peu plus haut sur le cordon (fig. 257).

*Cinquième temps : Ablation du testicule.* — On coupe le cordon un peu au-dessous de l'épididyme. Certains opérateurs laissent le testicule ou n'en enlèvent qu'une partie pour éviter que le casseau ne remonte trop haut.

*c)* CASTRATION A CORDONS COUVERTS. — *Premier temps.* — Comme pour la castration à testicules couverts.

*Deuxième temps : Incision des enveloppes.* — On divise d'abord les enveloppes superficielles comme il a été dit plus haut, puis on fait aux enveloppes profondes une incision un peu moins longue.

*Troisième temps : Enucléation du testicule.* — Avec les doigts de la main gauche, on exerce des pressions sur les deux faces du testicule, afin de détacher les enveloppes superficielles des enveloppes profondes ; les premières, incisées largement, se séparent facilement des secondes et remontent haut sur le cordon. De nouvelles pressions font saillir le testicule hors de l'incision des enveloppes profondes qui remontent peu haut sur le cordon.

*Quatrième temps : Application du casseau.* — On l'applique sur le cordon recouvert par la partie inférieure des enveloppes profondes (séreuse, tunique fibreuse et crémaster).

*Cinquième temps : Excision du testicule.* — Comme dans le procédé à testicules découverts.

*2° Castration par torsion bornée du cordon.*

*Instruments.* — Bistouris convexe et droit ; pinces *fixe* ou *limitatrice* (fig. 258) et *pince mobile* (fig. 258).

*Technique.* — 1° TORSION PAR DEUX INCISIONS. — *Premier, deuxième* et *troisième temps.* Comme dans le procédé par les casseaux à testicules découverts.

*Quatrième temps.* — La main gauche soutenant le testicule et au besoin tirant légèrement pour bien dégager le cordon, la main droite place la pince fixe, branche femelle en dessous, à 4 ou 5 centimètres au-dessus de l'épididyme ; les mors de la pince sont maintenus bien serrés à l'aide de la crémaillère à ressort des branches ; cette pince est confiée à un aide, qui ne doit pas tirer sur le cordon. Les mors de la pince mobile sont alors placés sur le cordon à un centimètre au-dessous de ceux de la pince fixe. On les serre ensuite et on les arrête avec la crémaillère (fig. 259). On tord lentement le cordon, en faisant pivoter cette pince mobile sur son axe. — Dès que le cordon est rupturé, on enlève la pince fixe. — Si une légère hémorragie se produit, on l'arrête par des affusions froides ou par l'application d'une pince hémostatique ou par une ligature.

2° Torsion par une seule incision. Procédé de Jacoulet. — *Premier temps : Préhension du testicule.* — Il s'effectue comme dans le procédé par les casseaux à testicules couverts ; seulement, lorsque la main gauche est parvenue à enserrer le cordon, on déplace les enveloppes superficielles par de légers mouvements des doigts de cette main gauche, de façon à amener le raphé médian qui sépare les deux poches scrotales, au niveau de la grande convexité du testicule.

*Deuxième temps : Incision du scrotum et du dartos.* — Cette incision se fait sur le raphé médian et dans la partie postérieure des bourses ; elle devra être aussi petite que possible.

*Troisième temps : Incision des enveloppes profondes.* — On imprime aux enveloppes profondes un léger déplacement à l'aide de mouvements combinés des doigts de la main gauche et de la main droite ; on incise ensuite ces enveloppes profondes en arrière, vers l'extrémité postérieure du testicule, sur une petite étendue. Le déplacement imprimé à ces enveloppes fait que leur incision ne correspond pas à celle des enveloppes superficielles ; on diminue ainsi les chances d'infection de la gaine. — Puis on dépose le bistouri ; on comprime le testicule avec la main droite et il finit par saillir hors des enveloppes ; on le saisit de la main droite et on l'attire au dehors par une traction lente, tandis que la main gauche remonte les enveloppes le plus haut possible sur le

cordon. Un aide place la pince fixe sur le cordon qu'elle
enserre. — L'opérateur saisit le testicule de la main gauche,
et, avec la main droite armée du bistouri droit, il sectionne

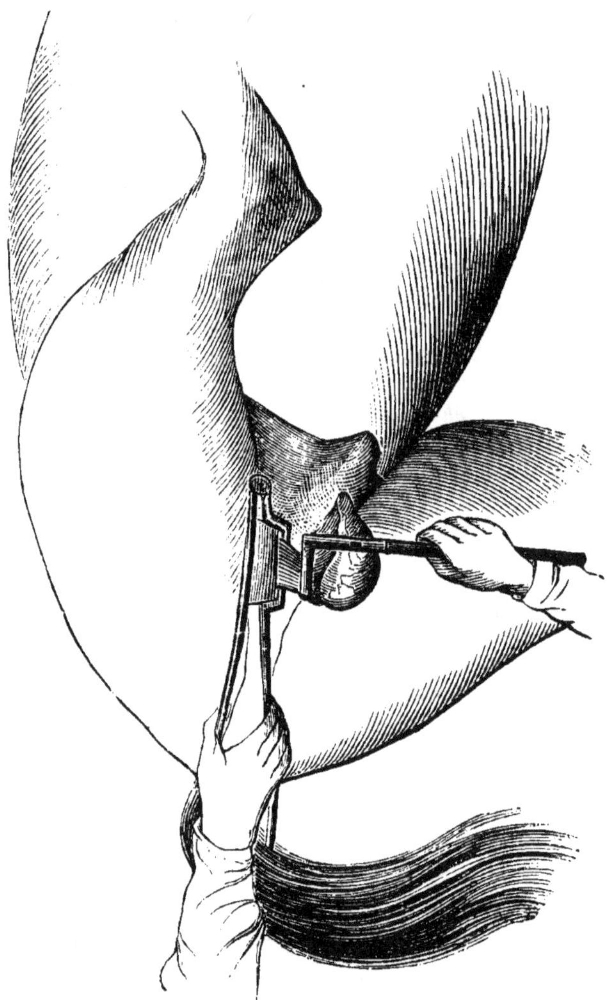

Fig. 259. — Opération de la torsion bornée.

la partie postérieure du cordon, un peu au-dessous des mors
de la pince fixe, comme il a été dit dans le procédé par cas-

seaux à testicules découverts. Il applique ensuite la pince mobile immédiatement au-dessous de cette incision et il rupture le cordon par une torsion lente. Enfin il retire la pince fixe.

Pour enlever l'autre testicule, le *premier temps* s'effectue comme pour le premier testicule, mais de façon à amener la première incision des enveloppes superficielles au niveau de la grande convexité du deuxième testicule ; on déplace ensuite les enveloppes profondes, puis on les incise et on opère comme pour le premier testicule.

Nous passons sous silence les autres procédés de castration : par écrasement, par le feu, par bistournage, etc.

Soins post-opératoires. — Attacher le cheval au râtelier ou lui mettre un collier à chapelet et le laisser en liberté dans un box, sur une litière propre. — Si on a opéré par les casseaux ; enlever ceux-ci après 6-7 jours, exciser les cordons au-dessous et au ras des casseaux et couper la ficelle qui réunit les branches de ceux-ci. Cagny laisse les casseaux tomber seuls après 15 à 25 jours. Si on a opéré par torsion bornée, asperger la plaie avec une solution antiseptique. Lors d'engorgement volumineux, laver les plaies fréquemment ; pratiquer des mouchetures. Promener l'opéré matin et soir. Bonne hygiène. Remettre l'animal en service de 1 à 3 mois après l'opération.

Accidents. — *Coliques* qui disparaissent après de simples promenades et des frictions sèches. *Hémorragie* lorsque la torsion a été effectuée trop rapidement. *Hernie* de l'épiploon et de l'intestin. *Abcès* des bourses. *Péritonite*. *Champignon*. *Septicémie*. *Tétanos*.

## *Cryptorchidie*.

La description de cette opération comporte des détails dépassant le cadre d'un résumé comme cet *Aide-Mémoire*.

## B. *Castration du Taureau*.

1° *Par les casseaux*. — Méthode rarement employée.

2° *Par torsion*. — Pour les taureaux âgés ou qui ont sailli. Se pratique comme pour le cheval.

3° *Par Bistournage*. — L'animal est opéré debout, fixé par la tête, et un membre postérieur porté en avant. L'opération se fait en quatre temps :

*Assouplissement.* — L'opérateur, placé derrière les jarrets, saisit les testicules et les fait descendre au fond des bourses. Pendant que la main droite les maintient, la gauche tire fortement le scrotum de haut en bas et d'avant en arrière. Puis les testicules sont repoussés vers l'anneau inguinal. Ces manipulations ont pour effet de détruire les adhérences celluleuses entre le dartos et la tunique érythroïde. Si elles ont été bien effectuées, le testicule doit monter et descendre sans obstacle.

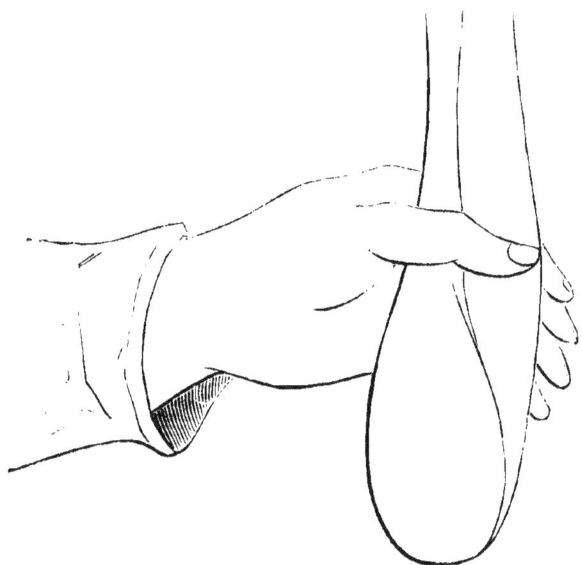

Fig. 260. — Position de la main gauche pour faire basculer le testicule.

*Culbute.* — Les testicules ayant été remontés, l'opérateur en ramène un au fond des bourses, saisit le cordon à son point d'union avec l'épididyme, la main dirigée de manière que le pouce repose sur la partie postérieure du cordon, l'index et le médius sur la partie antérieure (fig. 260).

L'autre main pince la partie inférieure du scrotum. Pour faire basculer le testicule, l'une des mains tire le cordon de haut en bas et d'avant en arrière, de manière à commencer le mouvement de renversement de la glande. Les doigts de l'autre main appliqués par la face dorsale contre la partie posté-

rieure du testicule poussent en haut son extrémité inférieure.
Ces deux mouvements combinés font culbuter le testicule
(fig. 261).

*Torsion du cordon*. — Les deux mains saisissent le cordon
et le testicule, les doigts de la main droite allongés selon
son grand axe et lui imprimant un mouvement de gauche
à droite et de dehors en dedans. Les doigts de l'autre main
tirant sur le cordon de droite à gauche et de dedans en dehors pour opérer un demi-tour. A ce moment, le rôle des
mains change, le pouce de la main droite pousse le cordon
de gauche à droite et de dehors en dedans, les doigts de la

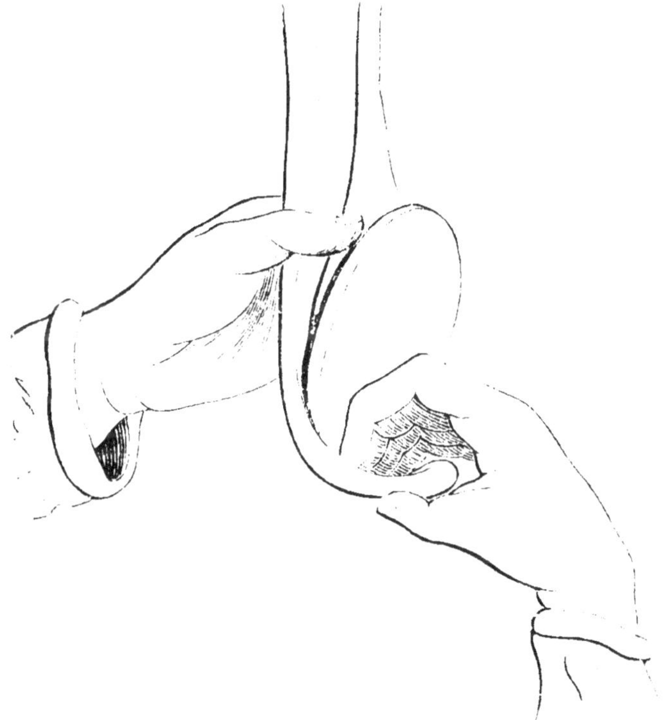

Fig. 261. — Culbute du testicule.

main gauche entrainant le testicule de droite à gauche et de
dedans en dehors (fig. 262 et 266).

Les tours suivants se font de la même manière ; de deux à

cinq. Les deux testicules sont opérés par la succession des mêmes mouvements.

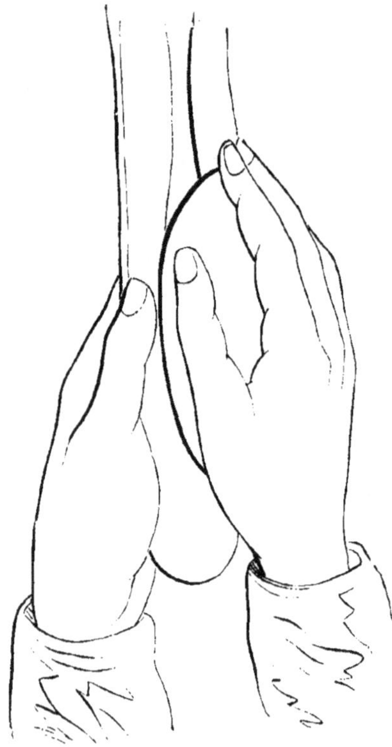

Fig. 262. — Torsion du testicule.

*Ligature des enveloppes.* Remonter les testicules, en les mettant bien en regard. Le lien est alors contourné autour du scrotum et au-dessous des testicules refoulés en haut. On serre suffisamment pour qu'ils ne puissent descendre. Quarante-huit heures après on enlève ces liens quand la partie est envahie par l'engorgement.

4° *Castration par martelage.* — Consiste à produire une contusion qui, ayant pour conséquence la désorganisation de l'artère, amène l'atrophie de l'organe. Le taureau debout, les membres entravés, placer deux bâtons de bois dur, l'un en avant, l'autre en arrière du cordon, immédiatement au-dessus des testicules, les rapprocher en les tenant bien serrés (fig. 267).

On imprime alors à ces deux bâtons réunis un mouvement de rotation qui rend supérieur celui qui était inférieur, de sorte que le cordon spermatique forme une courbe à convexité postérieure. Saisissant un marteau, l'opérateur frappe plusieurs coups bien à plat sur chaque cordon qui s'aplatit sous le choc, et devient de moindre consistance. Il résulte de la fièvre. de l'engorgement qui durent peu de temps.

5° *C. à l'aiguille.* Consiste à étreindre les cordons dans un lien passé sous la peau.

*6° C. par casseau à testicules couverts par la peau. — Se*

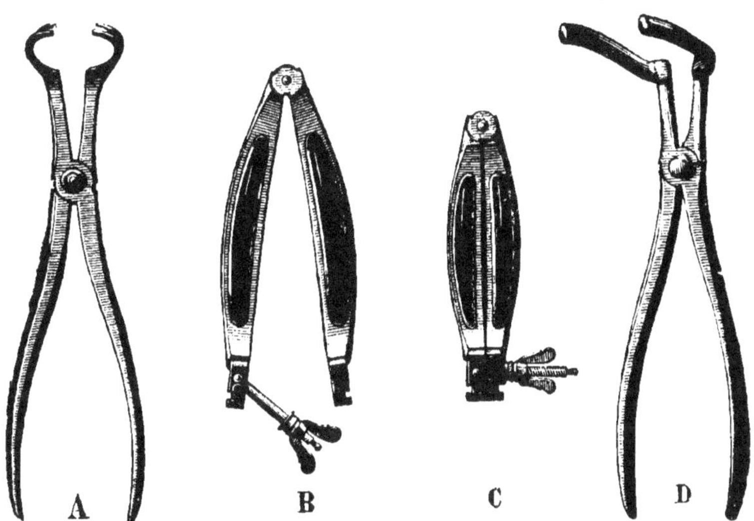

Fig. 263. — Castration par compression en masse par le casseau (E. Julié).
A. pince à compression. — B. casseau grand modèle pour les animaux de grande
taille : chevaux, mulets, taureaux, etc. — C. casseau petit modèle pour les animaux de moyenne taille : petits chevaux, ânes, taurillons, etc., etc. — D. pince
dite tire testicules.

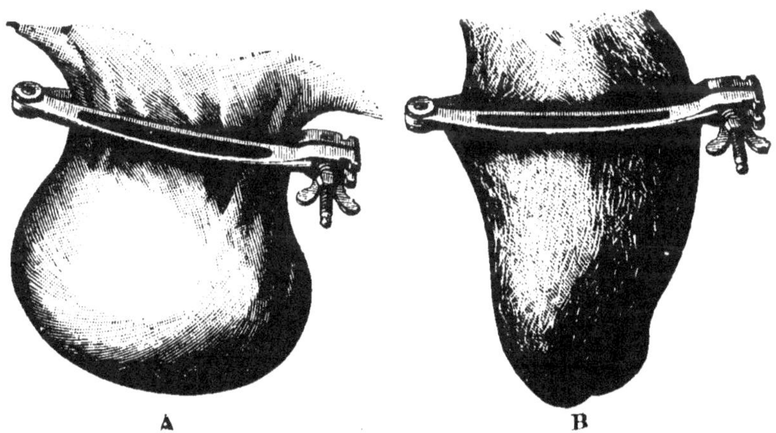

Fig. 264. — Appareil en place sur le testicule
du cheval (E. Julié).

Fig. 265. — Appareil en place sur le
testicule du taureau (E. Julié).

pratique à l'aide d'un casseau spécial qui embrasse toute la
masse au-dessus des testicules : il est fermé et fixé à

l'aide d'une vis qu'on serre plus ou moins (fig. 264, p. 429).

7° *C. par arrachement.* — Sur les jeunes animaux. Consiste à faire sortir les testicules des bourses, et à tirer fortement jusqu'à rupture des cordons. Présente le danger de lésions internes.

8° *C. par excision simple, par raclement, par écraseur linéaire et par ligature.* — Peu employés.

### C. Castration des petits ruminants mâles.

*C. par torsion.* Pour les jeunes béliers, mettre les testicules à nu, soit par une incision commune aux deux glandes (châtrer en

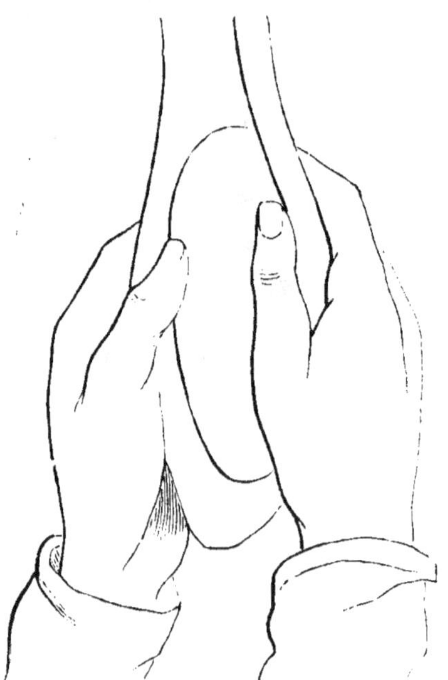

Fig. 266. — Fin de la torsion du testicule.

agneau), soit par une incision pour chaque testicule (châtrer en veau). Les organes étant énucléés, tordre le cordon à la manière habituelle.

*C. par arrachement.* Dit encore à la dent. Consiste à sortir le testicule, le saisir avec les dents, et tirer sur le cordon jusqu'à la rupture. Employé par les bergers.

*C. par bistournage.* Se pratique comme chez le taureau, avec cette différence que le bélier est couché et maintenu sur le dos.

*C. par fouettage ou billonnage.*

Consiste à opérer la constriction du cordon pris en bloc à l'aide d'un lien solide, de ficelle dite *fouet* (fig 268), ou mieux à l'aide d'une *ligature élastique.* 3 ou 4 jours après, couper les testicules au-dessous du nœud.

### D. Castration du verrat.

Se pratique par excision simple sur les très jeunes sujets.
Mais si l'animal est un peu âgé, il faut lier les cordons ou

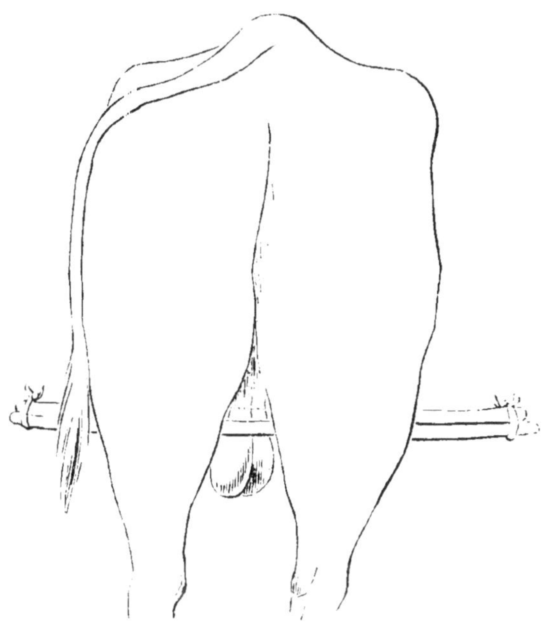

Fig. 267.— Castration par martelage.

placer des casseaux, en procédant comme pour les autres animaux.

### E. Castration du chien.

Se fait par torsion.

### F. Castration du chat.

Pour les animaux jeunes, excision simple, torsion pour les
animaux plus âgés. Se mettre en garde contre les atteintes
de l'animal

### G. Castration des volailles.

Les testicules sont fixés à la région sous-lombaire.

On châtre les poulets vers l'âge de trois à quatre mois. L'incision se fait sur le flanc gauche avec un bistouri ; elle doit
être transversale à la longueur du corps, au milieu du flanc,

entre le sternum et l'anus. On pénètre ainsi dans l'abdomen, et l'indicateur, légèrement recourbé, va chercher l'un après l'autre les testicules qui sont sortis du ventre et détachés.

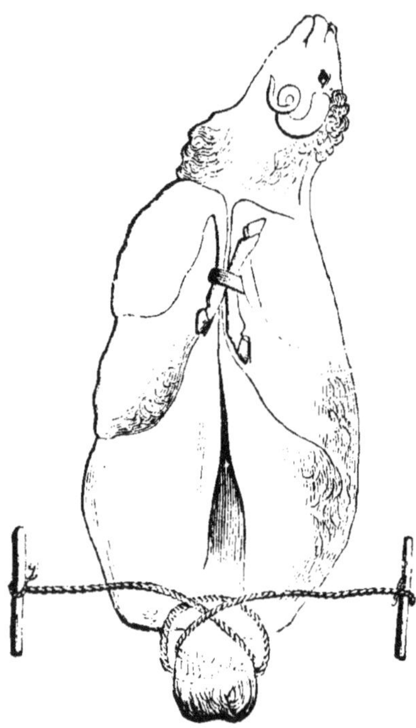

Fig. 268. — Castration par fouettage.

Rentrer les portions d'intestin qui auraient pu sortir et fermer la plaie par une suture. Parfois les organes détachés s'échappent et tombent dans l'abdomen, sans qu'il y ait à s'en préoccuper. On place les opérés dans un endroit tranquille, les nourrissant de farine et de son délayés. Ce procédé donne des pertes assez importantes, 30 0/0.

Aujourd'hui on préfère faire une incision longitudinale dans le dernier espace intercostal, après asepsie de la peau ; placer une pince dilatatrice ; saisir le testicule avec une pince à torsion et tordre trois ou quatre fois en tirant légèrement. Pas de suture. Opérer de même de l'autre côté.

**Castration des femelles. Ovariotomie. Ablation des ovaires.**

### A. *Jument.*

Préparer la jument par un régime diététique.

*Castration par le vagin.*

*Assujettissement.* — Entraver la jument debout dans un travail. Vider le rectum et la vessie. Demi-anesthésie.

*Instruments.* — Bistouri à lame cachée (fig. 269) et écraseur parfaitement aseptiques.

*Technique.* — Laver la vulve et le vagin d'abord à l'eau

tiède, puis avec une solution antiseptique. L'opérateur devra
s'aseptiser les mains et les bras.

*Premier temps : Ponction du vagin.*
— La main droite, armée du bistouri
dont la lame sera rentrée, est introduite dans le vagin jusqu'au col. Le
bistouri étant tenu dans une direction horizontale ou légèrement oblique en avant et en haut, le pouce de
la main en fait sortir la lame ; par
un mouvement brusque du bras,
celle-ci est portée en avant et perfore le plafond du vagin, à un ou
deux travers de doigt au-dessus du
col. Ce temps de l'opération est assez
dangereux, et il faudra avoir bien
soin de tenir le bistouri dans une
direction à peu près horizontale afin
d'éviter les blessures de l'aorte, de
ses divisions ou du rectum. Si le
vagin n'est pas divisé dans toute son
épaisseur, on peut donner un second
coup de bistouri ou bien achever la
perforation avec le doigt, mais dans
ce cas on s'expose au décollement du
péritoine.

Dès que le vagin et le péritoine
sont traversés, on rentre la lame du
bistouri, puis on retire le bras et on
dépose l'instrument. On se désinfecte
la main à nouveau, on la réintro-
duit dans le vagin, et on engage
l'index puis le pouce dans la perfo-

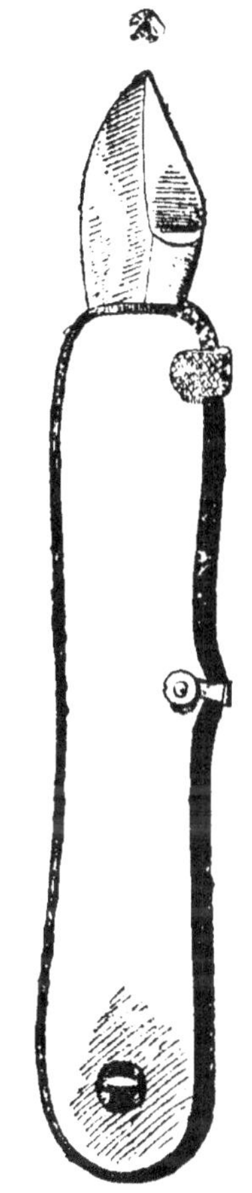

Fig. 269. — Bistouri à lame
cachée (Gasselin).

ration ; on agrandit celle-ci en écartant les doigts, pour que
la main puisse pénétrer dans la cavité abdominale.

*Deuxième temps : Préhension et ablation de l'ovaire.* — La main,
introduite dans la cavité péritonéale, est guidée par le plan
supérieur de l'utérus puis par une corne utérine qu'elle suit
jusqu'à l'ovaire ; *ne pas prendre une bosselure du côlon flottant*

*pour l'ovaire*. La bosselure intestinale est moins dure que la glande ovarique, elle se laisse déprimer et conserve l'empreinte du doigt ; de plus, elle est toujours précédée ou suivie d'autres bosselures. Dès que l'on est bien en possession de l'ovaire, on ramène la main jusqu'au niveau de l'incision vaginale ; la main libre engage l'écraseur le long du bras jusqu'à ce que la chaîne, passant dans la perforation du vagin, atteigne l'ovaire ; puis on confie l'instrument à un aide. La main qui maintient l'ovaire ouvre l'anse de la chaîne et y engage la glande ; à ce moment l'aide rétrécit rapidement l'anse qui enserre étroitement le pédicule ovarien ; l'opérateur maintient l'ovaire et la chaîne, tandis que l'aide manœuvre lentement l'écraseur. Au bout de quelques minutes, le pédicule est sectionné, et la main ramène au dehors l'ovaire et l'instrument. On pourrait aussi faire la torsion avec la main, le pédicule de l'ovaire étant fixé avec la pince de Dietweiler Mêmes manœuvres pour l'autre. On irrigue ensuite le vagin avec une solution antiseptique légère, on désentrave la jument, on la promène un quart d'heure puis on la reconduit à l'écurie.

*Accidents*. — Renversement du rectum. Blessure de l'aorte ou de ses divisions. Hémorragie par section trop rapide du pédicule ovarien.

*Complications*. — Hernie vaginale. Péritonite. Abcès paravaginaux.

*Castration par le flanc*.

Rarement employée aujourd'hui. Faire d'abord la *laparotomie* (voyez ce mot) puis, avec la main introduite dans la cavité abdominale, rechercher les ovaires et en faire l'excision à l'aide de l'écraseur.

### B. *Vache*.

Le manuel opératoire est le même que celui de la jument, sauf quelques différences dues à la disposition de l'appareil génital de la vache.

a. *Castration par le vagin*.

*Soins préopératoires*. — La vache sera entravée en position debout : deux aides maintiendront la tête ; deux autres, placés de chaque côté de l'animal, l'empêcheront de se déplacer latéralement, et, à l'aide d'un bâton dont ils tiendront les extrémités, ils s'opposeront à la voussure de la colonne vertébrale en contre-haut ; les membres postérieurs seront entravés. Le vagin sera irrigué avec une solution antiseptique, et la vulve lavée ainsi que les parties environnantes ; le rectum sera vidé. L'anesthésie n'est pas nécessaire.

*Instruments.* — Les mêmes que pour la jument.

*Premier temps : Ponction du vagin.* — La perforation vaginale faite avec le bistouri est suffisante quand l'index et le médius s'y meuvent librement. Pour la faciliter, on peut utiliser le fixateur du vagin de Walther.

*Deuxième temps : Préhension et ablation de l'ovaire.* — L'index et le médius, introduits dans la cavité abdominale, explorent les faces latérales de l'utérus et la face interne des ligaments larges. L'ovaire trouvé est saisi entre les deux doigts et amené dans le vagin où il est sectionné à l'aide de l'écraseur ou excisé par torsion à l'aide de la pince de Charlier (fig. 270).

b. *Castration par le flanc.*

Même manuel opératoire que pour la jument, mais la laparotomie se fait dans le flanc droit.

*Suites de l'opération :* Durant quelques heures, légères coliques, tristesse, efforts expulsifs, diminution du lait. Ces symptômes disparaissent après quelques jours. Les soins hygiéniques suffisent : nourriture légère, verte ; éviter les refroidissements. Les premiers symptômes de la péritonite ou des abcès paravaginaux se montrent ordinairement du 3e au 5e jour.

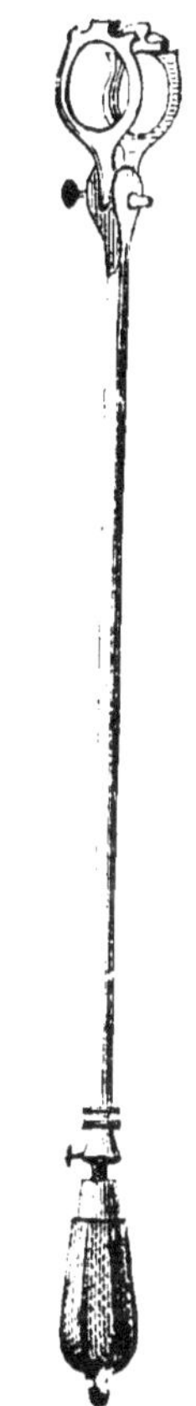

Fig. 270. — Pince à torsion, vue ouverte.

*Résultats économiques :* La castration prolonge la sécrétion lactée, qui n'est plus influencée par l'époque des chaleurs. Quand les femelles ne donnent plus de lait, elles prennent plus facilement la graisse. A la suite d'expériences sur une grande échelle, ces résultats paraissent contestés (Weber).

## C. *Brebis*.

La castration des brebis est rarement pratiquée. Opérer comme pour la truie ; l'incision se fait dans le flanc droit.

## D. *Truie*.

Se pratique à l'âge de six semaines, deux mois. Coucher la truie sur une table et sur le côté droit, la maintenir solidement. L'opérateur se place derrière le dos, les membres de la bête portés en arrière pour tendre le flanc. Pratiquer l'incision au-dessous du relief de l'apophyse transverse de l'avant-dernière vertèbre lombaire à un centimètre en avant de la saillie de l'angle externe de l'ilium, inciser avec ménagement, et ponctionner le péritoine. Passer l'index dans la plaie, et rechercher l'ovaire dont la grosseur est variable. Il est plus facile de saisir la corne de l'utérus, alors grosse comme une plume d'oie et de la dévider jusqu'à l'ovaire qui se trouve ainsi amené sous la main de l'opérateur. Les ovaires sont alors arrachés ou excisés. Il suffit de rentrer les cornes de la matrice et de faire une suture à la plaie du flanc. Chez les vieilles truies, il faut tordre le ligament ovarien pour éviter les hémorragies. Cette opération est quelquefois délicate, à cause de la brièveté relative des doigts, du gros volume des ovaires, de leurs adhérences anormales. Les accidents sont rares ; cependant, on peut blesser l'une des cornes, l'intestin ou la vessie. Il peut se produire une hémorragie, se former des abcès, des hernies ou une péritonite.

## E. *Chienne*.

En raison des dispositions anatomiques, il faut faire une incision dans chaque flanc. Le manuel opératoire est le même que pour la truie ; il faut seulement opérer un peu plus bas et plus en avant que chez cette dernière. Bien que l'ovaire soit souvent dissimulé par des masses graisseuses, on le trouve fixé près et en arrière du rein.

### Amputation du pénis.

*Assujettissement.* — Comme pour la castration.

*Instruments.* — Bistouri, pinces ordinaires et à forcipressure, aiguille métallique, sonde métallique.

*Technique.* — Faire tendre le pénis par un aide ; un autre

exerce une traction sur la base de l'organe. On fait, sur les faces supérieure et latérales du pénis, une insision circulaire dont les extrémités s'arrêtent à la limite des faces latérales et inférieure. Puis, on complète cette incision par deux autres, partant de ses extrémités et se réunissant à 5 centimètres plus loin en arrière, sur la ligne médiane.

On excise ensuite les tissus qui recouvrent l'urètre dans ce lambeau triangulaire ainsi délimité. — On dissèque le canal et on le coupe transversalement à 1 ou 2 centimètres en avant de l'incision. — On introduit, dans la partie découverte de l'urètre, une sonde cannelée, et on la divise au bistouri sur la ligne médiane. — On réunit par des points de suture chaque lèvre de la muqueuse à la lèvre correspondante du tégument pénien. On coupe ensuite transversalement le corps caverneux au niveau de l'incision circulaire, on lie l'artère dorsale, on rabat la peau en avant des moignons, on affronte également les bords latéraux et on y fait deux ou trois points de suture.

Ce procédé est supérieur à tous les autres ; il empêche sûrement le rétrécissement de l'urètre ; cependant, comme avec tous les autres modes opératoires, on voit survenir une hémorragie en nappe, difficile à arrêter (Cadiot).

## *Opérations qui se pratiquent sur la queue*.
### Amputation de la queue.

*Assujettissement*. — Opérer sur l'animal debout ; entraver les membres postérieurs ou fixer le cheval dans un travail.

*Instruments*. — Coupe-queue (fig. 271). Brûle-queue (fig. 272). Ciseaux.

*Technique*. — Couper les crins circulairement au niveau de la section. Réunir les crins du tronçon supérieur en deux nattes latérales. Se placer à gauche du sujet, en arrière du membre correspondant, faire tendre la queue bien horizontalement, engager le point à sectionner sur la gorge du coupe-queue et fermer brusquement la branche mâle de l'instrument. On cherche autant que possible l'articulation de deux coccygiens. Cautériser l'extrémité amputée à l'aide du brûle-queue, de manière à arrêter l'hémorragie et à produire une eschare qui tombe ultérieurement. Si l'animal est irritable, placer avant l'opération une ligature élastique au-dessus du point de section et que l'on retire 10-12 heures après l'opération.

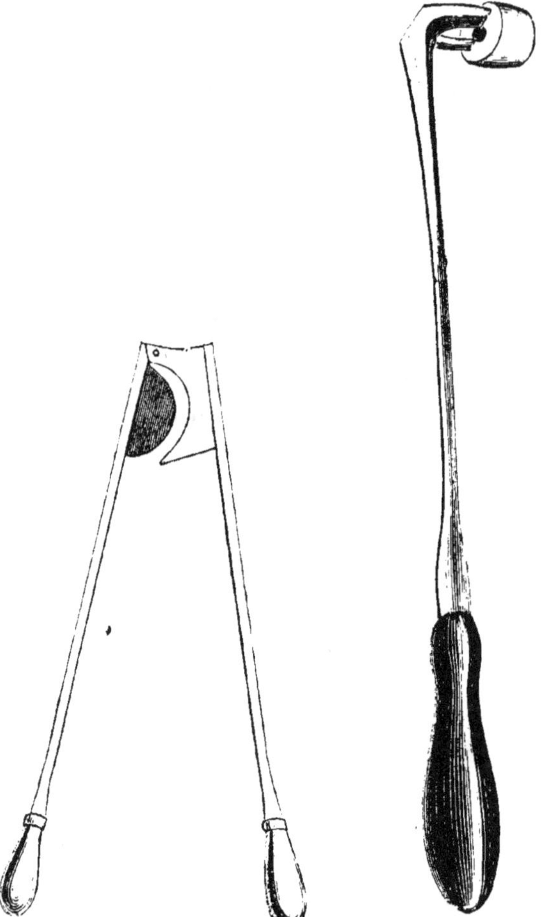

Fig. 271. — Coupe-queue.          Fig. 272. — Brûle-queue.

## Queue à l'anglaise. Myotomie coccygienne.

Excision des muscles de la queue, dans le but d'en relever le port, ou de le redresser suivant que l'organe est tiré à droite ou à **gauche**.

Choisir le temps de l'opération, éviter les grandes chaleurs;

l'époque de la dentition ou des gourmes. Préparer le cheval par deux ou trois jours de demi-diète. Habituer l'animal à la poulie, préalablement agencée dans l'écurie, de manière à maintenir la queue relevée comme elle le sera après l'opéra-

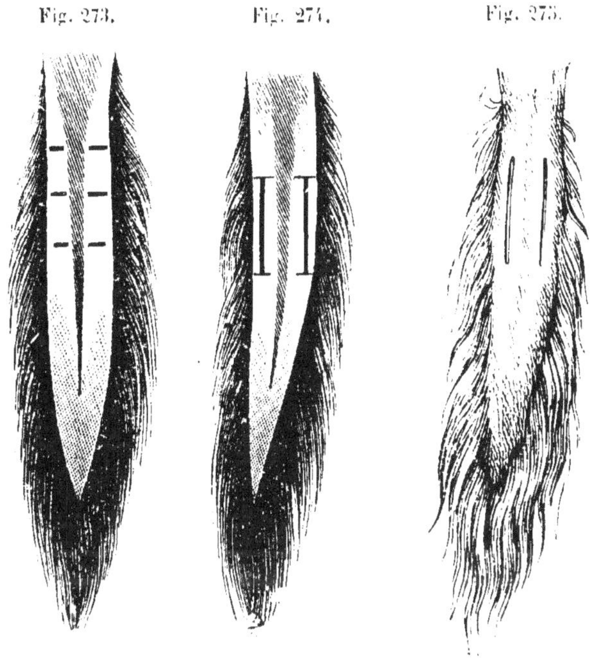

Fig. 273.                 Fig. 274.                 Fig. 275.

Incisions pour la myotomie coccygienne.

Fig. 273. — Procédé ordinaire à trois incisions transversales de chaque coté. — Fig. 274. Procédé par incisions transversales et longitudinales. — Fig. 275. Procédé par incisions longitudinales.

tion. Savonner et laver la queue avec une solution antiseptique.

*Manuel opératoire*. L'animal debout, entravé, l'opérateur saisit de la main gauche la queue déjà maintenue relevée par un aide. Le bistouri à serpette sert à faire une première incision à trois doigts de l'anus en tranchant transversalement l'un ou l'autre des muscles coccygiens inférieurs, suivant qu'on commence à droite ou à gauche. Une seconde et une troisième incisions placées à trois ou quatre doigts l'une de l'autre divisent encore le muscle dans sa longueur. Ce temps de l'opération est répété sur l'autre muscle coccygien (fig. 273). Après ces diverses sections, on voit saillir, par les ouvertures, les tronçons musculaires qu'on excise au niveau de la plaie. Les figures ci-dessus représentent les procédés les plus usités.

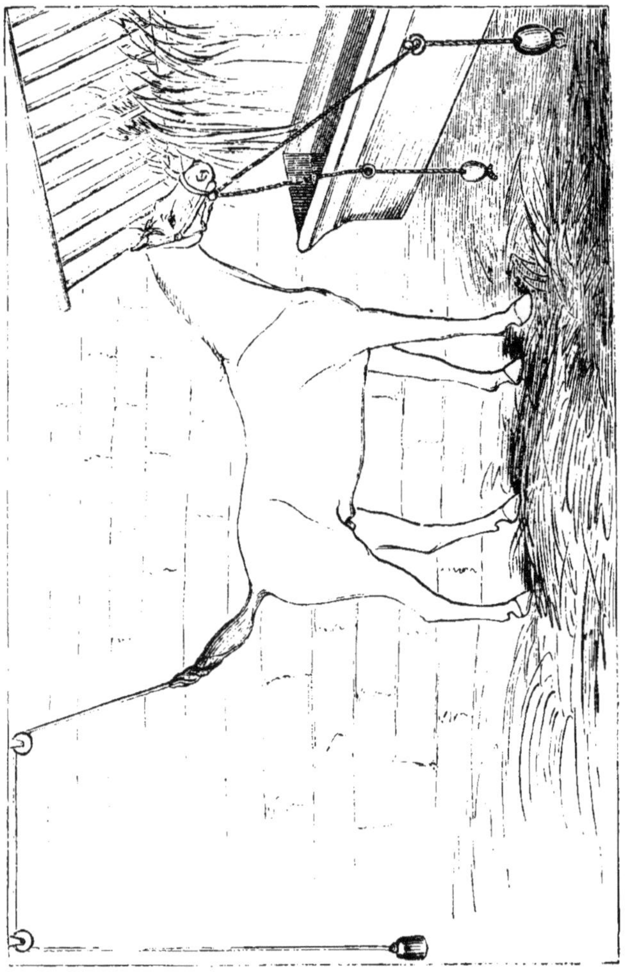

Fig. 276. — Position du cheval opéré de la myotomie caudale (méthode de la poulie).

Les procédés peuvent différer.

Incisions transversales et longitudinales (Vatel) (fig. 274).

Par incisions longitudinales (Delafond) (fig. 275).

Par incisions en T, par incisions transversales communes, etc.

La section étant opérée, faire un pansement modérément compressif, à l'aide d'une étoupade et d'une bande. Le cheval est alors mis à la poulie (fig. 276).

Vingt-quatre ou quarante-huit heures après, on enlève le pansement. Soins de propreté des plaies. La suspension dure dix-huit à vingt jours. Avoir soin de ne pas mettre à la corde un poids trop lourd ; ce défaut de précaution entraîne les complications les plus graves. On peut employer le pansement antiseptique.

Les accidents consécutifs sont : l'hémorragie, l'engorgement, ou l'érysipèle phlegmoneux, la gangrène, les blessures des coccygiens, enfin l'insuccès de l'opération, le port de queue n'étant pas modifié. La myotomie pour déviation latérale de la queue se fait sur le muscle coccygien correspondant au côté d'inflexion de la queue.

## *Opérations qui se pratiquent sur les membres.*
### Amputation d'un membre.

Chez les petits animaux, chez le chien, le chat, lors de fracture compliquée, de brûlure, de gelure, etc.

*Instruments.* — Bistouris, pinces ordinaires et à forcipressure, érignes, ciseaux, scie, aiguilles à suture, fil ou catgut.

*Technique.* — Coucher l'animal sur une table à opération ; l'anesthésier. Assurer l'hémostase en appliquant un garrot de caoutchouc au-dessus du lieu d'élection de l'opération. Ce dernier est variable suivant le siège des lésions. Couper les poils, désinfecter la région. Sectionner circulairement la peau à 2-3 centimètres au-dessous du lieu d'élection ; la décoller des tissus sous-jacents jusqu'à ce dernier ; pour plus de facilité, la sectionner dans la direction de l'axe du membre, de façon à en former 2 ou 3 lambeaux. Couper ensuite les tissus jusqu'à l'os ; ligaturer les artères et les veines. Sectionner l'os à l'aide de la scie. Désinfecter la plaie, rabattre les lambeaux cutanés sur la surface de section et en faire la suture. Appliquer ensuite un fort pansement ouaté un peu compressif et retirer le garrot.

*L'amputation d'un doigt chez les ruminants* peut se pratiquer de même ; généralement on pratique la désarticulation de la

1re et de la 2e phalange ou de la 2e et de la 3e ; dans ce dernier cas conserver le bourrelet.

*L'amputation de l'aile chez les oiseaux* est une désarticulation que l'on pratique au niveau du carpe.

### Ténotomies.

1° *Section du fléchisseur oblique du métacarpe.* — Coucher le cheval sur le côté opposé ; laisser le membre entravé et le tendre à l'aide de deux plates-longes.

*Technique.* — Se placer en avant du membre, couper les poils au-dessus et en arrière du genou ; désinfecter la peau. On sent très bien le tendon, en dedans de celui du fléchisseur externe.

Avec le ténotome droit, faire au niveau du bord antérieur du tendon, à 3-4 centimètres au-dessus de l'os sus-carpien, à la peau et à l'aponévrose sous-jacente une étroite ponction dans laquelle on engage, sous le tendon, le ténotome courbe.

Ensuite tourner le tranchant de celui-ci en arrière et sectionner la corde de dedans en dehors par un mouvement de bascule et de scie, en évitant de toucher à la peau.

Ensuite pansement ouaté ou plâtré, relever le cheval et le laisser au repos absolu.

2° *Section du fléchisseur externe du métacarpe.* — Même technique.

3° *Section du perforant.* — Le lieu d'élection est à 1-2 centimètres au-dessous du milieu du canon pour les membres antérieurs, et exactement au milieu pour les postérieurs. Coucher le cheval sur le côté opposé ; laisser le membre entravé et le tendre à l'aide de plates-longes. Préparer la région. Implanter le ténotome droit en arrière du perforant entre celui-ci et le perforé, ou si les tendons sont altérés, au tiers postérieur de la masse indurée ; éviter de perforer la peau du côté opposé. Retirer le ténotome droit, introduire à sa place le ténotome courbe, mettre son tranchant en contact avec le perforant et sectionner celui-ci d'arrière en avant. Pansement ouaté ou plâtré. Immobilisation.

4° *Section du perforé.* — Même technique, la ponction est faite à la même hauteur mais dans le tissu conjonctif sous-cutané ; le perforé est sectionné d'arrière en avant.

5° *Section de la branche cunéenne du fléchisseur du méta-*

*tarse*. — Coucher le cheval sur le membre à opérer ; entraver le postérieur superficiel sur l'antérieur correspondant. On sent le tendon au niveau de l'éparvin qu'il croise obliquement de haut en bas et d'avant en arrière. Faire à la peau, au niveau du bord inférieur du tendon, une étroite ponction ; engager le ténotome courbe sous le tendon et le sectionner de dedans en dehors, en évitant de blesser la peau.

## Névrotomies.

*Instruments*. — Bistouris, ciseaux, pinces, érignes plates, sonde, aiguille et fil ou catgut ou soie.

1° *Névrotomie plantaire*.

*a) Au-dessous du boulet : Névrotomie basse*. — Se pratique sur les deux nerfs plantaires ; commencer par l'interne, par conséquent coucher le cheval sur le membre à opérer. Entraver le membre sur le postérieur superficiel. Couper les poils, savonner, raser, et désinfecter la région. Placer un garrot de caoutchouc au-dessus du boulet. En explorant la face latérale du paturon, on sent le cordon vasculo-nerveux ; faire l'incision à ce niveau ; si on ne le sent pas, faire l'incision à la limite des faces latérale et postérieure et au niveau du tiers supérieur de la première phalange. Rechercher le cordon vasculo-nerveux en faisant écarter les lèvres de la plaie avec les érignes ; inciser la couche conjonctive qui l'engaine ; isoler le nerf avec le bec de la sonde cannelée ; se rappeler qu'il est situé immédiatement en arrière de l'artère tandis que la veine est à un centimètre environ en avant de l'artère. Charger le nerf sur la sonde et en réséquer un bout de un centimètre environ. Désinfection de la plaie. Suture. Pansement provisoire.

Replacer le membre dans l'entravon. Retourner le cheval. Réentraver le membre opéré sur le postérieur superficiel et faire l'opération sur le côté externe. Pansement antiseptique. Relever le cheval. Les jours suivants, surveiller l'état de la plaie. Remettre le cheval en service lentement.

*b) Au-dessus du boulet : Névrotomie haute*. — Entraver comme il est dit plus haut, ou bien entraver en huit au-dessus des genoux, désentraver le membre à opérer et le porter en avant à l'aide d'une plate longe fixée au pied.

Même technique que pour la névrotomie basse. Faire l'incision au niveau du point où la main sent le nerf, un peu au-dessus du boulet, le long du perforant.

2° *Névrotomie du médian.*

Le cheval est couché du côté du membre malade ; celui-ci est désentravé, porté en avant et maintenu ainsi à l'aide de deux plates-longes fixées au canon et tenues par des aides, ou à l'aide du bâton à entravons ; on peut aussi découvrir la région à opérer, en entravant le membre antérieur superficiel sur le postérieur correspondant.

« Explorez la face interne du coude avec la pulpe des doigts : en exécutant quelques mouvements d'avant en arrière et d'arrière en avant, vous percevrez facilement le volumineux cordon que forme le nerf médian. Légèrement oblique de haut en bas et d'avant en arrière, il est un peu plus superficiel que l'artère radiale, avec laquelle il s'engage, au dessous du coude, entre le radius et la masse des fléchisseurs » (Cadiot et Almy, *Thérapeutique chirurgicale*).

La peau de la face interne du coude est rasée et désinfectée. Sur la ligne du nerf, immédiatement en arrière de l'extrémité supérieure du radius, on fait à la peau et au tissu conjonctif sous-cutané une incision de 4 à 6 centimètres ; on incise ensuite le muscle sterno-aponévrotique, et l'aponévrose anti-brachiale apparaît avec sa teinte nacrée. On débride cette aponévrose sur la sonde cannelée. On fait écarter les lèvres de la plaie aponévrotique à l'aide d'érignes et on découvre le médian. Le nerf est saisi avec des pinces, isolé du tissu conjonctif adjacent avec le bistouri ou mieux avec le bec de la sonde cannelée, en évitant de blesser les veines et l'artère radiales.

On excise ensuite un lambeau de nerf de 2 centimètres environ. On désinfecte la plaie qu'on suture ensuite. La cicatrisation se fait en général rapidement, parfois par première intention.

3° *Névrotomie du sciatique.*

Coucher le cheval sur le membre à opérer. Entraver le postérieur superficiel sur l'antérieur correspondant. A un travers de main au-dessus du jarret, à 2 centimètres en avant du tendon des jumeaux, inciser la peau (après désinfection de celle-ci) sur une longueur de 4 à 5 centimètres ; inciser ensuite l'aponévrose jambière. On trouve facilement le nerf sciatique ; on en résèque un lambeau de deux centimètres. Désinfection de la plaie. Suture.

## Opérations qui se pratiquent sur le pied.

### Opération complète du clou de rue.

*Assujettissement.* — Coucher le cheval sur le membre malade. Entraver ce dernier, en position croisée, sur l'antérieur ou le postérieur superficiel.

*Instruments.* — Rénettes, feuilles de sauge, pinces, érigne aiguë, rugine.

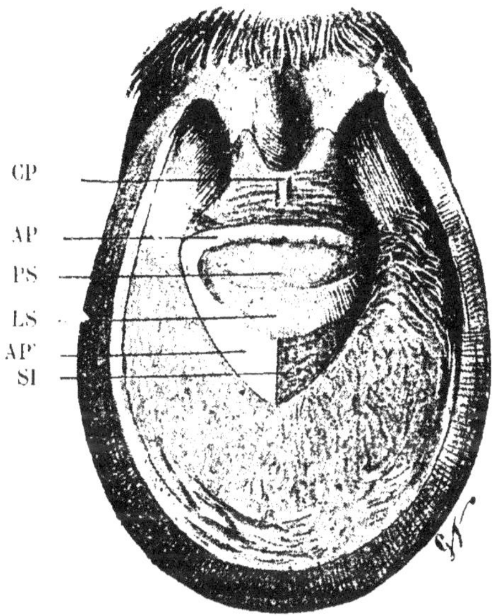


Fig. 277. — Opération complète du clou de rue.

CP, coussinet plantaire. — AP, coupe transversale de l'aponévrose plantaire. — PS, petit sésamoïde. — LS, ligament sésamoïdo-phalangien. — AP', coupe oblique de l'aponévrose plantaire près de son insertion. — SI, surface d'insertion de cette aponévrose.

*Technique.* — *Premier temps.* — Amincir la sole et la fourchette jusqu'à pellicule.

*Deuxième temps : Excision du coussinet plantaire.* — Faire tenir le pied dans l'extension. Sectionner transversalement le coussinet plantaire près de sa base, à l'aide de la feuille de sauge double implantée dans le coussinet dans une direction oblique en avant et en bas, de façon à ce que cette incision prolongée dans l'aponévrose aboutisse au bord postérieur du petit os sésamoïde. Détacher le coussinet en donnant à plat deux coups de feuille de sauge dans les lacunes du pied.

*Troisième temps : Ablation de l'aponévrose plantaire.* — Toujours avec la feuille de sauge et en prenant un solide point d'appui, sectionner transversalement l'aponévrose d'une lacune à l'autre. Profondément, l'instrument doit arriver sur l'os naviculaire, près de son bord postérieur. Diviser ensuite, sur la ligne médiane et en arrière, le lambeau antérieur de l'aponévrose au niveau du sésamoïde ; exciser successivement chaque portion, en la soulevant avec l'érigne aiguë ou des pinces et en la coupant avec la feuille de sauge : la main ayant un point d'appui, achever d'abord d'un côté la section transversale de l'aponévrose en y faisant, vers la crête semi-lunaire, une incision courbe, puis la détacher de la phalange en rasant la crête semi-lunaire. Mêmes manœuvres pour l'autre portion.

*Quatrième temps.* — Ruginer les surfaces osseuses nécrosées, exciser les fibres nécrosées, etc. (fig. 277).

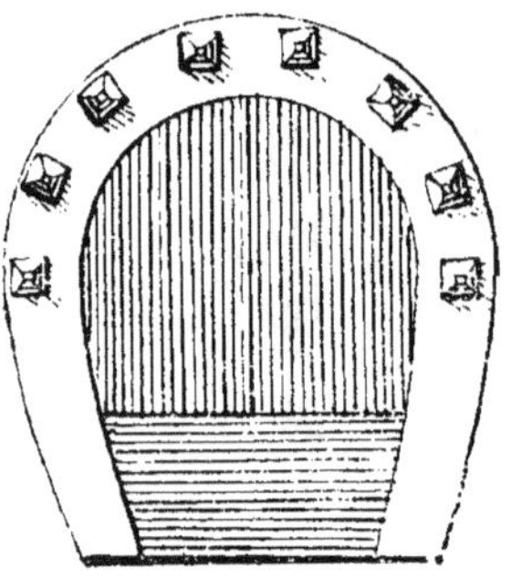

Fig. 278. — Fer à éclisses
(Goyau, *Traité de maréchalerie*).

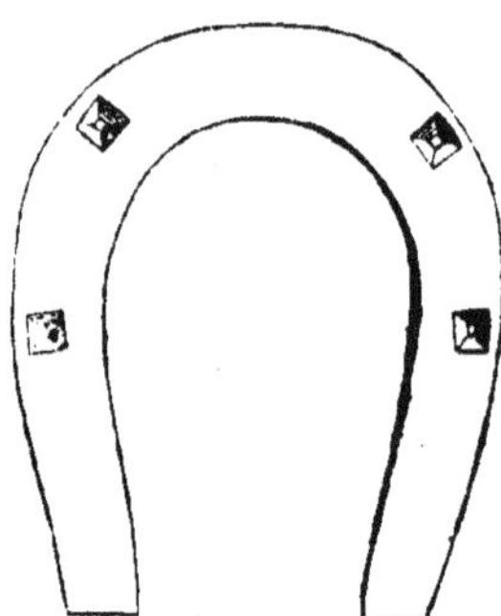

Fig. 279. — Fer à dessolure
classique (Rey).

Désinfection de la plaie. Pansement antiseptique compressif avec fer et éclisses (fig. 278) ou emmaillotement du pied.

## Opération du javart cartilagineux.

*Assujettissement.* — Coucher le cheval ; entraver le membre en position simple ou croisée.

*Instruments.* — Rénettes, feuilles de sauge, pinces, érigne plate. Objets de pansement.

*Technique*. — Amincir à fond, au niveau du quartier où on doit opérer, la barre et la branche correspondantes de la sole. Tracer ensuite sur la muraille une rainure oblique de haut en bas, d'avant en arrière, partant du bourrelet au niveau de l'extrémité antérieure du cartilage. Amincir la corne jusqu'à pellicule dans toute l'étendue du quartier ainsi délimité. Inciser le tégument au point d'union des feuillets podophylleux et du bourrelet; séparer le cartilage de la peau en décollant cette dernière à l'aide de la feuille de sauge double, en ayant soin de ne pas diviser la peau dans son épaisseur. Ce temps demande beaucoup d'attention pour ne pas blesser le bourrelet. Commencer à enlever le cartilage par la partie postérieure. Continuer l'ablation en marchant d'arrière en avant, détachant le cartilage jusqu'à son point d'attache à l'os du pied; on arrive ainsi jusqu'au ligament antérieur, au voisinage duquel on évite de laisser du cartilage; ruginer toute la partie de l'os

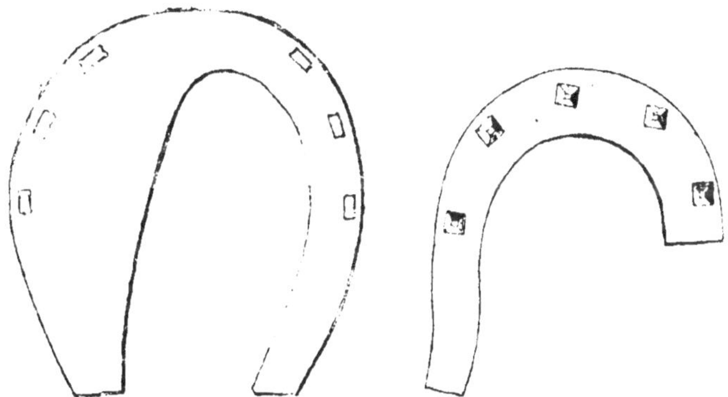

Fig. 280. — Fer demi-plantaire (Collection Delperier).

Fig. 281. — Fer à branche tronqué ou à javart (Rey).

sur laquelle il s'attache, recouvrir alors la plaie d'iodoforme. Placer un fer dont la forme peut varier (fig. 280 et 281); remplacer le cartilage enlevé par une étoupade fine, recouvrir le tout de plusieurs couches de plumasseaux, et terminer le pansement par des tours de bande, en ayant soin qu'ils ne portent pas sur le talon opposé, qu'ils appliquent les étoupes jusqu'au-dessus de la plaie. La compression doit être modérée. Relever le cheval, en n'oubliant pas de retirer le garrot hémostatique. Si les choses marchent régulièrement, on se gardera de faire des pansements trop fréquents ; si, au contraire, la boiterie ne s'amende pas au bout de quelques jours, s'il existe des douleurs lancinantes, s'il déborde du pansement de la synovie altérée, on s'assurera de la complication existante : nécrose du ligament, carie de l'os, contre lesquelles on emploiera la cautérisation, la rugination de l'os, les irrigations froides, continues, qui devront être aussi utilisées dans le cas d'ouverture articulaire.

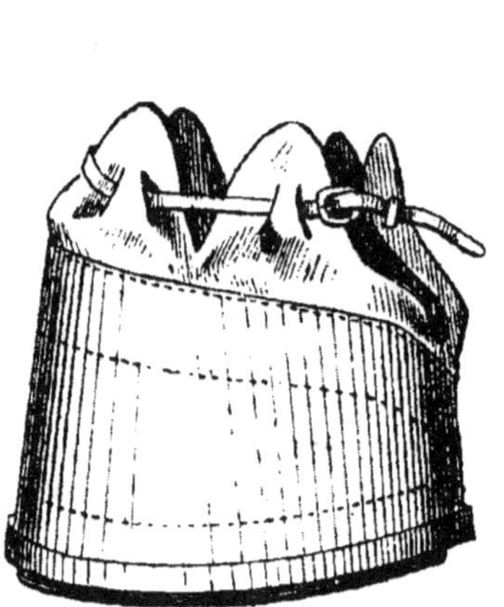

Fig. 282. — Botte à sinapisme.

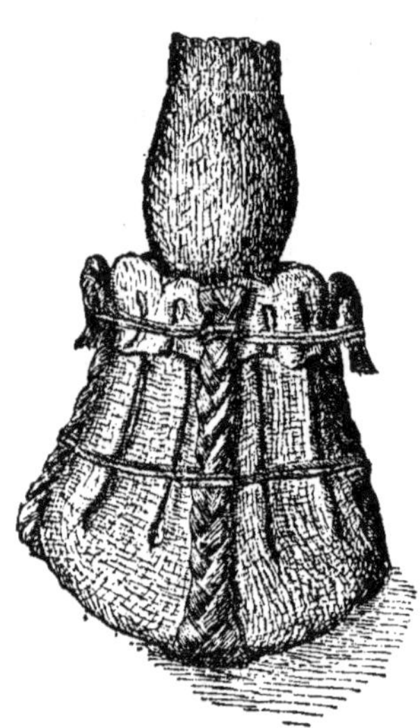

Fig. 283. — Emmaillotement antiseptique du pied.

Il a été indiqué un procédé moins radical que l'opération d'emblée : c'est l'ablation des parties postérieures du cartilage jusques et y compris la limite extrême des points nécrosés, et de s'arrêter là. La cicatrisation s'opère souvent ; si elle ne se fait pas, on a la ressource de l'extirpation complète, lorsque le travail réparateur du premier traumatisme est déjà avancé.

# LIVRE VI

## OBSTÉTRIQUE

---

## CHAPITRE PREMIER

### GESTATION

Etat de la femelle fécondée. C'est la phase de la fonction de reproduction qui sépare la fécondation de la parturition.

**Signes de la gestation.**

Les symptômes par lesquels la gestation se manifeste se divisent en *signes probables* ou *rationnels* et en *signes certains* ou *sensibles*.

*Signes probables.* — Disparition des chaleurs, qui ne reviennent pas aux périodes ordinaires. Adoucissement du caractère. Prédisposition à l'engraissement. Augmentation de volume du ventre qui devient tombant. Gonflement des mamelles qui n'apparait que dans les derniers jours de la gestation chez les femelles qui ont déjà porté ; chez les laitières, la sécrétion lactée se tarit d'ordinaire 2 mois avant le part. Les urines sont moins riches en matières minérales et surtout en phosphate de chaux.

*Signes certains.* — Mouvements actifs du fœtus perceptibles au *palper abdominal*, au 3e mois chez la vache, au 6e ou 7e mois chez la jument ; ces mouvements sont plus accentués le matin ou quand la femelle vient de boire de l'eau froide. L'*exploration rectale* donne des indications plus certaines : elle doit être faite avec précaution. A l'*exploration vaginale*, on sent le col utérin bien clos, non saillant et fermé par une grande quantité de mucus visqueux. L'*auscultation obstétricale* permet d'entendre parfois les battements du cœur du fœtus (100 à 120) pendant les derniers mois de la gestation.

**Durée de la gestation.**

*Jument:* Oscille entre trois et quatre cents jours, en moyenne 11 mois 1/2.

*Vache :* Deux cent quatre-vingt-trois à deux cent quatre-vingt-six jours, en moyenne 9 mois 1/2.

*Chèvre et brebis :* Cinq mois.

*Truie :* Cent neuf à cent vingt jours, 4 mois.

*Chienne :* Cinquante-huit à soixante-cinq jours, 2 mois.

*Chatte :* Cinquante à cinquante-cinq jours, 2 mois.

*Lapine :* un mois.

### Gestation gémellaire.

Développement de deux ou plusieurs fœtus chez les unipares. Rare chez la jument, plus fréquente chez la vache, très commune chez la brebis. Plus fréquente certaines années ou dans certaines races. Les signes sont vagues : ventre plus volumineux.

### Hygiène des femelles pleines.

Les séparer des mâles. Bons soins hygiéniques ; éviter l'encombrement ; durant les derniers mois de la gestation, placer la poulinière dans un box ; nourriture saine. Éviter les refroidissements, les coups, les efforts, les excès de fatigue, en général, les causes de l'avortement ; éviter surtout les indigestions, météorisations, la constipation. Exercice modéré, sans fatigue. Proscrire les opérations chirurgicales et les médications trop actives, purgatifs drastiques, qui ne sont pas d'absolue nécessité.

### Anomalies de la gestation.

1° *Fausses gestations.* Caractérisées par l'évolution de produits anormaux, pathologiques ou tératologiques, pouvant simuler plus ou moins la gestation normale. Ce sont des *môles* ou *monstres anidiens*, des *kystes utérins*, l'*hydromètre*, collection de mucosités dans la cavité utérine due à une infection utérine et diagnostiquée par l'exploration rectale.

2° *Gestation extra-utérine.* — Caractérisée par la présence d'un ou de plusieurs fœtus, en dehors de la cavité utérine : sur l'ovaire, dans l'oviducte, le vagin, et surtout sur la paroi abdominale ; dans ce dernier cas les signes sont ceux de la gestation, mais au moment du part, les efforts expulsifs restent infructueux.

3° *Superfétation* ou *Superfécondation.* — C'est la fécondation d'un nouvel embryon pendant le cours d'une gestation. Elle est due à des saillies successives, mais rapprochées, dans la même journée ou à quelques jours d'intervalle ; ce sont des fécondations successives.

### Maladies des femelles et Accidents de la gestation.

Pica, anémie, crampes, infiltrations déclives s'observent sur femelles pleines. Les indigestions sont toujours graves. Les maladies contagieuses sont plus graves chez les femelles pleines et souvent suivies d'avortement.

### Hydramnios.

Hydropisie du sac amniotique. Caractérisée par l'énorme développement de l'abdomen, les troubles digestifs, les infiltrations déclives. — Si l'affection n'est pas reconnue, la femelle meurt d'épuisement. Si, grâce à l'exploration rectale, on se rend compte de la maladie, extraire le fœtus avant terme et suralimenter la mère.

### Paraplégie ante-partum.

S'observe surtout chez la vache, peu de temps avant la mise-bas. Causes inconnues. Ordinairement passagère ; n'entrave pas la parturition ; la mère se relève après l'accouchement. Placer la femelle sur une bonne litière ; révulsion lombaire après la mise bas.

### Congestion cérébrale ante-partum.

Causes inconnues. La mort survient généralement. Dès que la maladie est reconnue, sacrifier la femelle pour la boucherie.

### Métrorragie.

Due à des traumatismes sur l'abdomen ou apparaît sans cause appréciable. Du sang s'écoule de la vulve, l'avortement est la règle.

Favoriser l'expulsion du fœtus. Tamponnement du vagin et du col. Injection sous-cutanée d'ergotine.

### Rétention anormale du fœtus.

Ne pas confondre avec la gestation prolongée. Les *causes* sont multiples ; atrésie cicatricielle du col, adhérences anormales du placenta ou des ligaments utérins, torsion du col, etc...

Les *symptômes* sont ceux du part ou de l'avortement, mais les efforts restent inefficaces, puis tout rentre dans l'ordre et la femelle peut même engraisser. Après plusieurs mois, les efforts expulsifs reparaissent encore infructueux ou bien suivis de l'expulsion du fœtus. Dans le premier cas, la femelle finit par succomber à l'épuisement ou à la métrite septique.

TRAITEMENT. — Se rendre compte de la cause de la rétention, la faire disparaître; provoquer l'expulsion du fœtus; injections antiseptiques.

**Mort du fœtus.**

Ordinairement suivie de l'avortement. Parfois le fœtus se momifie ou se putréfie.

**Hernie de l'utérus. Rupture de l'utérus.** — Voyez *Maladies de l'utérus.*

**Renversement du vagin.** — Voyez *Maladies des organes génitaux.*

**Avortement.**

Expulsion d'un fœtus non viable. Il est sporadique et accidentel, ou épizootique.

*Avortement sporadique.*

CAUSES : Les chutes, les glissades, les contusions. On a aussi invoqué l'ingestion de certains aliments, et l'action de circonstances atmosphériques. L'état de la mère, les maladies qui peuvent l'atteindre, sont aussi des causes d'avortement. Il peut avoir lieu par maladies transmises au fœtus, pleuropneumonie, clavelée.

SYMPTOMES : Malaise plus ou moins prolongé. Etat de la vulve et des mamelles.

TRAITEMENT : Faciliter l'expulsion du fœtus et ensuite délivrer la mère. Légère saignée chez les bêtes pléthoriques; toniques dans le cas contraire. Laxatifs en cas de constipation. Opiacés sous forme de laudanum, à la dose de deux à quatre grammes en lavements de demi-heure en demi-heure jusqu'à effet. Le chloroforme a une action plus rapide (Zundel). Frictions sèches, bouchonnages. Laisser le malade dans le calme et l'obscurité. Bons soins hygiéniques. *Préventif.* Eviter les causes d'avortement.

*Avortement épizootique.*

Se manifeste à tous les moments de la gestation à partir du troisième ou quatrième mois. L'âge, l'état, ni la race ne paraissent avoir d'influence sur cet accident, qui se produit

de préférence dans certaines contrées et dans certaines
étables.

CAUSES : Contagion par un microbe spécifique.

Introduction de vaches nouvelles dans les étables. Le virus
est répandu dans les fumiers, le sol, les litières.

TRAITEMENT : Éloigner toutes causes de contagion. Éviter
d'introduire des vaches nouvelles pleines, dans les étables.
Après l'avortement d'une première vache, enlever le fœtus,
les enveloppes, les litières et la vache elle-même en la séques-
trant. Désinfection. Propreté des habitations.

Si la maladie continue, vendre les animaux, désinfecter,
retourner le sol, recrépir les murs et plafonds, laver les rate-
liers et les mangeoires. Lavage fréquent du sol de l'écurie avec
une solution de 40 grammes de sulfate de cuivre par litre.
Soigner la malade à l'aide d'injections antiputrides et de lavages fréquents. La désinfection individuelle une fois par se-
maine, en pratiquant le lavage du vagin des vaches pleines,
avec :

| | |
|---|---|
| Eau distillée | 20 litres. |
| Glycérine | |
| Alcool | āā 100 gr. |
| Bichlorure de mercure | 10 gr. |

(NOCARD).

donne des résultats incertains. Il faut la compléter à partir
du 4e mois, par des injections sous-cutanées de deux grammes
d'une solution phéniquée à 5 p. 0,0.

———

# CHAPITRE II

## PARTURITION

Acte physiologique par lequel le fœtus, parvenu au terme
de son accroissement, est expulsé de l'utérus.

On distingue le *part normal* ou *physiologique*, *part spontané
à terme*, *part naturel*, qui se fait par les seules forces de la
nature, et le *part vicieux* ou *dystocie* (de δυς, avec peine, et

τόχος, part), ou encore *part contre nature*, où il faut les secours obstétricaux (de *obstare*, résister), par suite de quelque obstacle au part naturel. Le *part laborieux*, ou part normal un peu difficile, est la transition de l'un à l'autre.

## § I. — ORGANES DE LA FEMELLE QUI CONCOURENT A LA PARTURITION. — ANNEXES DU FŒTUS.

**Bassin**. — Formé des deux coxaux et du sacrum et par des ligaments (fig. 284). Il est plus large et plus long sur les femelles que sur les mâles. On lui reconnaît une *ouverture*

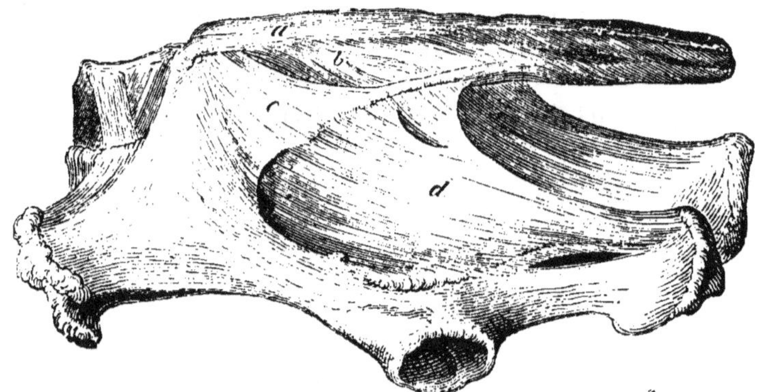



Fig. 284. — Ligaments du bassin de la jument ; *a*, ligament sacro-iliaque supérieur ; *b*, prolongement, tendineux du muscle transversaire épineux du sacrum ; *c*, ligament sacro-iliaque latéral ; *d*, ligament large.

*antérieure* ou *détroit antérieur* et une *ouverture postérieure* ou *détroit postérieur*. — Les dimensions du détroit antérieur s'apprécient à l'aide de ses diamètres, un supéro-inférieur ou *sacro-pubien*, et trois transversaux ou *bis iliaques*, supérieur, moyen, inférieur, deux obliques ou *sacro-iliaques*.

L'axe pelvien de la *jument* est légèrement ascendant près de l'entrée du bassin, horizontal dans sa longueur, descend un peu pour la sortie. Le bassin de la *vache* est long et vaste, avec un détroit postérieur presque aussi large que l'antérieur ; il existe une différence de niveau, sorte de *marche d'escalier*, entre le plancher de la cavité pelvienne et celui de la cavité abdominale. Le bassin de la *brebis* est bas, mais relativement très long. Le bassin de la *truie* a un axe un peu recourbé. Le bassin des *carnassiers* a son diamètre latéral plus grand en arrière qu'en avant, l'ilium est presque vertical.

**Utérus.** — Formé d'un *corps* et de deux *cornes*. Chez la jument les cornes sont incurvées, la courbure inférieure est convexe, la courbure supérieure est concave et donne attache aux ligaments suspenseurs.

Chez la *vache*, la concavité des cornes est tournée latéralement et en bas ; elle donne insertion aussi aux ligaments suspenseurs et il en résulte que l'extrémité des cornes semble tordue en dehors et en haut, tandis que la base conserve sa direction, maintenue par le corps de l'utérus.

Les cornes varient en étendue suivant que les femelles font un seul petit, comme les solipèdes et les ruminants, ou plusieurs, comme les carnivores et la truie. Chez les premières, les cornes sont plus courtes et semblent n'être que des appendices de la partie moyenne. Le petit se développe dans cette dernière seulement et n'emprunte tout au plus qu'une des cornes, où se logent ses membres de derrière ; alors cette corne est plus développée que l'autre. Chez les autres, les cornes sont d'autant plus longues que les femelles font plus de petits ; ceux-ci sont placés les uns à la suite des autres dans chaque corne.

L'utérus est flottant dans la cavité abdominale, et il est attaché par des liens lamelleux, *ligaments larges* ou *ligaments suspenseurs de l'utérus,* qui le suspendent à la région sous-lombaire. Ils sont au nombre de deux, rapprochés en arrière, écartés en avant, à la façon d'un V ; leur bord supérieur est attaché à la voûte sous-lombaire ; leur bord inférieur est fixé sur les côtés de la face supérieure du corps et sur la petite courbure des cornes ; leur bord antérieur, libre, soutient les oviductes et les ovaires.

La *muqueuse* de l'utérus forme de nombreux replis qui disparaissent avec la gestation ; elle est recouverte d'un épithélium vibratile et renferme de nombreuses glandes en tubes, qui prennent les caractères des glandes acineuses au niveau du col.

Chez la *vache*, la muqueuse utérine est parsemée d'un grand nombre de tubercules arrondis ou *cotylédons*, disposés dans les cornes en séries linéaires et longitudinales, d'autant plus nombreuses que le diamètre est plus grand : quatre près du corps, deux à l'extrémité opposée et trois dans la région intermédiaire; ces cotylédons sont rares et petits dans le corps.

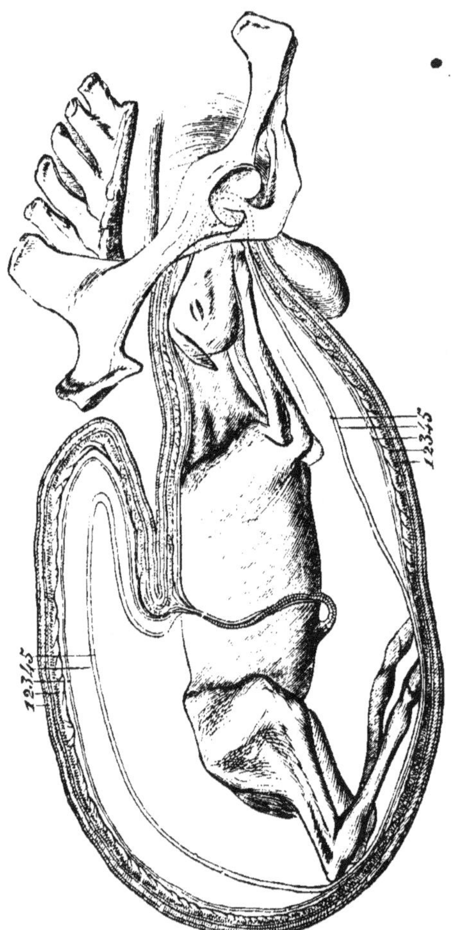

Fig. 285. — Coupe verticale de l'utérus de la jument à l'époque du part : 1. utérus ; 2. chorion ; 3. feuillet externe de l'allantoïde ; 4. feuillet interne de cette dernière ; 5. amnios (Colin, *Physiologie comparée des animaux*, t. II).

Chez la *brebis* et la *chèvre*, les cotylédons sont cupuliformes, au lieu d'être hémisphériques.

**Annexes du fœtus.**

1º Le *chorion* est la plus externe des enveloppes. Sa disposition varie suivant les femelles.

α. *Jument.* — Sa forme rappelle celle de la matrice, avec un corps et deux cornes d'inégale grandeur. Sa face externe est hérissée de nombreuses papilles rouges, sortes de villosités qui constituent le *placenta* et qui pénètrent dans l'épaisseur de la muqueuse utérine. Sa face interne est en contact avec le feuillet externe de l'allantoïde.

β. *Vache.* — Même forme que chez la jument. La surface externe est lisse et présente des plaques rougeâtres, nombreuses sur les cornes, formées par la réunion de longues villosités. Ces plaques s'unissent intimement chacune à un *cotylédon* pour former le *placenta*. Le chorion est en rapport par sa face interne et dans sa partie moyenne avec l'amnios et l'allantoïde ; cette dernière seule est en contact avec les cornes choriales (fig. 286).

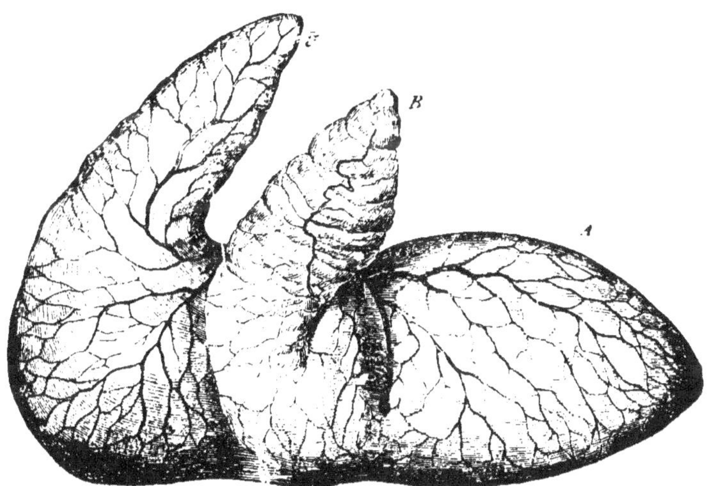


Fig. 286 — Chorion de jument à mi-terme, insufflé : A. partie postérieure du chorion occupant le corps de l'utérus ; B. corne gauche bosselée et plissée ; C. corne droite, plus longue renfermant une partie du fœtus.

γ. *Brebis et chèvre.* — Même chorion que celui de la vache, mais les *cotylédons* sont cupuliformes et emprisonnent les masses placentaires du chorion. Lors de gestation gémellaire, un seul chorion enveloppe les fœtus.

δ. *Truie.* — Le chorion est un sac ovoïde indépendant pour chaque fœtus. Sa face externe est hérissée de papilles comme chez la jument, mais celles-ci ont de la tendance à se grouper et il existe des points où elles font défaut (*taches chauves*).

ε. *Chienne et chatte.* — Il existe un chorion pour chaque fœtus. Sa face externe est lisse, sauf en sa partie moyenne où se trouve une zone de 4 à 5 centimètres de largeur, couverte de nombreux plis constituant le placenta.

2º L'*amnios* forme un sac complet dans lequel le fœtus est entièrement renfermé, flottant dans le *liquide amniotique* ou *eaux de l'amnios.*

3º L'*allantoïde* est située entre le chorion et l'amnios et renferme le liquide allantoïdien.

4º La *vésicule ombilicale.*

5º Le *cordon ombilical* formé des vaisseaux ombilicaux, de l'*ouraque.*

6º Le *placenta* qui fixe l'œuf à la paroi utérine; c'est par lui que s'accomplissent les échanges nutritifs et respiratoires entre la mère et le fœtus. Sa disposition a été étudiée avec celle du chorion :

<table>
<tr><td rowspan="6">Animaux.</td><td rowspan="2">à placenta simple</td><td>diffus . . . . . . .</td><td>Jument.<br>Truie.</td></tr>
<tr><td>local et circulaire . .</td><td>Chienne.<br>Chatte.</td></tr>
<tr><td rowspan="2">à placenta multiple</td><td>à cotylédons convexes.</td><td>Vache.</td></tr>
<tr><td>à cotylédons concaves .</td><td>Brebis.<br>Chèvre.</td></tr>
</table>

## § II. — PRÉSENTATIONS ET POSITIONS

### 1º Présentations.

Manière suivant laquelle le fœtus peut se présenter à l'entrée du bassin. Elle caractérise la direction du fœtus à l'intérieur de l'utérus.

La présentation est *longitudinale* quand le grand axe du fœtus est parallèle au grand axe de la mère; elle est *antérieure* quand le fœtus s'engage dans le détroit par son train antérieur ; elle est *postérieure* quand il s'engage par son train postérieur (fig. 287).

La présentation est *transversale* quand le grand axe du fœtus est perpendiculaire au grand axe de la mère. Cette présentation est *dorso-lombaire* ou *sterno-abdominale* suivant que c'est le dos ou le ventre du fœtus qui se présente à l'entrée du canal pelvien.

## 2º Positions.

Elles caractérisent les rapports d'un point déterminé du corps du fœtus, *dos* (présentation antérieure), *croupe* (pr. postérieure) ou *tête* (pr. transversale), avec un autre point déterminé de la circonférence du détroit antérieur du bassin de la mère, sacrum, pubis, branches de l'ilium.

Positions.

PRÉSENTATIONS.

Longitudinales.

*Antérieures.*
1º Vertébro-sacrée.
2º Vertébro-pubienne.
3º Vertébro-iliale droite.
4º Vertébro-iliale gauche.

*Postérieures.*
5º Lombo-sacrée.
6º Lombo-pubienne.
7º Lombo-iliale droite.
8º Lombo-iliale gauche.

Transversales.

*Dorso-lombaires.*
9º Céphalo-iliale droite.
10º Céphalo-iliale gauche.
11º Céphalo-sacrée.

*Sterno-abdominales.*
12º Céphalo-iliale droite.
13º Céphalo-iliale gauche.

## 3º Présentations et positions normales et anormales.

Les *présentations normales* ou *naturelles* sont les présentations *antérieure* et *postérieure* (cependant, dans ces cas l'accouchement peut être rendu impossible en raison de l'excès de volume du fœtus, du rétrécissement du canal pelvien, d'une direction vicieuse de la tête ou des membres, etc.). Le part naturel est presque toujours en présentation antérieure, position vertébro-sacrée (fig. 288). Les *présentations anormales* ou *dystociques* sont les transversales et les longitudinales dans lesquelles le corps ou les membres ont une direction vicieuse.

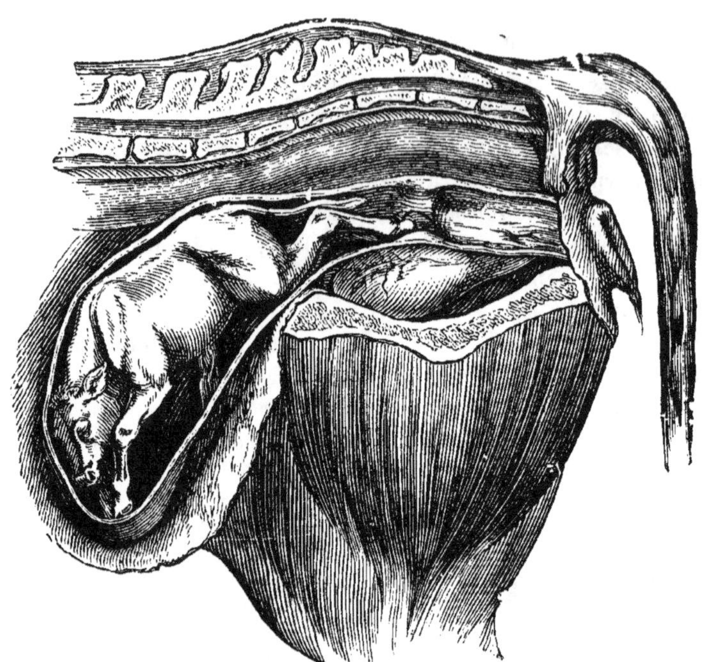

Fig. 287. — Présentation postérieure avec position lombo sacrée.

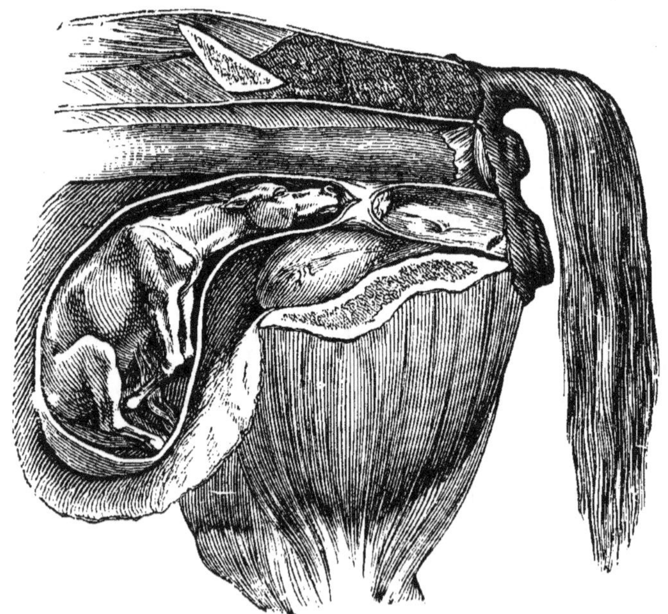

Fig. 288. — Gestation normale chez la jument.

## § III. — PART NATUREL OU NORMAL

Le part prochain se décèle par plusieurs prodromes. Ventre descendu, tombant, flancs creux, affaissement des fessiers, d'où amaigrissement de la croupe. Ecoulement vulvaire; mamelles volumineuses, sensibles ; chez la jument, apparition, huit jours avant le part, de *la goutte de cire* qui suinte au bout de chaque mamelon (Weber de Paris) ; œdème fréquent, précédant la chute de la mamelle.

Les petites femelles préparent leurs nids ; manifestation de coliques, contractions de la matrice, dilatation, puis effacement du col. Cessation momentanée des douleurs, puis retour des symptômes. Les membranes fœtales se détachent, progressent et viennent faire saillie à la vulve. La tête et les membres antérieurs, s'engageant à leur tour, forcent le passage du col. Augmentation des douleurs, les contractions abdominales aident les contractions utérines ; sous ce double effet et par suite de la propulsion du fœtus, les enveloppes se rompent. Le fœtus continue à progresser et il apparait à la vulve qu'il franchit bientôt, formant, par sa position, un coin qui force lentement le passage.

Si la femelle est debout, la *rupture du cordon ombilical* se produit ; si elle est couchée, cette rupture survient quand elle se lève. Parfois le cordon résiste et le délivre suit le fœtus ; souvent la mère rompt le cordon avec ses dents.

La durée du part est de cinq à quinze minutes en moyenne chez la jument et d'une demi-heure chez la vache.

Le fœtus peut être rejeté avec ses enveloppes, mais généralement celles-ci séjournent et ne sont expulsées que quelques heures après. La *délivrance* comporte le décollement du placenta et l'expulsion des enveloppes dus à la rétraction et aux contractions utérines. Chez les femelles multipares, chaque fœtus est suivi par son délivre ; le dernier seul peut être retenu mais la non délivrance est rare.

**Règles à observer au cours de la parturition.**

a) *Avant le part.* — Isoler la femelle dans un box ou un coin de l'étable et sur une litière fraîche et abondante.

b) *Pendant le part.* – Surveiller la femelle sans la déranger.

Lorsque le part se prolonge, ne pas trop se hâter d'intervenir sauf pour la jument. Explorer avec précaution les organes génitaux de la femelle ; se rendre compte de l'état de vie du fœtus, de ses présentation et position, des obstacles qui peuvent entraver la mise bas. Lorsqu'on s'est assuré que le part n'est pas dystocique, faire tirer modérément sur le fœtus, et faire coïncider ces tractions avec les efforts expulsifs de la mère. Si la poche des eaux tarde à se rupturer, l'ouvrir largement. Si cette rupture a été trop hâtive, lubrifier les parois du vagin avec de l'huile. Si le part est tumultueux (femelles jeunes, trop vigoureuses), promener la femelle, la bouchonner, saignée, sachets émollients sur les lombes, lavements mucilagineux et narcotiques, administration de chloroforme ou d'éther. Si le col est fermé spasmodiquement, injection d'eau tiède ou application de pommade à la belladone ou à l'atropine. Si le part est languissant (femelles vieilles, épuisées), administrer du café, du vin chaud et des emménagogues, seigle ergoté, rue, sabine à petites doses puis tirer modérément sur le fœtus.

c) *Après le part.* — Bouchonner la femelle ; la couvrir, la tenir chaudement à l'abri des courants d'air. Lui faire boire aussitôt après le part de l'eau tiède un peu salée blanchie avec de la farine d'orge ou bien deux litres de vin chaud sucré. Durant les jours qui suivent, bonne alimentation, barbotages, mâches, avoine cuite, vert, bon foin ; en boissons, thé de foin, eau tiède blanchie avec un peu de farine d'orge. Si le part a été pénible, injections antiseptiques dans la matrice, toniques à l'intérieur.

Se rendre compte de la respiration du petit aussitôt après la mise-bas. Lors de mort apparente par syncope respiratoire, respiration artificielle, tractions rythmées de la langue, insufflation d'air dans le nez et dans la bouche, mettre du sel dans la bouche ou quelques gouttes d'une solution de vératrine sur la muqueuse buccale, aspersions d'eau fraîche sur le crâne, lavements froids, frictions sèches, injections sous-cutanées d'éther, de vératrine. Si le cordon ombilical n'est pas rupturé, le sectionner à 5-8 centimètres de l'ombilic et le ligaturer. Désinfection de la plaie ombilicale. Ensuite placer le petit devant sa mère qui le lèche ; puis le faire téter, au besoin l'aider ; pour les vaches laitières on préfère traire la vache et faire boire le petit puis ensuite le faire téter. Veiller à ce que l'évacuation du méconium, que renferme l'intestin du petit, ait lieu; l'ingestion

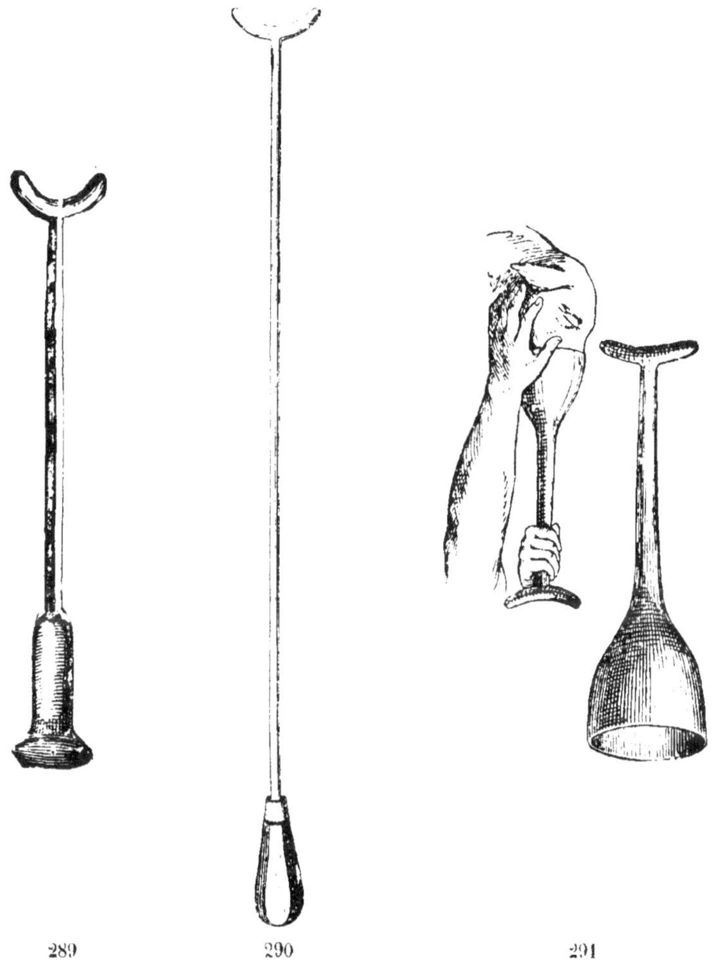

289 290 291

Fig. 289.— Repoussoir en béquille. — Fig. 290.— Repoussoir fourchu au 1/6.— Fig. 291.— Gobelet repoussoir de Bing.

du premier lait ou *colostrum* de la mère provoque cette évacuation ; si le nouveau-né est privé de ce colostrum, remplacer celui-ci par l'ingestion d'huile, d'eau miellée.

## § IV. — PART ANORMAL — DYSTOCIES

Difficultés du part qui nécessitent l'intervention de l'homme. Elles sont assez fréquentes chez la vache et la chienne, plus rares chez la jument, mais aussi plus graves.

**Exploration**.

La première chose à faire est de se rendre compte de la nature de l'obstacle. Nécessité d'explorer, après s'être enquis de l'âge, du nombre des parturitions, des soins antécédents, du commencement du travail, etc., etc.

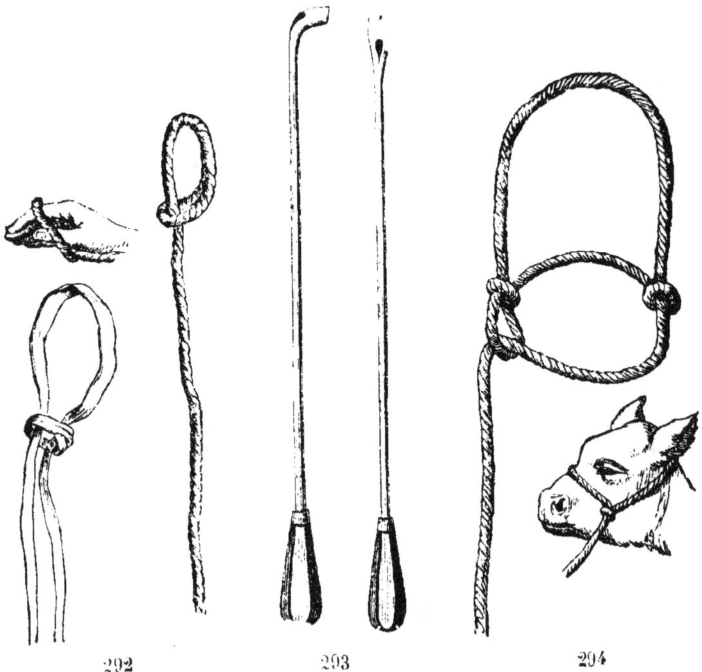

Fig. 292. — Cordes et lacs et manière d'introduire le nœud coulant.
Fig. 293 — Porte cordes de Darreau. — Fig. 294. — Licol de Binz.

*Exploration externe* : Étudier le développement du ventre, du bassin, l'état de la vulve ; la palpation permet de sentir le fœtus.

*Exploration interne* : Se fait par la main introduite suivant certaines précautions, dans les organes génitaux ou le rectum. Enduire la main et le bras d'un corps gras, après s'être déshabillé.

L'animal est debout ou couché, le rectum vidé. Se rendre compte de la liberté des voies génitales, ou s'il n'y a pas de déformation du bassin ; apprécier la situation générale du fœtus, son volume ; chercher à reconnaître l'obstacle qui s'oppose au part, la position des membres, de la tête, du corps. Ainsi renseigné, l'accoucheur prépare ce qui est nécessaire pour son opération, marque les membres par des lacs pourvus d'un ou plusieurs nœuds permettant de reconnaître à quels membres ils sont attachés.

### Thérapeutique et chirurgie obstétricales.

a) *Instruments*. — *Lacs* ou cordes (fig. 292), *porte-lacs* (fig. 293), *crochets* (fig. 295), *repoussoirs* (fig. 289, 290, 291), *forceps* (fig. 296, 297), *treuils* (fig 298), bistouris, écraseurs, scie, bistouri à lame cachée, etc.

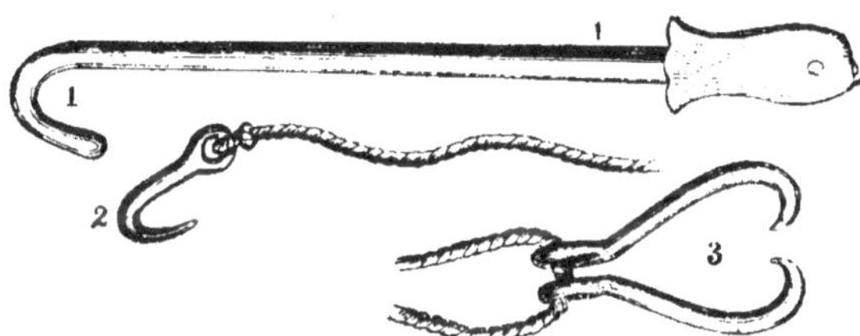

Fig. 295. — Crochets. 1. crochet mousse ; 2. crochet pointu avec lacs : 3. deux crochets avec un lacs.

b) *Manœuvres obstétricales*. — Les *tractions* ne doivent être employées que lorsqu'on s'est assuré que le seul obstacle à la sortie du fœtus est une question de frottement. Si on n'a pas l'appareil Baron (fig. 298), se servir de moufles, d'un treuil d'une voiture, d'une roue de brouette, en improviser un avec un fort morceau de bois placé en travers de la porte, autour duquel on enroule la corde avec un bâton faisant tourniquet. Ou bien, si les tractions ne doivent pas être trop énergiques, se servir d'aides qui devront tirer tous ensemble, sans secousses. Détacher la femelle ; la maintenir à l'aide d'une *avaloire* ou *reculement* que des cordes fixeront au mur.

La *propulsion* consiste à repousser le fœtus vers le fond

de l'utérus : fixer des lacs sur la tête et les membres et repousser le fœtus dans l'intervalle des douleurs à l'aide de la main ou du repoussoir.

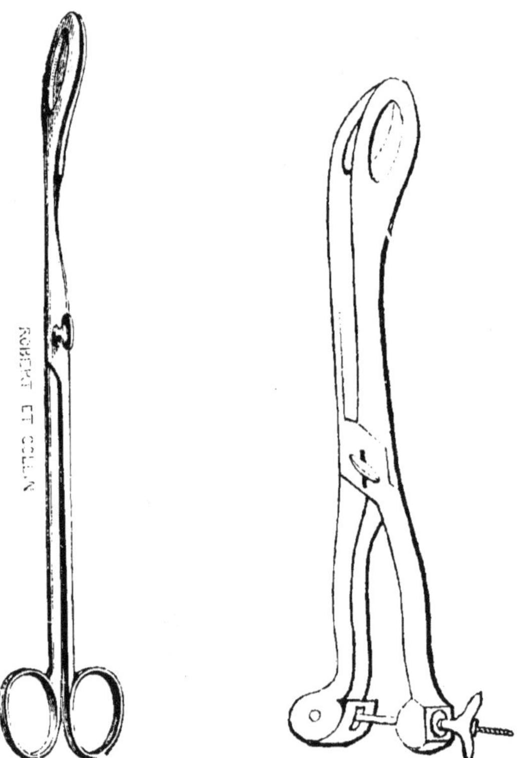


Fig. 296. — Forceps pour la chienne.          Fig. 297. — Forceps de Bouret.

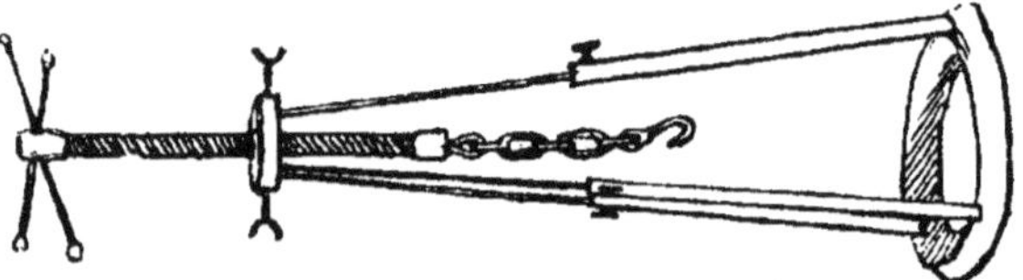

Fig. 298. — Appareil Baron.

La *rotation* a pour but de changer la position du fœtus ; pratiquer au préalable la propulsion ; se servir de l'avant-bras ou de la jambe du fœtus comme d'un levier pour obtenir la rotation, ou bien si les membres antérieurs ou postérieurs sont engagés dans le vagin, opérer comme l'indique la fig. 299.

La *version* a pour but de changer la présentation du fœtus de façon à amener en regard du détroit antérieur l'extrémité du fœtus qui se prête le mieux à son expulsion ; en général on effectue la version postérieure. Se pratique avec la main, après avoir effectué la propulsion.

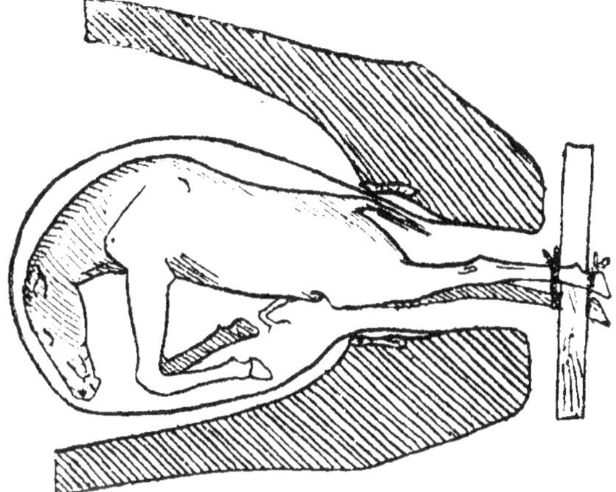

Fig. 299. — Rotation.

L'*extraction forcée* est tentée lors d'étroitesse du bassin de la mère, d'excès de volume du fœtus, de position irréductible de la tête et des membres. Utiliser les moyens indiqués à propos des tractions. Faire au préalable une injection d'huile dans le vagin. Les tractions doivent se faire lentement avec mesure, sans secousses, en aidant les poussées de la mère. L'opérateur, après avoir engagé le fœtus dans la position qui peut offrir le moins de résistance, dirige ces mouvements et dégage le mieux possible les parties engagées.

c) *Opérations obstétricales.*

## Hystérotomie vaginale.

Incisions partielles du col de l'utérus, qui permettent l'agrandissement de celui-ci lors d'induration, de spasme ayant résisté à la pommade atropinée, de tumeurs. S'exécute à l'aide du bistouri à serpette ou du bistouri boutonné. Pratiquer 2 ou

4 incisions sur les parties latérales du col ; elles ne doivent pas être profondes.

Opération grave. Les femelles qui l'ont subie ne doivent plus être livrées à la reproduction en raison de l'atrésie cicatricielle consécutive à l'opération.

**Hystérotomie abdominale. Opération césarienne.**

Ouverture de l'abdomen et de l'utérus pour en extraire le fœtus. Ses indications sont nombreuses mais perdent beaucoup de leur valeur parce que la vache est livrée pour la boucherie dès que la parturition présente des difficultés sérieuses. Chez la jument, les complications de péritonite sont trop à craindre et l'opération n'est tentée que pour des cas particuliers. Elle offre plus de chances de succès chez la chienne. Opérer le plus tôt possible afin que l'organisme de la mère ne soit pas trop affaibli.

Le lieu d'élection est celui de la *laparotomie* (Voyez *Chirurgie*). Coucher la femelle comme pour la laparotomie ; l'anesthésier.

*Technique.* — *Premier temps : Laparotomie* (Voy. ce mot).

*Deuxième temps : Ouverture de l'utérus.* — L'opérateur attire la face supérieure de l'utérus en regard de l'ouverture, puis incise la paroi utérine couche par couche ; les enveloppes fœtales doivent rester intactes. Une bonne précaution consiste à attirer l'utérus au dehors, à l'entourer de linges aseptiques et d'une ligature élastique en arrière du fœtus, afin d'éviter l'écoulement des liquides de l'amnios dans le péritoine.

*Troisième temps : Extraction du fœtus.* — L'opérateur saisit une partie du chorion, l'amène au dehors, puis l'incise ; il incise ensuite de la même manière l'amnios, puis il saisit le fœtus et l'amène *le plus rapidement* possible au dehors.

Ensuite l'opérateur délivre la femelle. Puis il termine en faisant la toilette de l'utérus.

*Quatrième temps : suture.* — On suture au catgut la plaie utérine en adossant séreuse à séreuse ; les sutures de Lembert à points séparés et de Gély sont à recommander (Voy. *Sutures*).

On réunit ensuite les lèvres de la plaie abdominale par deux étages de sutures au catgut à points séparés pour la peau ; on peut recourir à la *suture enchevillée*.

On désinfecte à nouveau la plaie, on la saupoudre d'iodo-

forme, on la recouvre d'un pansement ouaté maintenu en
place par un morceau de toile collé au corps ou mieux par un
bandage de corps.

Chez la *chienne*, on peut aisément attirer la corne gravide
au dehors et l'inciser. Il n'est pas toujours nécessaire d'inciser
les deux cornes. On peut n'extraire que le fœtus cause de
dystocie, les autres sont ensuite expulsés naturellement. Il
n'est pas nécessaire de faire une suture utérine.

### Embryotomie.

Opération qui consiste à diviser le fœtus en plusieurs parties et qui permet ensuite d'extraire séparément chacune de
ces parties.

On ne doit y recourir que dans les circonstances graves et
toutes les fois qu'on ne saurait déterminer la parturition par
d'autres moyens, sans compromettre la vie d'une femelle qu'on
a intérêt à conserver.

*Instruments.* — Bistouri à lame cachée (fig. 269, p. 433), ou

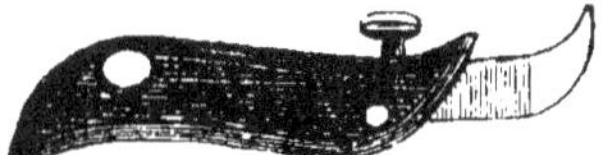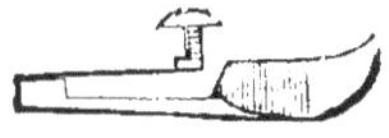

Fig. 300. — Bistouri serpette.

bistouri à serpette (fig. 300) ; ou crochet tranchant (fig. 301),
parfois sécateur, céphalotribe (fig. 302).

*Technique.* — Si l'obstacle vient de la *tête*, la ponctionner lors
d'hydrocéphalie, ou bien tenter de la briser à l'aide du céphalotribe (petites femelles). Si on ne peut, pratiquer l'amputation
complète de la tête ; pour ce faire, si la main peut atteindre la
tête, inciser la peau circulairement en avant des oreilles, la
décoller jusqu'à l'articulation atloïdo-occipitale et désarticuler celle-ci ; si la main ne peut atteindre la tête, couper la
peau circulairement autour de l'encolure, implanter deux
crochets, un à droite, un à gauche de cette incision et scier,
sectionner ou désarticuler ou rompre par traction forcée,
l'encolure entre ces deux crochets. La désarticulation de la
tête est toujours difficile ; il vaut mieux souvent amputer un
des membres antérieurs. L'amputation d'un *membre antérieur*
se pratique après avoir fixé celui-ci par un lacs, sur lequel

on fait tirer ; inciser la peau circulairement au niveau du
boulet puis l'inciser le long du canon à découvert, décoller la
peau tout autour, prolonger l'incision et décoller la peau aussi

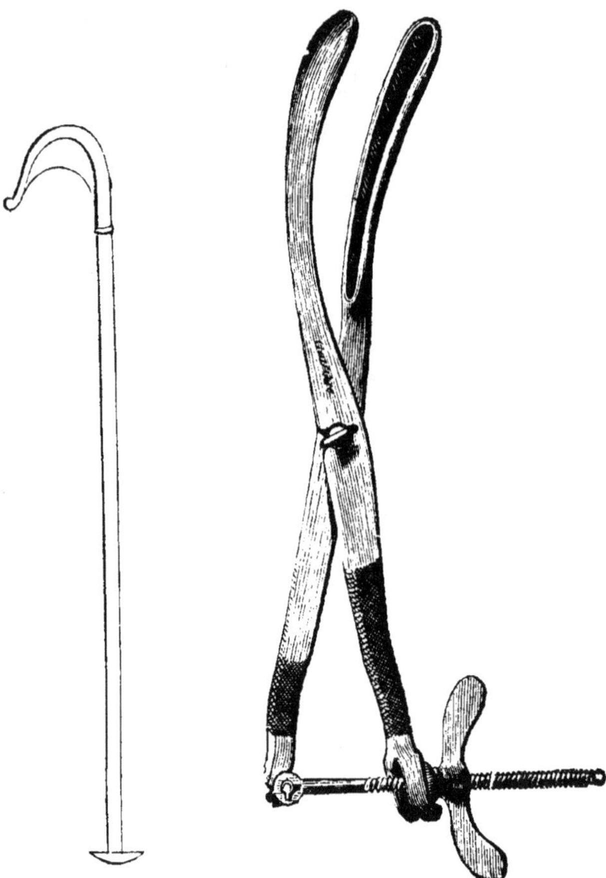

Fig. 301. — Crochet tranchant
sur tige de Günther.

Fig. 302. — Cephalotribe.

haut que possible en ménageant les articulations ; arrivé
au coude, on sectionne les muscles qui relient l'épaule au
sternum, avec la main on décolle la peau du bras et de
l'épaule aussi haut que possible ; puis on fait tirer fortement
sur le membre par les aides ; celui-ci est arraché assez facilement. Souvent on peut alors terminer le part, sinon on va

à la recherche de l'autre membre antérieur, on l'amène dans le vagin et on opère comme pour le premier.

Pour l'amputation d'un *membre postérieur* on peut opérer de même, lorsque les membres postérieurs se présentent les premiers ; mais il faut couper les insertions musculaires, surtout celles des fessiers, ou bien tenter la désarticulation du membre. Si les membres sont étendus sous l'abdomen, couper la symphyse ischio-pubienne, ce qui ramène un resserrement du bassin du fœtus ; parfois tenter la désarticulation des jarrets.

On peut avoir à inciser les cartilages costaux et à arracher les organes thoraciques, ou à inciser l'abdomen et à arracher les viscères abdominaux ; c'est l'*éviscération*.

Enfin la *détroncation*, ou section de la colonne vertébrale et du corps, est indiquée lorsqu'une moitié du corps est sortie et que l'autre fait obstacle ; on l'effectue facilement, on extrait la partie qui se présente, quant à l'autre, on la repousse, on lie les pieds, on effectue la version et on tente l'extraction ; si le fœtus est en présentation transversale dorso-lombaire, la détroncation est plus difficile, on implante deux crochets au niveau des reins et de la dernière côte et on incise entre ces deux crochets.

*Soins post-opératoires.* — Injections antiseptiques intra-utérines. Soutenir la mère par des toniques, des excitants diffusibles.

### Dystocies maternelles.

Sont dues à des lésions du bassin ou des organes génito-urinaires de la femelle.

1º *Bassin.* — Le retrécissement du bassin ou *angustie pelvienne* est due à diverses causes : développement incomplet, déformation due au rachitisme, fractures, exostoses, tumeurs. Intervenir par l'extraction forcée, l'embryotomie, l'opération césarienne, parfois par l'extraction de l'obstacle (tumeurs).

2º *Vulve.* — Lors d'*atrésie vulvaire*, pratiquer latéralement une ou plusieurs incisions à la vulve.

3º *Vagin.* — Rétrécissement du vagin dû à des cicatrices. Brides vaginales. Persistance de l'hymen. Torsion incomplète. Tumeurs, Kystes.

4º *Vessie.* — Dans le *renversement de la vessie*, celle-ci s'est retournée comme un doigt de gant dans le vagin ; dans la *rétroflexion*, son fond fait hernie dans le vagin à la faveur d'une fissure de celui-ci. Si on ne peut réduire le renversement, protéger la vessie pendant la mise bas, puis réduire après. Lors de rétroflexion, ponction capillaire de l'organe, et réduire la hernie.

5° *Utérus*. — Adhérences anormales de l'utérus avec les organes voisins ; dues à une péritonite locale. Tumeurs ; les enlever ou les refouler dans l'utérus. Lésions du col utérin, spasme, induration, oblitération ; médicaments belladonés ou hystérotomie vaginale.

**Déviation de l'Utérus.** — L'utérus, au lieu de continuer le vagin, fait un coude à son niveau. On se rend compte de la déviation par l'exploration utéro-vaginale ; le fœtus a une position presque verticale, on dit qu'il est *tombé dans le pis*. Soulever l'abdomen de la femelle et tenter des tractions de bas en haut sur le fœtus, ou bien coucher avec précaution la femelle en position dorsale.

**Hernie de l'Utérus.** — Voyez *Hernies*. Le part peut se faire naturellement, mais il est plus lent. Si la hernie est récente, soulever l'abdomen de la femelle avec un drap, ou la coucher doucement en position dorsale, dilater le col, crever les enveloppes, fixer des liens sur les membres et faire tirer modérément. La mise-bas terminée, sangler fortement l'abdomen à l'aide d'un bandage, afin de prévenir le retour de la hernie. S'il y a urgence, surtout chez la chienne, pratiquer l'opération césarienne.

**Torsion de l'Utérus.** — Caractérisée par la rotation de l'utérus autour de son axe longitudinal et par la fermeture du conduit vagino-utérin. Possible chez toutes les femelles, surtout chez la vache, à cause de l'étendue des ligaments larges sous-lombaires. Elle est complète ou incomplète, variant d'un quart ou d'un demi-tour à un ou plusieurs tours complets. Elle a lieu sur le corps de l'organe ou sur une des cornes. Elle résulte de la chute du fœtus à droite ou à gauche, hors du hamac représenté par les ligaments.

Symptomatologie. — Généralement, la torsion ne se révèle qu'au moment de l'accouchement. Le terme de la gestation atteint, les signes précurseurs de la parturition se montrent et les efforts expulsifs se produisent, mais restent infructueux. Pendant un temps variable, la femelle renouvelle ses efforts : parfois il y a une période de rémission plus ou moins longue, toujours suivie de nouveaux efforts expulsifs. Souvent la vulve est plissée, on dit que *la vulve fait la grimace.*

Il est indiqué de pratiquer l'exploration vaginale.

« Lorsque la torsion est légère, on constate sur la paroi inférieure du vagin l'existence d'un pli dont la direction est subordonnée au sens de la torsion. Parfois, on rencontre aussi un pli analogue dirigé, en sens inverse, à la paroi supérieure ; mais sa constatation exige une certaine habitude (Violet). En contournant le feuillet membraneux qui forme le pli inférieur, la main peut arriver au col, elle trouve celui-ci plus ou moins dilaté ; et, si l'ouverture est suffisante, elle pénètre dans la matrice et atteint le fœtus.

« Lorsque la torsion est plus prononcée, le vagin manque de profondeur et constitue un infundibulum spiroïde. Sa cavité se rétrécit rapidement par suite de la présence de nombreux plis à sa face interne. Toutes ces saillies convergent vers le fond du vagin en décrivant un trajet spiroïde : en s'insinuant entre elles et en subissant le mouvement de torsion qu'elles lui impriment, la main peut parfois atteindre le col ; dans d'autres cas, ce dernier est complétement inaccessible.

« Ce plissement plus ou moins accentué du vagin est un symptôme caractéristique de l'accident » (Bournay, *Obstétrique,* in *Encyclopédie vétérinaire de Cadéac*). Cependant, parfois on ne peut percevoir la direction des plis.

Le *sens de la torsion* est indiqué par la direction des plis, lorsque la torsion est peu prononcée. On dit qu'il y a *torsion de gauche à droite* ou *torsion à droite* quand, la femelle étant debout et l'opérateur placé derrière elle, regardant la tête de l'animal, la paroi supérieure de la matrice s'est portée *à droite* pour devenir inférieure, etc. Il y a *torsion de droite à gauche* ou *torsion à gauche* quand la paroi supérieure de la matrice se porte *à gauche* puis devient inférieure, etc. (Saint-Cyr).

La torsion est à droite, si le pli se dirige d'avant en arrière et de gauche à droite. Elle est à gauche, s'il se dirige d'avant en arrière et de droite à gauche.

TRAITEMENT. — *Rotation du corps de la vache* ou *roulement*. — Par ce procédé on roule le corps de la vache à la façon d'un tonneau. C'est la méthode la plus recommandable et la plus sûre.

On opérera dans un local spacieux, ou mieux dehors sur un lit de paille très long et placé autant que possible sur un sol incliné afin de faciliter le roulement de la vache. On couche la femelle et on l'entrave.

Si on peut saisir le fœtus, ce qui est possible quand celui-ci est déjà engagé dans le canal, on attire ses membres vers la vulve, on les lie et à l'aide d'une planchette placée entre eux on les maintient solidement ; on empêche ainsi la matrice de suivre le mouvement de rotation imprimé à l'animal.

Quand l'opérateur ne peut introduire son bras à travers le rétrécissement du vagin, Guillod recommande d'engager le bras dans le vagin et de le faire pénétrer plus avant par un mouvement de rotation continu dans le sens de torsion (pour cela l'opérateur doit se coucher et tourner sur lui-même).

Si on ne peut atteindre le fœtus ou même la matrice, on doit s'efforcer de maintenir la spire du vagin avec la main pendant la rotation de la femelle.

*Dans les cas de torsion de l'utérus de gauche à droite, c'est-à-dire à droite, la vache doit être roulée de gauche à droite. Dans les cas de torsion de l'utérus de droite à gauche, c'est-à-dire à gauche, la femelle doit être roulée de droite à gauche.* En un mot, *la femelle doit être roulée dans le sens de la torsion.*

Les aides font passer la vache alternativement sur le dos et sur l'abdomen, tandis que l'opérateur essaie de maintenir la matrice immobile, jusqu'à ce que celle-ci reprenne sa position normale. Ces manœuvres sont toujours longues et laborieuses, l'opération peut se prolonger une, deux heures et plus.

Le nombre de tours à imprimer à la vache ne peut être précisé. On reconnaît que la détorsion est absolue quand les plis vaginaux ont disparu : la main peut alors pénétrer jus-

qu'au fœtus. Au contraire, si, par suite d'une erreur de diagnostic, la vache est roulée dans un sens contraire à la torsion,
le vagin se resserre de plus en plus.

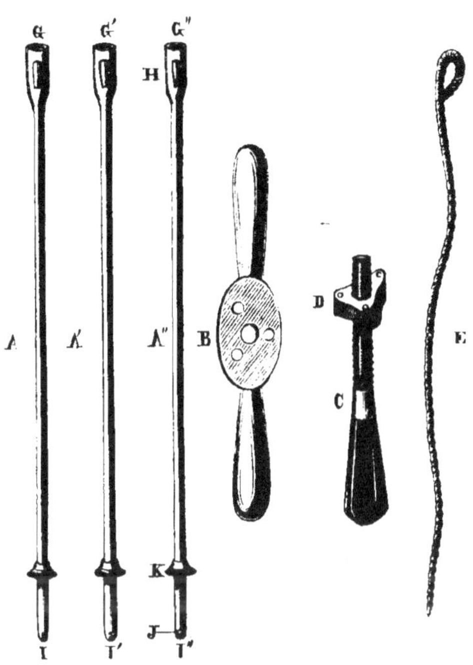

Fig. 303. — Rétroverseur utérin de Darreau.

AA'A'', tiges de fer qu'on fixe par leur extrémité G.G'G'' aux paturons et à la mâchoire inférieure du veau au moyen de cordes E, qui passent dans le trou longitudinal H de chaque tige. Ces tiges par leur extrémité I.I'I'', sont reçues dans
les trois trous d'une manivelle B, où elles sont enfoncées jusqu'en K ; un écrou
mobile D fixe et tend ces tiges.


Quand la matrice est énormément distendue (hydropisie
des enveloppes, emphysème du fœtus), elle est en quelque
sorte soudée aux organes voisins et l'opération est sans
résultat. On conseille de ponctionner les enveloppes par
l'infundibulum vaginal (Violet), de surélever le train antérieur ou le postérieur, d'imprimer à la femelle des secousses
violentes quand elle est sur le dos, d'exercer des pressions
sur son abdomen, de pratiquer la ponction du rumen, s'il y
a météorisme, etc.

Lorsque la détorsion est obtenue, ranimer les forces de la vache par des breuvages chauds et alcoolisés, lubréfier le passage et exercer sur le fœtus des tractions modérées.

*Taxis vaginal.* — Ce procédé ne peut guère être employé que lors de torsion incomplète et si le col est suffisamment ouvert. Il consiste à aller à la recherche des membres et à imprimer par leur intermédiaire, au corps du fœtus tout entier et par conséquent à la matrice, un mouvement de rotation inverse à celui que l'utérus a exécuté pour se tordre. On entrave la vache et on surélève le train postérieur. On agit soit directement sur les membres à l'aide de la main, mais cela exige une force musculaire considérable, soit indirectement à l'aide d'appareils spéciaux : rétroverseur utérin de Darreau (fig. 303) ou mutateur dystocique de Flocard (fig. 304).

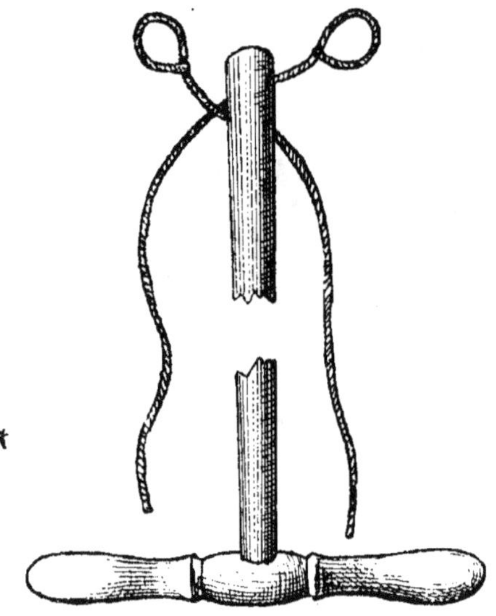

Fig. 304.— Mutateur dystocique de Flocard.

*Suspension de la femelle.* Entraver les membres postérieurs au-dessus des jarrets, faire passer le lacs sur une poulie fixée au plafond. Des aides tirent sur le lacs et élèvent ainsi le train postérieur.

*Opération césarienne.* — Pratiquée dès le début (petites femelles).

## Dystocies fœtales.

### 1° Disposition anormale du cordon ombilical.

Les efforts expulsifs sont infructueux. En explorant le fœtus on rencontre le cordon enroulé autour d'un membre, du cou ou du corps du fœtus. Détruire l'enroulement, ou sectionner le cordon et se hâter d'attirer le fœtus au dehors.

## 2° Excès de volume du fœtus.

Le fœtus peut excéder les dimensions normales et être cause de dystocie.

La partie du corps qui fait le plus souvent obstacle est la tête chez la chienne ; les épaules et la poitrine chez la vache et la jument.

Si l'extraction est praticable, placer le fœtus en aussi bonne position que possible, et extraire à l'aide de moyens mécaniques. Sinon, sacrifier le fœtus et faire l'embryotomie.

## 3° Maladies du fœtus.

*Ascite et anasarque.*

Les difficultés du part varient suivant la quantité du liquide épanché. En conséquence, ponctuer l'abdomen directement ou en pénétrant dans la cavité thoracique. S'il y a anasarque, incisions sur toutes les parties du fœtus que la main peut atteindre.

*Emphysème généralisé.*

Même intervention que pour l'anasarque.

*Contracture musculaire.*

Intéresse surtout les membres antérieurs et la tête ; entraîne la bouleture, l'arqûre, ou une hyperextension exagérée. Il faut sectionner les tendons, les muscles, parfois faire l'embryotomie.

## 4° Monstruosités fœtales.

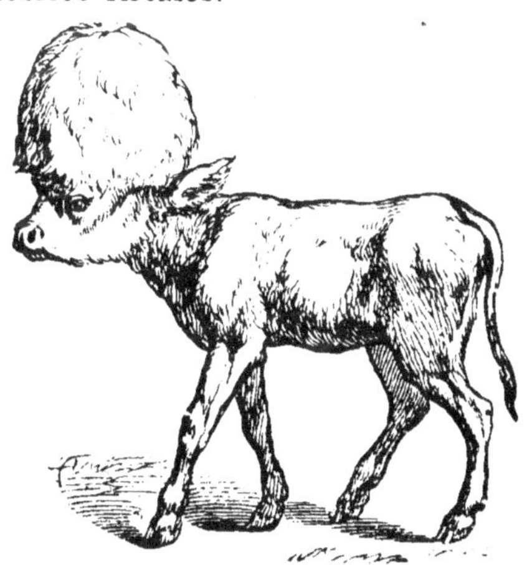

Fig. 305. — Monstre hydrocéphale.

*Hydrocéphalie* (fig. 305).

Ponctionner la tête du fœtus ou l'inciser (crâniotomie). Lors de présentation postérieure, on ne peut atteindre la tête : détroncation, version du train antérieur et ponction de la tête.

*Célosomiens* (fig. 306). — Ces monstres ne donnent lieu à des dystocies que quand il y a déviation des membres ou de la colonne vertébrale.

Quand les viscères digestifs du fœtus apparaissent à la vulve, il est assez facile de ne pas les confondre avec ceux de la mère qui apparaissent dans les cas de déchirures utérines. Dans tous les cas, l'exploration manuelle renseigne l'opérateur et lui permet de reconnaître la position et la forme du fœtus.

*Intervention*. — On obtiendra le fœtus par l'extraction forcée ou par l'embryotomie en commençant par l'avulsion des membres.

*Eusomphaliens* et *monomphaliens* (fig. 307). — En explorant les voies génitales, l'opérateur croit avoir affaire à une gestation gémellaire, mais lorsqu'un sujet est placé en bonne position, sa sortie est néanmoins impossible ; de plus, tout mouvement imprimé à un fœtus se communique à l'autre ; enfin la main peut parfois sentir la soudure.

*Intervention*. — Si on peut arriver au point de soudure, il faut la détruire et amener successivement au dehors les deux fœtus. Sinon, il faut recourir à l'*embryotomie* ou à l'*opération césarienne*.

*Monosomiens* et *sysomiens*. — Lors de présentation antérieure, le diagnostic est facile.

*Intervention*. — Lors de présentation antérieure, décapiter l'un des sujets. Si le produit reste encore trop volumineux, amputer un ou deux membres antérieurs.

Lors de présentation postérieure, opérer la *détroncation* au niveau de la vulve, opérer la version du train antérieur et agir sur celui-ci comme dans le cas de présentation antérieure.

*Sycéphaliens* et *monocéphaliens*. — *Intervention*. — Pratiquer l'embryotomie ou l'opération césarienne. — Il vaut mieux conseiller l'abatage de la mère.

*Polyméliens* (fig. 308). — *Intervention*. — Tenter l'extraction forcée ou bien pratiquer l'avulsion des membres.

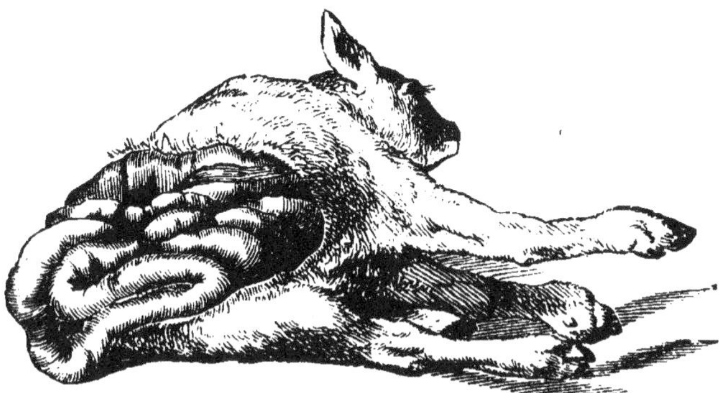

Fig. 306. — Monstre célosomien.

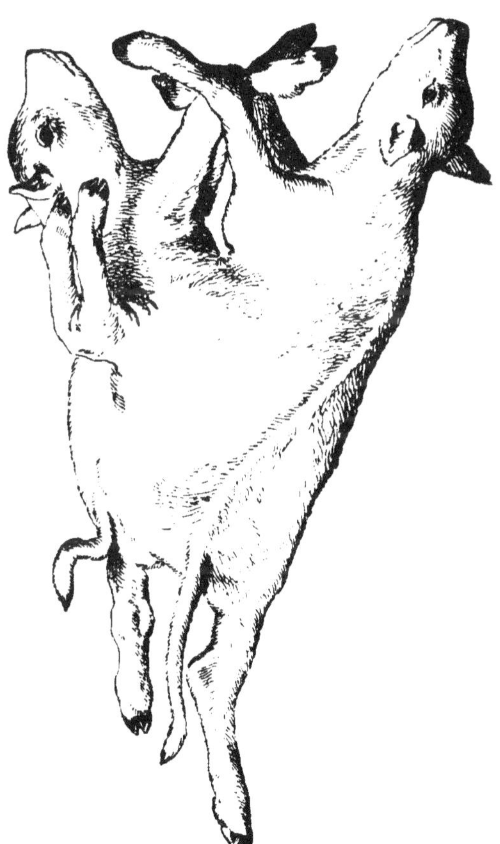

Fig. 307. — Monstres doubles monomphaliens.

5° **Multiparité**.

L'accouchement n'est dystocique que quand deux produits superposés s'engagent ensemble dans le détroit antérieur.

*Intervention*. — Immobiliser l'un des produits à l'aide d'un lacs fixé dans le pli des paturons et refouler l'autre fœtus. Si le refoulement est impossible, changer la position de la mère, et si on échoue encore, recourir à la section des membres.

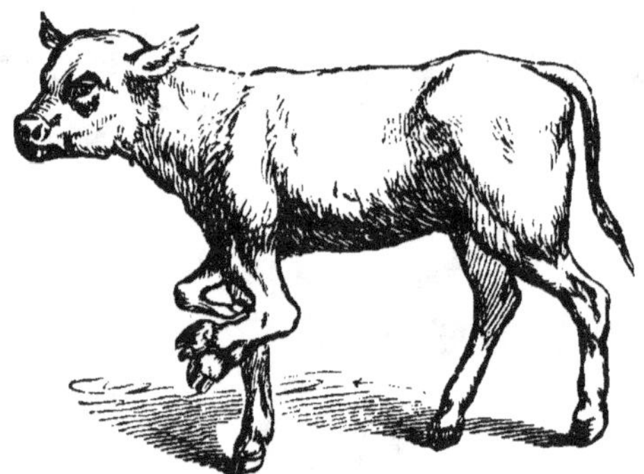

Fig. 308. — Monstre polymélien.

6° **Présentations et positions anormales du fœtus**.

A) Présentations antérieures.

*Positions vicieuses de la tête*.

Plus graves chez la jument à cause de la longueur de l'encolure.

a. *La tête déviée à droite ou à gauche* (fig. 309).

A l'exploration, on ne rencontre que les membres antérieurs, la tête ne se trouvant pas entre eux.

Si elle est portée à droite ou à gauche, la chercher, reconnaître sa position, prendre un point d'appui dans la bouche, et la porter de bas en haut.

Si le fœtus est déjà engagé, le repousser avant d'opérer la version de la tête, Si l'on doit se servir d'un lacet, le placer sur le V du maxillaire inférieur et faire tirer pendant qu'on dirige la version. Utiliser le licol de Cagny (fig. 310-311) : une corde pliée en deux est introduite par dessus et autour de l'encolure, le plus près possible de la tête, l'anse formée est reprise en dessous pour recevoir les deux extrémités libres A et B de la corde (fig. 310). Il est préférable d'avoir à

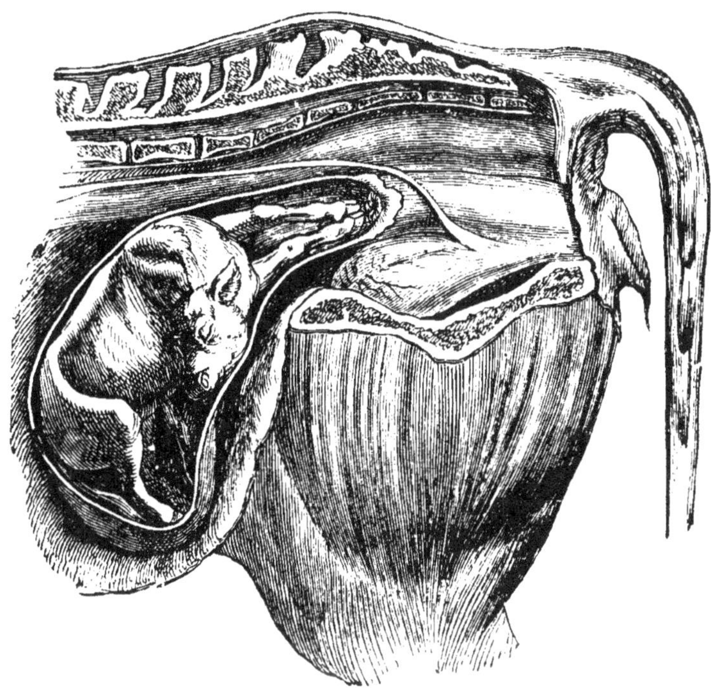

Fig. 309. — Présentation antérieure avec tête déviée à gauche.

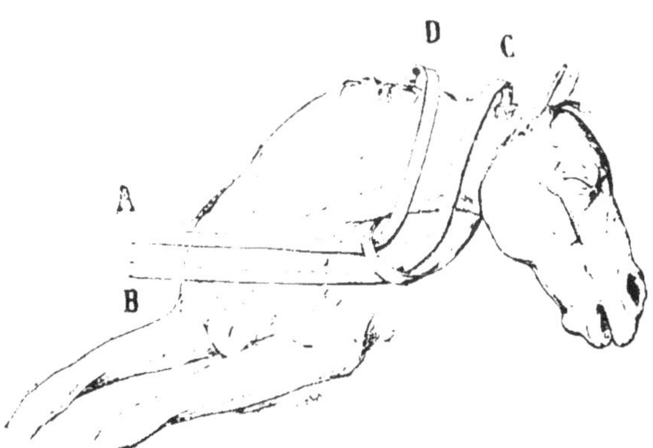



Fig. 310. — Licol Cagny. 1er temps.

l'avance placé un anneau de fer ou de bois dans l'anse laissant libre le brin B, ou faire tirer sur A pour rapprocher l'anse de la peau du cou, puis prenant le brin B en C, on cherche à le faire passer par dessus une oreille d'abord puis l'autre et même à le descendre jusqu'au dessous des yeux (fig. 311). On fait alors tirer sur le brin B pour terminer le licol. Puis l'opérateur repousse le fœtus en appuyant entre

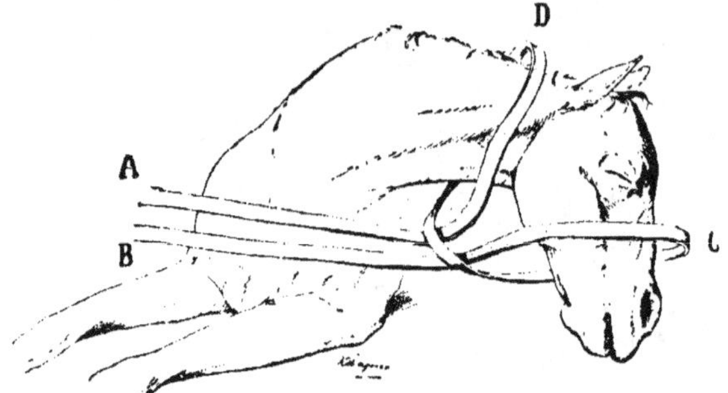


Fig. 311. — Licol Cagny. 2ᵉ temps.

l'épaule et le point D pendant que les aides tirent sur A et B. La tête une fois redressée, le licol est utilisé comme moyen d'extraction.

Si le cou est fortement plié et que la main ne puisse atteindre la tête, passer une corde autour de l'encolure et faire soulever l'abdomen de la mère. Dès qu'on peut saisir les naseaux ou les oreilles, opérer comme ci-dessus. Si le petit est mort, placer des crochets à l'endroit le plus convenable ou faire l'embryotomie. L'avulsion des membres antérieurs se fait par le procédé sous-cutané (Huvelier). On peut employer aussi la décapitation.

*b*. *La tête pliée en dessous.*

La tête, placée en dessous et entre les membres antérieurs, peut être plus ou moins déviée. Repousser le fœtus en plaçant le repoussoir sur l'une ou l'autre épaule, et chercher à ramener la tête en position, avec la main, un crochet ou un licol. Si les premières tentatives ne réussissent pas, mettre la femelle sur le dos (Lecoq de Bayeux).

*c*. *La tête pliée en dessus* (fig. 312).

Degrés variables dans la déviation. Placer le repoussoir sur le sternum et refouler le petit, tirer la tête en avant, en bas et un peu de côté, appliquer un lacs à la mâchoire infé-

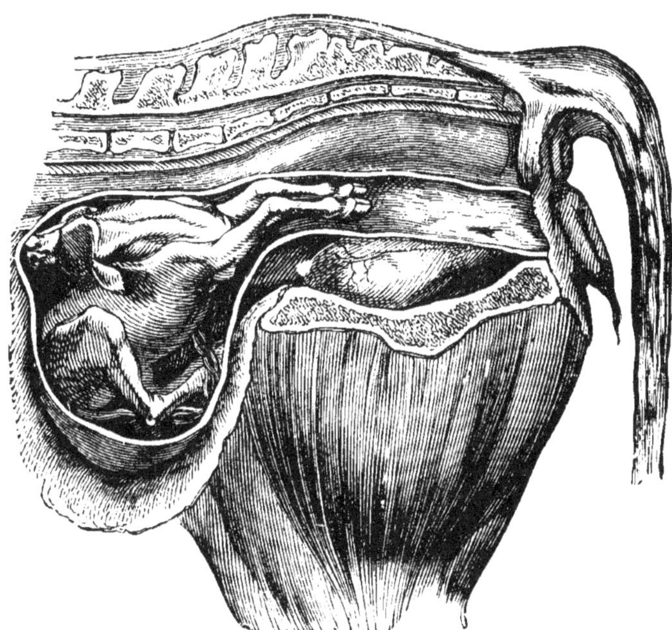

Fig. 312. — Présentation antérieure avec la tête repliée en dessus.

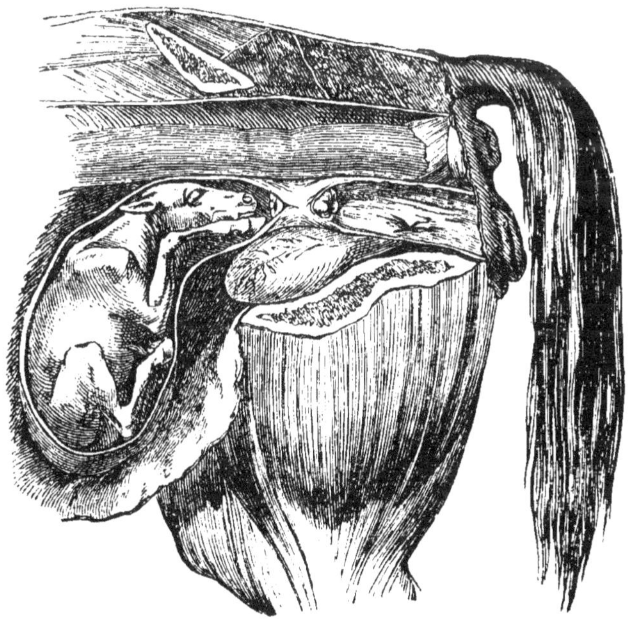

Fig. 313. — Présentation antérieure avec les deux membres entièrement repliés sous le fœtus.

rieure. S'aider de la main introduite dans le rectum pour placer la tête. S'il y a impossibilité de faire la version, enlever un membre antérieur.

*Positions vicieuses des membres antérieurs.*

a. *Les membres pliés sous l'animal*: Un seul ou les deux peuvent être pliés sous lui, fléchis au genou ou au

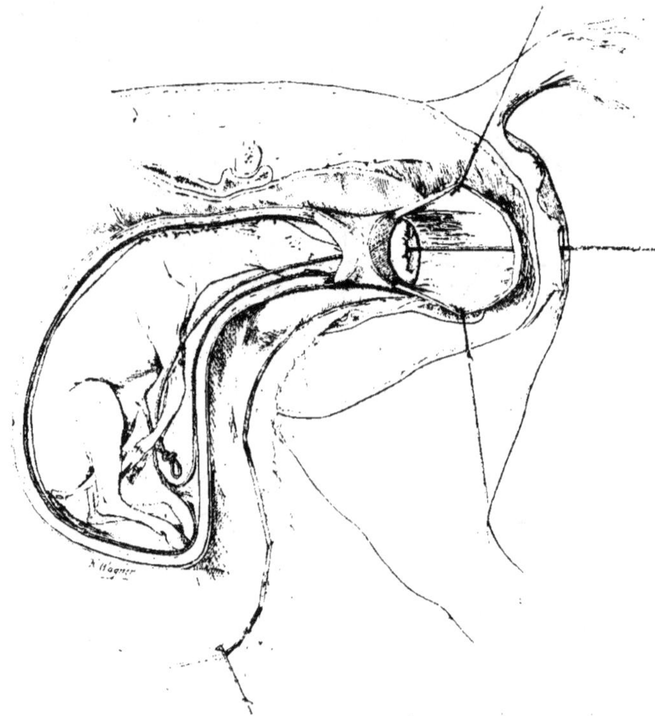

Fig. 314. — Présentation avec un membre replié. Procédé Cagny, 1er temps.

boulet. Difficulté de repousser assez le fœtus pour pouvoir développer les membres. Si deux d'entre eux sont repliés, dégager d'abord le plus facile. Deux procédés : extension simple ou après flexion des rayons supérieurs. Si un membre arc-boute au genou, le repousser complètement sous le ventre et essayer l'accouchement : s'il n'y a pas possibilité, désarticuler au genou.

b. *Un seul ou les deux membres peuvent être portés en arrière en totalité.*

Dans ces cas, ils peuvent présenter trois positions différentes : dirigés en bas, buttant contre le pubis, sous l'abdo-

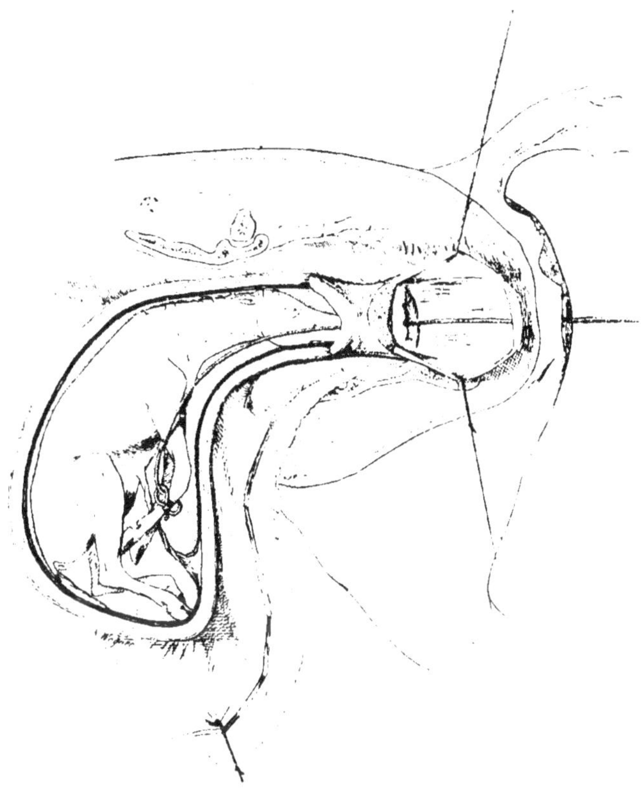

Fig. 315. — Présentation avec membre replié. Procédé Cagny, 2ᵉ temps.

men, ou près du flanc. Repousser le fœtus, placer successivement chaque membre en bonne position comme il est indiqué dans les figures 314, 315 et 316 (Cagny), au 3ᵉ temps, repousser le genou pendant que l'on fait tirer sur le lacs et faire l'extraction. Souvent ces manœuvres sont impossibles. Amputer un membre ou la tête pour les faciliter.

c. *Les deux membres ou un seul placés sur la nuque* (fig. 317).

Dans ces cas, le diamètre transversal du fœtus est augmenté. Fixer des cordes à chaque membre antérieur, repousser la masse dans la matrice et faire les tractions qui ramè-

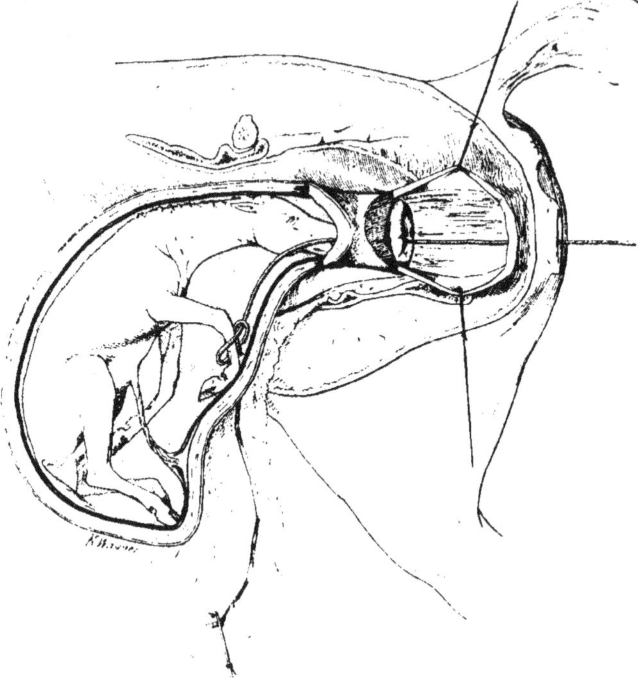

Fig. 316. — Présentation avec membre replié. Procédé Cagny, 3ᵉ temps.

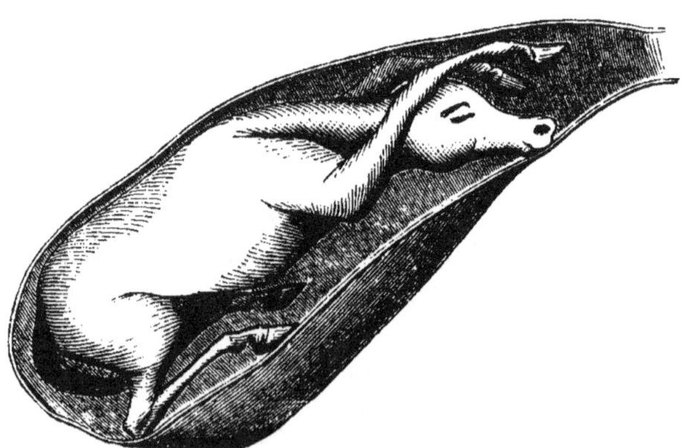

Fig. 317. — Présentation antérieure avec les deux membres thoraciques placés sur la nuque.

nent les membres au-dessous ou près de la tête. En cas d'impossibilité, avulsion d'un membre.

d. *En présentation vertébro-pubienne.*

Le fœtus peut être couché sur le dos, les membres plus ou moins fléchis (fig. 318). Se réduit plus facilement que la posi-

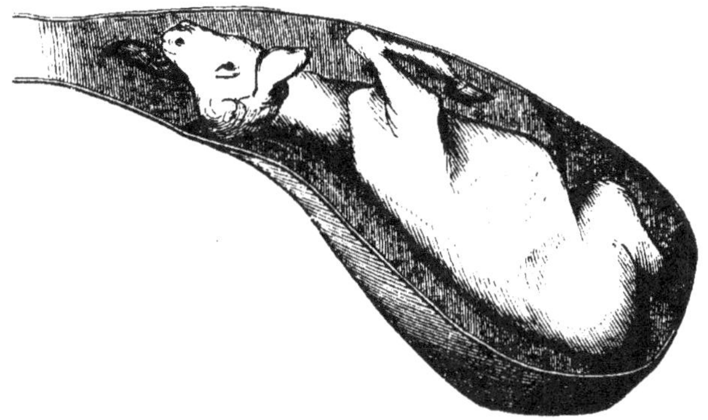

Fig. 318. — Présentation antérieure et position dorsale avec un membre replié.

tion sternale, en redressant les membres après le refoulement du fœtus. On peut s'aider du taxis par le rectum.

*Positions vicieuses des membres postérieurs.*

*En présentation vertébro-sacrée.*

Le fœtus engagé, la tête et les membres antérieurs bien placés, les postérieurs sont ramenés sous le ventre ou même entrés dans le bassin avec le tronc. Si on force le part, la rupture de l'utérus peut s'ensuivre. Difficulté de diagnostic, impossibilité de passer la main entre le fœtus et la matrice pour replacer les membres postérieurs. Dans ces cas, détroncation ou éviscération de manière à pouvoir pénétrer dans la matrice et replacer les membres.

B) Présentations postérieures.

*Positions vicieuses des membres postérieurs.*

a. *Les membres fléchis aux jarrets* (fig. 319).

Un ou les deux peuvent être en fausse position. Dans ces cas, repousser le fœtus le plus loin possible au fond de la matrice; fixer un lacs à chaque paturon, étendre les membres et extraire à l'aide des cordes pour compléter l'accouchement. En cas d'impossibilité, tirer le ou les membres hors de la vulve et désarticuler au jarret (Donarieix, Dieterichs). Essayer le procédé Cagny décrit pour la présentation antérieure.

b. *Les membres allongés sous l'abdomen.*

Dans ces circonstances, le petit animal se présente comme dans la figure 320.

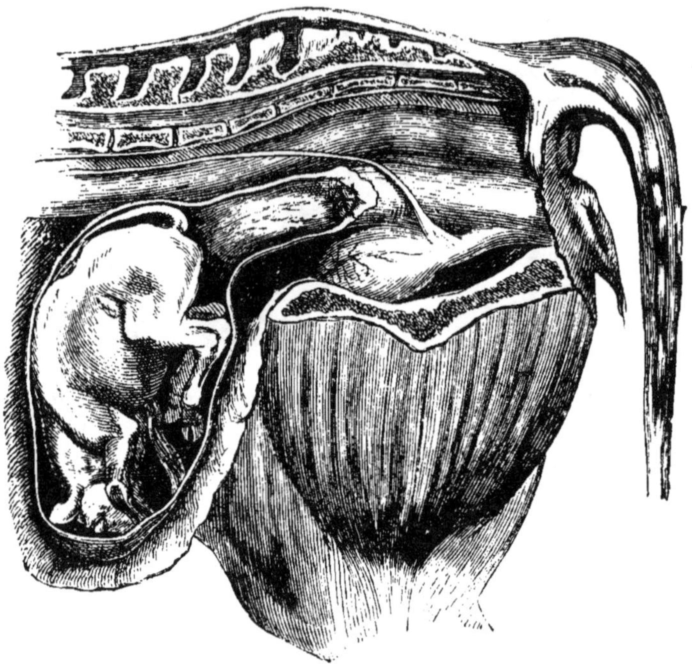

Fig. 319. — Présentation postérieure avec jarrets fléchis et arc-boutant.

Le fœtus doit être repoussé très loin, chercher l'une des jambes, lui faire opérer une flexion en la relevant sous la fesse. Prendre alors le pied dans la paume de la main et l'amener dans le bassin ; grandes difficultés d'exécution. Les deux pieds sont alors engagés dans le vagin et l'accouchement est terminé comme d'ordinaire.

Si l'animal est en position dorsale, les jarrets butant contre le sacrum peuvent arrêter le part.

Repousser le petit, fléchir les rayons supérieurs et ramener les onglons en arrière. Si l'on ne réussit pas, mettre la mère sur le dos. S'il y a impossibilité, désarticuler aux jarrets.

Essayer le procédé Cagny décrit pour la présentation antérieure.

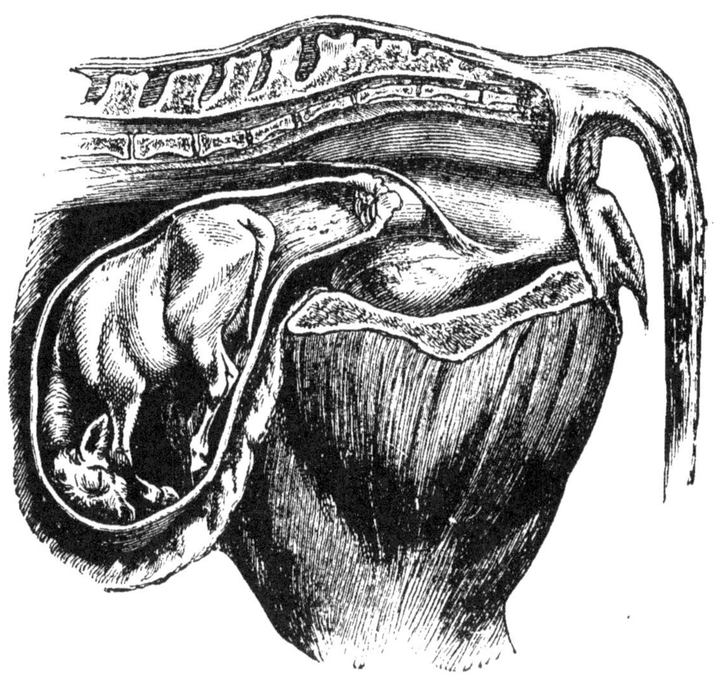

Fig. 320. — Présentation postérieure avec membres postérieurs complétement restés en avant.

c. d. *Par les membres antérieurs et la tête.*

Les membres peuvent être en abduction, et les coudes portant au passage contre le bassin.

Essayer la rotation du fœtus. Embryotomie. Chez les chiennes, tirer de droite à gauche et de haut en bas; douches tièdes ou huileuses.

C) Présentations transversales.

Dans ces cas, le fœtus se présente par le dos, les membres, ou en position céphalo-sacrée. Le principe général est de les transformer en présentation antérieure ou postérieure suivant que l'une ou l'autre est plus facile. Sinon tenter la détroncation. Ces présentations sont toujours très graves.

## § V. — ACCIDENTS CONSÉCUTIFS AU PART

### Lésions traumatiques.

*Contusions, plaies* de l'utérus et du vagin ; sont presque inévitables lors d'accouchement dystocique.

Traiter par les injections antiseptiques faibles et tièdes à l'aide d'un entonnoir et d'un tube de caoutchouc, de préférence à la seringue.

*Rupture* et *déchirure de l'utérus* doivent être soupçonnées lorsque la femelle devient subitement calme, quand elle ouvre la bouche et chasse sa langue au dehors (Thomassen) ; souvent une hémorragie vulvaire apparaît ; l'exploration utérine donne des indications. Si la déchirure est assez étendue, traiter par le tamponnement à la gaze iodoformée (retenir les tampons par un fil qui pend au dehors) ; combattre la fièvre, laisser la femelle dans le calme, lui administrer des narcotiques, etc.

Les *déchirures du vagin* peuvent se compliquer de fistules vaginales, d'abcès, de péritonite, de hernie de l'intestin, de la vessie. Tamponnement à la gaze iodoformée, suturer quand cela est possible ; injections antiseptiques.

### Hémorragie post partum.

Consécutive à des déchirures, des blessures de l'utérus, du col, du vagin, surtout lors d'accouchement dystocique.

TRAITEMENT : Injections antiseptiques froides. Tamponnement avec des linges propres imbibés de solutions antiseptiques froides. Si l'hémorragie est abondante, recourir aux injections sous-cutanées d'ergotine : 10 à 15 grammes de la solution suivante :

| | |
|---|---|
| Ergotine Bonjean................ | 2 grammes. |
| Glycérine..................... | 15 — |
| Hydrolat de laurier-cerise........ | 15 — |

Soutenir les forces par des stimulants.

### Non délivrance.

Rare chez la jument et les multipares, plus fréquente chez la chèvre, la brebis et surtout la vache ; souvent dix à douze jours après le part.

SYMPTOMES : Légères coliques, tranchées, la bête *pousse* ;

quelquefois apparition à la vulve d'une partie des enveloppes
fœtales, d'autres fois rien n'apparaît au dehors. Écoulement
fétide par les voies génitales. Tristesse, disparition du lait,
maigreur, mort par infection septique.

TRAITEMENT : Attendre quelques jours la délivrance naturelle, si l'état général est bon ; dans le cas contraire, intervention immédiate. Si les enveloppes sont peu adhérentes, les
extraire ; sinon rassembler les parties détachées, les lier et
les faire pendre au dehors pour maintenir le col béant. On a
conseillé diverses préparations emménagogues à base de sabine, de rue, d'ergot de seigle :

      ♃ Carbonate de potasse...................... 15 gr.
        Feuilles de sabine......................... 30 gr.
Faire infuser dans 500 gr. d'eau, passer, administrer tiède : une dose toutes les
six heures (Héring).

      ♃ Baies de laurier.......................... 300 gr.
        Fenouil.................................... 200 gr.
        Bicarbonate de soude....................... 500 gr.
            Mêlez.
Donner en cinq doses dans les trente-six heures (Zundel).


Enfin lorsque ces moyens échouent, pratiquer la délivrance
artificielle : énucléer les cotylédons en introduisant la main
dans la matrice, les presser légèrement entre le pouce et l'index
et les décoller ainsi successivement en évitant les tractions et
toutes causes d'hémorragie. Après la délivrance, promenade
de quelques minutes, repos, boissons blanches. Injections
désinfectantes d'eau phéniquée ou de permanganate de potasse, en cas d'écoulement fétide accompagné de fièvre. Toniques, excitants diffusibles.

**Renversement de l'utérus.**— V. *Maladies de l'utérus* (p. 307).

**Renversement du vagin.**— Voy. *Vagin (Maladies du)*, p. 304.

**Métrite.** — Voyez *Utérus*, p. 305.

**Vaginite.** — Voyez *Vagin,* p. 305.

**Fourbure de parturition.**

S'observe chez la jument. Ses causes sont inconnues. Symptômes et traitement ordinaires de la fourbure (voyez ce mot).
En outre injections antiseptiques dans la matrice. Le retour
de la sécrétion lactée est un symptôme favorable.

**Eclampsie.**

Assez fréquente chez les chiennes de garde et d'appartement, plus rare chez la vache et la chèvre. Paraît être une conséquence de l'embonpoint et de l'albuminurie.

Symptomes : Trois phases dans son évolution. — Dans la première on observe, chez la chienne, de l'inquiétude et une certaine incoordination des mouvements durant la marche; chez la vache, on constate des mouvements des lèvres et des mâchoires, du ptyalisme ; finalement les malades tombent sur le sol. La deuxième phase est caractérisée par le décubitus latéral complet ; le regard est fixe ; durant les accès, les muscles sont contractés ; l'encolure est étendue ; les membres sont raides. — Dans la troisième phase, qui ne s'observe pas toujours, les membres sont agités par des secousses convulsives intermittentes.

Traitement : Sédatifs, sirop de chloral ou de chloroforme (5 à 15 gr. suivant la taille) et régime lacté pour la chienne. Saignées, évacuants, breuvages calmants, lavements de chloral pour la vache, barbotages clairs.

### Fièvre vitulaire.

Accident de la parturition caractérisé par un affaissement général et l'engourdissement des sens, souvent mortel et qui apparaît surtout sur les femelles bien nourries et en bon état.

Causes : Non encore déterminées. Successivement attribuée à la pléthore, la stabulation, le refroidissement après le part, etc... La maladie est très probablement due à une infection ptomaïnique d'origine utérine et surtout mammaire.

Symptomes : Apparition soudaine, vingt-quatre ou quarante-huit heures après le part. Frissons, agitation, inappétence. Chute sur le sol, impossibilité de se relever, malgré des efforts fréquents. La température est variable, souvent abaissée. Refus des aliments. Parfois la bête se relève après trois ou quatre jours et reprend les apparences de la santé. D'autres fois, les symptômes s'accentuent : pouls précipité, irrégulier et filiforme, respiration irrégulière, météorisme, abaissement de la température ; mort du deuxième au cinquième jour.

Traitement : Prophylactique et curatif.

Prophylactique : Régler le régime, aliments aqueux de digestion facile, exercice, éviter les refroidissements.

Curatif : Injecter *le plus tôt possible*, dans chaque trayon, préalablement vidé par la mulsion, le quart d'un litre de la solution aqueuse, tiède, d'iodure de potassium à 1 p. 100 (iodure de potassium, 10 grammes, eau bouillie, 1 litre). Opérer aseptiquement. Associer à ce traitement spécifique, la saignée, la vidange intestinale. A l'intérieur excitants diffusibles, antithermiques, purgatifs salins. Barbotages, thé de foin. Tenir la femelle chaudement.

Evers préconise l'insufflation de l'air stérilisé dans chaque trayon (fig. 321).

Il fait en même temps une ou plusieurs injections souscutanées de caféine : 5 gr. dans 40 gr. d'eau.

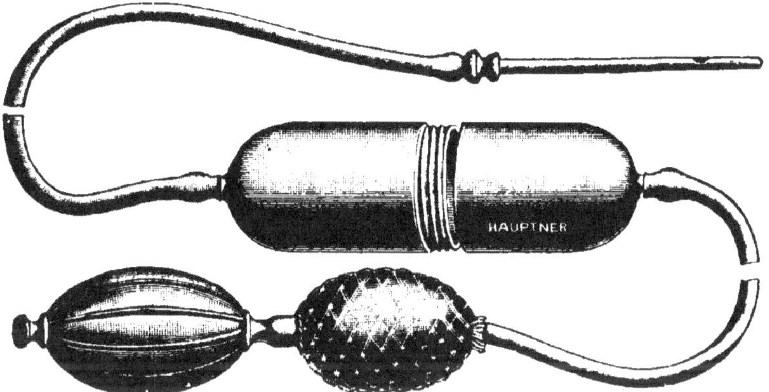


Fig. 321 — Appareil Hauptner.

**Paraplégie post-partum.** — Caractérisée par l'impossibilité pour la femelle de se tenir debout. Elle ne représente qu'un état pathologique plus ou moins complexe, survenant après le part. Elle s'observe presque exclusivement chez la vache et ne doit pas être confondue avec la fièvre vitulaire. Elle apparaît aussitôt après la mise-bas ou deux à quatre jours après. La vache est dans l'impossibilité de se relever. Son état général est bon. S'il y a congestion médullaire, la sensibilité est émoussée dans le train postérieur.

Traitement : Placer la malade sur une litière épaisse et la retourner matin et soir.

Le traitement varie suivant la cause : délivrer la femelle lors de non-délivrance ; saignée et révulsion lors de congestion de la moelle ; emploi des réfrigérants sur le rein. A l'intérieur, excitants généraux. Si après huit à dix jours, la paralysie persiste, abattre la vache pour la boucherie.

# LIVRE VII

## THÉRAPEUTIQUE (1)

### CLASSIFICATION DES REMÈDES
### (Manquat) (2)

1° Modificateurs de la cause extrinsèque de la maladie (antiseptiques, sérothérapie, antiparasitaires).

2° Modificateurs de l'appareil digestif.

3° Modificateurs de la nutrition.

4° Modificateurs du sang.

5° Modificateurs du cœur et de la circulation.

6° Modificateurs de l'appareil respiratoire.

7° Modificateurs du système nerveux.

8° Modificateurs des organes de la vision.

9° Modificateurs de la peau.

10° Modificateurs des mamelles et de la sécrétion lactée.

11° Modificateurs de l'appareil urinaire.

12° Modificateurs de l'appareil génital.

13° Modificateurs sans action fonctionnelle spéciale, subdivisés en :

A. Modificateurs des tissus (caustiques, astringents, émollients, etc.) ;

B. Modificateurs généraux (électricité, hydrothérapie, climatothérapie, etc.).

**Choix du traitement.** — Lorsqu'on choisit un traitement, on se préoccupe :

1° Du choix de la substance active (dominante) et des substances qu'on doit lui associer ; 2° De la dose ; 3° Du mode d'administration ; 4° Du moment de l'administration.

---

(1) Ce livre VII est un résumé succinct du *Formulaire des Vétérinaires praticiens*, par Paul Cagny, 1 vol. Paris. J. B. Baillière.

(2) Manquat, *Traité élémentaire de thérapeutique*, 5e édition, Paris, 1903.

**Choix des médicaments.** — Employer les alcaloïdes de préférence.

Généralement, dans le choix de la dominante, on est guidé par les théories régnantes, sur la nature réelle de la cause de la maladie. L'avantage des théories actuelles est de faire choisir la dominante d'après tous les enseignements de la pratique.

L'expérience nous apprend qu'en général la guérison est plus certaine et plus rapide sur les individus qui, au début de la maladie, se trouvaient dans les meilleures conditions de force et de santé, et, par suite, qu'on est assuré de ne pas faire fausse route en ayant recours d'abord à des moyens qui tendent à rapprocher les malades de cet état favorable, c'est-à-dire en saignant les pléthoriques et en stimulant les anémiques. D'après les théories actuelles, c'est aussi ce que l'on doit faire en modérant d'abord le travail fébrile et en cherchant à ce que le système nerveux ne soit ni trop déprimé ni trop excité pour que le centre vaso-dilatateur favorise le plus possible la phagocytose.

**Doses.** — Les doses varient non seulement suivant les espèces, mais encore pour une même espèce suivant l'âge et le sexe.

La méthode dosimétrique consistant en l'emploi de petites doses, répétées à espaces variables suivant le médicament, jusqu'à production de l'effet cherché, est la plus parfaite, lorsqu'elle est réalisable.

**Moment de l'administration** (Christison). — Les *alcalins*, l'*iode* et ses composés, les *sels métalliques*, le *tanin* et l'*alcool* seront donnés avant le repas, pour éviter des décompositions par les aliments.

Les *phosphates*, l'*huile de foie de morue*, seront administrés pendant ou immédiatement après le repas, pour être mélangés aux aliments.

Les *acides*, les *irritants* (arsenic), seront donnés après le repas.

**Thérapeutique dosimétrique.** — Elle prétend juguler les maladies au moyen des alcaloïdes employés comme *incitants vitaux, modificateurs dynamiques, régulateurs* et paraît être en réalité une des formes de l'*antidotisme*.

**Mode d'administration**. — Les médicaments se donnent mélangés aux aliments ou aux boissons :

On les administre aussi à l'intérieur sous forme de *breuvages*, d'*électuaires*, de *pilules*, de *lavements* et d'*injections sous-cutanées* de préférence ou *trachéales* ou *intra-veineuses*.

A l'extérieur, on emploie les *lotions*, les *pommades*, les *frictions*, etc.

# I. — MODIFICATEURS DE LA CAUSE EXTRINSÈQUE DE LA MALADIE

## A. Antiseptiques

L'*antisepsie* est la destruction des agents infectieux et de leurs germes.

L'*asepsie* est l'emploi des moyens, dés substances rigoureusement débarrassées des agents infectieux ou de leurs germes.

Dans la pratique les deux procédés se confondent.

Les *procédés antiseptiques* sont: *mécaniques*, évacuation des microbes et de leurs toxines par les vomitifs, purgatifs, lavements, lavages locaux ou généraux, irrigations, etc..; *physiques*, surtout la *chaleur*, la plupart des microbes adultes (sauf ceux de la tuberculose, du tétanos, du charbon symptomatique), périssent dès qu'ils subissent pendant 10 minutes, l'action d'une température de 65° de chaleur humide ; *biologiques*, vaccination, sérothérapie ; *chimiques*, emploi des médicaments antiseptiques.

1° **Antiseptiques internes**.

a) *Généraux*.

*Injections sous-cutanées* d'une solution d'*acide phénique* à 1-3 p. 100.

```
Doses : Cheval...........................  100 grammes
        Porc.............................  10 à 50 grammes
        Volailles........................  1 à  2    —
```

*Solution iodo-iodurée*.

```
Iode.................................  1 gr.
Iodure de potassium .................  2 gr.
Eau distillée........................  100 —
```

Une par jour, Anasarque, *Cheval*.

*Injections intratrachéales d'iode :*

    Iode.............................    2 gr.
    Iodure de potassium...............   20 —
    Eau...............................  100 —

De 2 à 20 grammes. *Cheval-bœuf*. Maladies infectieuses.

*Injections intratrachéales d'acide phénique :*

    Acide phénique ...................    1 gr.
    Alcool............................   50 —
    Eau...............................   60 —

Doses : 10 à 20 gr., *Cheval-bœuf*. 1 gr. *Porc*.

b) *Spéciaux.*

## Antisepsie des voies respiratoires.

Inhalations, pulvérisations, fumigations d'essence de térébenthine, d'huile de pin sylvestre, de crésyl, d'eau phéniquée, l'huile empyreumatique, de goudron de Norwège.

Injections intratrachéales de la solution iodo-iodurée ou phéniquée (Voyez plus haut).

Administration par le tube digestif de médicaments balsamiques ou expectorants, qui s'éliminent par la muqueuse pulmonaire :

    1° Gaïacol........................    2 gr.
       Alcool........................    20 —
       Eau ..........................   180 —
    2° Gaïacol........................    3 gr.
       Huile de foie de morue........   200 —
    3° Créosote ......................    5 gr.
       Huile de foie de morue........   200 —

Petits animaux : une cuillerée petite, moyenne ou grande suivant la taille ; à renouveler dans la journée.

*Electuaire.*

Tannin.................. 10 gr. | Alcool.................... 10 gr.
Térébenthine de Bordeaux.... 50 — | Miel .................... Q. S.
Grands animaux.

## Antisepsie intestinale.

*Indications.* — Indigestion, diarrhée, dysenterie, anémie, etc... Dans la pratique, accorder la préférence aux *purgatifs*, qui vident l'intestin et augmentent les propriétés bactéricides de ses sécrétions.

*Salicylate de bismuth.*

    Grands animaux.................... 20 à 50 gr.
    Chien............................  2 à 10 —

### *Naphtaline.*

| | |
|---|---|
| Grands animaux | 5 à 15 gr. |
| Veau | 2 à 5 — |
| Chien | 0,1 à 1 — |

### *Benzonaphtol.*

| | |
|---|---|
| Cheval | 2 à 5 gr. |
| Chien | 0,50 |

### *Naphtol β.*

| | |
|---|---|
| Grands animaux | 5 à 10 gr. |
| Petits | 0,50 à 1 — |

Naphtol β ......................
Salicylate de Bismuth ............ } ãã  3 gr.
Poudre de charbon ...............

Pour 10 paquets, 2 par jour. Chien.

### *Créoline.*

| | |
|---|---|
| Cheval | 25 gr. |
| Créoline | 50 — |
| Poudre de réglisse | 50 — |
| Miel | Q. S. |

4 bols. 2 par jour. Cheval.

### *Salol.*

| | |
|---|---|
| Cheval | 15 à 25 gr. |
| Chien | 0,25 à 1 — |
| Salol | 0 — 20 |
| Charbon pulvérisé | 0 — 25 |

6 cachets. Un par jour. Diarrhée. Chien.

| | | | |
|---|---|---|---|
| Cheval | 50 à 80 gr. | Porc, mouton | 5 à 15 gr. |
| Bœuf | 25 à 75 — | Chien | 0,30 à 2 — |

### *Acide phénique.*

| | | | |
|---|---|---|---|
| Cheval | 3 à 10 gr. | Porc | 0,50 à 2 gr. |
| Bœuf | 5 à 15 — | Chien | 0,05 à 0,20 |
| Mouton | 1 à 3 — | Chat | 0,02 à 0,05 |

## Antisepsie des voies génito-urinaires.

Salol et tous les *balsamiques.*

Injections antiseptiques tièdes. Pommades antiseptiques.

## 2o Antiseptiques chirurgicaux.

*Agents antiseptiques.* — *Acide phénique* en solutions à 1-2 ou 5 p. 100 ; ses solutions fortes sont caustiques et doivent être réservées pour le traitement des vieilles plaies suppurantes.

*Sublimé* (bichlorure de mercure) en solution au 1/1000 ; il est toxique à l'intérieur ; il altère les instruments métalliques.

*Liqueur de van Swieten.*

| | |
|---|---|
| Bichlorure de mercure | 1 gr. |
| Alcool | 100 — |
| Eau distillée | 900 — |

*Chlorure de zinc* en solution à 5-10 p. 100 ; antiseptique puissant pour les plaies de mauvaise nature et les plaies articulaires (solutions à 1-2 p. 100).

*Pâte de Socin.*

| | |
|---|---|
| Oxyde de zinc | 50 gr. |
| Chlorure de zinc | 5 — |
| Eau | 50 — |

Forme un vernis protecteur antiseptique.

*Permanganate de potasse*, en solutions à 1-2 pour 1000, s'emploie pour l'antisepsie des muqueuses ; en solutions plus fortes, pour le traitement des plaies suppurantes, collections de sinus, etc.

*Biiodure de mercure*, antiseptique très puissant, en solution à 1 p. 10.000-20.000 pour la désinfection des muqueuses oculaire et utérine.

*Crésyl*, en solution à 1-5 p. 100 ; miscible à l'eau en toute proportion ; n'altère pas les instruments, d'un usage très répandu.

*Teinture d'iode* pure ou diluée.

*Acide borique*, en solution à 1-3 p. 100 pour l'antisepsie des muqueuses.

*Eau bouillie salée* : 6-7 grammes de chlorure de sodium par 1 litre d'eau bouillie : pour les irrigations péritonéales.

*Iodoforme*. — Antiseptique, cicatrisant, légèrement anesthésique.

*Diiodoforme*. — Bon cicatrisant.

*Salol. Tannin*, etc.

Poudre d'*Iodure d'amidon*.

| | |
|---|---|
| Teinture d'iode | 12 gr. |
| Amidon | 30 — |

Remplace l'iodoforme.

*Pommades dans la vaseline, la lanoline ou l'axonge, etc.*

| | | | |
|---|---|---|---|
| Acide borique | 10 p. 100 | Naphtaline | 12 p. 200 |
| Acide phénique | 4 — | Salol | 6 — |
| Créoline | 3 — | Thymol | 4 — |
| Créosote | 4 — | Traumatol | 5 — |
| Iodoforme | 5 à 10 — | | |

## Application des antiseptiques au traitement des plaies.

1° *Lavage, désinfection*, avec solutions antiseptiques.

2° *Suture* ou *pansement* — Les pansements secs sont préférables, surtout ceux qui laissent une couche pulvérulente sur les plaies ; ils doivent se composer d'une ou plusieurs substances, poudre ou ouate, contenant un antiseptique absorbant les liquides et formant une couche protectrice. L'ancienne thérapeutique réalisait en partie ces conditions au moyen de médicaments comme l'onguent égyptiac, la liqueur de Villate, etc.

### B. Parasiticides

Ils sont destinés à combattre les parasites siégeant : 1° sur la peau (*parasiticides proprement dits*) ; 2° dans l'intestin (*anthelminthiques*).

La plupart des antiseptiques sont parasiticides.

### 1. Parasiticides proprement dits ou parasiticides externes.

Mode d'emploi. — Lotions, lavages, bains, pommades.

Administration. — Avant l'application : 1° désinfection des locaux ; 2° désinfection des harnais au moyen de savonnage crésylé, de flambage, ou de destructions totales ou partielles ; 3° savonnage chaud, général ou partiel, du malade, enlèvement des croûtes, tonte générale ou partielle ; 4° application chaude pour les liquides ; 5° lavage et savonnage au bout de quelques jours. — Recommencer le traitement avec tous ses détails, au bout de cinq à six jours.

*Savon de pétrole* (Constantin Paul).

| | | | |
|---|---|---|---|
| Savon de Marseille...... | 100 gr. | Pétrole............ | ãã 50 gr. |
| Cire........... | 40 — | Alcool à 90°....... | |

Le pétrole pur irrite la peau de tous les animaux et détermine du vertige chez les *chiens*.

*Pommade de sulfure de potasse.*

| | |
|---|---|
| Sulfure de potasse............ | 1 partie. |
| Axonge.............. | 4 — |

Pulvériser et mélanger.

|  |  |
|---|---|
| *Bains sulfureux.* | *Lotions sulfureuses.* |

| | | | |
|---|---|---|---|
| Sulfure de potasse | 20 gr. | Sulfure de potasse | 100 gr. |
| Eau ordinaire | 1 lit. | Eau ordinaire | 1 lit. |

*Lotions de sureau ou de noyer.*

| | |
|---|---|
| Feuilles de sureau ou de noyer | 32 gr. |
| Eau | 1 litre. |

En infusion.

*Huile de Carapa guianensis* (Guyane, Sénégal). — Piqûres de mouches, etc.

## I Parasiticides de la gale du cheval et du bœuf.

*Lotions antipsoriques.*

| | | | |
|---|---|---|---|
| 1° Sulf. de potasse | 250 gr. | 3° Savon | ) āā P. E. |
| Eau | 1 lit. | Goudron | ) |
| 2° Créosote | 20 gr. | 4° Créoline | ) āā 50 gr. |
| Savon vert | 10 — | Savon vert | ) |
| Alcool | 60 — | Alcool | 50 — |

*Charge antigaleuse* (Codex).

| | | | |
|---|---|---|---|
| Benzine | 300 gr. | Savon vert | ) āā 100 gr. |
| Huile de Cade | ) āā 100 gr. | Essence de térébenthine | ) |
| Coaltar | ) | | |
| 1° Soufre | 5 gr. | 2° Trisulf. de potasse | 10 gr. |
| Savon vert | 25 — | Carbon. de potasse | 32 — |
| | | Axonge | 100 — |

*Pommade d'ichtyol.*

| | |
|---|---|
| Ichtyol | ) āā 10 gr. |
| Eau | ) |
| Lanoline | 30 — |

*Pommade soufrée.*

| | |
|---|---|
| Fleur de soufre | 1 partie |
| Axonge | 3 — |

*Pommade d'Helmerich.*

| | |
|---|---|
| Soufre porphyrisé | 10 gr. |
| Carbonate de potasse | 5 — |
| Eau distillée | 5 — |
| Vaseline | 40 — |

## 2. Parasiticides de la gale du mouton et de la chèvre.

1° **Gale généralisée.** — On emploie l'arsenic ou la créoline.

*1° Traitement par l'arsenic.*

Il est dangereux sur les animaux devenus anémiques.

<table>
<tr><td colspan="2">Bain de Tessier.</td><td colspan="2">Bain de Trasbot.</td></tr>
<tr><td>Acide arsénieux pulvérisé..</td><td>1 kilo</td><td>Acide arsénieux ...........</td><td>1000 gr.</td></tr>
<tr><td>Sulfate de fer............</td><td>10 —</td><td>Sulfate de zinc...........</td><td>5000 gr.</td></tr>
<tr><td>Eau de rivière...........</td><td>100 ··</td><td>Aloès.................</td><td>400 —</td></tr>
<tr><td></td><td></td><td>Eau .................</td><td>100 lit.</td></tr>
<tr><td colspan="2">Bain de Clément.</td><td colspan="2">Bain de Mathieu.</td></tr>
<tr><td>Ac. arsénieux pulvérisé....</td><td>1 kilo</td><td>Ac. arsénieux pulvérisé ....</td><td>1 kilo</td></tr>
<tr><td>Sulfate de zinc...........</td><td>5 —</td><td>Alun cristallisé ...........</td><td>10 —</td></tr>
<tr><td>Eau.................</td><td>100 —</td><td>Eau .................</td><td>100 —</td></tr>
</table>

Faire bouillir l'acide arsénieux dans 10 parties d'eau, faire fondre le sel dans l'eau chaude et mélanger avec l'eau.

Le bain peut être employé chaud ou tiède.

### 2º Traitement par la créoline (Frohner).

| | |
|---|---|
| Créoline..................................... | āā 1 partie. |
| Alcool..................................... | |
| Savon vert................................. | 8 — |

Frotter, trois jours de suite, avec ce mélange, les *moutons* préalablement tondus, ensuite les plonger dans le mélange suivant :

| | |
|---|---|
| Créoline........................... | 6 litres. |
| Eau à 30°........................... | 25 — |

Pour 100 *moutons*. — Friction de 3 à 5 minutes.

**Gale localisée.** — Les liquides précédents peuvent aussi être utilisés pour des lotions locales.

### Jus de tabac.

| | |
|---|---|
| Jus de tabac titré des manufactures.... | 1 litre. |
| Eau................................. | 20 — |
| Carbonate de soude................. | 100 gr. |

Lotions et frictions légères sur de petites surfaces seulement. Ne pas employer ce mélange sous forme de bains généraux, ni sur des plaies ou érosions larges.

L'opération doit être répétée à deux jours d'intervalle. — Antidote : café et savonnage à l'eau douce.

### Racine d'ellébore.

| | | | |
|---|---|---|---|
| Racine fraîche............. | 100 gr. | Racine sèche............. | 50 gr. |
| Eau................... | 1 lit. | Eau................... | 1 lit. |

### Pétrole.

Trop irritant en frictions étendues (*cheval, chien, âne*); l'additionner d'eau.

Chez le *mouton*, enlever la laine et frictionner séparément chaque bouton de gale.

### 3. Parasiticides de la gale du chien.

*Bains crésylés alcalins.*

*Bain sulfureux.*

```
Sulfate de potasse....................  500 gr.
Eau...............................  100 litres.
```

*Pommade naphtolée.*

```
Naphtol............................   10 gr.
Vaseline...........................  100 —
```

*Pommades d'Helmerich, soufrées* ou *au trisulfure de calcium* (voy. page 501).

**Contre la gale des oreilles.** — Employer les injections.

*Injections dans l'oreille.*

```
1° Sulfure de potasse........    1 gr. |  2° Naphtol 3,...............    5 gr.
   Eau tiéde...............  100 — |     Ether sulfurique...  ) ãã Q. S. pour
   Huile d'olive...........   50 — |     Huile d'olive......  )  faire 50 gr.
```

Maintenir quelque temps la préparation dans l'oreille en bouchant avec de l'étoupe.

### 4. Parasiticides de la gale du chat, du lapin.

```
1° Baume du Pérou.........   1 gr. |  3° Créosote.................    8 gr.
   Alcool.................   3 — |     Axonge..................   30 —
2° Styrax .................   1 — |  4° Huile de pétrole.........  ) P. E.
   Alcool.................   4 — |     Huile de noix...........  )
                                              (Cantiget).
```

Pour la gale des oreilles, mêmes injections que pour le chien.

Solutions *crésylées* chaudes à 1 p. 100.

```
Huile...................................  ) ãã
Essence de térébenthine .................  )
```

### 5. Parasiticides de la gale des oiseaux.

**Gale du corps.** — *Pommade d'Helmerich* (page 501), alternant avec des lavages savonneux.

*Faisans, poules.* — Projection de *fleur de soufre*, de *staphysaigre*, de *pyrèthre*.

```
Huile de pétrole .........................  ) P. E.
Huile d'olive............................  )
```

Lotions sulfureuses. — Gale du *pigeon*.

**Gale des pattes.** — Voir *Gale du chat*.

*Pommade.*

Sulfure de carbone...................... 1 gr.
Vaseline ............................ 10 —

## 6. Parasiticides des puces, poux, taons, mouches, etc.

**Puces.** — *Chiens, chats, lapins, pigeons* et *poules.*
— Soins de propreté, bains.

Saupoudrer le corps avec poudres de *pyrèthre*, de graines de *staphysaigre*, de *céradille*.

Désinfection des locaux en les badigeonnant à l'eau de chaux, en goudronnant les bois. Litière de sapins.

*Varech marin frais.* — Déposer du varech frais dans les appartements ou les niches envahis par les puces. Ces insectes s'y réfugient, il n'y a plus qu'à noyer le varech.

**Poux.** — Eau de chaux sur les murs, goudron sur les bois.

Saupoudrer le corps des *oiseaux* de basse-cour avec poudres indiquées (voy. Gale des *oiseaux*, page 503), ou verser quelques gouttes d'essence de térébenthine sur les plumes.

*Lotions de tabac.*

N° 1. Tabac.......................... 50 gr.
Eau............................ 1 litre.

Faire bouillir quelques minutes.

N° 2. Jus de tabac manufacturé... délayé au 1 100.

*Herbivores* et surtout *moutons.*

**Trombididés, rougets et ixodes.** — *Chiens* et *chevaux.* — Désinfection du chenil, des écuries, avec eau de chaux sur les murs, et goudronnage des bois.

Changer la litière.

**Dermanysses, poux de poulaillers.** — Nettoyage des poulaillers, colombiers, à l'eau bouillante.

Insufflations de poudre de *pyrèthre.*

Évaporation de *sulfure de carbone* dans les locaux préalablement hermétiquement fermés, et non habités.

**Mouches, cousins, simulies, taons, hippobosques.** — Dans les écuries, demi-obscurité. — Fumigations de crésyl, obtenues en jetant ce liquide sur les murs ou la litière.

Sur le corps des animaux, couvertures de toile aspergées avec un peu de crésyl.

Avant de sortir, frictions du corps avec décoction de feuilles de noyer ou teinture d'aloès très étendue au 1/50.

Les huiles de cade et empyreumatique ont l'inconvénient de salir le corps et les harnais.

Les lotions de tabac peuvent être dangereuses à cause de la nicotine.

## 2. Anthelmintiques.

MODE D'ADMINISTRATION. — 1° Mettre pendant quelques jours le malade au régime lacté (chien, chat, porc), au régime émollient (cheval, bœuf, mouton). — 2° Administrer le remède sous forme de bols, pilules, électuaires, potions ou breuvages. — 3° Administrer un purgatif non irritant : huile de ricin (chien, chat, porc), une heure plus tard : un purgatif salin (cheval, bœuf, mouton), cinq ou six heures plus tard. — 4° En cas d'insuccès, avant de recommencer, attendre plusieurs semaines.

On évitera l'absorption stomacale de ces médicaments, chez le chien, le chat, le porc, en les administrant dans un excipient huileux.

DIVISION DES ANTHELMINTIQUES. — On divise les anthelmintiques en *ténifuges*, qui expulsent les ténias, et *vermifuges*, qui expulsent les autres vers.

### Ténifuges du chien et du porc. — a. *Potions* :

```
1° Sulfate de pelletiérine ou d'isopelletiérine.   20 cgr.
   Tannin..........................................  50  —
   Potion gommeuse................................  100 gr.
En une ou plusieurs fois.

2° Feuilles de kousso : Mouton..............  15-20 gr.
                        Chien...............   3-15  —

3° Kousso.......................................  15 gr.
   Kamala.......................................  40  —
   Sirop........................................ 100  —
Par cuillerées espacées d'heure en heure.

4° Poudre de racines ou bourgeons de fougère mâle :
        30 à 60 grammes pour le porc ou le chien.
```

Donner dans une forte décoction de fleurs de réséda et ensuite administrer huile de ricin.

3° Écorce fraîche de racine de grenadier .... 64 gr.
Eau.................................... 1 litre.

Réduire à un demi-litre par ébullition. Si l'écorce est sèche, la laisser macérer douze heures dans l'eau froide avant de faire la décoction. Donner en trois fois, à une heure d'intervalle, et purger trois heures après la dernière.

## b. *Pilules et boulettes.*

1° Pilules de Créquy :
Extrait éthéré de fougère mâle............ 50 cgr.
Calomel............................... 5 —

Donner une pilule toutes les heures.

2° Biscuit vermifuge :
Semen contra......................... 2 à 5 cgr.
Pâte................................. Q. S.

Pour un biscuit. — Donner 1 à 5 biscuits au chien ou au porc. 1/4 à 1/2 au chat.

3° Noix d'arec......................... 0,75 à 1 gr.

Pour les chiens pesant moins de 20 kilogr.

## Ténifuges du cheval et du mouton.

1° Fougère mâle :
Grands herbivores...................... 100 à 300 gr.
Petits herbivores........................ 30 à 60 —

2° Kousso.............................. 20 gr.
Miel................................. 50 —

Faire prendre dans du lait.

## Anthelmintiques divers.

### *Graines de courge.*

Les graines mondées et broyées sont mélangées à du miel et à de l'huile de ricin.

*Chien, porc.* . . . . . . . . . . . . 30 à 100 gr.

### *Feuilles de noyer.*

Feuilles de noyer..................... 60 gr.
Eau................................. 1 litre.

Décoction.

### *Kamala.*

Faire macérer dans l'eau-de-vie.

*Mouton et chien.* . . . . . . . . . 2 à 10 gr.

### *Benzine et pétrole.*

|  | Doses thérapeutiques | Doses toxiques |
|---|---|---|
| *Grands herbivores.* | 50 à 100 gr. | 700 à 800 gr. |
| *Petits ruminants.* | 16 à 30 — | |
| *Porc.* | 18 à 20 — | |
| *Chien.* | 10 à 15 — | 100 à 150 — |

Benzine............... 50 à 100 gr. | Benzine................. 1 à 20 gr.
Huile de ricin.......... 500 — | Huile de ricin............ 100 —
      *Cheval.*                   *Chien.*

En une ou plusieurs fois.

*Huile de cade et huile empyreumatique de Chabert.*

*Grands animaux.* . . . . . . . . . 30     à 50 gr.

*Moyens*     —     . . . . . . . . 4     à 8 —

*Petits*     —     . . . . . . . . 0,50 à 2 —

*Aloès. — V. Purgatifs.*

*Calomel. — V. Purgatifs.*

*Essence de térébenthine. — V. Excitants généraux.*

Essence d'anis.

*Bœuf.* . . . . . 1 à 5 gr. | *Petits rumin.* X gouttes
*Cheval.* . . . . 1 à 5 — | *Chien.* . . . I à V —

Extrait éthéré de fougère mâle.

*Porc.* . . . . . . . . . . . . . 5     à 10 gr.

*Gros chiens.* . . . . . . . . . 2     à 5 —

*Petits.* . . . . . . . . . . . 0,50 à 1 —

*Sulfure noir de mercure* (ethiops minéral) *et sulfure rouge* (cinabre, vermillon).

*Grands herbivores.* . . . . . . . . 10 à 15 gr.

*Petits*     —     *et porc.* . . . . 4 à 6 —

*Carnivores.* . . . . . . . . . . 1 —

Mousse de Corse.

*Petits animaux.* . . . . . . . . . 30 à 60 gr.

Noix d'arec.

*Chien.* . . . . . . . . . . . . 3 à 5 et 10 gr.

Kousso.

*Mouton* . . 15 à 30 gr. | *Petit.* . . . 3 à 5 gr.
*Grand chien.* 10 à 15 — |

Semence d'anis.

*Bœuf.* . . . . . . . . . . . . . 25 à 50 gr.
*Cheval.* . . . . . . . . . . . . 10 à 25 —

*Poudre de semen-contra.*

| | | | |
|---|---|---|---|
| *Cheval* . . | 100 à 250 gr. | *Chien*. . . | 2 à 10 gr. |
| *Porc* . . . | 10 à 25 — | *Chat* . . . | 1 à 2 — |

*Santonine.*

*Porc* . . . . . . . . . . 0,50 à 1 gr.
*Grand chien* . . . . . . . 0,05 à 0 — 10
*Petit chien, chat* . . . . . . 0,02 à 0 — 05

*Pilules de santonine* (Mouy).

Santonine. . . . . . . . . . . . . . . . . . . 0 gr. 10
Excipient . . . . . . . . . . . . . . . . . . . Q. S.

*Poudre de fougère mâle.*

| | | | |
|---|---|---|---|
| *Gr. herbiv.* | 100 à 200 gr. | *Chien*. . . . | 5 à 30 gr. |
| *Pet. herb.* | 30 à 50 — | *Volaille*. . . | 1 à 5 — |
| *Porc* . . . | 10 à 30 — | | |

*Feuilles de buis.*

20 grammes mélangées dans l'avoine. — *Cheval.*

## II. — MODIFICATEURS DE L'APPAREIL DIGESTIF

### 1° Modificateurs de l'organe

### 1. Vomitifs.

Les vomitifs ne sont pas employés sur les *herbivores.*

*Emétique.*

| | | | |
|---|---|---|---|
| *Porc* . . | 0,05 à 0 gr. 15 | *Chat* . . | 0,005 à 0 gr. 02 |
| *Chien* . . | 0,03 à 0 — 10 | | |

*Emétine.*

| | Doses thérapeutiques | Doses toxiques |
|---|---|---|
| *Porc.* . . | 0,10 à 0 gr. 15 | |
| *Chien* . . | 0,025 à 0 — 10 | 0,30 à 0 gr. 50 |
| *Chat.* . . | 0,001 à 0 — 01 | 0 — 02 |

*Poudre d'ipéca.*

| | | | |
|---|---|---|---|
| *Porc* . . | 1 à 3 gr. 50 | *Chat* . . | 0,25 à 0 gr. 75 |
| *Chien* . . | 0,50 à 2 — 50 | | |

*Ellébore.*

|  | Doses toxiques | Doses thérapeutiques |
|---|---|---|
| *Cheval* . . . | 20 à 50 gr. | |
| *Chien, mouton.* | 4 à 8 gr. | 0,25 à 1 gr. |

*Sel de cuisine.* — Une à trois cuillerées, en grains. — — *Chien, chat et porc.*

*Sirop d'ipéca.*

Extrait d'ipéca........................ 10 gr.
Sirop simple........................... 1000 —

Par cuillerée à café, toutes les cinq minutes. — Chaque cuillerée à bouche contient 0 gr. 20 d'extrait. — *Chien et chat.*

| *Sulfate de cuivre.* | | *Sulfate de zinc.* | |
|---|---|---|---|
| *Porc* . . 0,5 à 1 gr. | | *Porc.* . . 0,5 à 1 gr. | |
| *Chien* . . 0,10 à 0 — 60 | | *Chien* . . 0,10 à 0 — 30 | |
| *Chat* . . 0,005 à 0 — 01 | | *Chat.* . . 0,05 à 0 — 10 | |

INJECTIONS HYPODERMIQUES.

*Apomorphine* (1).

| *Bœuf* . . 0,10 à 0 gr. 20 | *Porc.* . 0,01 à 0 gr. 05 |
|---|---|
| *Chien* . . 0,01 à 0 — 05 | *Chat.* . 0,003 à 0 — 005 |

*Emétine.*

| *Chien* . . . . . . . | 0,01 à 0 gr. 05 |
|---|---|
| *Porc* . . . . . . . | 0,10 à 0 — 15 |

## 2. Calmants.

Tous les *calmants* du système nerveux sont indiqués. — Voir *Modificateurs du système nerveux.*

*Bicarbonate de soude.* — Solutions chaudes à 2 pour 100. — Un décilitre à un litre.

*Lavement d'antipyrine.* Solution chaude aqueuse au 1/20. — *Chien* : dix grammes. — Vomissements.

*Lait glacé, eau de Vichy glacée.* — *Chien, chat.* — Par cuillerées, pour arrêter les vomissements.

*Sirop de chloral. Eau chloroformée.* Par cuillerées.

Champagne glacé.

Eau iodée par cuillerées.

(1) L'apomorphine s'altérant facilement, les solutions anciennes deviennent toxiques.

| Teinture d'iode | 10 gr. |
|---|---|
| Iodure de potassium | 10 — |
| Eau | 1 litre. |
| Camphre | 10 à 15 gr. |
| Jaune d'œuf | N° 2 |
| Eau de lin | 1/2 litre. |

*Grands ruminants.*

## 2. Modificateurs de l'acte digestif

Les *Modificateurs de la digestion* sont :

*a*) Les *gastriques* ou *excitants*, ce sont les *amers*.

*b*) Les *excitants généraux de la sécrétion gastrique*, les *substances aromatiques* et les *alcalins*.

*c*) Les *complémentaires des sécrétions* (acide chlorhydrique, pepsine, etc.).

### 1. Gastriques, ou Excitants : Amers.

On subdivise les *amers* en *amers purs*, *amers aromatiques*, *amers astringents*.

**I. Amers purs.** — Activité physiologique faible ; leur action propre paraît faible, et ils agissent surtout par l'alcool, l'eau chaude qui leur servent de véhicules, ou les aromatiques qui les accompagnent.

MODE D'ADMINISTRATION. — Breuvages, poudres, électuaires. bols, infusions, extraits, etc.

*Gentiane.*

| | Poudre | Extrait |
|---|---|---|
| *Grands animaux.* | 60 à 120 gr. | 5 à 10 gr. |
| *Moyens* — | 15 à 30 — | 1 à 2 — |
| *Petits* — | 2 à 8 — | 0,30 à 0,50 — |

*Quassie (Quassia amara).*

| | |
|---|---|
| *Grands animaux* . . . | 10 à 30 gr. |
| *Mouton.* . . . . . . . | 5 à 10 — |
| *Chien* . . . . . . . . | 0,4 à 2 — |

Les plantes suivantes s'emploient aux mêmes doses que la gentiane :

*Achillée millefeuille (Achillea millefolia).* — Sommités fleuries.

*Bleuet (Centaurea cyanus).*

*Petite centaurée* (*Erythræa centaureum*).

*Chardon bénit* (*Centaurea benedicta*). — Sommités fleuries.

*Chausse-trappe* (*Centaurea calcitrapa*). — Sommités fleuries.

*Chicorée sauvage* (*Cichorium intybus*). — Feuilles et racines.

*Ményante* ou *trèfle d'eau* (*Ményante trifoliata*).

> Gentiane.............................. 20 gr.
> Eau................................... 1 litre.

En infusion. — *Cheval*.

Teinture de gentiane au 1/4 dans l'acool à 22°.

> *Grands animaux*      100 gr. et au-dessus
> *Petits*       —         5 à 30      —

### *Vin de gentiane.*

> Teinture de gentiane........................ 1 décil.
> Vin......................................... 1 litre.

> *Grands animaux*  .  .  .  1/2 à 1 litre.
> *Petits*       —      .  .  .  50 à 100 gr.

### *Poudres toniques* (Cagny père).

| N° 1. | Gentiane............... | 1000 gr. | N° 2. | P. de gentiane........ | 1000 gr. |
|---|---|---|---|---|---|
| | Quinquina............. | 250 — | | P. de quinquina...... | 250 — |
| | Camphre.............. | 180 — | | P. de baies de genié- | |
| | Crème de tartre soluble | 250 — | | vre................. | 25 — |

Dose : 60 grammes.

### *Poudre tonique engraissante.*

| Poudre de fenu grec. | | Quinquina pulvérisé | |
|---|---|---|---|
| Poudre de gentiane.. | āā 1000 gr. | ou carbonate de fer | āā 50 gr. |
| | | P. de gingembre.... | |

*Grands animaux*. — Trente grammes, auxquels on peut ajouter 2 à 5 grammes de noix vomique.

## II. Amers aromatiques. — Ils contiennent, avec le principe amer, un autre principe volatil et aromatique, déterminant une exagération réflexe des sécrétions et des contractions; ils aident la digestion, excitent l'appétit et sont plus actifs que les précédents.

A hautes doses, ils déterminent des congestions, des convulsions et troublent la digestion.

Mode d'administration — Breuvages, électuaires, poudres mélangées aux aliments.

### *Poudre d'absinthe.*

> *Grands animaux*.  .  .  .  .  50 à 100 gr.
> *Moyens* .  .  .  .  .  .  .  15 à  30  —
> *Petits*  .  .  .  .  .  .  .  .  3 à  10  —

*Houblon (Humulus lupulus)*. Cônes et fleurs femelles, lupulin.

| | | |
|---|---|---|
| *Grands animaux* . . . . | 30 à 60 gr. |
| *Moyens* — . . . . | 8 à 15 — |
| *Petits* — . . . . | 2 à 15 — |

*Camomilles romaine et commune (Anthemis nobilis et communis)*. — Fleurs.

*Germandrée (Teucrium Chamædrys)*.

Mêmes doses.

### III. — Amers astringents. — Ils contiennent du tannin: écorces de saule, peuplier, pommier, poirier, frêne, lilas, feuille de noyer, brou de noix, condurango, café, chêne.

*Quinquinas*. — Les quinquinas gris sont plus astringents que les rouges, et ceux-ci que les jaunes.

Mode d'administration. — Breuvages, électuaires, poudres mélangées aux aliments.

*Poudres de quinquina.*

| | Doses thérapeutiques | Doses toniq. seulem. |
|---|---|---|
| *Cheval.* . . | 15 à 20 gr. | 2 à 5 gr. |
| *Bœuf* . . . | 20 à 40 — | 3 à 6 — |
| *Mouton.* . . | 8 à 15 — | 0,5 à 1 — |
| *Porc.* . . . | | 0,20 à 0 — 50 |
| *Chien* . . . | 4 à 8 — | 0,05 à 0 — 10 |

*Rhubarbe.*

| | | | |
|---|---|---|---|
| *Cheval.* . . | 5 à 10 gr. | *Porc.* . . . | 0,20 à 5 gr. |
| *Bœuf.* . . . | 8 à 15 — | *Chien* . . . | 0,10 à 1 — |
| *Mouton.* . . | 0,20 à 5 | | |

*Poudre de café.*

Doses : celles du quinquina.

*Écorce de chêne.*

| | |
|---|---|
| *Grands herbivores.* . . . . . . . . | 15 à 60 gr. |
| *Moyens.* . . . . . . . . . . . | 4 à 8 — |
| *Chien.* . . . . . . . . . . . . | 1 à 4 — |

*Ratanhia.*

| | |
|---|---|
| *Cheval.* . . . . . . . . . . . . | 30 gr. |

*Teinture de quinquina*, au 1/4 dans l'alcool à 60°.

*Grands animaux.* . . . . . . . 20     à 100 gr.
*Moyens*       —       . . . . . .  1     à 10 —
*Petits*       —       . . . . . .  0,20 à   0 — 50

### Vin de quinquina.

Teinture de quinquina....... 1 décil. | Vin.................... 1 litre.

*Grands animaux* . . . . . . . . 1 2 à 1 litre
*Moyens* . . . . . . . . . . . . 200 à 300 gr.
*Petits* . . . . . . . . . . . . 10 à 100 —

### Aloès.

| | | | |
|---|---|---|---|
| *Cheval.* . . | 2 à 5 gr. | *Porc* . . | 1    à 2 gr. |
| *Bœuf.* . . | 5 à 10 — | *Chien.* . | 0,10 à 0 — 50 |
| *Mouton.* . . | 2 à 5 — | *Chat* . . | 0,05 à 0 — 20 |
| *Chèvre.* . . | 2 à 5 — | | |

Doses toniques. — Dans un breuvage alcoolisé.

### Ipéca.

|  | Doses toniques. | Doses toxiques. |
|---|---|---|
| *Grands herbivores* . . . . . | 5 à 15 gr. env. | 100 gr. |

Rétablit la rumination.

Poudre d'ipéca...................... 16 gr.
 — de camphre.................... 32 —
Infusion de thé à 30/1000............... 1 litre.

Indigestion du *bœuf*.

*Achillée (Achillea millefolium)*. — Employée pour les *ruminants*, aux mêmes doses que la gentiane.

### Acore vrai et petite centaurée.

| | | | |
|---|---|---|---|
| *Cheval* . . | 15 à 30 gr. | *Mout., porc.* . | 5 à 10 gr. |
| *Bœuf.* . . | 25 à 50 — | *Chien* . . | 0,50 à 2 — |

### Injection sous-cutanée d'émétine.

*Bœuf.* . . . . . . . . . . . 0 gr. 40
*Mouton.* . . . . . . . . . . 0 — 10

Rétablit la rumination.

## 2. Excitants généraux.

Ce sont les *substances aromatiques* et l'*alcool*, les *alcalins*.

**I. Substances aromatiques.** — Analogues aux amers aromatiques, elles contiennent en plus des essences (Cadéac et Meunier), qui excitent d'abord le système nerveux et le stupéfient ensuite ; elles sont *antiseptiques*, agissent à faibles doses comme *apéritives, digestives, antispasmodiques, carminatives*, et comme *stimulants diffusibles*.

MODE D'ADMINISTRATION. — Principalement en breuvages chauds, parfois en poudre mélangées aux aliments.

*Essence de lavande et essence de térébenthine.*

| | |
|---|---|
| *Grands animaux*. . . . . . | 30 à 60 gr. |
| *Moyens*. . . . . . . . | 8 à 12 — |
| *Chien*. . . . . . . . | 4 à 8 — |

*Gingembre.*

| | | | |
|---|---|---|---|
| Grands ruminants....... | 10 à 20 gr. | Mouton ............... | 2 à 5 gr. |
| Cheval....:......... | 5 à 10 — | Chien................. | 0,10 à 0,20 |

*Baies de genièvre.*

| | | | |
|---|---|---|---|
| Cheval................. | 20 à 50 gr. | Mouton............... | 10 à 20 gr. |
| Bœuf................. | 30 à 100 — | Porc................. | 5 à 10 — |

Liqueur d'absinthe. 50 à 100 gr. dans un litre d'eau. — Grands animaux.

*Arnica.*

| | |
|---|---|
| Grands herbivores..................... | 25 à 70 gr. |
| Moyens........................... | 5 à 15 — |
| Carnivores........................... | 0,5 à 2 — |

En infusions.

*Camomille.* — 10 à 60 gr. par litre d'infusion, Menthe, Mélisse, Thym, Sauge, Soude, Lavande, Girofle, Angélique, Anis, etc., 20 gr. de chaque par litre d'infusion.

Vin chaud, café ou thé chaud, etc.

*Alcool à 21º.*

| | |
|---|---|
| Grands animaux.................... | 100 à 250 gr. |
| Moyens........................... | 50 à 100 — |
| Petits........................... | 10 à 20 — |

En boisson dans 2 ou 3 fois son poids d'infusion aromatique chaud.

*Chlorure de sodium.*

| | | | |
|---|---|---|---|
| *Cheval*. . . | 30 à 60 gr. | *Porc* . . . . | 5 à 15 gr. |
| *Bœuf*. . | 50 à 100 — | *Chien*. . . . | 4 à 8 — |
| *Mouton*. . | 10 à 15 — | *Chat* . . . . | 1 à 3 — |
| *Chèvre* . . | 10 à 15 — | | |

Stimulant de la digestion.

*Sel de Carlsbad artificiel.*

| | |
|---|---|
| Sulfate de soude..................... | 100 gr. |
| Chlorure de sodium.................... | 50 — |
| Bicarbonate de soude.................. | 10 — |

Stimulant de la digestion.

*Sulfate de soude.*

Doses toniques :

| | | |
|---|---|---|
| *Cheval.* . 50 à 100 gr. | *Mouton.* . . 15 à 30 gr. |
| *Bœuf.* . . 100 à 150 — | *Chien* . . . 2 à 10 — |

### 3. Complémentaires des sécrétions.

Ce sont les substances qui ajoutent les principes manquants aux sucs digestifs : acide chlorhydrique, pepsine, diastase, pancréatine, etc. On les donne à la fin du repas.

### III. Modificateurs de l'intestin.

Ils agissent en augmentant les sécrétions (*purgatifs*), en les diminuant (*anticathartiques* et *anexosmotiques*), en modifiant le milieu (*antiseptiques*, voir *Antiseptiques intestinaux*), ou mécaniquement (*lavements*).

Chez les *ruminants*, le *porc*, le *chien*, le *chat*, la digestion est surtout stomacale et l'absorption intestinale comme chez l'homme.

Chez les *solipèdes*, la digestion est à la fois stomacale et intestinale. Pour combattre chez eux les troubles de la digestion, voir *Modificateurs de l'acte digestif*.

### A. Purgatifs.

Substances employées dans un but dépuratif ou dérivatif; elles provoquent une augmentation des évacuations, sans avoir une action toxique (Manquat).

MODE D'ACTION. — Les purgatifs produisent une sécrétion bien accusée de liquides aux dépens de l'intestin, et accélèrent les mouvements péristaltiques (Lander-Brunton).

EFFETS. — 1° *Mécaniques :* évacuation des excréments, des gaz, des aliments non digérés, des déchets et produits toxiques ;

2° *Fonctionnels :* à faible dose, augmentation de l'appétit, surtout les amers ; à haute dose, amaigrissement ;

3° *Irritants*, suivant la dose, surtout les drastiques ;

4° *Consécutifs :* diminuent à la longue les sécrétions et déterminent la constipation ;

5° *Sécrétoires*, variables avec les doses.

6° *Dérivatifs* par la soustraction de l'eau et par l'afflux du sang sur l'intestin.

CLASSIFICATION. — On divise les purgatifs en :

1° *Évacuants simples* : A. *Salins* : sels de soude, de potasse, de magnésie, eaux minérales ; — B. *Cathartiques* : séné, rhubarbe, nerprun, cascara sagrada ; — C. *Mécaniques* : graines de moutarde, huiles végétales, huile de ricin, charbon végétal, lavements ; — D. *Sucrés*, manne, tamarin, casse, miel, etc.

2° *Dérivatifs* ou *drastiques* : A. *Cholagogues* : aloès, podophyllin, évonymine ; — B. *Hydragogues* : calomel, jalap, turbith végétal, scammonée, gomme-gutte, coloquinte, élatérium, bryone, huile de croton.

MODE D'ADMINISTRATION. — 1° Lorsqu'on le pourra, mettre l'animal à un régime préparatoire, pendant deux ou trois jours : lait, pour le *chien*, le *chat*, le *porc*, grains cuits, pour les *herbivores*.

2° Administrer le purgatif sous forme de breuvage, de bol, de pilule, etc.

3° Éviter l'action du froid, au moins pendant quarante-huit heures.

4° Pour hâter et augmenter l'action du purgatif, au bout de vingt-quatre heures : courte promenade, lavement d'eau chaude ou de glycérine.

*Tartro-borate de potasse et bitartrate de potasse.*

| | |
|---|---|
| *Poulain.* . . . . . . . . | 60 à 75 gr. |
| *Grands herbivores.* . . . | 50 à 100 — |
| *Chien.* . . . . . . . . | 1 à 5 — |

Entérite et ictère.

*Magnésie calcinée et carbonate de magnésie.*

| | |
|---|---|
| *Grands herbivores.* . . . | 250 gr. |
| *Petits ruminants.* . . . | 30 à 60 — |

*Citrate de magnésie.*

| | |
|---|---|
| *Petits animaux* . . . . | 30 à 70 gr. |

*Sulfate de soude.*

| | | | |
|---|---|---|---|
| *Cheval* . . | 500 à 1000 gr. | *Porc.* . . . | 80 à 100 gr. |
| *Bœuf.* . . . | 250 à 500 — | *Chien* . . . | 18 à 80 — |
| *Pet. rum.* . | 100 à 150 — | *Chat.* . . . | 2 à 10 — |

*Sulfate de magnésie.*

Cheval, bœuf . . . . . . . 500 gr.
Chien, porc . . . . . . . . 5 à 15 —

Il détermine souvent des coliques chez le *cheval*, même à la dose de 125 grammes.

*Vin de bryone.*

Racine de bryone...................... 60 gr.
Vin blanc............................. 500 —

Petits animaux . . . . . 30 à 100 gr.

*Huile de croton.*

|  | gouttes. |  | gouttes. |
|---|---|---|---|
| Bœuf . . . . . | X à XV | Porc . . . . . | III à V |
| Cheval . . . | XV à XXX | Petits rumi- | |
| Chien. . . . | I à V | nants . . . | VIII à X |

Dans l'huile ou une solution mucilagineuse.

*Protochlorure de mercure.*

| Cheval . . . . | 4 à 8 gr. | Porc . . . . . | 2 à 4 gr. |
|---|---|---|---|
| Bœuf . . . . | 3 à 6 — | Chien . . . | 0,50 à 1 — |

*Miel.* — En électuaires ou breuvages. — 100 à 500 gr.

*Manne, casse et tamarin.*

Chien et porc (selon la taille). 40 à 60 gr.
Chat . . . . . . . . . 5 à 10 —

En solution dans du lait.

*Sucre.* — Pour les *poules*, à la dose de 32 à 35 grammes, et pour les *moutons*, à celle de 200 grammes. Ne pas l'employer comme purgatif sur les autres animaux.

*Sirop de nerprun.*

Grands herbivores . . . 150 à 200 gr.
Moyens animaux . . . . 50 à 100 —
Chien . . . . . . . . 30 à 60 —

Ne pas l'utiliser sur les jeunes chiens malades d'entérite.

*Rhubarbe.*

| Cheval. . . . . | 250 gr. | Chien . . . . | 3 à 8 gr. |
|---|---|---|---|
| Porc . . . . . | 100 — | Chat . . . . . | 2 à 3 — |

#### Séné.

| | | | |
|---|---|---|---|
| *Gr. herb.* . | 120 à 150 gr. | *Chien* . . . . | 4 à 15 gr. |
| *Pet. rum.* . . | 50 à 70 — | *Chat* . . . . | 2 à 5 — |
| *Porc* . . . | 5 à 15 — | | |

#### Huile de ricin.

| | | | |
|---|---|---|---|
| *Cheval* . . | 250 à 800 gr. | *Mouton* . . . | 50 à 100 gr. |
| *Bœuf* . . . | 500 à 1000 — | *Porc* . . . . | 50 à 100 — |
| *Chien* . . | 15 à 50 — | *Chat* . . . | 5 à 15 — |

#### Magnésie.

| | | |
|---|---|---|
| *Grands herbivores* . . . . . | 100 gr. |
| *Petits* — . . . . | 50 — |

Renouveler jusqu'à effet.

*Huile d'olives.* — Purgatif doux ; donner une cuillerée, grande ou petite suivant la taille des animaux, et, pour éviter les vomissements, répéter toutes les heures jusqu'à effet.

*Huile d'amandes douces.* — Plus laxative.

*Crème de tartre soluble.* — Cinquante à cent grammes. — Purgatif léger.

*Ellébore blanc.* — Cinq à huit grammes. — *Bœuf.*

#### Aloès.

| | Doses thérapeutiques | Doses toxiques |
|---|---|---|
| *Grands ruminants.* . . | 60 à 100 gr. | 120 gr. |
| *Petits* — . . . | 25 à 50 — | 80 — |
| *Solipèdes* . . . . . . | 38 à 45 — | 90 — |
| *Chien.* . . . . . . . | 2 — | 6 — |
| *Chat* . . . . . . . . | 0 — 25 | 0 — 50 |

L'aloès se donne généralement en bols au *cheval* et en breuvage au *bœuf.*

Contre-indications. — Ne pas administrer l'aloès aux animaux pléthoriques, nerveux, ni aux femelles en état de gestation.

#### Teinture d'aloès.

*Grands herbivores.* — 100 à 250 grammes dans un litre de vin ou d'infusion aromatique chaude. Action plus rapide que celle de la résine.

*Podophyllin.*

| | | | | | |
|---|---|---|---|---|---|
| *Cheval* | . . | 5 | à 16 gr. | *Chien.* . . | 0,02 à 0 gr. 10 |
| *Bœuf* | . . | 8 | à 15 — | *Chat* . . . | 0,03 à 0 — 05 |
| *Porc* | . . | 0,50 à 6 — | | | |

Dans une boisson chaude alcoolisée.

*Gomme gutte.*

| | | | | |
|---|---|---|---|---|
| *Gr. rum* . . . | 32 à 48 gr. | *Pet. rum.* . . | 3 à 4 gr. |
| *Cheval* . . . | 16 à 32 — | *Chien.* . . . | 0,5 à 2 — |

### INJECTIONS INTRA-VEINEUSES ET HYPODERMIQUES

*Chlorure de baryum.*

*Cheval* : 0 gr. 30 à 1 gr. 20 en solution au 1/10. Médicament dangereux ; ne l'employer que dans les cas de coliques tout à fait graves.

*Arécoline.* — *Cheval* : 0 gr. 05 à 0 gr. 10. — Coliques.

*Bromhydrate d'arécoline.*

| | |
|---|---|
| *Cheval* . . . . . . . | 0,05 à 0 gr. 10 |
| *Bovidés.* . . . . . | 0,10 à 0 — 15 |

Indigestions.

*Chlorhydrate* ou *sulfate de pilocarpine.* — Mêmes doses. Excite surtout les sécrétions salivaires et intestinales. — Indigestions.

*Sulfate d'ésérine.* — *Grands herbivores* : 0 gr. 05 à 0 gr. 10. Excite plus les contractions que les sécrétions intestinales. — Indigestion sans surcharge alimentaire.

*Vératrine*, en solution dans l'alcool à 95º, ou *sulfate de vératrine* en solution dans l'eau.

| | |
|---|---|
| *Cheval* . . . . . . . | 0,05 à 0 gr. 10 |
| *Grands ruminants.* . . | 0,10 à 0 — 20 |

Ne pas l'employer sur le *chien.* Excite à la fois les sécrétions et les contractions.

*Mélange des trois alcaloïdes* (Cagny).

| | |
|---|---|
| Sulfate d'ésérine . . . . . . . . . . . . . . . . . . . . . . . | 0 gr. 02 |
| — de pilocarpine . . . . . . . . . . . . . . . . | 0 — 04 |
| Vératrine . . . . . . . . . . . . . . . . . . . . . . . . . . . | 0 — 04 |

Cette formule donne de meilleurs résultats. Répéter la dose.

s'il y a lieu. On peut varier les proportions, en ne dépassant pas 0 gr. 04 d'ésérine pour une dose totale de 0 gr. 10.

## B. Anticathartiques ou anexosmotiques

Ils diminuent les sécrétions.

L'absorption des gaz par la muqueuse intestinale, étant en raison directe de leur solubilité dans l'eau (L. Brunton et Cash), sera facilitée par l'administration des substances qui augmentent les sécrétions intestinales, et principalement des boissons chaudes *aromatiques* (voir *Aromatiques*.

Application au traitement des coliques avec météorisation.

Parmi les *modificateurs du système nerveux*, il en est qui diminuent beaucoup les sécrétions intestinales (voir *Somnifères* et *Modérateurs réflexes*).

```
Amidon ou dextrine....................  500 gr.
Eau simple ou mieux décoction de pavots.    5 litres.
```

On peut ajouter du laudanum. — *Grands animaux.* — Déclin des affections intestinales, diarrhée. On peut aussi employer : les décoctions de *riz*, d'*orge mondée*, de *maïs*, de *gruau*, d'*avoine*, de *son*, de *seigle*, de *pain*. — 30 grammes pour 2 litres d'eau.

*Guimauve.*

```
Poudre de racine de guimauve............  20 gr.
Eau.....................................  1 litre.
```

Boisson rafraichissante et émolliente.

On peut utiliser aussi les *semences de coing*, des *rosacées*, des *cucurbitacées*, de *fénu grec*, de *chanvre*, de *pavot*, de *psyllium* ; les *feuilles* de *guimauve*, de *mauve*, de *bourrache*, de *bouillon blanc*, de *consoude*, de *figuier de Barbarie*, de *lichen d'Islande*.

*Eau albumineuse.*

```
Blancs d'œufs...........................  4
Eau.....................................  1 litre.
```

Battre les blancs avec un peu d'eau, passer et ajouter le reste d'eau. — *Chien.* — Empoisonnement par les sels métalliques et surtout les sels de mercure.

*Mucilage de graine de lin.*

| Graine de lin.......... 10 gr. | Graine de lin.......... 5 gr. |
| Eau................... 1 lit. | Eau................... 1 lit. |
| Infusion. | Décoction. |

Toutes les maladies de l'appareil digestif. — Dose : 25 lit. par jour pour les *grands herbivores*.

### Poudre contre la diarrhée des veaux (Cagny).

| | | | |
|---|---|---|---|
| Tannin | 5 gr. | Acide salicylique | 1 gr. |
| Ratanhia | 15 — | Réglisse | 25 — |
| Acide borique | 2 — | | |

Dans du lait chaud. Renouveler. — *Veau, porc.*

### Bicarbonate de soude.

| | | | |
|---|---|---|---|
| *Gr. rum.* | 20 à 40 gr. | *Porc* | 4 à 5 gr. |
| *Pet.* — | 2 à 6 — | *Chien* | 0,10 à 2 gr. |
| *Soliped.* | 8 à 12 — | *Chat* | 0,10 à 2 — |

### Carbonate de chaux.

| | | | |
|---|---|---|---|
| *Cheval* | 10 à 25 gr. | *Porc* | 5 à 10 gr. |
| *Bœuf* | 25 à 50 — | *Chien* | 0,5 à 2 — |
| *Mouton* | 5 à 10 — | *Chat* | 0,2 à 5 — |

### Eau de chaux.

| | | | |
|---|---|---|---|
| *Rumin* | 1 à 5 litres | *Porc* | 1 litre |
| *Soliped* | 1 à 4 — | *Chien* | 1 à 10 centil. |

### Sous-nitrate de bismuth.

| | |
|---|---|
| *Veau et porc* | 2 à 6 gr. |
| *Chien* | 1 à 3 — |

### Magnésie calcinée.

| | | | |
|---|---|---|---|
| *Poulain* | 5 à 20 gr. | *Veau* | 15 à 20 gr. |
| *Chien* | 2 à 8 — | | |

Dans du lait chaud.

### Miel.

| | |
|---|---|
| *Grands herbivores* | 50 gr. |
| *Petits* | 50 — |
| *Chien, chat et porc* | 40 — |

En pilules ou dans les aliments.

### Charbon pulvérisé.

| | |
|---|---|
| *Cheval, bœuf* | 30 à 60 gr. |
| *Chien, porc* | 5 à 10 — |

Dans les aliments.

*Réglisse.*

*Grands herbivores* . . . .     100 gr.
*Petits* . . . . . . . . .      20 —
*Carnassiers.* . . . . . .   5 à  6 —

| *Cachou* | *Ecorce de chêne.* |
|---|---|
| *Gr. anim.* 20 à 80 gr. | . . 20 à 60 gr. |
| *Pet. rum.* 8 à 10 — | . . 5 à 15 — |
| *Porc* . . 8 à 10 — | . . 5 à 15 — |
| *Chien.* . 4 à 5 — | . . 1 à 2 — |
| *Chat* . . 4 à 5 — | . . 1 à 2 — |

Diarrhée, hématurie.


## IV. MODIFICATEURS DU FOIE

D'après Prévost et Binet, on peut classer ainsi les médicaments qui agissent sur la sécrétion biliaire :

1° *Augmentation de la bile et de ses sels :* Bile (de bœuf, mouton, porc, chien), urée, essence de térébenthine (terpine, terpinol), chlorate de potasse, benzoate et salicylate de soude, salol, évonyme, muscarine.

2° *Augmentation peu prononcée :* Bicarbonate de soude, sel de Glauber, chlorure de sodium, sel de Carlsbad, propylamine, antipyrine, aloès, rhubarbe, ipéca.

3° *Diminution de la sécrétion :* Potasse, calomel, fer, cendre, atropine, strychnine.


### A. — Excitants de la sécrétion biliaire, Cholagogues.

*Purgatifs cholagogues* (page 518).

*Aloès, podophyllin, jalap, ipéca, sulfate de soude, bicarbonate de soude.* — Aux doses suivantes, plus faibles que les doses purgatives.


*Aloès.*

| *Gr. rumin.* . 10 à 20 gr. | *Solipèdes* . 5 à 10 gr. |
|---|---|
| *Petits ru-* | *Chien.* . . . 0 — 50 |
| *minants* . 5 à 10 — | *Chat* . . . . 0 — 50 |

*Bicarbonate de soude.*

| | | | |
|---|---|---|---|
| *Grands ru-minants.* . 20 à 40 gr. | *Solipèdes.* 8 à 12 gr. |
| | *Porc* . . . 1 à 5 — |
| *Petits ru-minants.* . 2 à 6 — | *Chien.* . ) 0,10 à 2 — |
| | *Chat.* . . ) |

*Podophyllin.*

| | |
|---|---|
| *Cheval* . . . 1 à 3 gr. | *Chien* . . . . 0 gr. 05 |
| *Bœuf* . . . 3 à 4 — | *Chat.* . . . . 0 — 01 |
| *Porc* . . . 0,05 à 1 — | |

*Sulfate de soude.*

| | |
|---|---|
| *Solipèdes.* 100 à 250 gr. | *Pet. rumi-nants* . . 25 à 30 gr. |
| *Gr. rumi-nants.* . 50 à 100 — | *Chien* . . . 2 à 15 — |
| *Porc.* . . 20 à 25 — | *Chat.* . . . 0,5 à 2 — |

*Pilules de Boldine* à 0,01. — *Chien.* — 5 à 10 pilules par jour.

## B. Calmants de la sécrétion biliaire.

Les *purgatifs* (page 515) diminuent la circulation dans le foie et régularisent la sécrétion.

*Protochlorure de mercure.*

| | |
|---|---|
| *Cheval.* . . 2 à 4 gr. | *Porc* . . . 1 à 2 gr. |
| *Bœuf.* . . . 1,50 à 3 — | *Chien.* . . 0,25 à 0 — 50 |

# III. MODIFICATEURS DE LA NUTRITION

Tous les médicaments agissent, en définitive, sur la nutrition ; mais nous nous occuperons seulement ici de ceux employés intentionnellement pour modifier les phénomènes de *mutations nutritives*.

On peut distinguer théoriquement parmi les agents qui modifient la nutrition :

1° Ceux qui augmentent l'assimilation ;

2° Ceux qui la diminuent ;

3° Ceux qui augmentent la désassimilation ;

4° Ceux qui la diminuent.

## 1° Agents augmentant l'assimilation.

Désignés autrefois sous le nom de *réparateurs, d'analeptiques,* les uns sont des *modificateurs de l'acte digestif* ou *du sang,* les autres apportent un excès de matériaux assimilables ; ce sont les *aliments riches,* certains *corps gras,* des *principes minéraux,* des *extraits organiques.*

Le travail modéré, la promenade, le séjour à l'air libre, les frictions légères sur le corps sont des adjuvants utiles.

### Principes minéraux.

Ce sont les sels de chaux (*phosphates* et *chlorure*).

Les *glycéro-phosphates* augmentent la nutrition azotée et modèrent la dénutrition du système nerveux ; ils augmentent les échanges calciques (Albert Robin).

Les principes minéraux dont l'assimilation est bien certaine sont ceux qui se trouvent dans les aliments. Pour les *herbivores,* herbes et grains ; pour les *carnivores,* viande, sang et os.

*Poudre d'os.*

| | | |
|---|---|---|
| *Bœuf.* . . . | 24 à 50 gr. | *Chien* . . . . . 0,5 à 5 gr. |
| *Cheval.* . . . | 10 à 25 — | *Poule.* . . . . 1 à 2 — |
| *Veau.* . . . . | 5 à 15 — | |

*Phosphate de chaux.*

| | |
|---|---|
| *Grands animaux.* . . . . . | 15 à 30 gr. |
| *Petits* — . . . . . | 1 à 2 — |

| | |
|---|---|
| Phosphate . . . . . . . . . . . . . . . . . . . . . | 15 gr. |
| Noix vomique . . . . . . . . . . . . . . . . . . . | 3 — |
| Poudre de gentiane . . . . . . . . . . . . . . . . | 25 — |

Dans les aliments. — Cachexie osseuse (Cantiget).

*Sirops de lacto-phosphate de chaux, de chlorhydro-phosphate de chaux, de phosphate de soude, d'hypophosphite de soude, de glycéro-phosphate de chaux, de soude* ou *de fer.* — Par cuillerées petites, moyennes ou grandes. — *Porc, chien* et *chat.*

## 2° Agents modérateurs de l'assimilation.

Ce sont les *modérateurs du système nerveux,* mais leur emploi peut présenter au moins autant d'inconvénients que d'avantages.

On peut essayer de diminuer, dans le régime alimentaire, les liquides, les corps gras, ou sucrés, ou amylacés, et surtout le poids de la ration.

*Chat, chien, âne*, etc. — Obésité.

### 3° **Agents augmentant la désassimilation**.

Ce sont les chlorures des métaux alcalins, les médicaments habituellement désignés sous les appellations d'*alcalins* et de *tempérants*.

Ces médicaments, dont le café est le type, ont été d'abord désignés sous le nom d'*aliments d'épargne*; ils exagèrent la désassimilation. En déterminant une excitation générale, ils obligent l'animal à attaquer ses réserves et ont pour résultat d'en hâter la destruction. Ce sont en réalité des *excitants du système nerveux*.

*Chlorure de sodium.*

|  |  |
|---|---|
| *Grands herbivores.* . . . | 50 à 60 gr. |
| *Petits* — . . . | 10 à 20 — |
| *Chien, chat* et *porc.* . . . | 1 à 10 — |

*Iodure d'amidon.* — Un gramme par jour, en allant jusqu'à 6 ou 7 grammes. — *Cheval.*

*Chlorure de calcium.*

|  |  |  |  |
|---|---|---|---|
| *Cheval.* . . | 15 à 30 gr. | *Pet. rum.* . . . | 2 à 5 gr. |
| *Bœuf.* . . . | 20 à 30 — | *Chien.* . . . | 0,50 à 2 — |

*Eau de chlore* (Tabourin).

|  |  |  |
|---|---|---|
| *Grands herbivores.* . . | 100 à 200 gr. |
| *Petits* — et *porc.* | 60 à 100 — |
| *Carnivores.* . . . . . | 10 à 20 — |

*Chlorate de potasse.*

|  | Doses médicamenteuses. | Doses toxiques. |
|---|---|---|
| *Cheval.* . . . | 8 à 30 gr. | 150 gr. |
| *Bœuf.* . . . . | 8 à 30 — | 150 — |
| *Petits ruminants* | 2 à 6 — | 8 à 10 — |
| *Porc.* . . . . | 1 à 4 — | 5 à 8 — |
| *Carnivores* . . | 0,50 à 2 — | 5 à 8 — |

*Chlorure de chaux et chlorure de potasse.*

| | | | |
|---|---|---|---|
| Cheval. . . . | 15 à 30 gr. | Mouton. . . . . | 2 à 5 gr. |
| Bœuf. . . . | 20 à 50 — | Chien. . . . . | 1 à 2 — |

Déterminent l'amaigrissement, font disparaître les engorgements glanduleux.

*Iode.*

| | Doses médicament. | Doses toxiques |
|---|---|---|
| *Grands herbivores.* | 1 à 2 gr. | 30 gr. |
| *Petits* — | 0,50 à 2 — | 10 — |
| *Carnivores.* . . . | 0,10 à 0 — 35 | 1 à 2 — |

*Teinture d'iode.* — Doses trois fois plus fortes.

*Iodure de potassium.*

| | Doses thérapeutiques. | Doses toxiques. |
|---|---|---|
| *Bœuf.* . . | 10 à 20 gr. | 100 gr. |
| *Cheval.* . | 5 à 15 — | plus de 100 — |
| *Mouton.* . | 1 à 5 — | 50 — |
| *Chien* . . | 0,30 à 5 — | 4 — |

Parmi les *tempérants*, nous citerons les *sels végétaux* : raisin, cresson, carotte, betterave, chicorée, pissenlit, chiendent, etc. — Donnés en nature aux *herbivores*, en infusion aux *carnassiers*. Ils ont une action analogue à celle des alcalins, sont plus diurétiques et agissent aussi comme aliments. — Convalescence, maladies infectieuses.

Les *acides végétaux* : acide citrique, acide tartrique ont l'inconvénient de soustraire les alcalis de l'organisme.

*Bitartrate de potasse.*

| | | | |
|---|---|---|---|
| Cheval. . . | 15 à 30 gr. | Mouton . . | 15 à 60 gr. |
| Bœuf . . . | 50 à 100 — | Chien. . . | 5 à 15 — |
| Porc . . . | 15 à 60 — | Chat . . . | 1 à 2 — |

Inflammations chroniques du tube digestif, affections du foie.

*Tartro-borate de potasse.*

| | |
|---|---|
| *Poulains* . . . . . . . . . . | 60 à 75 gr. |
| *Grands herbivores.* . . . . | 50 à 100 — |

Jaunisse, entérite.

*Acide acétique vinaigre*

| *Gr. rum* . 500 à 1000 gr. | *Pet. rum* . . 30 à 100 gr. |
| *Solipèd* . 250 à 500 — | *Carnir*. . . 8 à 16 — |

Les *acides minéraux* s'emparent des alcalis de l'organisme ; leur effet utile est peu prouvé.

### 4° **Agents diminuant la désassimilation.**

La *quinine* qui détermine toujours un ralentissement des combustions organiques est le type de ces médicaments.

Doses thérapeutiques :

| | *Acide arsénieux en nature* | *Liqueur de Fowler* |
|---|---|---|
| *Cheval*. . . . . | 1 à 5 gr. | 10 à 50 gr. |
| *Bœuf* . . . . . | 1 à 5 — | 10 à 50 — |
| *Petits ruminants* | 0,01 à 0 — 06 | 1 à 6 — |
| *Porc* . . . . . | 0,01 à 0 — 06 | 1 à 6 — |
| *Chien* . . . . . | 0,003 à 0 — 05 | 0,05 à 0 — 10 |

*Liqueur de Fowler.*

| Acide arsénieux | 1 gr. |
|---|---|
| Carbonate de soude | 1 — |
| Eau | 100 — |

Faire bouillir jusqu'à dissolution, filtrer et ramener à 100 grammes de liquide pour la liqueur de Fowler.

Doses : X à XX gouttes par jour. — *Chien*.

*Huile de foie de morue phosphorée.*

| Huile de foie de morue | 300 gr. |
|---|---|
| Phosphore | 0 — 05 |

| *Cheval*. . . . . . . . | 300 gr. |
| *Chien* . . . . . . . . | par cuillerée |

Rachitisme.

*Huile phosphorée.*

| Phosphore | 1 partie |
|---|---|
| Huile de lin | 1000 — |

Doses thérapeutiques :

| *Cheval et bœuf*. . . . . | 1 à 5 gr. |
| *Mouton et porc*. . . . . | 1 à 2 — |
| *Chien et chat* . . . . . | 0,01 à 0 — 02 |

## IV. — MODIFICATEURS DU SANG

Les modifications de la qualité et de la quantité du sang sont sous la dépendance de la circulation et, par suite, de l'état du cœur et de l'état du système nerveux (voy. *Modificateurs du cœur et de la circulation*, page 156).

### 1° Modificateurs qualitatifs du sang.

*Fer.* — Le fer médicamenteux est absorbable et non assimilable. Le fer en combinaison organique est le seul assimilable.

*Eau ferrée. Sirop d'iodure de fer* (20 grammes contiennent 0,10 d'iodure).

| *Perchlorure de fer.* | | | *Sulfate de fer.* | | |
|---|---|---|---|---|---|
| Cheval . . | 1 | à 3 gr. | Bœuf . . | 3 | à 10 gr. |
| Bœuf . . | 3 | à 5 — | Cheval . | 2 | à 8 — |
| Mouton . | 0,30 | à 0 — 50 | Mouton . | 0,50 à | 2 — |
| Porc . . | 0,30 | à 0 — 50 | Porc . . | 0,50 à | 2 — |
| Chien . | 0,05 | à 0 — 15 | Chien . . | 0,01 à | 0 — 05 |

*Acétate de fer, tartrate de fer et de potasse.*

| | |
|---|---|
| Grands animaux . . . . . | 5 à 20 gr. |
| Petits — . . . . . | 0 — 10 |

*Fer dyalisé.*

| | |
|---|---|
| Cheval . . . . . . . . . | 5 gr. |

*Arséniate de fer.*

| | |
|---|---|
| Grands animaux . . . . . | 1 à 2 gr. |
| Petits — . . . . . | 0 — 01 |

*Fer métallique.*

| | | | |
|---|---|---|---|
| Cheval . . | 5 à 15 gr. | Chien . . | 0,10 à 0 gr. 20 |
| Bœuf . . | 5 à 10 — | Mouton . | 0,05 à 1 — |
| Porc . . . | 0,50 à 1 — | | |

**Transfusion** de sérum ou sang défibriné provenant d'un autre animal.

**Inhalations** d'oxygène.

## 2. Modificateurs quantitatifs du sang.

### 1º Diminution de la quantité du sang. — Indications.

— Pléthore, congestion.

La *saignée générale* ne diminue pas seulement la quantité du sang, mais elle modifie aussi sa composition ; en soustrayant une partie de ses globules, elle diminue sa richesse ; elle peut aussi aider à l'élimination des toxines contenues dans le sang (*dépuration*).

Les *saignées locales* modifient peu la quantité totale du sang et sont peu employées.

### 2º Augmentation de la quantité du sang. — On utilise la *transfusion* et les *injections salines*.

*a) Transfusion*. — Lorsqu'un animal meurt d'hémorragie, son organisme peut contenir encore assez de globules sanguins pour entretenir la vie ; c'est la diminution du liquide et la vacuité des vaisseaux qui arrêtent la circulation et l'utilisation des globules. Il peut donc suffire, en thérapeutique, d'augmenter la quantité du liquide sanguin, sans améliorer sa composition.

*b) Injections salines*. — *Chlorure de sodium*, 0,73 pour 100 ; une solution à 0,6 pour 100 dissout les globules (Hayem).

Faire bouillir 7 grammes de sel dans un litre d'eau pure, mais non distillée ; filtrer et injecter.

*Grands animaux* . . . 3 à 5 litres.
*Petits* — . . . . 1/4 à 1 — 1 2.

Mode d'administration. — Injections intra-veineuses, souscutanées, péritonéales, à la température du corps.

Indications. — Anémie par hémorragie. États infectieux.

# V. MODIFICATEURS DE L'APPAREIL CIRCULATOIRE ET DE LA CIRCULATION

## 1º MODIFICATEURS DU CŒUR

Lander-Brunton les divise en :

1º *Stimulants*. — Alcool, éther, sels de quinine à faible dose, etc. ;

2° *Sédatifs.* — Aconit, opium, sels de quinine à dose élevée, etc. Les agents de ces deux groupes n'agissent que par l'intermédiaire du système nerveux, et sont des modificateurs de ce système (voir *Excitants du système nerveux, Modérateurs du système nerveux*).

3° *Toniques du cœur* ou *cardiaques.* — Ils augmentent l'énergie en diminuant la fréquence des battements du cœur; ils sont en même temps *diurétiques*.

Le travail régulier et l'entraînement bien gradué sont les meilleurs toniques cardiaques.

La digitale est le principal de ces agents, car elle augmente l'énergie du myocarde par son action sur le muscle cardiaque lui-même et sur son système nerveux.

### Teinture de digitale.

Cheval . . . . . . . . . 5 à 10 gr.
Chien . . . . . . . . . V à X gouttes.

### Caféine.

Cheval . . . . . . . . . 2 à 8 gr.
Chien . . . . . . . . . 0,20 à 2 —

En breuvages ou mieux en injections sous-cutanées :

### Solution de caféine.

Benzoate ou salicylate de soude......... 3 gr. 50
Caféine............................... 4 —
Eau distillée......................... 10 —

Chaque cc. contient 0 gr. 40 de caféine.

### Teinture de strophantus.

Cheval . . . . . . . . . 10 à 25 gr.
Chien . . . . . . . . . X à XV gouttes.

Tonique cardiaque à la façon de la digitale ; agit plus rapidement et ne s'accumule pas.

### Spartéine.

Cheval . . . . . . . . . 1 à 5 gr.
Chien . . . . . . . . . 0,4 à 0 — 5

Arythmie du cœur.

### Poudre d'eucalyptus.

Cheval . . . . . . . . . 50 gr.
Chien . . . . . . . . . 4 à 10 —

*Poudre de feuilles de digitale.*

|  | Doses faibles. | Doses fortes. | Doses toxiques. |
|---|---|---|---|
| *Cheval*.. | 1 à 2 gr. | 3 à 5 gr. | 25 à 30 gr. |
| *Bœuf*. . | 1 à 3 — | 4 à 6 — | |
| *Porc* . . | 0,10 à 0 — 30 | 0,50 à 1 — | |
| *Chien*. . | 0,05 à 0 — 10 | 0,15 à 0 — 20 | 5 à 8 — |

Un gramme de poudre équivaut à 5 milligrammes de digitaline.

*Digitaline amorphe et adonidine.*

| *Grands herbivores*. . . | 0,15 à 0 gr. 30 |
|---|---|
| *Petits* — . . . | 0,05 à 0 — 10 |
| *Chien, chat*. . . . . . | 0.10 à 0 — 20 |

## 2. Modificateurs des vaisseaux.

### 1° Constricteurs vasculaires ou hémostatiques.

La médication hémostatique est basée sur l'emploi des constrictions vasculaires, aidées de moyens accessoires. On distingue :

1° *Moyens mécaniques* : ligature, compression, tamponnement, suture.

2° *Caustiques*. (Voy. ce mot).

3° *Astringents et coagulants* : perchlorure de fer (1 pour 5, en tamponnement), sulfate de fer, alun, sulfate de zinc, acétate de plomb, substances tannantes, créosote, eau chaude de 45° à 50°.

La plupart des astringents agissent comme constricteurs, diminuent la vitesse de la circulation et la nutrition des tissus.

4° *Absorbants* : amadou, colophane, coton, tourbe et ses dérivés, en pansements compressifs.

5° *Vaso-constricteurs* : transfusion du sang (sérum), ergot de seigle, ergotine, sels de quinine à faibles doses.

6° *Vaso-constricteurs par actions réflexes* : froid, révulsifs, chaleur, vomitifs.

*Poudre d'ergot de seigle.*

|  | Doses thérapeutiques. | Doses toxiques. |
|---|---|---|
| *Cheval*. . . . | 15 à 30 gr. | 1 à 2 kil. |
| *Bœuf* . . . . | 20 à 50 — | |

| Mouton. . . . . | 5 | à 10 gr. |
| Porc . . . . . | 1 | à 5 — |
| Chien. . . . | 0,50 à 3 | — |
| Chat. . . . . | 0,10 à 0 | — 50 |

*Ergotine d'Yvon.*

| Grands animaux. . . . | 5 à 10 gr. |
| Moyens — . . . . | 3 à 4 — |
| Petits — . . . . | 1 à 2 — |

*Injections d'ergotine.*

| Ergotine Yvon...................... | 1 gr. 20 |
| Eau distillée...................... | 8 — 80 |

Pour plusieurs injections hypodermiques en vingt-quatre heures. — *Chienne.* — Hémorragie utérine.

*Ergotinine.*

| Grands animaux. . . | 0,01 à 0 gr. 03 |
| Moyens — . . . | 0 — 005 |
| Petits — . . . | 0 — 001 |

Congestion, hémorragie intestinale ou utérine.

## 2₀ Dilatateurs vasculaires.

Ils activent la circulation, favorisent la nutrition des tissus (Hayem), et abaissent la tension artérielle.

MODE D'ADMINISTRATION. — Toujours en solutions.

*Sels de quinine* à fortes doses.

*Iodures de potassium et de sodium.*

| Grands animaux. . . . | 8 | à 10 gr. |
| Moyens — . . . . | 1 | à 2 — |
| Petits — . . . . | 0,50 à 1 | — |

## 3. Modificateurs des circulations locales. Révulsion et dérivation.

**Dérivation.** — La *dérivation* est surtout un fait hydraulique ; elle détourne mécaniquement le sang ou une humeur d'une partie du corps sur une autre.

Elle se fait au moyen de compressions vasculaires plus ou moins complètes (ligature d'un membre par exemple), de ventouses, de massages, de ponctions et mouchetures, de saignées.

**Saignée.** — La saignée générale est *dérivative*, puisqu'elle diminue la quantité totale du sang. — Saignées locales.

**Révulsion.** — Irritation locale, provoquée dans une partie du corps pour faire cesser la congestion ou l'inflammation d'une autre partie. Dans la pratique, ces deux moyens se confondent souvent. C'est, en somme, une dérivation complétée par une irritation locale. Lorsqu'on l'emploie, on se propose de modifier à distance et à volonté la circulation d'un organe déterminé, et cela au moyen d'une excitation cutanée. C'est là le but théorique : on en approche plus ou moins dans la pratique.

Souvent la révulsion est faite à la partie de la peau correspondante à l'organe profond que l'on veut débarrasser.

Nous adopterons la classification suivante, imitée de celle de M. Manquat :

1º *Rubéfiants.* — Provoquant l'érythème : frictions, chaleur, moutarde, pinceau électrique.

2º *Inflammatoires.* — Provoquant l'inflammation simple, la vésiculation, la pustulation : vésicants proprement dits, provoquant la suppuration : teinture d'iode, thapsia, ammoniaque, marteau de Mayor, huile de croton, tartre stibié, vésicatoire, etc, séton, injections sous-cutanées irritantes, etc.

3º *Caustiques.* — (Voy. ce mot).

*Injections sous-cutanées irritantes :*

1º Huile de croton .......................... 0,10 à 0 gr. 15
   Glycérine ..............................  3  —

2º Solution saturée, bouillie et filtrée de
   sel marin en plusieurs piqûres ....  10 à 30 gr.

3º Essence de térébenthine en plusieurs
   piqûres ..................................  1 à 5
   Essence de térébenthine ...............  10
   Gaïacol ..................................  0 — 10

Pour les formules : Voyez *Caustiques* et *astringents*.

# VI. — MODIFICATEURS DE L'APPAREIL RESPIRATOIRE

## I. — MODIFICATEURS DES SÉCRÉTIONS BRONCHIQUES

Divisés théoriquement en : 1° *Expectorants* ; 2° *Anexpectorants*

### A. Expectorants.

Ils exagèrent ou fluidifient les sécrétions.

#### *Kermès.*

| | | | | | |
|---|---|---|---|---|---|
| *Cheval* . | 5 | à 10 gr. | *Mouton.* . | 2 | à 5 gr. |
| *Bœuf* . . | 8 | à 15 — | *Porc.* . . | 2 | à 5 — |
| *Chat* . . | 0,05 | à 0 — 10 | *Chien* . . | 0,10 | à 0 — 50 |

#### *Sulfure d'antimoine.*     *Soufre.*

| | | | | | |
|---|---|---|---|---|---|
| *Gr. rum.* . . | 32 à 64 gr. | *Cheval.* . | 10 | à 20 gr. |
| *Solipèdes.* . | 32 à 48 — | *Bœuf.* . . | 15 | à 50 — |
| *Moy. anim.* . | 8 à 12 — | *Porc.* . . | 2 | à 5 — |
| *Petits* . . . | 1 à 3 — | *Chien* . . | 0,30 | à 1 — |

#### *Emétique.*

| | | | |
|---|---|---|---|
| *Gr. rum.* . . | 10 à 15 gr. | *Porc* . . | 0,30 à 0 gr. 50 |
| *Solipéd.* . . | 4 à 10 — | *Chien* . . | 0,05 à 0 — 20 |
| *Pet. rum* . . | 1 à 2 — | *Chat* . . | 0,01 à 0 — 05 |

Dans l'eau bouillie de préférence, sans aucune addition. — Eviter les eaux calcaires, les infusions médicinales, les boissons farineuses.

#### *Goudron.*

| | | | |
|---|---|---|---|
| *Gr. herb* . . | 10 à 30 gr. | *Chien* . . . | 0,3 à 1 gr. |
| *Moy.* — . . | 3 à 10 — | | |

#### *Ipécacuanha.*

| | | | |
|---|---|---|---|
| Grands herbivores ....... | 5 à 15 gr. | Porc .............. | 0,20 à 0 gr. 50 |
| Petits herbivores ......... | 1 à 4 — | Carnivores ......... | 0,05 à 0 — 30 |

#### *Sirop d'ipéca.*

| | | | |
|---|---|---|---|
| Extrait alcoolique d'ipécacuanha ................ | 32 gr. | Eau distillée ............. | 150 gr. |
| | | Sirop simple ............. | 1500 — |

30 gr. contiennent 0 gr. 20 d'extrait.

*Sirop diacode. Sirop de Desessartz. Sirop de Tolu.*

. par cuillerées à café (Chien-Chat) A répéter dans la journée.

*Sirop d'iodure de potassium.*

| | | |
|---|---|---|
| Iodure...................... 25 gr. | Sirop d'écorces d'oranges amères 25 gr. |
| Eau distillée................ 25 — | |

20 gr. contiennent 0 gr. 50 d'iodure.

*Injections hypodermiques* de vératrine, pilocarpine, ésérine.

### B. Anexpectorants.

Ils diminuent les sécrétions; ce sont : les *astringents*, les *vaso-constricteurs*, les *balsamiques* ou *aromatiques*.

Les principaux *balsamiques* sont la *térébenthine*, la *terpine*.

*Terpinol.*

| | | |
|---|---|---|
| *Cheval* . . . . . . . . | 10 | à 20 gr. |
| *Bœuf* . . . . . . . . . | 15 | à 30 — |
| *Chien.* . . . . . . . . | 0,50 | à 1 - |

En émulsion.

# VII. — MODIFICATEURS DU SYSTÈME NERVEUX

Il est exceptionnel qu'une partie du système nerveux soit modifiée isolément, mais le plus souvent une modification prédomine sur les autres; cette action spéciale sur la *sensibilité*, les *centres thermiques* (antithermiques), la *motilité* (excitants, modérateurs et modificateurs nevro-musculaires), servira pour la classification.

## I. — MODIFICATEURS DE LA SENSIBILITÉ

Ce sont les *anesthésiques*.

L'*analgésie* est la perte de la sensibilité douloureuse seulement.

L'*anesthésie* est *générale*, si elle est complète avec résolution musculaire ; dans le cas contraire, elle est *locale*.

Voyez *Chirurgie*.

## II. — MODIFICATEURS DES CENTRES THERMIQUES. ANTITHERMIQUES

La *fièvre* est *l'élévation de température déterminée par un accroissement des oxydations, lequel résulte de l'action de substances pyrétogènes sur le système nerveux* (Manquat).

AVANTAGES. — 1° Elle développe l'action phagocytique des globules blancs ; 2° elle favorise la destruction de quelques microbes ; 3° elle favorise la destruction des ptomaïnes.

INCONVÉNIENTS. — 1° Elle détruit et affaiblit les éléments anatomiques, surtout ceux du foie ;

2° Elle favorise l'action toxique des alcaloïdes ;

3° Elle provoque la rigidité des muscles ;

4° Elle favorise les fermentations dans les tissus.

*Conclusion.* — *Modérer la fièvre*, c'est-à-dire se contenter de chercher à ramener la température aux environs de la normale, et renoncer aux antithermiques lorsque cette température est redescendue à 38° ou 38°5, sur le *cheval*, par exemple.

MODE D'ACTION. — On agit contre la fièvre par l'emploi des agents suivants :

1° *Antiseptiques*, qui détruisent les microbes infectieux producteurs de matières pyrétogènes ;

2° *Agents éliminateurs* : *purgatifs, sudorifiques, diurétiques,* qui favorisent l'élimination de ces matières ;

3° *Stimulants généraux* du système nerveux, qui facilitent la combustion de ces matières ;

4° *Antithermiques* proprement dits :

5° *Réfrigération.*

## A. Antithermiques proprement dits.

### *Antifébrine.*

| | | |
|---|---|---|
| *Grands herbivores.* . . | 10 | à 20 gr. |
| *Chien.* . . . . . . . . | 0,25 à | 1 — |

### *Antipyrine et tolipyrine.*

| | | | |
|---|---|---|---|
| *Cheval* . . . | 15 à 20 gr. | *Mout., chèvre* . | 5 à 10 gr. |
| *Bœuf.* . . . | 15 à 25 — | *Chien* . . . . | 1 à 3 — |

### *Benzoate de soude.*

| | |
|---|---|
| *Cheval, bœuf* . . . . . . . | 2 à 5 gr. |
| *Chien* . . . . . . . . . . | 0,1 à 0 — 5 |

### *Eucalyptus et eucalyptol.*

| | Eucalyptus | | Eucalyptol |
|---|---|---|---|
| | P. de feuilles | Teinture | |
| *Cheval* . . | 50 gr. | 30 gr. | 2 à 10 gr. |
| *Chien, porc.* | 4 à 10 — | 4 à 10 — | V à XV gttes. |

*Sirop de lactophénine.* — 0 gr. 50 à 1 gr. — *Chien.*

*Phénacétine.*

*Grands animaux*  . . . .   10   à 20 gr.
*Chien* . . . .  . . . .   0,5 à  2 —

Abaisse la température de 2° pendant quatre heures, ralentit le pouls et la respiration.

*Salicylate de soude et acide salicylique.*

|  | En une seule fois | Par jour. |
|---|---|---|
| *Cheval* . . . | 25   à 50 gr. | 100 gr. |
| *Bœuf.* . . . | 25   à 75 — | 150 — |
| *Porc, mouton* . | 5   à 10 — | 25 — |
| *Chien* . . . | 0,30 à 2 — | 5 — |

En solutions étendues.

*Salol.*

*Cheval* . . . . . . . . .   15   à 25 gr.
*Chien* . . . . . . . . .   0,25 à  1 —

A répéter deux ou trois fois par jour.

*Sulfate de quinine.*

| | | |
|---|---|---|
| *Cheval* . . . . 10 à 15 gr. | *Porc* . . . . 1   à 3 gr. |
| *Bœuf.* . . . . 10 à 15 — | *Chien.* . . . 0,5 à 1 — 5 |
| *Mouton* . . . 2 à 3 — | *Chat* . . . . 0 — 15 |

*Injections sous-cutanées non douloureuses*
*sans formation d'abcès.*

Chlorhydro-sulfate de quinine. . . . . . . . . . . . .  5 gr.
Eau distillée stérilisée. . . . . . . . . . . . . . . .  6 —

Un gramme représente 0 gr. 50 de sel (Grimaux et Laborde).

Chlorhydrate de quinine. . . . . . . . . . . . . . . .  1 gr.
Eau distillée. . . . . . . . . . . . . . . . . . . . .  2 —
Antipyrine. . . . . . . . . . . . . . . . . . . . . .  0 — 50
                                                   (Triulzi.)

Chaque centimètre cube renferme 0 gr. 25.

## B. Réfrigération.

A l'aide de *bains froids* (température 20°, durée 10 minutes, bien sécher en sortant du bain), de *douches*, d'*emmaillottements* humides (couvertures ou draps mouillés), d'application de *sachets* de glace ou de son mouillé, etc.

Effet produit : 1° réfrigération périphérique courte ; 2° réaction intense ; 3° abaissement de la température centrale. Cette réfrigération est très employée en Allemagne, dans le traitement des affections typhoïdes du *cheval*. Quelques essais heureux ont été faits en France (Weber).

## III. MODIFICATEURS DE LA MOTILITÉ

### 1. Excitants du système nerveux.

Les uns sont des *excitants généraux*, comme l'alcool, le thé, le café, etc., les autres, comme la strychnine, etc., sont les *excitants du pouvoir réflexe*.

#### Poudre de noix vomique.

|  | Doses toxiques | Doses thérapeutiques |
|---|---|---|
| Cheval . . . | 20 à 30 gr. | 2 à 10 gr. |
| Bœuf . . . | 20 à 35 — | 5 à 20 — |
| Porc . . . . | 4 à 6 — | 1 à 3 — |
| Chien . . | 0,50 à 1 — | 0,05 à 0 — 25 |
| Chat . . . | 0,10 à 0 — 50 | 0,01 à 0 — 05 |

#### Extrait de noix vomique.

| Grands herbivores . . . . . | 1 à 2 gr. |
|---|---|
| Porc . . . . . . . . . | 0 — 50 |
| Chien . . . . . . . . . | 0 — 004 |

#### Strychnine.

|  | Doses toxiques. | Doses thérapeutiques. |
|---|---|---|
| Cheval . . . | 0,20 à 0 gr. 30 | 0,05 à 0 gr. 15 |
| Bœuf . . . | 0,20 à 0 — 40 | 0,05 à 0 — 30 |
| Porc . . . . | 0,01 à 0 — 05 | 0,002 à 0 — 005 |
| Chien . . . | 0,002 à 0 — 02 | 0 — 001 (1). |

#### Éther.

| Cheval . . | 15 à 50 gr. | Mouton . . . | 5 à 10 gr. |
|---|---|---|---|
| Bœuf . . . | 20 à 50 — | Chien . . . | 0,50 à 4 — |

Dans l'eau ou dans une infusion aromatique.

(1) Pour les chiens de grande taille, contre-indication absolue pour les petits.

*Alcool.*

|  | Doses toxiques<br>alc. pur. | Doses thérapeutiques<br>alc. très étendu d'eau |
|---|---|---|
| *Cheval* . . . . . . | 250 gr. | 50 à 150 gr. |
| *Grands ruminants.* | 350 à 500 — | 100 à 300 — |
| *Chien* . . . . . . | 30 à 40 — | 1 à 10 gr. |
| *Chat* . . . . . . | 25 | |

Succédanés : *vin, bière, cidre.*

*Essence de térébenthine.*

|  | Estomac | Rectum |
|---|---|---|
| *Cheval* . . . . | 5 à 10 gr. jusqu'à 300 gr. | 20 gr. |
| *Bœuf.* . . . . | — | — |
| *Chien* . . . . | 0,10 à 1 gr. jusq. 20 et 50 gr. | 2 gr. |

En émulsion huileuse.

*Café.* — *Grands herbivores.* — 50 grammes.

*Thé.* — 10 à 30 grammes pour un litre d'infusion.

*Acétate d'ammoniaque.*

| *Grands herbivores* . . . | 100 à 250 gr. |
|---|---|
| *Petits ruminants.* . . . | 30 à 50 — |
| *Chien* . . . . . . . . | V à X gouttes. |

*Injections hypodermiques de caféine.*

| *Cheval* . . . . . . . . | 1 à 4 gr. |
|---|---|
| *Chien.* . . . . . . . . | 0,10 à 0 — 50 |

*Ether.*

| *Cheval.* . . . . . . . . | 15 à 30 gr. |
|---|---|
| *Chien.* . . . . . . . . | 5 à 10 — |

*Solution de strychnine.*

| Sulfate de strychnine. . . . . . | 0 gr. 25 | Eau distillée. . . . . . . . . . . | 15 gr. |
|---|---|---|---|
| Alcool. . . . . . . . . . . . . . | 7 — 50 | Acide chlorhydrique. . . . . . . | VI gttes. |
| *Cheval* . . . . . . . | 2 gr. | *Porc* . . . . | X gouttes. |
| *Bœuf* . . . . . . . | 4 — | *Chien* . . . . | I à II — |

## 2. Modérateurs du système nerveux.

On distingue les *somnifères,* les *modérateurs du pouvoir réflexe,* les *antispasmodiques* et les *modificateurs du système nerveux
périphérique.*

## A. Somnifères.

*Opium.* — C'est le plus connu. Il renferme divers alcaloïdes à action soporifique : 1° narcéine ; 2° morphine ; 3° codéine. Les autres alcaloïdes ne sont pas soporifères.

Sur les herbivores la morphine paraît agir surtout comme excitant et convulsivant au début.

*Opium et poudre d'opium.*

| | | |
|---|---|---|
| *Cheval, bœuf.* . . . . | 5 | à 20 gr. |
| *Petits animaux.* . . | 0,05 à | 0 — 20 |

*Sulfonal.*

| | |
|---|---|
| *Cheval* . . . . . . . | 20 à 30 gr. |
| *Chien.* . . . . . . . | 1 à 3 — |

*Hypnone.*

| | |
|---|---|
| *Grand chien* . . . . | 0,50 à 2 gr. |
| *Petit* — . . . | 0,25 à 0 — 50 |

25 centigr. d'hypnone pour 10 capsules ; une capsule toutes les trois heures. — Affections nerveuses.

*Alcool.* — Dans une infusion chaude. — 1/2 litre. — Renouveler.

*Eau-de-vie* chaude et sucrée. — Un litre. Renouveler.

*Vin d'opium.*

| | |
|---|---|
| Vin blanc....................... | 500 gr. |
| Opium......................... | 50 — |

Contient 1/100 de morphine.

| | | | |
|---|---|---|---|
| *Gr. rum* . . | 10 à 15 gr. | *Porc* . . . 1 | à 2 gr. |
| *Cheval.* . . | 8 à 10 — | *Chien.* . . 0,50 à 1 — | |
| *Pet. rum* . . | 2 à 4 — | *Chat.* . . 0,05 à 0 — 10 | |

*Laudanum.*

| | | |
|---|---|---|
| *Cheval* . . . . . . | 8 | à 16 gr. |
| *Bœuf* . . . . . . | 12 | à 24 — |
| *Chien.* . . . . . . | 0,50 | à 1 — |

*Hypnal et chloral.*

| | | | |
|---|---|---|---|
| *Gr. anim* . . | 50 à 100 gr. | *Chien* . . 0,50 à 2 gr. | |
| *Porc.* . . | 2 à 5 — | *Chat.* . . . 0,30 à 1 — | |

### Sirop de chloral (Codex).

| Chloral................... 20 gr. | Sirop de sucre............. 900 gr. |
|---|---|
| Eau distillée............... 45 — | Esprit de menthe.......... 5 — |

Chien . . . . . . . . . 4 à 6 gr.

### Elixir calmant de Lebas.

100 à 125 grammes. — Dans un litre d'eau ou de vin. — Renouveler. — *Cheval*. — Coliques.

### Breuvage de l'École d'Alfort.

Camphre.........................  
Assa fœtida.....................  ā̄ 15 gr.  
Eau chaude...................... 500 —

*Cheval*. — Coliques.

#### INJECTIONS HYPODERMIQUES.

### Codéine.

Cheval . . . . . . . 0,50 à 1 gr.

Chien . . . . . . . 0,01 à 0 — 05

### Morphine (1).

| | Injections intra-veineuses | Injections sous-cutanées. |
|---|---|---|
| *Cheval*. | 0,10 à 1 gr. | 0,50 à 1 gr. 50 |
| *Chien* . | 0,01 à 0 — 05 | 0,02 à 0 — 05 |

### Narcéine.

Chien . . . . . . . . 0,05 à 0 gr. 10

Somnifère par excellence.

## B. Modérateurs réflexes proprement dits.

Quelques-uns de ces médicaments (*Solanées virulentes*) étaient autrefois classés comme *narcotico-âcres*.

*Digitale, digitaline.* — V. *Modificateurs du cœur*.

### Poudre de belladone.

| | Doses thérapeutiques | | Doses toxiques. |
|---|---|---|---|
| *Cheval* . | 15 | à 30 gr. | 150 gr. |
| *Bœuf* . | 20 | à 50 — | 125 — |
| *Mouton* . | 8 | à 15 — | |
| *Porc* . . | 4 | à 8 — | |
| *Chien* . | 0,30 | à 1 — | 16 — |

(1) Sur les animaux, l'action primitive de la morphine est une période d'excitation parfois très forte et pouvant durer plusieurs heures.

*Extrait de belladone.*

| | |
|---|---|
| *Cheval* . . . . . . | 2 à 4 gr. |
| *Bœuf* . . . . . . . | 2 à 6 — |
| *Porc* . . . . . . . | 0,20 à 0 — 50 |
| *Chien* . . . . . . . | 0,20 à 0 — 30 |

*Hyosciamine.*

| | |
|---|---|
| *Grands animaux* . . . | 0,02 à 0 gr. 06 |
| *Chien* . . . . . . . | 0 — 005 |

*Bromure de potassium.*

| | | | |
|---|---|---|---|
| *Cheval* . . . 20 à 50 gr. | | *Bœuf* . . 30 à 80 gr. | |
| *Mouton* . . . 5 à 15 — | | *Chien* . . 0,50 à 6 — | |
| *Porc* . . . . 5 à 15 — | | *Chat* . . 0,20 à 0 —50 | |

A répéter dans la journée.

*Bromure de camphre.*

| | |
|---|---|
| *Chien.* . . . . . . . . . | 0,10 à 1 gr. |

Sédatif dans les néphrites et pour calmer l'ardeur génésique.

## C. Antispasmodiques.

Si les modérateurs réflexes sont utilisables lorsque le pouvoir réflexe nerveux est exalté, les antispasmodiques sont au contraire destinés à renforcer la puissance nerveuse affaiblie et à rendre les éléments nerveux moins sensibles aux excitations ; ce sont donc en réalité des stimulants particuliers du système nerveux.

*Oxyde de zinc.*

| | | | |
|---|---|---|---|
| *Gr. herb.* . 15 à 30 gr. | | *Pet. herb.* . . . 3 à 6 gr. | |
| *Chien.* . . 0,05 à 2 — | | *Porc* . . . . . 1 à 3 — | |

*Valériane.*

| | En poudre. | En teinture. |
|---|---|---|
| *Cheval* . . | 15 à 30 gr. | |
| *Bœuf* . . . | 30 à 80 — | |
| *Mout., porc.* | 5 à 10 — | |
| *Chien.* . . | 0,5 à 3 — | X à XXX gouttes. |

### Camphre.

| | | | |
|---|---|---|---|
| Cheval. . . . | 5 à 25 gr. | Porc . . . | 1 à 4 gr. |
| Gr. rum. . . . | 8 à 24 — | Chien. . . | 0,05 à 2 — |
| Pet . . . . | 2 à 8 — | Chat . . . | 0,02 à 0 — 05 |

### Assa fœtida.

| | | | |
|---|---|---|---|
| Cheval . . . | 15 à 30 gr. | Mout. porc. | 2 à 5 gr. |
| Bœuf . . . . | 20 à 50 — | Chien. . . | 0,50 à 1 — 05 |

### Cyanure de potassium.

| | Doses toxiques. | Doses thérapeutiques. |
|---|---|---|
| Cheval. . | 4 à 8 gr. | 0,30 à 1 gr. |
| Chien. . | 0,20 à 0 — 50 | 0,03 à 0 — 10 |
| Chat. . . | | 0,01 à 0 — 03 |

### Eau distillée de feuilles de laurier-cerise.

| | |
|---|---|
| Grands animaux. . . | 18 à 20 gr. |
| Moyens — . . . | 5 — |
| Chien. . . . . . | 0,50 à 2 — |

Injections hypodermiques. — Palpitations, toux nerveuse, bronchite.

## D. Modificateurs du système nerveux périphérique.

Théoriquement, ces agents déterminent une paralysie des plaques terminales des nerfs moteurs, avec conservation de la contractilité musculaire, de la sensibilité et de l'intégrité du fonctionnement du système nerveux. Cela est vrai surtout pour le curare ; les autres agents de cette classe ont en réalité une action plus complexe et moins bien connue.

### Poudre de ciguë.

Doses thérapeutiques :

| | Ciguë sèche |
|---|---|
| Cheval. . . . . . . | 30 à 90 gr. |
| Bœuf . . . . . . . | 30 à 100 — |
| Mouton . . . . . . | 15 à 30 — |
| Chien. . . . . . . | 2 à 4 — |

### Aconit.

Doses thérapeutiques :

| | | | |
|---|---|---|---|
| Gr. anim. | 2 à 5 gr. | 1 à 2 gr. | 5 à 10 gr. |
| Chien. . | 0,1 à 0 — 5 | 0,02 à 0 — 05 | 0,1 à 0 — 5 |

INJECTIONS HYPODERMIQUES

*Aconitine cristallisée.*

Grands herbivores . 0.002 à 0 gr. 004
Moyens — . 0.002 à 0 — 003
Chien (de forte taille). 0,0005 à 0 — 001

*Aconitine amorphe.* — Elle se donne à doses deux à trois fois plus élevées.

### IV. MODIFICATEURS NERVO-MUSCULAIRES.

Ces agents, dont la *vératrine* est le type, ralentissent beaucoup l'allongement du muscle consécutif à sa contraction. En même temps ils rendent les contractions musculaires plus intenses et plus énergiques.

*Marrons d'Inde.* — Cent grammes de poudre dans la ration ; répéter une ou deux fois par jour au besoin. — *Cheval.* — Pousse (Cautiget).

INJECTIONS SOUS-CUTANÉES.

*Vératrine*, en solution dans l'alcool à 5 pour 100. — Pousse. — *Cheval.* — 1 à 3 gr. (Cagny). — Injection douloureuse.

## VIII. — MODIFICATEURS DES ORGANES DE LA VISION.

Ce sont les agents *antiseptiques, émollients, anesthésiques, astringents, anthelminthiques.*

Employer toujours les solutions chaudes (30° à 35°) et non froides.

Éviter les collyres à bases métalliques, plomb ou zinc principalement, qui peuvent laisser des dépôts pulvérulents dans l'épaisseur de la cornée (taches persistantes).

Les borates d'alcaloïdes (éscrine, pilocarpine, cocaïne) servent pour composer des collyres non irritants.

Les collyres huileux sont moins irritants, plus aseptiques.

*Collyre astringent.*

1° Eau de laurier-cerise.................... 5 gr.
Borax................................. 0,10 à 50 —
Eau.................................. 120 —

```
2° Eau de rose .........................  125 gr.
   Borax.................................    4 —
   Sulfate d'atropine....................    0 — 02
```

*Collyre calmant.*

```
Laudanum.............................    8 gr.
Eau de rose..........................  125 —
Extrait d'opium......................    0 — 2
```

*Collyre à l'atropine.*

```
Sulfate d'atropine...................    0 gr. 5
Chlorhydrate de cocaïne..............    0 — 50
Eau.................................     10 —
```

*Collyre à l'ésérine.*

```
Sulfate d'ésérine....................    0 gr. 10
Eau..................................   10 —
```

# IX. — MODIFICATEURS DE LA PEAU

On les divise en : 1° *mécaniques :* frictions, massage ; 2° *irritants*, révulsifs ; 3° *antiseptiques* ; 4° *réducteurs* (Unna) ; 5° *modificateurs de la sécrétion sudorale*, qui comprennent les *sudorifiques* et les *antisudorifiques* ou *anidrotiques*.

## I. — RÉDUCTEURS

Ces agents sont : l'ichthyol, la résorcine, la chrysarobine, le pyrogallol, le goudron, les sulfureux, le sucre, etc.

Ils soustraient l'oxygène aux éléments constitutifs de la peau. Si l'action est faible et limitée à l'épiderme, il y a épaississement de la couche cornée ou *kératinisation*. Si l'action est forte, il y a ramollissement, puis destruction des cellules épidermiques, formation de bulles, de vésicules ; le derme est alors atteint.

*Pommade salicylée.*

```
Vaseline boriquée....................  100 gr.
Acide salicylique....................    5 à 10 —
```

Catarrhe auriculaire. Eczéma. — *C h i e n.*

*Résorcine.* — En pommade de 2 à 10 pour 100, en augmentant progressivement.

*Pommade d'ichthyol :* 10 à 20 pour 100.

*Pommade à l'oxyde de zinc* (Unna).

```
Oxyde de zinc......... (           | Glycérine..................  25 gr.
Gélatine.............. ( aa 15 gr. | Eau.......................   15 —
```

Chauffer et appliquer avec une brosse. — Eczéma aigu. —
*Chien.*

<table>
<tr><td colspan="2">Lotion créolinée.</td><td colspan="2">Lotion sulfurée.</td></tr>
<tr><td>Créoline</td><td>2 gr.</td><td>Trisulf. de potassium</td><td>1 gr.</td></tr>
<tr><td>Eau</td><td>100 —</td><td>Eau</td><td>50 —</td></tr>
</table>

Dartres. — *Chien.*

*Bain sulfureux.*

| | |
|---|---|
| Trisulfure de potasse | 20 gr. |
| Eau | 5 à 10 lit. |

*Bain de Baréges.*

| | | | |
|---|---|---|---|
| Monosulf. de sodium | ( āā 6 gr. | Carbonate de soude | 3 gr. |
| Chlorure de sodium | ( | Eau | 5 à 10 lit. |

## II. — MODIFICATEURS DE LA SÉCRÉTION SUDORALE

### A. Sudorifiques.

Sous ce titre sont confondus les *diaphorétiques* et les *sudorifiques* de l'ancienne thérapeutique.

On divise les sudorifiques en deux classes : *sudorifiques
directs*, agissant sur l'innervation terminale des glandes sudo-
ripares, et *sudorifiques réflexes*, agissant sur leur innervation
centrale (Manquat).

#### 1° Sudorifiques directs.

Jaborandi, dont le principe actif est la *pilocarpine* : gaïac ;
salsepareille ;

Racines de bugrane (*Anonis spinosa*), de bardane (*Lapa mi-
nor*), de patience (*Rumex patientia*) ;

Feuilles et tiges de pensée sauvage (*Viola tricolor arvensis*) ;

Feuilles de pissenlit (*Taraxacon dens leonis*) ;

Fleurs de bourrache (*Borrago officinalis*), de hièble (*Sambu-
cus ebulus*), de tilleul (*Tilia europœa*) ;

Cônes de houblon (*Humulus lupulus*) ;

Baies de génevrier (*Juniperus communis*), etc.

#### 2° Sudorifiques réflexes.

Ils comprennent toutes les boissons chaudes, les infusions
aromatiques, les excitants généraux.

La *chaleur* est le type de ces sudorifiques : on a recours à la marche, aux couvertures et au séjour dans des locaux fermés et chauffés au besoin.

Le dégagement de la vapeur d'eau est fait sous le corps de l'animal que l'on a préalablement recouvert d'une enveloppe perméable.

Les *suées*, produites par l'exercice, constituent une des pratiques de l'entraînement pour les chevaux de courses.

*Soufre.*

| | | | | |
|---|---|---|---|---|
| *Cheval* . . . | 10 à 20 gr. | *Porc* . . . | 2 | à 5 gr. |
| *Bœuf* . . . | 15 à 50 — | *Chien* . . . | 0,30 à 1 — |

*Sulfure d'antimoine.*

| | | | | |
|---|---|---|---|---|
| *Cheval* . . | 30 à 40 gr. | *Porc* . . . . | 8 à 10 gr. |
| *Bœuf* . . . | 30 à 60 — | *Chien* . . . | 1 à 3 — |

INJECTIONS SOUS-CUTANÉES.

*Pilocarpine ou vératrine.*

| | | | | |
|---|---|---|---|---|
| *Cheval* . . | 0,10 à 0 gr. 20 | *Porc* . . | 0,005 à 0 | 02 |
| *Bœuf* . . | 0,15 à 0 — 30 | *Chien* . | 0,001 à 0 | 05 |
| *Mouton* . . | 0 gr. 02 | | | |

Ne pas employer la vératrine sur le *chien*.

## B. Antisudorifiques ou Anidrotiques.

Ces agents sont : les acides en général, la belladone, et surtout l'atropine, la muscarine, la noix vomique, la strychnine, la quinine, les sels de zinc et de plomb, les astringents.

# X. — MODIFICATEURS DES MAMELLES ET DE LA SÉCRÉTION LACTÉE

On agit sur les mamelles au moyen d'agents *antiseptiques, émollients, astringents.*

La sécrétion lactée peut être modifiée dans sa quantité et sa qualité. Le tableau suivant est imité de celui que M⁰ᵉ Grinewitch a dressé pour la femme :

1° Traitement externe . . . . . . .  { mulsion.
{ massage.
{ électrisation.
{ applications locales
{ (chaleur).

2° Traite-  { Agents hygiéniques . .  { aliments.
ment in-    {                         { boissons.
terne . .   {                         { chaleur du local.
            { Médicaments d'origine .  { végétale.
            {                         { minérale.

Les principaux *galactogènes* sont : le galega, l'anis, le fenouil,
l'aneth, l'angélique, le cumin, etc...


# XI. — MODIFICATEURS DE L'APPAREIL URINAIRE

Ils agissent sur les *organes*, ou sur la *quantité*, ou sur la
*qualité* des urines.

## MODIFICATEURS DE LA QUALITÉ ET DE LA QUANTITÉ DE L'URINE. DIURÉTIQUES

Les substances employées pour être éliminées par l'urine
sont surtout des *antiseptiques* internes, principalement le salol,
le salicylate de soude, la naphtaline et des térébenthines ou
*balsamiques*. Ces dernières sont peu usitées en vétérinaire.

Dans beaucoup de maladies, la *purgation* (voir *Purgatifs*)
détermine comme effet secondaire une diurèse plus abondante
et plus facile.

Nous adoptons la division de Manquat :

1° Diurétiques mécaniques.  { Cardio-vasculaires.
{ Aqueux.
2°       —        rénaux....  { Epithéliaux fonctionnels.
{ Epithéliaux irritants.


A. *Diurétiques cardio-vasculaires.* — Ce sont tous les agents
qui augmentent la pression sanguine, ou mieux la vitesse
du sang dans les glomérules : c'est ainsi que les *révulsifs* et
les *dérivatifs*, appliqués sur la région lombaire, agissent
comme diurétiques, lorsqu'il y a congestion des reins (maladies infectieuses).

Ce sont la digitale, l'ergot de seigle, la caféine, la scille.

La plupart de ces diurétiques ont été cités comme *modificateurs de la circulation*.

B. *Diurétiques aqueux*. — Ceux-là augmentent la pression sanguine uniquement en augmentant la masse du sang.

Ce sont les boissons ; au point de vue de la diurèse étudiée sur l'animal sain, elles sont plus actives étant froides, parce que le froid augmente la pression sanguine en resserrant les vaisseaux ; mais, par d'autres considérations, elles seront données tièdes ou chaudes aux malades.

A défaut de boissons, on donne l'eau en lavements, en injections trachéales, en injections intra-péritonéales (sérum artificiel).

L'action de l'eau pourra être augmentée par l'addition des autres diurétiques.

C. *Diurétiques épithéliaux fonctionnels*. — Le type de ces agents est la *lactose*, qui ne franchit pas les cellules sécrétoires, mais les excite.

Lait, lactose, glucose, petit lait, théobromine et diurétine (salicylate de théobromine et de soude) (la théobromine n'excite pas le cœur) ; azotates de potasse, de soude, acétates de potasse et de soude.

Les diurétiques végétaux donnés en infusion agissent le plus souvent par l'eau qui les accompagne.

D. *Diurétiques épithéliaux irritants*. — Congestionnant le rein, ils ont l'inconvénient de diminuer la quantité d'urine ; aussi leur emploi n'est justifié que si on désire transformer l'urine en un agent thérapeutique agissant sur les conduits urinaires. Ce qui est rare en vétérinaire.

*Scille.*

| Cheval . . . . | 5 à 10 gr. | Porc. . . | 0,05 à 0 gr. 50 |
|---|---|---|---|
| Bœuf . . . . | 8 à 15 — | Chien . . | 0,05 à 0 — 40 |
| Mouton . . . | 1 à 2 — | Chat. . . | 0,02 à 0 — 05 |

*Scillitine.*

| Cheval . . . . . . . . | 0,10 à 0 gr. 20 |
|---|---|
| Chien . . . . . . . . | 0,01 à 0 — 02 |

*Colchique d'automne.*

| | Poudre | Teinture |
|---|---|---|
| Cheval . . | 3 à 5 gr. | 6 à 10 gr. |
| Bœuf . . . | 4 à 8 — | 8 à 16 — |
| Porc, mout. | 0,10 à 1 — 50 | 0,20 à 3 — |
| Chien . . . | 0,05 à 0 — 30 | X à XXX gouttes. |

*Essence de térébenthine.*

|  | Emulsionnée | Téréb. de Bordeaux. |
|---|---|---|
| *Cheval* . . | 5 à 10 gr. | 30 à 60 gr. |
| *Bœuf* . . | 10 à 20 — | |
| *Mouton* . | 1 à 5 — | 4 à 10 — |
| *Porc* . . | 0,50 à 3 — | 2 à 4 — |
| *Chien* . . | 0,10 à 1 — | |

*Carbonate de potasse.*

| *Bœuf.* . . 10 | à 20 gr. | *Porc* . . . 1 | à 5 gr. |
|---|---|---|---|
| *Solipéd.* . . 5 | à 10 — | *Chien.* . . 0,25 à 1 — | |

*Azotate de potasse.*

|  | Doses thérapeutiques | Doses toxiques. |
|---|---|---|
| *Cheval.* . | 8 à 15 gr. | 200 gr. |
| *Bœuf* . . | 10 à 25 — | 200 — |
| *Porc* . . | 2 à 5 — | 25 — |
| *Chien.* . | 0,20 à 0 — 50 | 5 — |

*Carbonate de soude.* — Doses moitié moindres.

*Bicarbonate de soude.*

| *Gr. rum* . . . 20 à 40 gr. | *Mouton* . . . 2 à 6 gr. |
|---|---|
| *Cheval* . . . 8 à 15 — | *Chien* . . . 0,50 à 2 — |

# XII. — MODIFICATEURS DE L'APPAREIL GÉNITAL

## I. EXCITANTS DE L'APPAREIL GÉNITAL

### A. Mâles.

Employer les toniques et surtout le travail régulier.
Éviter le repos et l'obésité.

### B. Femelles.

Pour favoriser la fécondation et la gestation, on aura recours d'abord aux *modificateurs de la nutrition* et *du système nerveux*, puis aux applications topiques *antiseptiques, émollientes, astringentes.*

*Injections vaginales chaudes* de bicarbonate de soude à 5 pour 1000 ou de phosphate de soude à 2 pour 100. — Contre l'acidité du mucus vaginal.

Quelques injections vaginales de phosphate de soude, avant
a saillie, excitent la vitalté des spermatozoaires.

## CALMANTS DE L'APPAREIL GÉNITAL

S'il faut au contraire calmer l'activité des organes génitaux,
on emploiera les *modificateurs du système nerveux*, les *purgatifs*.

Les causes locales d'inflammation seront combattues à l'aide
des *antiseptiques, émollients, astringents*.

Les opérations de castration sont du ressort de la chirurgie.

On emploie à tort, en vétérinaire, le mot *d'emménagogues*
pour désigner les substances qui peuvent déterminer l'avortement et dont on s'exagère trop l'importance pour hâter l'expulsion des enveloppes fœtales après le part.

*Poudre d'ergot de seigle.*

|  | Doses thérapeutiques | Doses toxiques |
|---|---|---|
| *Cheval*. . . | 12 à 30 gr. | 1 kilo. |
| *Bœuf* . . . | 20 à 50 | |
| *Mouton*. . . | 5 à 10 | |
| *Porc*. . . . | 1 à 4 -- | |
| *Chien* . . . | 0,50 à 3 -- | |
| *Chat*. . . . | 0,10 à 8 -- 50 | 30 gr. |

*Poudre de feuilles de sabine.*

| | |
|---|---|
| *Jument et vache* . . . . | 15 à 60 gr. |
| *Brebis, chèvre, truie* . . | 2 à 6 - |
| *Chatte et chienne*. . . . | 0,10 à 1 |

*Rue.*

| | |
|---|---|
| *Grandes femelles*. . . . | 60 à 125 gr. |
| *Moyennes* . . . . . . . | 15 à 30 |
| *Petites* . . . . . . . . | 4 à 8 |

*Safran.*

| | |
|---|---|
| *Chienne* . . . . . . . | { 0,10 à 0 gr. 50 |
| *Chatte*. , . . . . . | |

## XIII. — AGENTS THÉRAPEUTIQUES SANS ACTION FONCTIONNELLE SPÉCIALE

Avec Manquat, nous classons sous ce titre : 1° les *modificateurs des tissus* (caustiques, astringents, émollients. substances

dilatatrices, mélanges adhésifs) ; 2° les *modificateurs généraux* (électricité, hydrothérapie, exercice et massage, pansage, tonte, etc.).

Nous ferons remarquer que les *fondants* de l'ancienne thérapeutique sont des *antiseptiques*.

## MODIFICATEURS DES TISSUS

### A. Caustiques.

On les divise en deux classes : 1° *physiques* et 2° *chimiques*.

**Caustiques physiques.** — Ce sont les *métaux* (cautérisations en raies, en pointes superficielles ou pénétrantes) (thermo-cautère, galvano-cautère, moxas, et les *liquides chauds* (pulvérisations d'eau bouillante).

**Caustiques chimiques.** — Ils sont *acides, alcalins* ou *salins*.

*Caustiques acides.* — Ils agissent : 1° en s'emparant de l'eau des tissus ; 2° en coagulant les albumines ; 3° en détruisant les graisses ; 4° en s'emparant des bases : acides chromique, arsénieux, acétique, azotique, chlorhydrique, sulfurique.

*Caustiques alcalins.* — Ils ont les mêmes modes d'action, moins le 4° : potasse, soude, chaux, ammoniaque.

*Caustiques salins.* — Ils agissent surtout en coagulant les albumines : nitrate d'argent, chlorure d'antimoine, chlorure de zinc (10 0/0), nitrate acide de mercure, sublimé corrosif, sulfate et acétate de cuivre.

Tous les caustiques peuvent être utilisés comme *révulsifs* et *dérivatifs* ; ils sont *antiseptiques* à divers degrés.

### B. Astringents.

On donnait autrefois le nom d'*astringents* à toutes les substances qui, diminuant la vitalité, faisaient disparaître ou atténuaient les phénomènes inflammatoires.

Si l'on veut conserver cette définition, la liste des astringents doit être modifiée : il ne faut y maintenir que les substances qui ralentissent la circulation locale, soit par une action sur les vaisseaux, soit par la coagulation de l'albumine, et reporter dans la classe des antiseptiques les médicaments qui calment l'inflammation en détruisant sa cause persistante (microbes).

Des expériences de Unna ont prouvé que les applications de substances ou de mélanges qui forment un dépôt pulvérulent sur la peau, comme la craie et l'eau font baisser la température locale ; les applications qui forment un dépôt continu, comme les corps gras élèvent, au contraire, la température locale. C'est aux applications de la première catégorie que devrait être réservée la désignation d'*astringents*.

Les *astringents* se divisent en :

*Astringents végétaux*. — Tannin, noix de galle, chêne, cachou, brou de noix, tormentille, quinquina, *Uva ursi* : feuilles de noyer, de ronces (*Rubes fructicosus*) : pétales de roses (*Rosa centifolia, damascena, gallica*), etc.

*Astringents minéraux*. — Alun, chlorate de potasse, sels de cuivre, de plomb, de zinc, etc.

## C. Émollients.

Mode d'action. — Il est compliqué.

A l'*extérieur* : 1° enduit protecteur, calmant les irritations réflexes dues aux actions thermiques et mécaniques extérieures ; 2° maintien d'une température constante ; 3° relâchement des tissus et facilité des courants osmotiques.

A l'*intérieur*, on admet une action à distance sur les muqueuses bronchique et urinaire.

Classification. — *Mucilagineux*. — Gommes, mucilages : substances amylacées, sucrées, gélatineuses.

*Corps gras*. — Huiles, beurres, graisses, suifs, cires, vaselines, paraffines.

# LIVRE VIII

## POLICE SANITAIRE

### MESURES GÉNÉRALES DE POLICE SANITAIRE

1º LA DÉCLARATION. — Elle doit être faite par le propriétaire ou détenteur d'animaux atteints d'une maladie contagieuse, et à son défaut par le vétérinaire, sous les peines indiquées ci-après. Cette déclaration devra être faite par écrit, contre un reçu délivré par l'autorité.

2º VISITE. — Lorsque l'autorité a été avisée par déclaration ou autrement, elle requiert le vétérinaire sanitaire de la circonscription, ou, s'il y a lieu, en désigne un pour étudier l'épizootie. Le vétérinaire requis ou délégué devra opérer avec la plus grande célérité ; il visitera d'abord les animaux sains, puis les suspects et enfin les malades ; il procédera à une enquête sur la voie d'origine, le mode d'introduction de la maladie dans la localité et sur la date de son apparition.

3º ISOLEMENT. — Afin d'éviter le contact dans les habitations, sur les routes ou dans les pâturages, par les harnais, les fourrages ou les fumiers.

Il peut se faire par *séquestration*, dans un local isolé avec défense de faire sortir le ou les malades pour se rendre aux pâturages ou aux abreuvoirs. Souvent peu praticable. Par *cantonnement* en isolant le troupeau en un lieu dont l'espace est déterminé. Il est permanent ou mixte. Sa durée est variable ; s'il est permanent, les animaux restent nuit et jour dans le lieu désigné ; s'il est mixte, ils sont rentrés le soir, ils doivent suivre l'itinéraire prescrit. Les riverains seront informés du lieu du cantonnement qui sera placé à 300 mètres des grandes routes, chemins vicinaux ou pâturages, et limité par un bois, un fossé ou un cours d'eau. Les cadavres seront enfouis.

*En lazaret*, les animaux sont retenus à la frontière et subissent une quarantaine dans un local spécial appelé lazarét. Si, après un temps déterminé, il n'existe aucun cas de maladie, ils peuvent continuer leur route.

*Par cordons sanitaires* formés à la frontière par les douaniers, à l'intérieur par la troupe.

L'*émigration* permet d'isoler les animaux, sur les terres des propriétaires en un point particulier, une clairière, une montagne, à distance de toute voie de communication.

4° RECENSEMENT ET ESTIMATION. — Consiste à faire le recensement des animaux d'une localité, afin qu'aucun ne puisse la quitter. L'estimation est portée sur l'état de recensement.

5° MARQUE. — Peut être faite avec des ciseaux en coupant le poil d'une certaine façon sur une partie déterminée ; au fer rouge, avec un cachet à la cire ou un plomb timbré d'une marque particulière ou de boutons d'oreilles.

6° SUSPENSION ET INTERDICTION DES FOIRES ET MARCHÉS. — Mesure grave, ne devant être employée qu'en cas exceptionnel, en raison des perturbations et des entraves qu'elle apporte au commerce ; les moyens d'isolement et de déclaration étant d'ordinaire suffisants.

7° ABATAGE. INDEMNITÉS. — Dans les cas de morve, peste bovine, rage, péripneumonie, tuberculose, l'autorité a le droit de prescrire l'abatage des malades. La loi accorde des indemnités lorsqu'il s'agit de la peste bovine, de la péripneumonie ou de la tuberculose et en cas de mort des suites de l'inoculation de la péripneumonie.

L'estimation doit être faite avant l'abatage quand il s'agit d'animaux tuberculeux, de malades ou suspects de peste bovine ou de péripneumonie contagieuse, et avant l'inoculation quand il s'agit d'animaux que l'on veut inoculer contre la péripneumonie contagieuse. Elle est faite par le vétérinaire délégué et un vétérinaire ou un expert quelconque désigné par la partie. Le procès-verbal, signé par chaque vétérinaire, est remis au Maire qui donne son avis sur l'acte même et le transmet au préfet.

8° INOCULATION. VACCINATION. — Peut être autorisée ou prescrite dans un certain nombre de cas. En France, le préfet ordonne l'inoculation préventive contre la péripneumonie sur les bovidés que le ministre ne fait pas abattre dans les localités infectées. Pour la clavelée, le préfet peut ordonner, par arrêté pris sur l'avis du vétérinaire délégué, la clavelisation des troupeaux infectés ; mais cette mesure ne doit pas être prise sans son autorisation, de même pour la péripneumonie. Pour la fièvre charbonneuse, le charbon symptomatique, le rouget, les propriétaires peuvent également vacciner leurs animaux, mais ils doivent en faire préalablement la déclaration au maire qui informe le préfet et le vétérinaire sanitaire lequel aura les animaux vaccinés sous sa surveillance pendant 15 jours.

9o DESTRUCTION DES CADAVRES. — Les cadavres des animaux morts de maladies contagieuses (et même non contagieuses) ou abattus comme atteints de peste bovine, de morve ou farcin, de charbon, de rage, de rouget, de dourine, ne peuvent pas être livrés à la consommation et doivent être détruits pour l'enfouissement, la livraison au clos d'équarrissage, la crémation ou la cuisson, la solubilisation dans les acides.

10o DÉSINFECTION. — Elle consiste à détruire les propriétés contagifères des objets qui peuvent les recéler. Ne pas confondre la désinfection avec l'annulation de la mauvaise odeur. Les désinfectants sont de diverses natures et plus ou moins actifs. Le feu pour les matières métalliques, l'eau bouillante pour celles qui ne pourraient être passées à la flamme sont les plus pratiques. Sous leur action, les matières animales et organiques sont détruites ou modifiées de manière à altérer leurs propriétés contagieuses. Il en est de même du passage à l'étuve sèche ou humide. Le lavage à l'eau n'est pas par lui-même une désinfection, mais il entraîne une partie des matières virulentes, et peut être complété par les désinfectants proprement dits. La ventilation est encore un adjuvant utile, soit en disséminant l'atmosphère contagieuse, soit en desséchant les matières liquides qui en sont souvent le véhicule. L'oxygène à l'état d'ozone opère par son action oxydante sur les matières organiques. Le permanganate de potasse et les vapeurs nitreuses agissent de la même manière, le premier en dégageant lentement de l'oxygène à l'état naissant.

On peut employer le chlore à l'état gazeux, à l'état de perchlorure de chaux ou d'hypochlorite de soude.

On l'utilise en vapeurs, en faisant dégager ce gaz en lieu
clos, en laissant le local fermé durant plus ou moins longtemps ; après quoi on ventile et on aère en ouvrant les portes
et les fenêtres.

La chaux vive sert aussi à la destruction des matières organiques.

Les produits pyrogénés, les goudrons, et leurs dérivés,
créosote, acide phénique forment avec l'albumine des com-
binaisons fixes, s'opposant à la putréfaction ou à la fermentation.

Les goudrons en badigeonnages sur les bois, et l'eau phéniquée en lavages sur tous les objets à désinfecter.

La désinfection consiste à nettoyer d'abord les lieux ou les
objets à assainir par un lavage énergique, par le grattage
qui enlève les parties déjà ramollies par l'eau, et à terminer
par des aspersions ou des immersions d'eau phéniquée ou
chlorée.

En plus des écuries et de leurs accessoires, on devra
désinfecter les wagons, les harnais, couvertures, ustensiles
divers.

Les animaux ne devront être introduits de nouveau dans
les locaux désinfectés, qu'après dessiccation et ventilation.

1° **Loi du 21 juillet 1881 sur la police sanitaire des animaux**
(Modifiée par le décret du 28 juillet 1888 et par la loi du 21 juin
1898, ainsi que par celle du 31 juillet 1895).

ARTICLE PREMIER. — *Remplacé par l'article* 29 *de la loi du* 21 *juin*
1898). — Les maladies, réputées contagieuses, et qui donnent
lieu à la déclaration et à l'application des mesures de police sanitaire ci-après, sont :

La *rage* dans toutes les espèces :

La *peste bovine* dans toutes les espèces de ruminants :

La *péripneumonie contagieuse*, le *charbon emphysémateux* ou
*symptomatique* et la *tuberculose* dans l'espèce bovine :

La *clavelée* et la *gale* dans les espèces ovine et caprine :

La *fièvre aphteuse* dans les espèces bovine, ovine, caprine et
porcine :

La *morve* et le *farcin*, la *dourine* dans les espèces chevaline,
asine et leurs croisements :

La *fièvre charbonneuse* ou *sang de rate* dans les espèces chevaline, bovine, ovine et caprine ;

Le *rouget*, la *pneumo-entérite infectieuse* dans l'espèce porcine.

ART. 2 (*Article 21 de la loi du 30 juin 1898*). — Un décret du président de la République, rendu sur le rapport du ministre de l'Agriculture après avis du Comité consultatif des épizooties, pourra ajouter à la nomenclature des maladies réputées contagieuses, dans chacune des espèces d'animaux énoncées ci-dessus, toutes autres maladies contagieuses, dénommées ou non, qui prendraient un caractère dangereux.

Les mesures de police sanitaire pourront être étendues par un décret rendu dans la même forme aux animaux d'espèces autres que celles ci-dessus désignées.

ART. 3 (*Remplacé par l'article 31 de la loi du 21 juin 1898*). — Tout propriétaire, toute personne ayant, à quelque titre que ce soit, la charge des soins ou la garde d'un animal atteint ou soupçonné d'être atteint de l'une des maladies contagieuses prévues par les articles 29 ou 30 (1 et 2), est tenue d'en faire immédiatement la déclaration au maire de la commune où se trouve l'animal.

L'animal atteint ou soupçonné d'être atteint d'une maladie contagieuse doit être immédiatement, et avant même que l'autorité administrative ait répondu à l'avertissement, séquestré, séparé et maintenu isolé autant que possible des autres animaux susceptibles de contracter cette maladie.

La déclaration et l'isolement sont obligatoires pour tout animal mort d'une maladie contagieuse ou soupçonnée contagieuse ainsi que pour tout animal abattu, en dehors des cas prévus par la présente loi, qui, à l'ouverture du cadavre, est reconnu atteint ou suspect d'une maladie contagieuse.

Sont également tenus de faire la déclaration, tous vétérinaires appelés à visiter l'animal vivant ou mort.

Il est interdit de transporter l'animal ou le cadavre avant que le vétérinaire sanitaire l'ait examiné. La même interdiction est applicable à l'enfouissement, à moins que le maire, en cas d'urgence, n'en ait donné l'autorisation spéciale.

ART. 4 (*remplacé par l'article 32 de la loi du 24 juin 1898*). — Le maire doit, dès qu'il a été prévenu, s'assurer de l'accomplissement des prescriptions contenues dans l'article précédent et y pourvoir d'office, s'il y a lieu.

Aussitôt que la déclaration prescrite par l'article précédent a été faite, ou, à défaut de déclaration, dès qu'il a connaissance de la maladie, le maire fait procéder sans retard, par le vétérinaire sanitaire, à la visite de l'animal ou à l'autopsie du cadavre.

Ce vétérinaire constate et, au besoin, prescrit la complète exécution des dispositions de l'article 31 (art. 3) et les mesures de désinfection immédiatement nécessaires.

Il donne d'urgence communication au maire des mesures qu'il a prescrites, et, dans le plus bref délai, il adresse son rapport au préfet.

Art. 5 (*Article 33 de la loi du 21 juin 1898*). — Après la constatation de la maladie, le préfet statue sur les mesures à mettre à exécution dans le cas particulier.

Il prend, s'il est nécessaire, un arrêté portant déclaration d'infection.

Cette déclaration peut entraîner, dans le périmètre qu'elle détermine, l'application des mesures suivantes :

1° L'isolement, la séquestration, la visite, le recensement et la marque des animaux et troupeaux dans ce périmètre ;

2° La mise en interdit de ce même périmètre ;

3° L'interdiction momentanée ou la réglementation des foires et marchés, du transport et de la circulation du bétail ;

4° La désinfection des écuries, étables, voitures et autres moyens de transport, la désinfection ou même la destruction des objets à l'usage des animaux malades ou qui ont été souillés par eux, et généralement des objets quelconques pouvant servir de véhicules à la contagion.

Un règlement d'administration publique détermine celles de ces mesures qui sont applicables suivant la nature des maladies.

Art. 6 (*Article 34 de la loi du 21 juin 1898*). — Lorsqu'un arrêté du préfet a constaté l'existence de la peste bovine dans une commune, les animaux qui en sont atteints et ceux de l'espèce bovine qui auraient été contaminés, alors même qu'ils ne présenteraient aucun signe apparent de maladie, sont abattus par ordre du maire, conformément à la proposition du vétérinaire sanitaire et après évaluation.

Il est interdit de suspendre l'exécution desdites mesures pour traiter les animaux malades, sauf dans les cas et sous les conditions qui seraient spécialement déterminées par le ministère de l'Agriculture, sur l'avis du Comité consultatif des épizooties.

Art. 7 (*Article 35 de la loi du 21 juin 1898*). — Dans le cas prévu par l'article précédent, les animaux malades sont abattus sur place, ou sur le lieu d'enfouissement, si le transport du cadavre est déclaré par le vétérinaire plus dangereux que celui de l'animal vivant ; le transport en vue de l'abatage peut être autorisé par le maire conformément à l'avis du vétérinaire sanitaire, pour ceux qui ont été seulement contaminés.

Les animaux des espèces ovine et caprine qui ont été exposés à la contagion sont isolés et soumis aux mesures sanitaires déterminées par le règlement d'administration publique rendu pour l'exécution de la loi.

Art. 8 (*Remplacé par l'article 36 de la loi du 21 juin 1898*). — Dans les cas de morve et de farcin, de tuberculose, dûment constatés, les animaux doivent être abattus sur ordre du maire.

Quand il y a contestation sur la nature de la maladie entre le vétérinaire sanitaire et le vétérinaire que le propriétaire aurait fait appeler, le préfet désigne un troisième vétérinaire, conformément au rapport duquel il est statué.

Art. 9 (*Remplacé par l'article 37 de la loi du 21 juin 1898*).

— Dans les cas de péripneumonie contagieuse, le préfet ordonne, dans le délai de deux jours après la constatation de la maladie par le vétérinaire délégué, l'abatage des animaux malades et l'inoculation des animaux d'espèce bovine dans le périmètre déclaré infecté.

L'inoculation n'est pas obligatoire pour les animaux que le propriétaire prend l'engagement de livrer à la boucherie dans un délai maximum de vingt et un jours à partir de la date de l'arrêté de déclaration d'infection.

Le ministre de l'agriculture a le droit d'ordonner l'abatage des animaux d'espèce bovine ayant été dans la même étable, ou dans le même troupeau, ou en contact avec des animaux atteints de péripneumonie contagieuse.

Art. 10 (*Article 38 de la loi du 21 juin 1898*). — La rage, lorsqu'elle est constatée chez des animaux de quelque espèce qu'ils soient, entraine l'abatage, qui ne peut être différé sous aucun prétexte.

Les chiens et les chats suspects de rage doivent être immédiatement abattus.

Le propriétaire de l'animal suspect est tenu, même en l'absence d'un ordre des agents de l'administration, de pourvoir à l'accomplissement de cette prescription.

Art. 11 (*Remplacé par l'article 39 de la loi du 21 juin 1898*). — Dans les épizooties de clavelée, lorsque le propriétaire d'un troupeau infecté ne fera pas claveliser les animaux de ce troupeau, le préfet pourra, par arrêté pris sur l'avis du vétérinaire délégué, ordonner l'exécution de cette mesure.

En dehors des cas d'épizootie, la clavelisation des troupeaux sains ne doit pas être exécutée sans autorisation du préfet, qui prend alors un arrêté de déclaration d'infection.

Art. 12 (*Article 40 de la loi du 21 juin 1898*). — L'exercice de la médecine vétérinaire dans les malaladies contagieuses des animaux est interdit à quiconque n'est pas pourvu du diplôme de vétérinaire.

Art. 13 (*Complété par la loi du 31 juillet 1895 et remplacé par l'article 41 de la loi du 21 juin 1898*). — L'exposition, la vente ou la mise en vente des animaux atteints ou soupçonnés d'être atteints de maladie contagieuse sont interdites.

*Et si la vente a eu lieu, elle est nulle de droit, que le vendeur ait connu ou ignoré l'existence de la maladie dont son animal était atteint ou suspect.*

. . . . . . . . . . . . . . . . . . . . . . . . . .

. . . . . . . . . . . . . . . . . . . . . . . . . .

Le propriétaire ne peut s'en dessaisir que dans les conditions déterminées par le règlement d'administration publique prévu à l'article 33 (art. 5).

Ce règlement fixera, pour chaque espèce d'animaux et de maladies, le temps pendant lequel l'interdiction de vente s'appliquera aux animaux qui ont été exposés à la contagion.

Art. 14 (*Remplacé par l'article 42 de la loi du 21 juin 1898*). —

La chair des animaux morts de maladies contagieuses quelles qu'elles soient, ou abattus comme atteints de la peste bovine, de la morve ou du farcin, des maladies charbonneuses, du rouget et de la rage, ne peut être livrée à la consommation.

Les cadavres des animaux morts ou abattus comme atteints de maladies contagieuses doivent, au plus tard dans les vingt-quatre heures, être détruits par un procédé chimique ou par combustion, ou enfouis préalablement recouverts de chaux vive, et de telle sorte que la couche de terre au-dessus du cadavre ait au moins 1 mètre d'épaisseur.

Les cadavres des animaux morts de maladies charbonneuses, ceux des animaux morts ou ayant été abattus comme atteints de peste bovine, ne peuvent être enfouis qu'avec la peau tailladée.

Les conditions dans lesquelles devront être exécutés le transport, la destruction ou l'enfouissement des cadavres sont déterminées par le règlement d'administration publique prévu à l'article 33 (art. 5).

ARTICLE 43 *de la loi du 21 juin 1898.* — Lorsque des animaux ont dû être abattus comme atteints de péripneumonie contagieuse, de tuberculose et de pneumo-entérite infectieuse, la chair ne pourra être livrée à la consommation qu'en vertu d'une autorisation spéciale du maire, sur l'avis conforme, écrit et motivé, délivré par le vétérinaire sanitaire.

Toutefois, les poumons et autres viscères de ces animaux devront être détruits ou enfouis, en observant les précautions ordonnées par l'article précédent.

Le maire adresse immédiatement au préfet copie de l'autorisation qu'il a accordée ; il y joint un duplicata de l'avis formulé par le vétérinaire sanitaire et l'attestation que les poumons et autres viscères ont été détruits ou enfouis en sa présence ou en présence de son délégué.

Le règlement prévu par l'article 33 (art. 5) spécifiera les cas dans lesquels la chair des animaux atteints des maladies ci-dessus pourra être livrée à la consommation.

ART. 15 (*Remplacé par l'article 44 de la loi du 21 juin 1898*). — La chair des animaux abattus comme ayant été en contact avec des animaux atteints de la peste bovine ne peut être livrée à la consommation que sur l'avis du vétérinaire sanitaire ; dans tous les cas, leurs peaux, abats et issues ne peuvent être enlevés du lieu de l'abatage qu'après avoir été désinfectés dans les conditions prescrites par le règlement d'administration publique.

ART. 16 (*Remplacé par l'article 45 de la loi du 21 juin 1898*). — Tout entrepreneur de transports par terre ou par eau, qui aura transporté des animaux, est tenu, en tout temps, de désinfecter, dans les conditions prescrites par le règlement d'administration publique, les véhicules qui auront servi à cet usage, ainsi que les étables, les écuries, quais et cours où les animaux ont séjourné.

ART. 17 (*Article 46 de la loi du 21 juin 1898*). — Il est alloué aux propriétaires des animaux abattus pour cause de peste bovine, en vertu de l'article 34 (art. 6), une indemnité des trois quarts de leur valeur avant la maladie.

Il est alloué aux propriétaires des animaux abattus pour cause de péripneumonie contagieuse, ou morts par suite de l'inoculation, dans les conditions prévues par l'article 37 (art. 9), une indemnité ainsi réglée : la moitié de la valeur avant la maladie, s'ils en sont reconnus atteints ; les trois quarts, s'ils ont seulement été contaminés, la totalité, s'ils sont morts, des suites de l'inoculation.

L'indemnité à accorder ne peut dépasser la somme de 400 francs pour la moitié de la valeur de l'animal, celle de 600 francs pour les trois quarts et celle de 800 francs pour la totalité de sa valeur.

ART. 18 (*Article 47 de la loi du 21 juin 1898*). — Il n'est alloué aucune indemnité aux propriétaires d'animaux importés des pays étrangers, abattus pour cause de péripneumonie contagieuse dans les trois mois qui ont suivi leur introduction en France.

ART. 19 (*Article 48 de la loi du 21 juin 1898*). — Lorsque l'emploi des débris d'un animal abattu pour cause de peste bovine ou de péripneumonie contagieuse a été, conformément à l'article 43 ou à l'article 44 (art. 15), autorisé pour la consommation ou un usage industriel, le propriétaire est tenu de déclarer le produit de la vente de ces débris.

Ce produit appartient au propriétaire ; s'il est supérieur à la portion de la valeur laissée à sa charge, l'indemnité due par l'Etat est réduite de l'excédent.

ART. 20 (*Article 49 de la loi du 21 juin* 1898). — Avant l'exécution de l'ordre d'abatage, il est procédé à une évaluation des animaux par le vétérinaire délégué et un expert désigné par la partie.

A défaut, par la partie, de désigner un expert, le vétérinaire délégué opère seul.

Il est dressé un procès-verbal de l'expertise ; le maire le contresigne et donne son avis.

ART. 21 (*Article 50 de la loi du* 21 juin 1898). — La demande d'indemnité doit être adressée au ministre de l'Agriculture, dans le délai de trois mois à dater du jour de l'abatage, sous peine de déchéance.

Le ministre peut ordonner la revision des évaluations faites en vertu des articles 46 et 49 (art. 17 et 20) par une commission dont il désigne les membres.

L'indemnité est fixée par le ministre, sauf recours au Conseil d'Etat.

ART. 23 (*Article 51 de la loi du* 21 juin 1898). — Toute infraction aux dispositions relatives à la police sanitaire prescrites par la présente loi et aux règlements rendus pour leur exécution peut entraîner la perte de l'indemnité prévue par l'article 46 (art. 17).

La décision appartient au ministre, sauf recours au Conseil d'Etat.

ART. 23 (*Remplacé par l'article 52 de la loi du* 21 juin 1898).

— Il n'est alloué aucune indemnité aux propriétaires d'animaux abattus par suite de maladie contagieuse autre que la peste bovine ou la péripneumonie contagieuse, dans les conditions spéciales visées aux articles 34 et 37 (art. 6 et 9), et la tuberculose bovine dans les conditions ci-dessous :

Dans le cas de saisie de viande pour cause de tuberculose, des indemnités seront accordées aux propriétaires qui se seront conformés aux prescriptions des lois et règlements sur la police sanitaire.

Le montant de cette indemnité sera réglé conformément aux proportionnalités établies dans la loi de finances.

L'indemnité se règle ainsi : le tiers de la valeur estimative de l'animal au moment de son abatage, si la tuberculose est généralisée ; les trois quarts de cette valeur, lorsque la maladie est localisée ; la totalité en cas où l'animal abattu par ordre n'est pas reconnu tuberculeux. L'indemnité ne pourra être supérieure à 200 francs pour le tiers de la valeur et à 450 francs pour les trois quarts (Art. 41 de la loi de finances du 30 mai 1899).

*Pour la tuberculose, la loi de finances du 30 mars* 1902, article 82, dit que les indemnités prévues par la loi de finances du 30 mai 1899 seront allouées au propriétaire de tout animal sacrifié dans un abattoir public, dont la viande aurait été l'objet d'une saisie totale ou partielle pour cause de tuberculose, de la part du vétérinaire chargé de l'inspection de l'abattoir.

ART. 53 *de la loi du 21 juin* 1898. — En cas d'épizooties, et à défaut des propriétaires, le maire désigne un enclos dans lequel devront être portés et enfouis, dans les conditions prescrites par les deuxième et troisième paragraphes de l'article 42 (art. 14), tous les cadavres des animaux contaminés.

ART. 54 *de la loi du 21 juin* 1898. — Il est défendu de faire paître aucun animal sur le terrain d'enfouissement affecté aux cadavres des animaux morts de maladie contagieuse, ou de livrer à la consommation les fourrages qui pourraient y être récoltés.

ART. 24 (*Article 55 de la loi du 21 juin* 1898). — Les animaux des espèces chevaline, asine, bovine, ovine, caprine et porcine sont soumis, en tout temps, aux frais des importateurs, à une visite sanitaire au moment de leur entrée en France, soit par terre, soit par mer.

La même mesure peut être appliquée aux animaux des autres espèces, lorsqu'il y a lieu de craindre, par suite de leur introduction, l'invasion d'une maladie contagieuse.

ART. 25 (*Article 56 de la loi du 21 juin* 1898). — Les bureaux de douane et ports de mer ouverts à l'importation des animaux soumis à la visite sont déterminés par décret.

ART. 26 (*Article 57 de la loi du 21 juin* 1898). — Le gouvernement peut prohiber l'entrée en France ou ordonner la mise en quarantaine des animaux susceptibles de communiquer une maladie contagieuse ou de tous les objets pouvant présenter le même danger.

Il peut, à la frontière, prescrire l'abatage, sans indemnité, des animaux malades ou ayant été exposés à la contagion, et enfin prendre toutes les mesures que la crainte de l'invasion d'une maladie rendrait nécessaires.

ART. 27 (*Article 58 de la loi du 21 juin 1898*). — Les mesures sanitaires à prendre à la frontière sont ordonnées par les maires dans les communes rurales, par les commissaires de police dans les gares frontières et dans les ports de mer, conformément à l'avis du vétérinaire désigné par l'administration pour la visite du bétail.

En attendant l'intervention de ces autorités, les agents des douanes peuvent être requis de prêter main-forte.

ART. 28 (*Article 59 de la loi du 21 juin 1898*). — Dans les ports de mer ouverts à l'importation du bétail, il sera établi des quais spéciaux de débarquement, munis des agrès nécessaires, ainsi que des locaux destinés à recevoir les animaux mis en quarantaine par mesure sanitaire.

Les installations prévues au paragraphe précédent seront préalablement soumises à l'agrément du ministre de l'Agriculture.

Pour couvrir les dépenses de ces installations, il pourra être perçu des taxes spéciales sur les animaux importés.

ART. 29 (*Article 60 de la loi du 21 juin 1898*). — Le gouvernement est autorisé à prescrire à la sortie les mesures nécessaires pour empêcher l'exportation des animaux atteints de maladies contagieuses.

ART. 30. — Toute infraction aux dispositions des articles 3, 5, 6, 9, 10, 11, § 2, et 12 de la présente loi sera punie d'un emprisonnement de six jours à deux mois et d'une amende de 16 à 400 francs.

ART. 31. — Seront punis d'un emprisonnement de deux mois à six mois et d'une amende de 100 à 1 000 francs :

1º Ceux qui, au mépris des défenses de l'administration, auront laissé leurs animaux infectés communiquer avec d'autres ;

2º Ceux qui auraient vendu ou mis en vente des animaux qu'ils savaient atteints ou soupçonnés d'être atteints de maladies contagieuses ;

3º Ceux qui, sans permission de l'autorité, auront déterré ou sciemment acheté des cadavres ou débris d'animaux morts de maladies contagieuses quelles qu'elles soient, ou abattus comme atteints de la peste bovine, de charbon, de la morve, du farcin et de la rage ;

4º Ceux qui, même avant l'arrêté d'interdiction, auront importé en France des animaux qu'ils savaient atteints de maladies contagieuses ou avoir été exposés à la contagion.

ART. 32. — Seront punis d'un emprisonnement de six mois à trois ans et d'une amende de 100 à 2 000 francs :

1o Ceux qui auront vendu ou mis en vente de la viande provenant d'animaux qu'ils savaient morts de maladies contagieuses quelles qu'elles soient, ou abattus comme atteints de la peste bovine, du charbon, de la morve, du farcin et de la rage ;

2° Ceux qui se sont rendus coupables des délits prévus par les articles précédents, s'il est résulté de ces délits une contagion parmi les autres animaux.

Art. 33. — Tout entrepreneur de transports qui aura contrevenu à l'obligation de désinfecter son matériel sera passible d'une amende de 100 à 1 000 francs.

Il sera puni d'un emprisonnement de six jours à deux mois, s'il est résulté de cette infraction une contagion parmi les autres animaux.

Art. 34. — Toute infraction à la présente loi, non spécifiée dans les articles ci-dessus, sera punie de 16 à 400 francs d'amende. Les contraventions aux dispositions du règlement d'administration publique rendu pour l'exécution de la présente loi seront, suivant les cas, passibles d'une amende de 1 à 200 francs, qui sera prononcée par le juge de paix du canton.

Art. 35. — Si la condamnation pour infraction à l'une des dispositions de la présente loi remonte à moins d'une année, ou si cette infraction a été commise par des vétérinaires délégués, des gardes champêtres, des gardes forestiers, des officiers de police à quelque titre que ce soit, les peines peuvent être portées au double du maximum fixé par les précédents articles.

Art. 36. — L'article 463 du Code pénal est applicable dans tous les cas prévus par les articles du présent titre.

Art. 37 (*Article 61 de la loi du 21 juin 1898*). — Les frais d'abatage, d'enfouissement, de transport, de quarantaine, de désinfection, ainsi que tous autres frais auxquels peut donner lieu l'exécution des mesures sanitaires prescrites, sont à la charge des propriétaires ou conducteurs d'animaux.

En cas de refus des propriétaires ou conducteurs d'animaux de se conformer aux injonctions de l'autorité administrative, il y est pourvu d'office à leur compte.

Les frais de ces opérations seront recouvrés sur un état dressé par le maire et rendu exécutoire par le préfet. Les oppositions seront portées devant le juge de paix.

La désinfection des wagons de chemins de fer, prescrite par l'article 45 (art. 16), a lieu par les soins des compagnies ; les frais de cette désinfection sont fixés par le ministre des Travaux publics, les compagnies entendues.

Art. 38 (*Article 62 de la loi du 21 juin 1898*). — Un service des épizooties est établi dans chacun des départements en vue d'assurer l'exécution de toutes les prescriptions de police sanitaire des animaux.

Les frais de ce service seront compris parmi les dépenses obligatoires à la charge des budgets départementaux et assimilés aux dépenses classées sous les paragraphes 1 à 4 de l'article 60 de la loi du 10 août 1871.

Art. 39 (*Article 63 de la loi du 21 juin 1898*). — Les communes dans lesquelles il existe des foires et marchés aux chevaux et aux bestiaux, des abattoirs ou des clos d'équarrissage, seront tenues de préposer, à leurs frais et sauf à se faire rembourser par l'établissement d'une taxe sur les animaux amenés, un ou plusieurs vétérinaires pour l'inspection sanitaire des animaux qui y sont conduits.

Cette dépense est obligatoire pour la commune.

ART. 40 (*Article 64 de la loi du 21 juin* 1898). — Un règlement d'administration publique détermine l'organisation du Comité consultatif des épizooties institué auprès du ministre de l'Agriculture.

Les renseignements recueillis par le ministre au sujet des épizooties sont communiqués au Comité, qui donne son avis sur les mesures que peuvent exiger ces maladies.

ART. 41. — Sont et demeurent abrogés les articles 459, 460 et 461 du Code pénal, toutes lois et ordonnances, tous arrêts du conseil, arrêtés, décrets et règlements intervenus, à quelque époque que ce soit, sur la police sanitaire des animaux.

### 2° **Loi du 21 juin 1898** (*Articles qui n'ont pas leurs analogues dans la loi du 21 juillet* 1881) (1).

ARTICLE PREMIER. — Les maires sont chargés, sous la surveillance de l'administration supérieure, d'assurer, conformément à la loi du 5 avril 1884, le maintien du bon ordre, de la sécurité et de la salubrité publiques, sauf dans les cas où cette attribution appartient aux préfets. Ils sont également chargés de l'exécution des actes de l'autorité supérieure relatifs à la police rurale.

ART. 16. — Les maires prennent toutes les mesures propres à empêcher la divagation des chiens ; ils peuvent ordonner que les chiens seront tenus en laisse ou muselés. Ils prescrivent que les chiens errants et tous ceux qui seraient trouvés sur la voie publique ou dans les champs non munis d'un collier portant le nom et le domicile de leur maître seront conduits à la fourrière et abattus après un délai de quarante-huit heures s'ils n'ont point été réclamés et si le propriétaire reste inconnu.

Le délai est porté à huit jours francs pour les chiens avec collier ou portant la marque de leur maître.

Les propriétaires, fermiers ou métayers ont le droit de saisir ou de faire saisir par le garde-champêtre ou tout autre agent de la force publique les chiens que leurs maîtres laissent divaguer dans les bois, les vignes ou les récoltes. Les chiens saisis sont conduits au lieu de dépôt désigné par l'autorité communale, et si, dans les délais ci-dessus fixés, ces chiens n'ont point été réclamés et si les dommages et les autres frais ne sont point payés, ils peuvent être abattus sur l'ordre du maire.

(1) V. Galtier, *Manuel de Police sanitaire*.

ART. 18. — Les maires sont chargés de veiller à tout ce qui intéresse la salubrité publique.

Ils assurent l'exécution des dispositions légales et réglementaires qui ont pour but de prévenir les maladies contagieuses ou épizootiques.

Ils doivent donner avis d'urgence au préfet de tout cas d'épidémie, de tout cas d'épizootie qui leur seraient signalés dans le territoire de la commune.

Ils peuvent prendre les mesures provisoires qu'ils jugent utiles pour arrêter la propagation du mal.

ART. 27. — La chair des animaux morts d'une maladie quelle qu'elle soit ne peut être vendue et livrée à la consommation.

Tout propriétaire d'un animal mort de maladie non contagieuse est tenu, soit de le faire transporter dans les vingt-quatre heures à un atelier d'équarrissage régulièrement autorisé, soit, dans le même délai, de le détruire par un procédé chimique ou par combustion, soit de le faire enfouir dans une fosse située autant que possible à 100 mètres des habitations, et de telle sorte que le cadavre soit recouvert d'une couche de terre ayant au moins 1 mètre d'épaisseur.

Il est défendu de jeter des bêtes mortes dans les bois, dans les rivières, dans les mares ou à la voirie, et de les enterrer dans les étables, dans les cours attenant à une habitation ou à proximité des puits, des fontaines et abreuvoirs publics.

ART. 28. — Le maire fait livrer à un atelier d'équarrissage régulièrement autorisé, ou enfouir, ou détruire par un procédé chimique, ou par combustion, le corps de tout animal trouvé mort sur le territoire de la commune et dont le propriétaire, après un délai de douze heures, reste inconnu.

ART. 65. — Il est interdit d'exercer abusivement des mauvais traitements envers les animaux domestiques.

ART. 66. — Tout entrepreneur de transport par terre ou par eau doit pourvoir, toutes les douze heures au moins, à l'abreuvement et à l'alimentation des animaux confiés à sa garde.

Si les animaux transportés sont accompagnés d'un gardien, l'entrepreneur est tenu de fournir gratuitement les seaux, auges et autres ustensiles pour permettre l'alimentation et l'abreuvement et aussi l'eau nécessaire.

Les transports par chemins de fer restent d'ailleurs soumis aux règlements arrêtés par le ministre des Travaux publics, après avis du ministre de l'Agriculture, les compagnies entendues. Ces règlements déterminent les obligations des compagnies et la rémunération qui peut leur être due.

ART. 67. — Indépendamment des mesures locales prises par les maires, le préfet prescrit, pour l'ensemble des communes du département, les précautions à prendre pour la conduite et le transport à l'abattoir ou pour l'abatage des animaux.

ART. 68. — Les maires veillent à ce que, aussitôt après chaque venue de foire ou de marché, le sol des halles, des marchés, des champs de foire, celui des hangars et étables, des parcs de comptage, la plate-forme des ponts à bascule et tous autres emplacements où les bestiaux ont stationné, ainsi que les lisses, les boucles d'attachement et toutes parties en élévation qu'ils ont pu souiller, soient nettoyés et désinfectés.

Art. 69. — Les marchés, halles, stations d'embarquement ou de débarquement, les auberges, écuries, vacheries, bergeries, chenils et autres lieux ouverts au public, gratuitement ou non, pour la vente, l'hébergement, le stationnement ou le transport des animaux domestiques, sont soumis à l'inspection du vétérinaire sanitaire.

A cet effet, tous propriétaires, locataires ou exploitants, ainsi que tous régisseurs ou préposés à la garde et à la surveillance de ces établissements, sont tenus de laisser pénétrer le vétérinaire sanitaire en vue d'y faire telles constatations qu'il juge nécessaire.

Si la visite a lieu après le coucher du soleil, le vétérinaire sanitaire devra être accompagné du maire ou du représentant de la police locale.

Un arrêté du ministre des Travaux publics, après entente avec le ministre de l'Agriculture, fixera les conditions dans lesquelles devra s'effectuer, dans les gares de chemin de fer, la surveillance du service sanitaire.

Art. 70. — Le vétérinaire sanitaire, au cas où il trouve les locaux insalubres pour les animaux domestiques, indique les mesures à prendre ; en cas d'inexécution, il adresse au maire et au préfet un rapport dans lequel il fait connaitre les mesures de désinfection et de nettoyage qu'il a recommandées et qu'il juge utiles pour y remédier.

Le préfet peut ordonner aux frais de qui de droit, et dans un délai qu'il détermine, l'exécution de ces mesures.

En cas d'urgence, le maire peut prescrire les mesures provisoires.

Art. 72. — A dater du jour où l'arrêté du préfet ou du maire est signifié à la partie intéressée jusqu'à celui où les mesures prescrites sont exécutées, l'usage des locaux dont l'insalubrité a été constatée est interdit.

## 3° Décret du 22 juin 1882 portant règlement d'administration publique pour l'exécution de la loi sur la police sanitaire des animaux.

TITRE I<sup>er</sup>. — *Police sanitaire à l'intérieur*.

CHAPITRE I<sup>er</sup>. — Mesures communes a toutes les maladies contagieuses.

Article premier. — Lorsqu'une maladie contagieuse est signalée dans une commune, le maire en informe, dans les vingt-quatre heures, le préfet du département et lui fait connaître les mesures et les arrêtés qu'il a pris conformément à la loi sur la police sanitaire des animaux et au présent règlement d'administration publique, pour empêcher l'extension de la contagion. Le préfet accuse réception au maire dans le même délai et prend un arrêté pour prescrire les mesures à mettre à exécution.

Les arrêtés des maires et des préfets sont transmis, sans délai, au Ministre de l'agriculture, qui peut prendre, par un arrêté spécial, des mesures applicables à plusieurs départements.

Art. 2. — Les arrêtés pris par le maire sont exécutoires, même avant l'approbation du préfet.

Art. 3. — Dans le cas où un animal atteint ou soupçonné d'être atteint d'une maladie contagieuse meurt ou est abattu avant la déclaration prescrite par l'article 3 de la loi sur la police sanitaire, le maire commet un vétérinaire à l'effet de constater la nature de la maladie. Le procès-verbal de la constatation est remis au maire, qui en transmet sans retard une copie au préfet.

Le vétérinaire délégué, chef du service sanitaire du département, est envoyé sur place, s'il y a lieu, pour vérifier les constatations de ses collègues.

Art. 4. — Les cadavres ou parties de cadavres des animaux morts de maladies contagieuses ou abattus comme atteints de ces maladies, doivent être conduits à l'atelier d'équarrissage, s'il s'en trouve un dans la commune.

S'il n'y a pas d'atelier d'équarrissage, le maire prescrit l'enfouissement dans le terrain du propriétaire, l'emplacement doit être agréé par le maire.

A défaut de terrain appartenant au propriétaire, l'enfouissement a lieu dans un terrain communal spécialement affecté. Ce terrain est entouré d'une clôture et il est interdit d'y faire paître les animaux.

Enfin, si la commune ne possède pas d'emplacement susceptible d'être approprié comme il est dit au paragraphe précédent, les cadavres ou débris de cadavres sont détruits sur place au moyen de procédés approuvés par le Comité consultatif des épizooties, ou transportés à l'atelier d'équarrissage le plus voisin. Le transport sera effectué conformément aux indications données par le maire.

Dans les cas d'enfouissement, les fosses ont une profondeur suffisante pour qu'il y ait au-dessus du corps une couche de terre de 1m,50 au moins. Les cadavres sont recouverts de toute la terre extraite pour ouvrir les fosses, et ne peuvent être déterrés en tout ou en partie sans une autorisation du préfet.

ART. 5. — Les locaux, cours, enclos, herbages et pâtures où ont séjourné les animaux atteints de maladies contagieuses doivent être désinfectés.

Les mesures de désinfection sont déterminées, sur l'avis du Comité consultatif des épizooties, par des instructions ministérielles.

ART. 6. — Il est interdit, sous aucun prétexte, de conduire, même pendant la nuit, aux abreuvoirs communs des animaux atteints de maladies contagieuses et ceux qui ont été exposés à la contagion. Cette interdiction s'applique même aux animaux dont la circulation a été permise exceptionnellement.

ART. 7. — Dans tous les cas où il est ordonné de marquer les animaux, la marque est faite sur la joue gauche.

Il est interdit d'apposer sur cette joue aucune autre marque.

## CHAPITRE II. — MESURES SPÉCIALES A CHACUNE DES MALADIES CONTAGIEUSES.

### Section I<sup>re</sup>. — Peste bovine.

ART. 8. — Lorsque la peste bovine est constatée dans une commune, le préfet prend un arrêté portant déclaration d'infection, soit d'une partie seulement de la commune, dont l'arrêté détermine exactement le périmètre, soit de la commune tout entière, soit même, s'il y a lieu, des communes voisines.

ART. 9. — L'arrêté est affiché et publié dans les communes où la déclaration d'infection a été prononcée et dans les communes comprises dans un rayon de 20 kilomètres autour d'elles.

En outre, des écriteaux portant les mots *Peste bovine* sont
apposés sur des poteaux plantés à l'entrée des chemins conduisant aux communes infectées et des locaux où la maladie
a été constatée.

ART. 10. — Le préfet qui a pris l'arrêté portant déclaration
d'infection doit, dans les vingt-quatre heures, l'envoyer aux
préfets des départements limitrophes. Il tient journellement
le ministre au courant de la marche de la maladie et des mesures prises pour la combattre.

Des bulletins sont publiés au *Journal officiel*.

ART. 11. — La déclaration d'infection entraîne l'application
des dispositions suivantes :

1° Mise en quarantaine des locaux, cours, enclos, herbages
et pâtures où ont séjourné des animaux malades ou ayant été
exposés à la contagion de la peste bovine, impliquant défense
d'y introduire des animaux sains de l'ordre des ruminants ;

2° Dénombrement et marque des animaux des espèces bovine, ovine et caprine, compris dans tout le territoire infecté ;

3° Visite et surveillance par le vétérinaire délégué de tous
locaux, cours, enclos, herbages et pâtures où se trouvent des
animaux desdites espèces ;

4° Défense absolue de faire sortir lesdits animaux hors du
territoire déclaré infecté, si ce n'est pour la boucherie, et
dans les conditions précisées à l'article suivant ;

5° Interdiction de la circulation des animaux des espèces
bovine, ovine, caprine et porcine.

Toutefois le transit des animaux desdites espèces à travers
le territoire déclaré infecté demeurera libre par les voies
ferrées, sous la condition que ces animaux resteront enfermés
dans les wagons ;

6° Obligation de tenir les chiens à l'attache ou en laisse ;
les chats et les volailles enfermés ;

7° Détermination des routes, chemins et sentiers où les
personnes ne pourront circuler qu'en se soumettant aux mesures de désinfection jugées nécessaires par l'administration ;

8° Dans l'étendue du territoire déclaré infecté, obligation
d'informer le maire de tous cas de maladie quelconque et de
tous changements qui viendraient à se produire dans l'effectif des animaux des espèces bovine, ovine et caprine ;

9° Défense à toute personne étrangère aux fermes d'entrer dans un local, cour, enclos, herbage ou pâture infectés, sans autorisation du maire de la commune, accordée sur l'avis du vétérinaire délégué ;

10° Interdiction aux hommes chargés de la garde des animaux et des soins à leur donner, de tout contact avec d'autres animaux, et défense pour eux d'entrer dans les lieux renfermant des animaux autres que ceux confiés à leurs soins ;

11° Obligation pour toute personne sortant d'un local infecté de se soumettre, notamment en ce qui concerne les chaussures, aux mesures de désinfection jugées nécessaires ;

12° Défense de faire sortir du territoire déclaré infecté des objets ou matières pouvant servir de véhicules à la contagion, tels que : fourrages, pailles, litières, fumiers, harnais, couvertures, laines, peaux, poils, cornes, onglons, os, etc. ;

13° Défense de déposer les fumiers sur la voie publique et d'y laisser écouler les parties liquides des déjections ; obligation de traiter ces matières conformément aux prescriptions des arrêtés administratifs ;

14° Obligation de se munir d'un laissez-passer délivré par le maire, sur l'avis du vétérinaire délégué, pour le transport, dans l'intérieur du territoire infecté, des fourrages et fumiers provenant des fermes où il n'y a pas eu d'animaux malades.

Le laissez-passer indique la provenance et la destination de ces objets.

Art. 12. — Par exception aux dispositions de l'article précédent, et sous réserve de l'autorisation du Ministère de l'agriculture ou de son délégué, le maire peut permettre :

1° La sortie hors du territoire déclaré infecté des animaux qui n'ont pas été exposés à la contagion, sous la condition qu'ils seront conduits directement à l'abattoir. Avant leur départ, les animaux seront marqués.

Il est délivré un laissez-passer indiquant la provenance et la destination des animaux. Ce laissez-passer est rapporté au maire dans le délai de cinq jours, avec certificat attestant que les animaux ont été abattus. Le certificat d'abatage est délivré par l'agent préposé à la police de l'abattoir, ou par l'autorité locale dans les communes où il n'existe pas d'abattoir.

2º La sortie, dans des conditions qui seront déterminées par le Ministre, des viandes provenant de l'abatage des animaux qui ont été seulement exposés à la contagion.

Les véhicules doivent être disposés de façon à ne laisser tomber aucune partie ni liquide ni solide ; ils sont désinfectés après le transport ; les personnes employées aux transports, chargement et déchargement, doivent se soumettre aux mesures de désinfection jugées nécessaires pour éviter de propager la contagion. En outre, les maires doivent prescrire toute mesure qu'ils croient utile pour éviter le danger de la contagion ;

3º La sortie des peaux, laines, poils, cornes, onglons, os, etc., après constatation de la désinfection par le vétérinaire délégué.

ART. 13. — La personne préposée à la conduite des animaux dont la sortie hors d'un territoire déclaré infecté a été autorisée, conformément à l'article précédent, est tenue de représenter à toute réquisition le laissez-passer qui a autorisé la circulation ; faute par elle de représenter ledit laissez-passer, ou si le délai dans lequel l'abatage devait être exécuté est expiré, il est dressé procès-verbal, et les animaux sont abattus sur-le-champ, par ordre du maire de la localité, sur le territoire de laquelle ils sont saisis.

ART. 14. — Si la peste bovine vient à se déclarer dans un troupeau de bêtes ovines ou caprines, les animaux malades sont abattus.

Les animaux des mêmes espèces qui ont été exposés à la contagion sont divisés par lots et isolés pendant quinze jours dans des locaux, cours, enclos, herbages ou pâtures éloignés de ceux qui sont habités par des bêtes bovines. A l'expiration de ce délai, la mesure peut être levée par le maire, sur l'avis du vétérinaire délégué, si aucun cas de peste ne s'est déclaré parmi eux.

ART. 15. — Les cadavres des animaux morts de la peste bovine ou abattus comme atteints de cette maladie, et ceux des animaux abattus comme suspects, dont les chairs et les débris n'ont pas été utilisés, sont transportés soit aux ateliers d'équarrissage, soit aux fosses d'enfouissement, dans les conditions suivantes :

1° Les cadavres sont désinfectés avant leur chargement sur les voitures destinées à les transporter ;

2° Ces voitures sont disposées de manière à ce qu'aucune matière solide ou liquide ne puisse s'en échapper dans le trajet, et il est interdit de les faire traîner par des bêtes bovines ; elles sont accompagnées par un gardien désigné par le maire et porteur d'un laissez-passer ;

3° Les voitures ayant servi au transport et les objets ayant été en contact avec les animaux sont nettoyés et désinfectés ;

4° Les conducteurs et autres personnes employés aux chargement, déchargement, et à l'enfouissement des cadavres, sont soumis aux mesures de désinfection jugées nécessaires.

Art. 16. — Lorsqu'il y a nécessité de conduire les animaux vivants à l'endroit où ils doivent être enfouis, ils sont menés à la corde, sous la surveillance d'un agent désigné par le maire ; les déjections qu'ils peuvent abandonner en route sont immédiatement ramassées pour être jetées dans la fosse avec la corde ayant servi à les conduire.

Art. 17. — Immédiatement après l'abatage des animaux atteints de la peste bovine ou ayant été exposés à la contagion, les locaux, cours, enclos, herbages et pâtures où se trouvaient ces animaux sont soumis à une désinfection générale.

Les pailles, fourrages, litières, fumiers et autres objets pouvant servir de véhicules à la contagion sont détruits sur places et désinfectés.

Art. 18. — Pendant toute la durée de l'épizootie, les ateliers d'équarrissage où les cadavres sont conduits sont placés sous la surveillance d'un gardien sanitaire. Ce gardien inscrit l'arrivée des cadavres sur un registre avec l'indication de leur provenance, et en donne un récépissé, que les propriétaires doivent remettre immédiatement au maire de leur commune.

Art. 19. — Les foires et marchés, les concours agricoles, les réunions et rassemblements sur la voie publique ou dans les cours d'auberges ayant pour but l'exposition ou la mise en vente des animaux des espèces bovine, ovine et caprine, sont interdits dans le territoire déclaré infecté et autour dudit territoire, dans un rayon qui est déterminé par arrêté préfectoral.

Toutefois les marchés intérieurs des villes ayant des abattoirs se tiennent comme à l'ordinaire, mais les animaux qui y sont conduits ne peuvent en sortir que pour être abattus dans la ville même, et le certificat de leur abatage est renvoyé dans le délai de trois jours, à l'agent chargé de la police du marché où ces animaux ont été vendus. Les peaux, poils, laines, cordes, onglons, os, fumiers, etc., ne peuvent être enlevés de l'abattoir avant d'avoir été désinfectés.

ART. 20. — La déclaration d'infection ne peut être levée par le préfet que lorsqu'il s'est écoulé trente jours au moins sans qu'il se soit produit un nouveau cas de peste bovine, et après constatation de l'accomplissement de toutes les prescriptions relatives à la désinfection.

### Section II. — *Péripneumonie contagieuse.*

ART. 21. — Lorsque la péripneumonie contagieuse est constatée dans une commune, le préfet prend un arrêté portant déclaration d'infection du local, de la cour, de l'enclos, de l'herbage ou de la pâture, dans lequel se trouve l'animal malade, et déterminant le périmètre dans lequel l'arrêté sera applicable.

Cet arrêté est publié et affiché dans la commune ainsi que dans les communes contiguës. En outre, des écriteaux portant les mots : *Péripneumonie contagieuse*, sont apposés sur des poteaux plantés à l'entrée des chemins conduisant à la ferme et sur les portes des locaux où la maladie a été constatée.

ART. 22. — La déclaration d'infection entraîne l'application des dispositions suivantes :

1° Mise en quarantaine des locaux, cours, enclos, herbages et pâtures déclarés infectés, impliquant défense d'y introduire des bêtes bovines saines, sauf ce qui sera dit à l'article 27 suivant :

2° Immédiatement après l'abatage des animaux malades, évacuation complète et désinfection de l'étable où a existé la maladie ; isolement et séquestration dans un autre local ou une autre pâture des animaux qui ont été exposés à la contagion : marque de ces animaux ;

3° Dénombrement de tous les autres animaux de l'espèce bovine qui se trouvent dans les locaux, cours, enclos, herbages et pâtures compris dans la déclaration d'infection ;

4° Visite et surveillance, par le vétérinaire délégué, des cours, enclos, herbages et pâtures de la ferme ou de l'établissement où la maladie a été constatée ;

5° Interdiction de vendre les animaux qui ont été exposés à la contagion ;

6° Interdiction aux hommes chargés de la garde des animaux et des soins à leur donner, de tout contact avec d'autres animaux de l'espèce bovine, et défense pour eux d'entrer dans les lieux renfermant des animaux de cette espèce ,

7° Obligation pour toute personne sortant d'un local infecté de se soumettre, notamment en ce qui concerne les chaussures, aux mesures de désinfection jugées nécessaires ;

8° Défense de faire sortir des locaux, cours, enclos, herbages et pâtures infectés, des objets ou matières pouvant servir de véhicules à la contagion, tels que : fourrages, pailles, litières, fumiers, harnais, couvertures, laines, peaux, poils, cornes, onglons, os, etc. ;

9° Défense de déposer les fumiers sur la voie publique et d'y laisser écouler les parties liquides des déjections ; obligation de traiter ces matières conformément aux prescriptions des arrêtés administratifs.

Art. 23. — Par exception aux dispositions de l'article précédent, le préfet peut, sur l'avis du vétérinaire délégué, qui indiquera les précautions à prendre :

1° Autoriser la circulation, dans le territoire de la commune où se trouve le périmètre déclaré infecté, des animaux de travail qui ont été exposés à la contagion, quand ceux-ci sont jugés indispensables pour la culture du sol et les transports ;

2° La même autorisation peut être accordée pour la conduite, dans un pâturage désigné, des animaux qui ont été exposés à la contagion ;

3° Le préfet peut également autoriser la vente pour la boucherie, et le transport, pour cette destination, des animaux qui ont été exposés à la contagion.

Dans le cas de vente pour la boucherie, il est délivré un laissez-passer qui est rapporté au maire, dans le délai de cinq jours, avec un certificat attestant que les animaux ont été abattus. Ce certificat est délivré par l'agent préposé à la police de l'abattoir, ou par l'autorité locale dans les communes où il n'existe pas d'abattoir.

ART. 24. — La personne préposée à la conduite des animaux, dont la sortie ou la vente a été autorisée conformément à l'article précédent, doit représenter à toute réquisition le laissez passer prévu audit article. Faute par elle de représenter ledit laissez-passer, ou si le délai dans lequel les animaux devaient être abattus est expiré, il est dressé procès-verbal, et les animaux sont mis en fourrière par l'ordre du maire de la localité sur le territoire de laquelle ils sont saisis. Si ces animaux sont reconnus atteints de la péripneumonie, ils sont abattus sur place par ordre du préfet. S'ils ont été dans le même troupeau ou en contact avec des animaux atteints de péripneumonie contagieuse, le Ministre de l'agriculture en prescrit, s'il y a lieu, l'abatage, sans qu'il y ait droit à indemnité, conformément aux articles 9 et 22 de la loi sur la police sanitaire des animaux. Après examen, par un vétérinaire, de l'animal abattu, le propriétaire peut être autorisé à en disposer.

ART. 25. — Lorsque la péripneumonie prend un caractère envahissant, un arrêté du préfet enjoint à tous les propriétaires, détenteurs ou gardiens d'animaux de l'espèce bovine, de déclarer à la mairie tout cas de maladie quelconque qui viendrait se manifester sur ces animaux.

Le même arrêté interdit la tenue des foires et marchés, les concours agricoles, les réunions et rassemblements sur la voie publique ou dans les cours d'auberge, ayant pour but l'exposition ou la mise en vente des animaux de l'espèce bovine. Toutefois, les marchés intérieurs des villes ayant des abattoirs se tiennent comme à l'ordinaire. Mais les animaux qui y sont conduits et qui, à leur sortie, ne sont pas menés à l'abattoir, ne peuvent circuler qu'avec un laissez-passer indiquant leur destination et qui sera remis au maire de la commune où ils doivent séjourner.

Ce maire est prévenu directement par le service du marché, de façon à placer les animaux qui en proviennent sous l'ap-

plication des mesures édictées par la loi et par le présent règlement pour les animaux suspects.

Le transport des animaux sera effectué conformément aux
instructions données par le vétérinaire sanitaire du marché.

Art. 26. — La chair des animaux abattus pour cause de
péripneumonie ne peut être livrée à la consommation publique qu'en vertu d'une autorisation du maire, sur l'avis conforme du vétérinaire délégué.

Les poumons sont détruits ou enfouis; l'utilisation des
peaux demeure permise après désinfection.

Art. 27. — Après l'évacuation des animaux survivants, et
l'achèvement complet des travaux de désinfection, le repeuplement des locaux peut avoir lieu avec des animaux inoculés
depuis vingt et un jours au moins.

Art. 28. — La déclaration d'infection ne peut être levée
par le préfet que lorsqu'il s'est écoulé un délai de trois mois
au moins sans qu'il se soit produit un nouveau cas de péripneumonie, et après constatation de l'accomplissement de
toutes les prescriptions relatives à l'inoculation et à la désinfection. Elle peut être levée après désinfection, si tous les animaux qui se trouvaient dans les locaux, cours, enclos, herbages et pâtures déclarés infectés ont été abattus.

*Section III. — Fièvre aphteuse.*

Art. 29. — Lorsque la fièvre aphteuse est constatée dans
une commune, le préfet prend un arrêté portant déclaration
d'infection des locaux, cours, enclos, herbages et pâtures dans
lesquels se trouvent les animaux malades et déterminant le
périmètre dans lequel l'arrêté sera applicable. Cet arrêté est
notifié aux maires de la commune et des communes limitrophes. Il est publié et affiché.

Art. 30. — La déclaration d'infection entraîne l'application
des dispositions suivantes :

1° Mise en quarantaine des locaux, cours, enclos, herbages
et pâtures déclarés infectés, impliquant défense d'y introduire
des animaux sains des espèces bovine, ovine, caprine et porcine ; dénombrement et marque de ceux qui s'y trouvent.

Par exception, s'il est nécessaire de conduire les animaux
malades ou suspects au pâturage, la route qu'ils doivent sui-

vre est déterminée par un arrêté du maire ; cette route est
marquée par des poteaux indicateurs, ainsi que les limites
du pâturage dans lequel les animaux doivent être cantonnés ;
après la marque, les animaux de travail qui ont été exposés
à la contagion peuvent être utilisés sous les conditions déterminées par le maire, après avis du vétérinaire sanitaire
de la circonscription. Il est délivré par le maire un laissez-
passer indiquant les limites dans lesquelles la circulation
desdits animaux est autorisée ;

2° Avertissement de l'existence de la fièvre aphteuse par un
écriteau placé à l'entrée principale de la ferme et des locaux,
cours, enclos, herbages et pâtures infectés ;

3° Visite et surveillance, par le vétérinaire sanitaire, des
locaux, cours, enclos, herbages et pâtures de la ferme ou de
de l'établissement où la maladie a été constatée ;

4° Détermination des routes, chemins et sentiers fermés à
la circulation des animaux susceptibles de contracter la fièvre aphteuse ;

5° Défense de faire sortir des locaux infectés des objets ou
matières pouvant servir de véhicules à la contagion, tels que
pailles, fourrages, litières, fumiers, couvertures, harnais, etc.;

6° Interdiction de déposer les fumiers sur la voie publique
et d'y laisser écouler les parties liquides des déjections : obligation de traiter ces matières conformément aux prescriptions
des arrêtés administratifs ;

7° Interdiction de laisser pénétrer dans les locaux infectés
les bouchers, marchands de bestiaux et toute personne non
préposée aux soins à donner aux animaux ;

8° Obligation pour toute personne sortant d'un local infecté
de se soumettre, notamment en ce qui concerne les chaussures, aux mesures de désinfection jugées nécessaires ;

9° Interdiction de vendre les animaux malades, si ce n'est
pour la boucherie, auquel cas ils doivent être conduits directement à l'abattoir, par des voies indiquées à l'avance.

La même interdiction s'applique, pendant un délai de
quinze jours, à ceux qui ont été exposés à la contagion.

Dans le cas de vente pour la boucherie, il est délivré un
laissez-passer qui est rapporté au maire, dans le délai de cinq
jours, avec un certificat attestant que les animaux ont été

abattus. Ce certificat est délivré par l'agent préposé à la police de l'abattoir, ou par l'autorité locale dans les communes où il n'existe pas d'abattoir.

Les animaux transportés en vue de la boucherie doivent avoir les pieds tamponnés ; ils ne peuvent être transportés qu'en voiture ou par chemin de fer.

Art. 31. — Lorsque la fièvre aphteuse prend un caractère envahissant, un arrêté du préfet interdit la tenue des foires et marchés, les réunions ou rassemblements sur la voie publique ou dans les cours d'auberge, ayant pour but l'exposition ou la mise en vente des animaux des espèces bovine, ovine, caprine et porcine.

Toutefois, il est fait exception pour les marchés intérieurs des villes ayant des abattoirs.

Art. 32. — La déclaration ne peut être levée par le préfet que lorsqu'il s'est écoulé quinze jours sans qu'il se soit produit un nouveau cas de fièvre aphteuse, et après constatation, par le vétérinaire délégué, de l'accomplissement de toutes les prescriptions relatives à la désinfection.

### *Section IV. — Clavelée.*

Art. 33. — Lorsque la clavelée est constatée dans une commune, le préfet prend un arrêté portant déclaration d'infection des locaux, cours, enclos, herbages et pâtures dans lesquels se trouvent les animaux malades.

Cet arrêté est notifié aux maires de la commune et des communes limitrophes. Il est publié et affiché.

Art. 34. — La déclaration d'infection entraîne l'application des dispositions suivantes :

1º Mise en quarantaine des locaux, cours, enclos, herbages et pâtures déclarés infectés, impliquant défense d'y introduire des moutons et des chèvres en état de santé ; dénombrement et marque des bêtes ovines et caprines qui s'y trouvent ; marque de celles qui ne sont pas soumises immédiatement à la clavelisation.

Par exception, s'il est nécessaire de conduire les animaux au pâturage, la route qu'ils doivent suivre est déterminée par un arrêté du maire ; cette route est marquée par des poteaux indicateurs, ainsi que les limites du pâturage dans lequel les animaux doivent être cantonnés.

2º Avertissement de l'existence de la clavelée par un écriteau placé à l'entrée principale de la ferme et sur les locaux infectés ;

3º Détermination des routes, chemins et sentiers fermés à la circulation des bêtes ovines et caprines ;

4º Visite et surveillance, par le vétérinaire sanitaire, des locaux, enclos, herbages et pâturages de la ferme où la maladie a été constatée ;

5º Interdiction de vendre des animaux malades. Si les animaux guéris ont été séparés du reste du troupeau, les effets de l'interdiction qui pèse sur eux cessent vingt jours après leur guérison.

6º Interdiction de vendre, si ce n'est pour la boucherie, les animaux qui ont été exposés à la contagion.

Dans le cas de vente pour la boucherie, il est délivré un laissez-passer qui est rapporté au maire, dans le délai de cinq jours, avec un certificat attestant que les animaux ont été abattus. Ce certificat est délivré par l'agent préposé à la police de l'abattoir, ou par l'autorité locale dans les communes où il n'existe pas d'abattoir ;

7º Des peaux provenant des animaux claveleux, morts ou abattus, peuvent être livrées au commerce sous la condition d'avoir été lavées et séchées.

ART. 35. — Après la clavelisation du troupeau infecté et l'achèvement complet des travaux de désinfection des locaux où ont séjourné les animaux malades, le repeuplement peut avoir lieu avec des animaux clavelisés depuis trente jours au moins.

ART. 36. — Toutes les mesures prescrites par l'article 34 sont applicables aux troupeaux pour lesquels la clavelisation a été autorisée, conformément au § 2 de l'article 11 de la loi sur la police sanitaire des animaux.

ART. 37. — Lorsque la clavelée prend un caractère envahissant, un arrêté du préfet interdit, pendant toute la durée de la maladie, de conduire les moutons et chèvres aux foires et marchés qui se tiennent dans la localité infectée.

Cette interdiction ne s'applique pas aux marchés intérieurs

des villes ayant des abattoirs. Mais les animaux qui y sont conduits et qui, à leur sortie, ne sont pas menés à l'abattoir, ne peuvent circuler qu'avec un laissez-passer indiquant leur destination et qui sera remis au maire de la commune où ils doivent séjourner.

Ce maire est prévenu directement par le service du marché de façon à placer les animaux qui en proviennent sous l'application des mesures édictées par la loi et le présent règlement pour les animaux suspects.

Le transport des animaux sera effectué conformément aux instructions données par le vétérinaire sanitaire du marché.

Art. 38. — La déclaration d'infection ne peut être levée par le préfet que lorsqu'il s'est écoulé un délai de trente jours au moins sans qu'il se soit produit un nouveau cas de clavelée, et après l'accomplissement de toutes les prescriptions relatives à la désinfection. Elle peut être levée immédiatement après la désinfection, si tous les animaux qui se trouvaient dans les locaux, enclos, herbages et pâtures déclarés infectés ont été abattus.

En cas de clavelisation, la déclaration d'infection est levée trente jours au moins après l'inoculation constatée.

### Section V. — Gale.

Art. 39. — Lorsque la gale est constatée sur des animaux des espèces ovine et caprine ou dans un troupeau d'animaux de ces espèces, le préfet prend un arrêté par lequel ces animaux ou ce troupeau sont placés sous la surveillance du vétérinaire sanitaire de la circonscription.

Il n'est permis de les conduire au pâturage qu'après l'application d'un traitement curatif et en se conformant aux mesures prescrites par l'arrêté pour éviter tout contact avec les animaux non atteints de la maladie.

Art. 40. — Il est interdit de se dessaisir des animaux atteints de la gale, pour quelque destination que ce soit.

Art. 41. — Les peaux et les laines provenant d'animaux atteints de la gale ne peuvent être livrées au commerce qu'après avoir été désinfectées.

L'obligation de désinfection s'applique à toutes les laines

provenant d'un troupeau dans lequel des cas de gale ont été constatés.

ART. 42. — Les mesures auxquelles sont soumis les animaux atteints de la gale ou les troupeaux dans lesquels cette maladie a été constatée sont levées par le préfet, sur l'avis du vétérinaire délégué, après la disparition de la maladie et la désinfection des locaux.

*Section VI. — Morve et farcin.*

ART. 43. — Après la constatation de la morve ou du farcin, le préfet prend un arrêté portant déclaration d'infection pour mettre en quarantaine les locaux dans lesquels se trouvent les animaux malades, et les placer sous la surveillance d'un vétérinaire délégué à cet effet.

Cette mesure entraîne l'application des dispositions suivantes :

1° Défense d'introduire dans ces locaux d'autres animaux susceptibles de contracter la morve ou le farcin ;

2° Avertissement de l'existence de la morve ou du farcin par un écriteau placé à l'entrée principale de la ferme et sur les locaux infectés.

ART. 44. — Les animaux qui ont été exposés à la contagion restent sous la surveillance du vétérinaire délégué pendant un délai de deux mois.

Pendant la durée de cette surveillance, ils peuvent être utilisés, sous la condition qu'ils ne présentent aucun symptôme de maladie.

Il est interdit de les exposer dans des concours publics, de les mettre en vente ou de les vendre ; le propriétaire ne peut s'en dessaisir que pour les livrer à l'équarrissage. Dans ce cas, ils sont préalablement marqués, et il est délivré un laissez-passer qui est rapporté au maire dans le délai de cinq jours, avec un certificat attestant que les animaux ont été abattus. Ce certificat est délivré par le vétérinaire qui a la surveillance de l'atelier d'équarrissage.

ART. 45. — Lorsque les chevaux, ânes ou mulets sont abattus conformément à l'article 8 de la loi, ou en vertu de l'article précédent, les peaux ne peuvent être livrées au commerce qu'après désinfection.

Art. 46. — Les mesures prescrites en vertu des articles 43 et 44 sont levées par le préfet après la disparition de la maladie et après constatation, par le vétérinaire délégué, de l'accomplissement de toutes les prescriptions relatives à la désinfection.

Ceux des animaux visés par l'article 44, qui ont présenté des symptômes de maladie, restent placés pendant un délai d'un an sous la surveillance du vétérinaire délégué, et soumis, pendant ce laps de temps, aux interdictions portées par le troisième alinéa dudit article.

### *Section VII. — Dourine.*

Art. 47. — Lorsque la dourine est constatée sur des animaux des espèces chevaline et asine, le préfet prend un arrêté pour mettre ces animaux sous la surveillance d'un vétérinaire délégué à cet effet.

Art. 48. — Les animaux atteints de la dourine sont marqués.

Il est interdit de les employer à la reproduction pendant tout le temps qu'ils sont tenus en surveillance.

Il est, en outre, défendu de les vendre, toutefois, cette interdiction pourra être levée par le maire pour les mâles que l'acquéreur ou le vendeur s'engagera à faire castrer dans le délai de quinze jours.

Le vendeur ou l'acquéreur devra justifier, sous sa responsabilité, par un certificat remis au maire dans le délai ci-dessus, que l'opération a été exécutée. Ce certificat émanera du vétérinaire opérateur, et la signature en sera légalisée.

Art. 49. — Dans les communes où l'existence de la dourine a été constatée, et dans les communes limitrophes, les étalons particuliers sont soumis, tous les quinze jours, à la visite du vétérinaire délégué. Ils ne peuvent être employés à la monte que sur l'exhibition d'un certificat de santé.

Il est interdit de faire saillir les juments sans que leur bon état de santé soit attesté par un certificat ne remontant pas à plus de quatre jours.

Art. 50. — Les mesures de surveillance auxquelles donne lieu la constatation de la dourine ne peuvent être levées qu'un an après la guérison, certifiée par le vétérinaire délégué, des animaux qui auront été l'objet de ces mesures.

En cas de castration, la surveillance cesse de plein droit.

### *Section VIII. — Rage.*

ART. 51. — Tout chien circulant sur la voie publique, en liberté ou même tenu en laisse, doit être muni d'un collier portant, gravés sur une plaque de métal, les noms et demeure de son propriétaire.

Sont exceptés de cette prescription les chiens courants portant la marque de leur maître.

ART. 52. — Les chiens trouvés sans collier sur la voie publique et les chiens errants, même munis de collier, sont saisis et mis en fourrière.

Ceux qui n'ont pas de collier et dont le propriétaire est inconnu dans la localité sont abattus sans délai.

Ceux qui portent le collier prescrit par l'article précédent et les chiens sans collier dont le propriétaire est connu sont abattus s'ils n'ont pas été réclamés avant l'expiration d'un délai de trois jours francs. Ce délai est porté à cinq jours francs pour les chiens courants avec collier ou portant la marque de leur maître.

Les chiens destinés à être abattus peuvent être livrés à des établissements publics d'enseignement ou de recherches scientifiques.

En cas de remise au propriétaire, ce dernier sera tenu d'acquitter les frais de conduite, de nourriture et de garde, d'après un tarif fixé par l'autorité municipale.

ART. 53. — L'autorité administrative pourra, lorsqu'elle croira cette mesure utile, particulièrement dans les villes, ordonner par arrêté que tous les chiens circulant sur la voie publique soient muselés ou tenus en laisse.

ART. 54. — Lorsqu'un cas de rage a été constaté dans une commune, le maire prend un arrêté pour interdire, pendant six semaines au moins, la circulation des chiens, à moins qu'ils ne soient tenus en laisse.

La même mesure est prise pour les communes qui ont été parcourues par un chien enragé.

Pendant le même temps, il est interdit aux propriétaires de

se dessaisir de leurs chiens ou de les conduire en dehors de leur résidence, si ce n'est pour les faire abattre. Toutefois, peuvent être admis à circuler librement, mais seulement pour l'usage auquel ils sont employés, les chiens de berger et de bouvier ainsi que les chiens de chasse.

Art. 55. — Lorsque les animaux herbivores ont été mordus par un animal enragé, le maire prend un arrêté pour mettre ces animaux sous la surveillance d'un vétérinaire délégué à cet effet. Cette surveillance sera de six semaines au moins.

Ces animaux sont marqués, il est interdit au propriétaire de s'en dessaisir avant l'expiration de ce délai, si ce n'est pour les faire abattre. Dans ce cas, il est délivré un laissez-passer qui est rapporté au maire dans le délai de cinq jours, avec un certificat attestant que les animaux ont été abattus. Ce certificat est délivré par le vétérinaire délégué à la surveillance de l'atelier d'équarrissage.

L'utilisation des chevaux et des bœufs pour le travail peut être autorisée, à condition, pour les chevaux, d'être muselés.

Art. 56. — L'utilisation de la peau des animaux morts de la rage ou abattus pour cause de cette maladie demeure permise après désinfection dûment constatée.

<h3 align="center">Section IX. — Charbon.</h3>

Art. 57. — Lorsque le charbon est constaté, le préfet prend un arrêté portant déclaration d'infection des locaux, cours, enclos, herbages et pâtures où se trouvent les animaux reconnus malades.

Cet arrêté est publié dans la commune, ainsi que dans les communes contiguës. En outre, des écriteaux portant le mot *charbon* sont apposés sur des poteaux plantés à l'entrée des chemins conduisant à la ferme et sur les portes des locaux où la maladie a été constatée.

Art. 58. — La déclaration d'infection entraîne l'application des dispositions suivantes:

1° Mise en quarantaine des locaux, cours, enclos, herbages et pâtures déclarés infectés, impliquant défense d'y introduire de nouveaux animaux à quelque espèce qu'ils appartiennent, à l'exception des animaux qui seront immédiatement vaccinés; dénombrement des animaux qui s'y trouvent.

Par exception, s'il est nécessaire de conduire ces animaux au pâturage, la route qu'ils doivent suivre est déterminée par un arrêté du maire ; cette route est marquée par des poteaux indicateurs, ainsi que les limites du pâturage dans lequel les animaux doivent être cantonnés. La circulation des bêtes de travail qui ont été exposées à la contagion est permise sous les conditions déterminées par le maire, après avis du vétérinaire délégué. Ces animaux sont marqués ;

2º Défense de faire sortir des locaux infectés les litières et fumiers ;

3º Interdiction de déposer les fumiers sur la voie publique et d'y laisser écouler les parties liquides des déjections ; obligation de traiter ces matières conformément aux prescriptions des arrêtés administratifs ;

4º Interdiction de laisser pénétrer dans les locaux infectés les bouchers, marchands de bestiaux et toute personne non préposée aux soins à donner aux animaux ;

5º Obligation pour toute personne sortant d'un local infecté de se soumettre, notamment en ce qui concerne les chaussures, aux mesures de désinfection jugées nécessaires ;

6º Visite et surveillance, par le vétérinaire délégué, des locaux, cours, enclos, herbages et pâtures de la ferme ou de l'établissement où la maladie a été constatée ;

7º Détermination des routes, chemins et sentiers fermés à la circulation des animaux ;

8º Interdiction de vendre les animaux malades ;

9º Interdiction de vendre, si ce n'est pour la boucherie, les animaux de même espèce qui ont été exposés à la contagion.

Dans le cas de vente pour la boucherie les animaux sont marqués et envoyés directement à l'abattoir ; il est délivré un laissez-passer qui est rapporté au maire, dans le délai de cinq jours, avec un certificat attestant que les animaux ont été abattus. Ce certificat est délivré par l'agent préposé à la police de l'abattoir, ou par l'autorité locale dans les communes où il n'existe pas d'abattoir ;

10º Les peaux provenant des animaux charbonneux morts ou abattus ne peuvent être livrées au commerce qu'après désinfection régulièrement constatée ;

11º Les peaux des animaux abattus pour cause de suspicion ne peuvent être livrées au commerce qu'après désinfection dûment constatée ;

12º Défense d'utiliser, pour la nourriture des animaux, l'herbe ou la paille provenant des endroits où ont été enfouis les animaux morts du charbon.

Art. 59. — Les propriétaires qui voudront faire pratiquer l'inoculation préventive du charbon devront en faire préalablement la déclaration à la mairie de leur commune.

Un certificat du vétérinaire opérateur indiquant la date de la vaccination sera remis au maire immédiatement après l'opération.

Pendant les quinze jours qui suivront la vaccination, les animaux resteront sous la surveillance du vétérinaire délégué à cet effet.

Pendant la durée de cette surveillance, il sera interdit de se dessaisir des animaux inoculés.

Art. 60. — La déclaration d'infection ne peut être levée par le préfet que lorsqu'il s'est écoulé un délai de quatre mois sans qu'il se soit produit un nouveau cas de charbon, et après constatation, par le vétérinaire délégué, de l'accomplissement de toutes les prescriptions relatives à la désinfection.

Cette déclaration peut être levée, pour les troupeaux inoculés, quinze jours après la vaccination, si aucun cas de charbon ne s'est déclaré dans lesdits troupeaux depuis l'inoculation.

*Section X. — Maladies contagieuses ajoutées par décret à la nomenclature de la loi.*

Art. 61. — Dans les cas d'urgence, un arrêté du Ministre de l'agriculture, rendu après avis du Comité consultatif des épizooties, déterminera celles des dispositions contenues au présent règlement qu'il y aurait lieu d'appliquer pour combattre les maladies contagieuses qui seraient ajoutées à la nomenclature, conformément à l'article 2 de la loi sur la police sanitaire des animaux (Voyez art. 1 à 23 de l'arrêté ministériel du 28 juillet 1888).

.CHAPITRE III. — Mesures concernant les animaux de l'armée, de l'administration des haras, et les animaux amenés ou placés dans les écoles vétérinaires.

Art. 62. — L'autorité militaire reste chargée de toutes les mesures à prendre, en ce qui concerne les animaux de l'armée, pour éviter l'introduction et la propagation des maladies contagieuses.

Art. 63. — Dans l'intérieur des dépôts d'étalons et jumenteries de l'État, les mesures prescrites par la loi sur la police sanitaire des animaux et par le présent règlement sont appliquées par les soins des directeurs ; ceux-ci sont tenus néanmoins de faire à l'autorité locale la déclaration prévue par l'article 3 de la loi sur la police sanitaire des animaux.

Art. 64. — Les écoles vétérinaires donnent avis, à l'autorité du lieu d'origine, des animaux amenés à leur consultation, de tous les cas de maladies contagiéuses constatées sur ces animaux.

Elles peuvent, avec l'autorisation du Ministre, garder en vie, pour servir à des études scientifiques, des animaux atteints de maladies contagieuses.

Dans l'intérieur de ces établissements, les mesures de police sanitaire sont appliquées par les directeurs qui font à l'autorité locale la déclaration prévue à l'article 3 de la loi sur la police sanitaire des animaux.

## CHAPITRE IV. — indemnités.

Art. 65. — Dans le cas d'abatage pour cause de peste bovine ou de péripneumonie contagieuse prévu par les articles 8 et 9 de la loi, ou dans le cas d'inoculation de la péripneumonie prévu par le même article 9, le procès-verbal d'estimation des animaux est immédiatement dressé et déposé à la mairie. Le maire, après l'avoir contresigné et fait contresigner par le juge de paix, le transmet au préfet dans les cinq jours de sa date.

Art. 66. — A ce procès-verbal sont jointes les pièces suivantes :

1° La demande d'indemnité formée par le propriétaire ;

2° Une copie certifiée conforme par le maire, de l'ordre d'abatage ou d'inoculation ;

3° Un certificat du maire attestant que l'ordre d'abatage a reçu son exécution ; ou, dans le cas de mort par suite de l'inoculation de la péripneumonie, un certificat du vétérinaire attestant que l'inoculation est réellement cause de la mort ; ce dernier certificat doit être visé par le maire ;

4° Une copie certifiée de la déclaration, faite à la mairie par le propriétaire, de l'apparition de la maladie dans ses étables ou bergeries ;

5° Un certificat du maire constatant que le propriétaire s'est conformé à toutes les autres prescriptions de la loi ;

6° Une déclaration du propriétaire faisant connaître lorsqu'il y aura lieu, pour chaque tête de bétail, le produit de la vente des animaux ou de leurs chairs et débris.

À ces pièces doivent être joints, dans le cas d'abatage pour cause de péripneumonie ou de mort des suites de l'inoculation de cette maladie, le procès-verbal d'autopsie des animaux pour la perte desquels l'indemnité est réclamée, et un certificat d'origine constatant qu'ils n'ont pas été introduits en France dans les trois mois qui ont précédé l'abatage.

Lorsque le Ministre juge nécessaire de faire reviser l'estimation, conformément à l'article 21 de la loi, il renvoie les pièces au préfet.

La Commission de révision prévue par ledit article est composée de six membres, y compris le préfet ou son délégué, président, dont la voix est prépondérante en cas de partage. Les pièces lui sont transmises ; elle donne son avis, après avoir mis les parties intéressées en demeure de produire leurs observations.

TITRE II. — *Police sanitaire à la frontière.*

CHAPITRE PREMIER. — IMPORTATION DES ANIMAUX.

ART. 67. — Tous les animaux importés en France et soumis à la visite, en vertu de l'article 24 de la loi sur la police sanitaire des animaux, sont débarqués avant la visite, à moins que le vétérinaire ne puisse circuler librement entre les animaux.

Les animaux de l'espèce bovine admis à l'importation sont marqués.

ART. 68. — Lorsque la peste bovine est signalée dans une contrée d'où sa propagation en France serait à redouter, un arrêté ministériel prohibe l'entrée des ruminants de toutes les espèces provenant des pays infectés, ainsi que l'importation de tous objets et matières pouvant servir de véhicule à la maladie.

ART. 69. — Lorsque les animaux frappés de prohibition pour cause de peste bovine sont présentés à l'importation par terre ou par mer, ces animaux sont saisis et abattus sur place sans indemnité, malades ou non.

Sont également abattus sans indemnité les ruminants faisant partie d'un troupeau présenté à la frontière avant la prohibition, et dans lequel l'existence de la peste bovine est constatée.

Dans tous les cas, les cadavres sont enfouis avec la peau tailladée.

ART. 70. — Les maladies contagieuses autres que la peste bovine, importées par terre ou par mer, donnent lieu aux mesures suivantes :

1º Lorsque la péripneumonie contagieuse est constatée dans un troupeau à la frontière de terre ou dans un arrivage maritime, tout animal malade est abattu sur place : ceux qui ont été exposés à la contagion sont repoussés hors du territoire, après avoir été marqués, à moins que le propriétaire ne consente à ce qu'ils soient livrés immédiatement à la boucherie sous les conditions prescrites par l'agent sanitaire ;

2º La clavelée comporte à la frontière de terre les mêmes mesures que la maladie précédente ; à l'arrivée par mer, elle entraîne l'abatage immédiat des animaux malades et laisse facultative pour le propriétaire, soit la mise en quarantaine avec clavelisation, des animaux suspects, soit leur envoi à la boucherie ; toutefois, les animaux qui présenteront les cicatrices caractéristiques de l'inoculation seront admis librement ;

3º En cas de fièvre aphteuse, les animaux malades et ceux qui ont été exposés à la contagion sont repoussés après avoir été marqués. Si l'arrivage a lieu par mer, les animaux doivent être envoyés immédiatement à la boucherie. S'il s'agit d'animaux reproducteurs ou de vaches laitières, la mise en quarantaine peut être autorisée ;

4° En ce qui concerne la morve et le farcin, à la frontière de terre ou de mer, les animaux reconnus malades de la morve sont abattus ; ceux qui sont atteints du farcin ou qui présentent des symptômes douteux de morve sont repoussés après avoir été marqués. Les animaux qui ont été exposés à la contagion de l'une ou de l'autre de ces maladies peuvent être admis en France, à la condition qu'ils seront placés en surveillance pendant un délai de deux mois ;

5° Le charbon constaté dans des arrivages par terre ou par mer entraîne l'abatage des animaux malades. Les animaux qui ont été exposés à la contagion sont repoussés après avoir été marqués, à moins que le propriétaire ne consente à ce qu'ils soient livrés immédiatement à la boucherie, ou ne demande leur mise en quarantaine avec l'inoculation obligatoire ;

6° Pour la dourine, à l'arrivage par terre ou par mer, en cas de maladie constatée, les animaux sont repoussés après avoir été marqués ; en cas de doute, la mise en observation de l'animal suspect peut être accordée pour les chevaux entiers, malades ou suspects, si leurs propriétaires s'engagent à les faire émasculer dans un délai de quinze jours ;

9° En cas d'importation de troupeaux atteints de gale, ces troupeaux sont repoussés.

Art. 71. — La durée de la quarantaine applicable à chaque maladie est déterminée par arrêté ministériel, après avis du Comité consultatif des épizooties.

Art. 72. — Lorsqu'une maladie contagieuse est signalée en pays étranger dans le voisinage immédiat de la frontière, le préfet du département prend un arrêté pour interdire la circulation du bétail entre les localités infectées et les communes françaises limitrophes ; le même arrêté peut prescrire le dénombrement de la marque des animaux susceptibles de contracter la maladie qui sévit à l'étranger.

Pendant tout le temps qui sera fixé par l'arrêté, tout bétail nouvellement introduit devra faire l'objet d'une déclaration au maire de la commune ; il sera justifié de sa provenance.

. Art. 73. — Lorsqu'une maladie contagieuse se déclare en pays étranger dans le voisinage de la frontière, un arrêté du Ministre de l'agriculture peut interdire momentanément l'introduction des animaux par les bureaux de douane de la partie de frontière menacée.

Art. 74. — Lorsqu'une commune française, qui possède un bureau de douane ouvert à l'importation des animaux, sera déclarée infectée en totalité ou en partie, un arrêté ministériel pourra interdire momentanément l'introduction des animaux par ce point de la frontière, ou déterminer les routes et chemins que devront suivre les animaux pour éviter de traverser la commune infectée.

## CHAPITRE II. — Exportation des animaux.

Art. 75. — Un décret du Président de la République détermine les ports de mer ouverts à la sortie des animaux.

Art. 76. — Les animaux exportés par mer ne peuvent être embarqués que sur la présentation d'un certificat de santé délivré par un vétérinaire délégué à cet effet par le Ministre de l'agriculture.

Les frais de la visite sont à la charge de l'expéditeur ; ils sont perçus par le vétérinaire, d'après un tarif fixé par le Ministre. La taxe est due pour chaque tête de bétail visité, que l'embarquement ait été autorisé ou non.

Art. 77. — Avant l'embarquement, le vétérinaire délégué s'assure que la partie du navire dans laquelle le bétail doit être placé est dans un état de propreté et de salubrité convenables. Il peut en requérir le nettoyage et la désinfection.

Art. 78. — Les animaux reconnus malades ou suspects par le vétérinaire délégué sont traités comme il est dit au titre III, chapitre Ier, *Foires et marchés.*

Art. 79. — Immédiatement après chaque départ, tous les emplacements où ont stationné les animaux sont nettoyés et désinfectés, ainsi que tous apparaux, passerelles, etc., qui ont servi à l'embarquement.

## TITRE III. — *Dispositions générales.*

### CHAPITRE PREMIER. — FOIRES ET MARCHÉS

ART. 80. — Les emplacements affectés aux foires et marchés à bestiaux sont divisés en compartiments pour chaque espèce d'animaux avec des entrées spéciales, autant que faire se peut.

Si l'emplacement le permet, il est réservé un espace libre entre les animaux appartenant à des propriétaires différents.

ART. 81. — Le vétérinaire préposé à l'inspection sanitaire des animaux conduits aux foires et marchés est tenu de porter immédiatement à la connaissance de l'autorité locale tous les cas de maladie contagieuse ou de suspicion constatés par lui. La police fait immédiatement mettre en fourrière les animaux atteints ou suspects de maladies contagieuses.

Le vétérinaire fait son enquête sans délai et propose l'adoption des mesures de précaution nécessaires.

ART. 82. — Dans le cas de constatation de maladie contagieuse, le maire de la commune d'où proviennent les animaux en est immédiatement informé par un avis mentionnant le nom du propriétaire. Sur cet avis, le maire prend les mesures prescrites par la loi et le présent règlement.

ART. 83. — Lorsque la maladie constatée est la peste bovine, tous les animaux des espèces bovine, ovine et caprine présents sur le marché sont immédiatement séquestrés, et il est procédé conformément aux dispositions du titre I<sup>er</sup>, chapitre II, section II.

ART. 84. — Lorsque la maladie constatée est la péripneumonie, tous les animaux malades sont mis en fourrière pour être abattus, soit dans la localité même, soit à l'abattoir le plus voisin.

Toutes les bêtes bovines appartenant au propriétaire des animaux malades et celles qui ont été en contact avec elles sont considérées comme suspectes ; elles ne peuvent être vendues que pour la boucherie. Toutefois, si les propriétaires préfèrent les conserver, elles sont reconduites dans leur étable et soumises aux prescriptions de la loi et du présent règlement.

Dans le cas de transfert à l'abattoir, les animaux sont préalablement marqués, et il est délivré par le maire un laissez-passer, comme il est dit à l'article 23.

Art. 85. — Lorsque la maladie constatée est la fièvre aphteuse, les animaux malades sont mis en fourrière et séquestrés jusqu'à complète guérison. Pendant la durée de la séquestration, le propriétaire peut faire abattre ses animaux, soit dans la localité même, soit à l'abattoir le plus voisin.

Dans le cas de transfert à l'abattoir, les animaux sont préalablement marqués, et il est délivré un laissez-passer, comme il est dit à l'article 30.

Ceux qui ont été en contact avec les bêtes reconnues malades sont signalés aux maires des communes où ils sont envoyés.

Art. 86. — Lorsque la maladie constatée est la clavelée ou la gale, ou le charbon, les animaux malades sont mis en fourrière et séquestrés jusqu'à complète guérison. Le propriétaire peut soumettre à l'inoculation propre à chaque maladie les animaux qui sont sous le coup de la clavelée ou du charbon. Quant aux animaux atteints de la gale, ils sont soumis au traitement curatif que comporte la maladie.

Pendant la durée de la séquestration, le propriétaire peut faire abattre ses animaux malades, qui sont enfouis ou livrés à l'atelier d'équarrissage. Le transfert à l'atelier d'équarrissage ou à l'abattoir a lieu sous la surveillance d'un gardien spécial.

Les animaux qui ont été en contact avec les bêtes reconnues malades sont signalés aux maires des communes où ils sont envoyés.

Art. 87. — Lorsque la maladie constatée est la morve, l'animal est saisi et abattu. Le transfert à un atelier d'équarrissage peut être ordonné par le maire après que l'animal a été marqué ; il a lieu sous la surveillance d'un gardien spécial.

Immédiatement après l'abatage, l'animal est injecté à l'acide phénique ou à l'essence de térébenthine. Le vétérinaire s'assure que cette dernière prescription a été remplie.

Art. 88. — Après chaque tenue de marché, le sol des halles, des étables, des parcs de comptage, de tous autres emplacements où les animaux ont stationné, et les parties en élévation qu'ils ont pu souiller, sont nettoyés et désinfectés.

## CHAPITRE II. — ABATTOIRS

Art. 89. — Les locaux qui, dans les abattoirs ou les tueries particulières, ont contenu des animaux atteints de maladies contagieuses, sont nettoyés et désinfectés.

Les hommes employés dans les abattoirs doivent se soumettre aux mesures de désinfection jugées nécessaires.

Art. 90. — Les abattoirs publics et les tueries particulières sont placés d'une manière permanente sous la surveillance d'un vétérinaire délégué à cet effet. Lorsque l'ouverture d'un animal fait reconnaître les lésions propres à une maladie contagieuse, le maire de la commune d'où provient cet animal en est immédiatement avisé, afin qu'il prenne les dispositions nécessaires.

## CHAPITRE III. — ATELIERS D'ÉQUARRISSAGE

Art. 91. — Il est tenu, dans les ateliers d'équarrissage, un registre sur lequel tous les animaux sont inscrits dans l'ordre de leur arrivée ; cette inscription contient le nom du propriétaire de l'animal avec l'indication du domicile, le signalement de l'animal et le motif pour lequel il est abattu. Ce registre est paraphé par le vétérinaire délégué à chacune de ses visites.

Art. 92. — Les ateliers d'équarrissage sont placés d'une manière permanente sous la surveillance d'un vétérinaire délégué à cet effet.

## CHAPITRE IV. — TRANSPORT DES ANIMAUX

Art. 93. — En tout temps, quel que soit l'état sanitaire, les wagons qui ont servi au transport des animaux sont nettoyés et désinfectés après chaque voyage dans les vingt-quatre heures qui suivent le déchargement.

Immédiatement après la sortie des animaux, il est apposé sur l'une des faces latérales du wagon un écriteau indiquant qu'il doit être désinfecté.

Art. 94. — Les hangars servant à recevoir les animaux dans les gares de chemins de fer, les quais d'embarquement et de débarquement et les ponts mobiles sont nettoyés et désinfectés après chaque expédition ou chaque arrivée d'animaux.

Art. 95. — Les bateaux et navires qui ont servi au transport des animaux doivent être nettoyés, lavés et désinfectés dans le plus court délai, après le déchargement. Les pontons, passerelles, etc., sont également nettoyés, lavés et désinfectés.

## CHAPITRE V. — SERVICE VÉTÉRINAIRE

Art. 96. — Dans chaque département, le préfet nomme autant de vétérinaires sanitaires qu'il juge nécessaire pour assurer l'exécution de la loi et des règlements sur la police sanitaire des animaux.

Le service comprend obligatoirement un vétérinaire, qui a le titre de vétérinaire délégué, chef du service sanitaire du département. Ce vétérinaire doit toujours se rendre sur les lieux en cas de peste bovine ou de péripneumonie.

Les ordres d'abatage ou d'inoculation ne peuvent être donnés sans son avis motivé.

Art. 97. — En cas d'invasion de la peste bovine ou de la péripneumonie sur plusieurs points à la fois, le préfet peut, avec l'autorisation du Ministre de l'agriculture, déléguer à plusieurs vétérinaires les attributions et les pouvoirs conférés au vétérinaire délégué, chef du service départemental.

Art. 98. — Au cas où le vétérinaire sanitaire de la circonscription n'est pas d'accord avec le vétérinaire délégué, chef du service sanitaire du département, sur l'existence de la peste bovine ou de la péripneumonie contagieuse, avis en est donné immédiatement au Ministre qui désigne, pour visiter les animaux, un troisième vétérinaire.

Art. 99. — Les vétérinaires sanitaires et le vétérinaire délégué, chef du service sanitaire, sont tenus, pour chaque invasion de maladie contagieuse, de faire un rapport sur l'origine de la maladie et les mesures prises.

Les vétérinaires sanitaires doivent, en outre, à la fin de chaque année, adresser au vétérinaire délégué, chef du service, un rapport général conforme aux instructions qui leur sont données ; le vétérinaire délégué, chef du service, transmet ces rapports, en les résumant dans un travail d'ensemble, au préfet, qui les envoie au Ministre, avec ses observations sur la marche du service.

## CHAPITRE VI. — COMITÉ CONSULTATIF DES ÉPIZOOTIES

ART. 100. — Le Comité consultatif des épizooties institué près du Ministre de l'agriculture est chargé de l'étude et de l'examen de toutes les questions qui lui sont renvoyées par le Ministre, spécialement en ce qui concerne :

L'application de la législation relative aux épizooties et les modifications que l'expérience pourra démontrer nécessaires ;

L'organisation et le fonctionnement du service vétérinaire ;

Les mesures à appliquer pour prévenir et combattre les épizooties, ainsi que les mesures propres à améliorer les conditions hygiéniques des animaux.

Il rédige sur ces objets les instructions qu'il peut y avoir lieu de publier.

Il reçoit en communication les rapports du service sanitaire des départements, ainsi que les informations sur les maladies épizootiques à l'étranger, et indique ceux de ses renseignements qu'il peut être utile de livrer à la publicité.

Le Comité présente, chaque année, au Ministre un rapport général sur l'état sanitaire des animaux pendant l'année écoulée.

ART. 101. — Le Comité consultatif des épizooties est composé de seize membres.

Sont de plein droit membres du Comité :

1° Le directeur de l'agriculture ;

2° L'inspecteur général des écoles vétérinaires ;

3° L'inspecteur général des services sanitaires ;

4° Le chef du service vétérinaire, qui fait en même temps fonction de secrétaire.

### 4° Arrêté ministériel du 28 juillet 1888.

ART. 1er. — Dans les cas de charbon (sang de rate, fièvre charbonneuse) ou charbon symptomatique, le préfet prend un arrêté pour mettre sous la surveillance du vétérinaire sanitaire les animaux parmi lesquels la maladie a été constatée, ainsi que les locaux, cours, enclos, herbages et pâtures où ils se trouvent.

ART. 2. — La surveillance cesse quinze jours après la disparition du dernier cas de maladie.

ART. 3. — Aussitôt qu'un animal est reconnu malade, il est isolé et mis à l'attache.

Art. 4. — Le maire prescrit d'urgence les mesures suivantes, dont il surveille l'exécution :

1° Destruction des cadavres en totalité ou enfouissement dans les conditions prescrites par l'article 4 du décret du 22 juin 1882, après que la peau a été tailladée.

2° Destruction avec les cadavres, des parties de litières, de fourrages, etc., qui ont été souillées par les animaux malades ;

3° Désinfection des locaux et tous emplacements où ont séjourné les animaux malades, ainsi que les objets qu'ils ont pu souiller.

Art. 5. — Pendant toute la durée de la surveillance, les animaux sains qui ont été exposés à la contagion ne peuvent être vendus que pour la boucherie.

Dans ce cas, il est délivré un laissez-passer qui est rapporté au maire dans le délai de cinq jours avec un certificat attestant que les animaux ont été abattus. Ce certificat est délivré par l'agent préposé à la police de l'abattoir ou par l'autorité locale dans les communes où il n'existe pas d'abattoir.

Art. 6. — Il est interdit, pendant cette période de surveillance, d'introduire dans les troupeaux, bergeries, écuries, pâturages, etc., infectés de nouveaux animaux des espèces ovine et bovine s'il s'agit de sang de rate ou fièvre charbonneuse, ou de nouveaux animaux de l'espèce bovine, s'il s'agit de charbon symptomatique.

Exception est faite pour les animaux qui ont été soumis à l'inoculation préventive.

Art. 7. — Les propriétaires qui voudront mettre en œuvre l'inoculation préventive devront en faire préalablement la déclaration au maire de leur commune.

Un certificat du vétérinaire opérateur, indiquant la date à laquelle l'inoculation a été terminée et le nombre et l'espèce des animaux inoculés, est remis au maire immédiatement après l'opération. Le maire informe simultanément le préfet et le vétérinaire sanitaire de la circonscription ; celui-ci, pendant une durée de quinze jours, non compris celui de la dernière opération, aura les animaux inoculés sous sa surveillance.

Pendant la durée de cette surveillance, il est interdit de se dessaisir des animaux inoculés pour aucune destination.

### Tuberculose.

Art. 8. — Lorsque la tuberculose est constatée sur des animaux de l'espèce bovine, le préfet prend un arrêté pour mettre ces animaux sous la surveillance du vétérinaire sanitaire.

Art. 9. — Tout animal reconnu tuberculeux est isolé et séquestré. L'animal ne peut être déplacé si ce n'est pour être abattu. L'abatage a lieu sous la surveillance du vétérinaire sanitaire, qui fait l'autopsie de l'animal et envoie au préfet le procès-verbal de cette opération dans les cinq jours qui suivent l'abatage.

Art. 10. — Les viandes provenant d'animaux tuberculeux sont exclues de la consommation :

1° Si les lésions sont généralisées, c'est-à-dire non confinées exclusivement dans les organes viscéraux et leurs ganglions lymphatiques ;

2° Si les lésions, bien que localisées, ont envahi la plus grande partie d'un viscère, ou se traduisent par une éruption sur les parois de la poitrine ou de la cavité abdominale. Ces viandes, exclues de la consommation, ainsi que les viscères tuberculeux, ne peuvent servir à l'alimentation des animaux et doivent être détruites.

Art. 11. — L'utilisation des peaux n'est permise qu'après désinfection.

Art. 12. — La vente et l'usage du lait provenant de vaches tuberculeuses sont interdits. Toutefois, le lait pourra être utilisé sur place pour l'alimentation des animaux après avoir été bouilli.

### Rouget et pneumo-entérite infectieuse.

Art. 13. — Lorsque le rouget ou la pneumo-entérite infectieuse est constaté dans une commune, le préfet prend un arrêté portant déclaration d'infection des locaux, cours, enclos et pâtures dans lesquels se trouvent les animaux malades. Cet arrêté est publié et affiché dans la commune.

Art. 14. — La déclaration d'infection entraîne l'application des dispositions suivantes :

1° Mise en quarantaine des locaux, cours, enclos et pâtures déclarés infectés, impliquant défense d'y introduire des animaux de l'espèce porcine ;

2° Visite et surveillance par le vétérinaire sanitaire des locaux, cours, enclos et pâtures déclarés infectés ;

3° Interdiction d'abattre les porcs atteints de la maladie sans en donner préalablement avis à l'autorité municipale ;

4° Interdiction de vendre, si ce n'est pour la boucherie, les porcs qui ont été exposés à la contagion.

Dans le cas de vente pour la boucherie, les animaux sont marqués ; le maire délivre un laissez-passer qui lui est rapporté dans le délai de cinq jours avec un certificat attestant que les animaux ont été abattus.

Ce certificat est délivré par l'agent préposé à la police de l'abattoir ou par l'autorité locale dans les communes où il n'existe pas d'abattoir.

Les animaux transportés en vue de la boucherie ne peuvent être conduits qu'en voiture ou par chemin de fer ;

5° Défense de laisser écouler sur la voie publique les parties liquides des déjections. Obligation de traiter ces matières, ainsi que les litières et fumiers, conformément aux prescriptions des arrêtés administratifs, avant de les sortir des locaux infectés ;

6° Interdiction de laisser pénétrer dans les locaux, cours, enclos et pâtures déclarés infectés, toutes personnes autres que celles qui sont préposées aux soins à donner aux animaux ; défenses à celles-ci de pénétrer dans d'autres porcheries ;

7° Obligation pour toute personne sortant d'un local infecté de se soumettre aux mesures de désinfection jugées nécessaires, notamment en ce qui concerne les chaussures.

ART. 15. — La chair des animaux abattus comme atteints de rouget ou de pneumo-entérite infectieuse ne peut être livrée à la consommation des personnes qu'en vertu d'une autorisation du maire, sur l'avis conforme du vétérinaire sanitaire. Les viscères (poumons, estomac, foie, rate, etc.) sont détruits.

ART. 16. — Les cadavres des animaux morts du rouget ou de la pneumo-entérite infectieuse, quand ils ne sont pas détruits sur place, sont transportés, soit aux ateliers d'équarrissage, soit aux fosses d'enfouissement, dans les conditions suivantes :

1° Les voitures sont disposées de manière qu'aucune matière solide ou liquide ne puisse s'en échapper durant le trajet ; elles sont immédiatement nettoyées et désinfectées, ainsi que tous les objets ayant été en contact avec les animaux morts ou abattus comme atteints de la maladie ;

2° Les conducteurs et autres personnes employés au chargement ou déchargement et à l'enfouissement des cadavres sont soumis aux mesures de désinfection jugées nécessaires.

ART. 17. — Lorsque le rouget ou la pneumo-entérite prend un caractère envahissant, un arrêté du préfet interdit la circulation, le colportage, ainsi que l'exposition ou la mise en vente des porcs dans les foires et marchés et autres réunions ou rassemblements d'animaux.

ART. 18. — Les personnes qui voudront faire pratiquer l'inoculation préventive du rouget devront en faire préalablement la déclaration au maire de la commune.

Un certificat du vétérinaire opérateur, indiquant la date à laquelle l'inoculation a été terminée, et le nombre d'animaux inoculés, est remis au maire immédiatement après l'opération.

Pendant les quinze jours qui suivent cette date, les animaux restent sous la surveillance du vétérinaire sanitaire, et il est interdit de s'en dessaisir, si ce n'est pour les faire immédiatement abattre.

ART. 19. — La déclaration d'infection ne peut être levée que lorsqu'il s'est écoulé un délai d'un mois sans qu'il se soit produit un nouveau cas de rouget ou de pneumo-entérite infectieuse, et après constatation par le vétérinaire sanitaire que toutes les prescriptions relatives à la désinfection ont été exécutées ; elle peut être levée immédiatement après la désinfection si tous les porcs qui se trouvaient dans les locaux, cours, enclos, etc., déclarés infectés ont été abattus.

Cette déclaration peut être levée, en cas d'inoculation préventive de tous les porcs ayant été exposés à la contagion, quinze jours après l'opération si aucun nouveau cas de rouget ne s'est déclaré parmi ces animaux pendant ce laps de temps et s'il est constaté par le vétérinaire sanitaire que toutes les prescriptions relatives à la désinfection ont été exécutées.

ART. 20. — La constatation du charbon (sang de rate, fièvre charbonneuse) du charbon symptomatique, de la tuberculose, du rouget ou de la pneumo-entérite infectieuse dans les arrivages par terre ou par mer, entraîne l'abatage des animaux malades. Les animaux qui ont été exposés à la contagion sont repoussés après avoir été marqués, à moins que le propriétaire ne consente à ce qu'ils soient sacrifiés sur place pour la boucherie.

Art. 21. — Lorsque le charbon (sang de rate, fièvre charbonneuse), le charbon symptomatique, le rouget ou la pneumo-entérite infectieuse est constaté sur un champ de foire ou un marché, les animaux malades sont mis en fourrière et séquestrés.

Pendant la durée de la séquestration, le propriétaire peut faire abattre ses animaux malades ; les cadavres sont enfouis ou livrés à l'atelier d'équarrissage. Le transport à l'atelier d'équarrissage a lieu sous la surveillance d'un gardien spécial. Les animaux qui ont été en contact avec les bêtes reconnues malades sont signalés aux maires des communes où ils sont envoyés.

Art. 22. — Lorsque la tuberculose est constatée sur un champ de foire ou un marché, les animaux malades sont renvoyés dans leur commune d'origine, à moins que le propriétaire ne préfère les faire abattre. Dans le cas de retour, ils sont signalés au maire de la commune.

Art. 23. — Les préfets des départements sont chargés, chacun en ce qui le concerne, de l'exécution du présent arrêté.


## Circulaire ministérielle du 30 août 1888.


Monsieur le Préfet,

Un décret en date du 28 juillet dernier, inséré au *Journal Officiel* du 29 du même mois, a inscrit au nombre des maladies contagieuses du bétail, auxquelles s'appliquent les dispositions de la loi du 21 juillet 1881 sur la police sanitaire des animaux, le charbon symptomatique ou emphysémateux et la tuberculose dans l'espèce bovine, ainsi que le rouget et la pneumo-entérite infectieuse dans l'espèce porcine.

Notre législation sur la matière ne visait, en effet, dans l'intention de ses auteurs, que le charbon bactéridien (fièvre charbonneuse ou sang de rate), qui seul était réellement connu à l'époque où elle a été élaborée, et la science n'avait encore démontré ni le caractère contagieux de la tuberculose chez les bêtes bovines, ni la possibilité de transmission de cette maladie à l'homme par l'ingestion de viandes ou de lait provenant d'animaux tuberculeux. Quant au rouget et à la pneumo-entérite infectieuse du porc, l'existence de ces maladies était alors entièrement ignorée, et ce n'est, comme vous le savez, que depuis peu de temps que l'attention de l'autorité a été appelée sur les pertes qu'elles causent à notre agriculture.

Le décret du 28 juillet 1888 a pour effet de rendre immédiatement applicables, en ce qui concerne ces maladies, les dispositions générales de la loi du 21 juillet 1881.

Obligation de déclaration des animaux malades ou suspects, et d'isolement de ces animaux avant même que l'autorité ait répondu à l'avertissement (art. 3 de la loi) : devoir du maire de veiller à l'accomplissement de cette prescription et de requérir le vétérinaire sanitaire dès qu'un cas de maladie lui est signalé (art. 4) : interdiction de traitement par tous autres que les vétérinaires (art. 12) ; interdiction de vente ou de mise en vente des animaux atteints ou soupçonnés d'être atteints de la maladie (art. 13) : interdiction de livrer à la consommation la chair des animaux morts de l'une de ces affections (art. 14) : et il rend les contrevenants passibles des pénalités prévues aux art. 30 et suivants. Il rend également obligatoires, en ce qui concerne les nouvelles affections contagieuses inscrites dans la loi, les prescriptions du chapitre premier du décret du 22 juin 1882 (mesures communes à toutes les maladies contagieuses).

Quant aux mesures spéciales à ordonner suivant la nature de la maladie, elles ont été déterminées, sur l'avis du Comité consultatif des épizooties, par arrêté ministériel, également en date du 28 juillet. Les dispositions de cet arrêté sont pour la plupart identiques à celles inscrites déjà au décret du 22 juin 1882 pour les autres maladies visées par la loi sanitaire.

Elles ne comportent donc aucune instruction nouvelle quant à leur application.

Vous remarquerez seulement que les articles relatifs au charbon symptomatique s'appliquent en même temps à la fièvre charbonneuse ou sang de rate. Bien que ces deux maladies soient de nature différente, elles ont dans leur mode de développement et dans leur durée d'évolution tant de points communs que les mêmes mesures de police sanitaire peuvent être appliquées à chacune d'elles ; mais les prescriptions du décret du 22 juin 1881, relatives au charbon, avaient été édictées à une époque où l'étude des conditions de développement et de propagation de la maladie était encore imparfaite, et certaines de ces prescriptions apportaient à l'élevage des entraves trop rigoureuses ou dont l'utilité même peut être aujourd'hui contestée. J'ai donc pensé qu'il était de l'intérêt de notre agriculture d'appliquer, dans les cas de fièvre charbonneuse ou sang de rate, les dispositions moins sévères que la science juge suffisantes pour arrêter les progrès de cette maladie aussi bien que ceux du charbon symptomatique. Lorsque l'apparition de l'une de ces deux maladies vous sera signalée, vous aurez, par conséquent, à vous reporter uniquement aux art. 1er et suivants de l'arrêté ministériel du 28 juillet 1888.

En vertu de l'art. 1er, les locaux dans lesquels la maladie est constatée seront seulement placés par vous sous la surveillance du vétérinaire sanitaire de la circonscription, au lieu d'être, comme précédemment, déclarés d'infection, et cette surveillance cessera quinze jours après la disparition du dernier cas, tandis que la déclaration d'infection ne pouvait être levée avant l'expiration d'une période de quatre mois.

Les prescriptions que la déclaration d'infection avait pour objet de rendre exécutoires sont remplacées par les mesures inscrites à l'art. 4 de l'arrêté du 28 juillet, mesures que le maire est chargé de prescrire directement en raison de leur urgence.

Enfin, il était interdit d'introduire dans les locaux où le charbon avait paru aucun nouvel animal de quelque espèce que ce fût. L'interdiction ne subsiste que pour les animaux des espèces bovine et ovine, s'il s'agit de sang de rate ou fièvre charbonneuse, et que, pour les seuls animaux de l'espèce bovine, s'il s'agit de charbon symptomatique.

Pour la tuberculose, vous n'aurez également à prendre qu'un arrêté de mise en surveillance des animaux, mais j'appelle tout particulièrement votre attention sur la nécessité d'assurer le séquestre réel des bêtes bovines atteintes, ainsi que le prescrit l'art. 10, et d'empêcher rigoureusement l'utilisation des viandes dans les cas mentionnés à l'art 11. Je vous prierai également de mentionner aux maires l'intérêt qui s'attache à ce que les prescriptions de l'art. 13 relatives au lait des vaches tuberculeuses soient exactement suivies.

Quant au rouget et à la pneumo-entérite infectieuse du porc, ces deux affections, comme la fièvre charbonneuse et le charbon symptomatique, ont assez d'analogie dans leur mode de développement et dans leur mode de propagation pour que les mêmes mesures puissent être appliquées, quelle que soit celle dont l'apparition sera constatée.

Lorsque l'une d'elles vous sera signalée, vous aurez, aux termes de l'art. 14, à prendre, comme vous le faites déjà dans les cas de péripneumonie, de clavelée, de fièvre aphteuse, etc., un arrêté de déclaration d'infection ayant pour effet d'entraîner l'application dans l'exploitation atteinte de certaines prescriptions qui sont énumérées à l'art. 15.

Les indications de cet article et celles des articles compris entre les numéros 16 et 20, qui s'appliquent également au rouget et à la pneumo-entérite, sont suffisamment explicites pour ne nécessiter aucun commentaire.

L'art. 21 détermine les mesures à prendre à la frontière, en cas de constatation dans les importations d'animaux d'origine étrangère de l'une des affections qui viennent d'être inscrites dans la loi. Il concerne donc spécialement le service d'inspection sanitaire constitué près ceux de nos bureaux de douane qui sont ouverts aux opérations de l'espèce, et j'adresse directement aux agents de ce service les instructions nécessaires.

Les art. 22 et 23 se rapportent au contraire à l'inspection des foires et marchés aux bestiaux de l'intérieur, et le charbon proprement dit (fièvre charbonneuse ou sang de rate) étant visé à l'art. 22, les règles que trace cet article devront être suivies en ce qui concerne cette affection au lieu de celles indiquées à l'article 86 du décret du 22 juin 1882.

Recevez, etc...

*Le Ministre de l'Agriculture,*
VIETTE

## Police sanitaire des maladies contagieuses en particulier.

Voyez : *Rage*, page 60 ; *Peste Bovine*, page 40 ; *Péripneumonie contagieuse*, page 38 ; *Charbon symptomatique*, page 34 ; *Tuberculose*, page 50 ; *Clavelée*, page 47 ; *Gale*, page 73 ; *Fièvre aphteuse*, page 44 ; *Morve* et *Farcin*, page 53, *Dourine*, page 66 ; *Fièvre charbonneuse*, page 34 ; *Rouget* et *Pneumo-entérite infectieuse*, page 26.

---

## Circulaire pour l'exécution de l'article 26 de la loi de finances du 30 décembre 1903.

*Paris, le 5 janvier 1904.*

Le Ministre de l'agriculture à Messieurs les préfets des départements.

La loi de finances du 30 décembre 1903 porte en son article 26 que « l'article 82 de la loi du 30 mars 1902 est remplacé par les dispositions suivantes :

« Les indemnités prévues par la loi de finances du 30 mai 1899 dans le cas de saisie de viande et d'abatage d'animaux pour cause de tuberculose, seront allouées :

« 1° Aux propriétaires qui se sont conformés aux lois et règlements sur la police sanitaire ;

« 2° Aux propriétaires qui ont, soit directement, soit par l'entremise d'intermédiaires, envoyé leurs animaux dans un abattoir public ou dans un abattoir privé, placé sous la surveillance permanente d'un vétérinaire agréé par le préfet du département et qui ont à supporter le préjudice résultant de la saisie ;

« 5° Aux propriétaires qui ont envoyé leurs animaux dans une tuerie quelconque, s'ils ont requis, avant l'abatage, la visite du vétérinaire qui a opéré la saisie, en qualité de vétérinaire sanitaire agréé par le préfet du département. »

Ces nouvelles dispositions n'entraînent aucune modification pour les indemnités qui étaient accordées en exécution de l'article 41 de la loi de finances du 30 mai 1899, aux propriétaires s'étant conformés aux lois et règlements sur la police sanitaire, ces indemnités continueront à être accordées dans les mêmes conditions que par le passé.

Quant aux indemnités allouées en exécution de l'art. 82 de la loi de finances du 30 mars 1902, qui étaient attribuées pour les seuls animaux sacrifiés dans les abattoirs publics, elles seront maintenant également accordées pour les animaux sacrifiés dans un abattoir privé. Mais la nouvelle loi de 1903 exige que cet abattoir privé soit placé sous la surveillance permanente d'un vétérinaire agréé par l'autorité préfectorale. D'autre part, ladite loi prévoyant l'envoi dans un abattoir par le moyen d'intermédiaires spécifie que l'indemnité ne pourra être accordée à l'un de ces intermédiaires, mais devra revenir à celui qui aura subi la perte résultant de la saisie.

Enfin les propriétaires qui enverront leurs animaux dans une tuerie quelconque pourront aussi prétendre à une indemnité dans le cas de saisie de viande pour cause de tuberculose, si avant l'abatage ils ont eu la précaution de requérir la visite d'un vétérinaire sanitaire agréé par le préfet, qui assistera à l'abatage et effectuera la saisie s'il y a lieu.

J'ai l'honneur de vous faire connaître comment, suivant ces différents cas, les dossiers des demandes d'indemnités devront être constitués et les procès-verbaux de saisies, ainsi que ceux d'estimation, devront être établis :

*A. — Pour les animaux dont les propriétaires se sont conformés aux lois et règlements sur la police sanitaire, c'est-à-dire ont fait la déclaration préalable de la maladie.*

*Pièces à produire.* — 1° Demande de l'intéressé rédigée sur papier timbré et visée par le maire de la commune qui indiquera la profession du demandeur ;

2° Copie certifiée de la déclaration de maladie faite à la mairie et indiquant la date exacte à laquelle cette formalité a été remplie ;

3° Laissez-passer délivré par le maire pour l'envoi de l'animal à l'abattoir, si cet animal a été déplacé pour être abattu ;

4° Procès-verbal d'estimation ;

5° Procès-verbal de saisie établi par le vétérinaire inspecteur de l'abattoir dans lequel l'animal a été sacrifié. Lorsque l'abatage a eu lieu sur place, cette pièce est établie par le vétérinaire sanitaire qui doit assister à l'abatage et qui certifie que cet abatage a été effectué en sa présence ;

6° Déclaration du propriétaire faisant connaître, pour chaque animal abattu, séparément, le produit de la vente de la viande laissée à sa disposition et celui de la vente des dépouilles. Cette pièce doit être certifiée par le maire ou le vétérinaire inspecteur de l'abattoir dans lequel l'animal a été sacrifié ;

7° Certificat du maire attestant que le propriétaire s'est conformé à toutes les prescriptions de la loi et des règlements sur la police sanitaire des animaux, notamment en ce qui concerne la désinfection.

*Procès-verbal d'estimation.* — Le procès-verbal d'estimation est dressé au moment de l'abatage. L'évaluation est effectuée par le vétérinaire sanitaire ou par le vétérinaire chargé de l'inspection vétérinaire sanitaire ou par le vétérinaire chargé de l'inspection de l'abattoir dans lequel l'animal est conduit et un expert désigné par le propriétaire ; à défaut d'expert, le propriétaire opère seul.

Le procès-verbal d'estimation ainsi dressé doit contenir, avec les appréciations des signataires, le nom et l'adresse du propriétaire, le signalement de l'animal, l'indication de sa valeur comme bête de boucherie, son poids vif et le prix du kilogramme de viande sur pied, de même qualité au cours du jour.

*Procès-verbal de saisie.* — Le procès-verbal de saisie est établi séparément du procès-verbal d'estimation. Il est dressé, soit par le vétérinaire sanitaire, soit par le vétérinaire inspecteur de l'abattoir ; il doit porter le nom et le domicile du propriétaire, la date du laissez-passer du maire de la commune où l'animal était séquestré ; lorsque cet animal aura été déplacé pour être abattu, il donne le signalement de l'animal et fait connaître si la maladie était localisée ou généralisée, il indique le siège et l'étendue des lésions, la nature des morceaux saisis et leur poids.

Les deux procès-verbaux d'estimation et de saisie sont établis en deux exemplaires : l'un de ces exemplaires est remis à l'intéressé, l'autre, après avoir été visé par le maire de la commune où l'animal a été abattu, est transmis immédiatement par ses soins au préfet. Le vétérinaire délégué en reçoit communication, il donne son avis notamment sur le chiffre de l'estimation.

Si le propriétaire ne réside pas dans le département où a lieu la saisie, le procès-verbal est transmis au préfet du département de sa résidence.

*B. — Pour les animaux envoyés dans un abattoir surveillé, conformément aux prescriptions du paragraphe 2 de la loi de 1903.*

*Pièces à produire.* — 1° Demande de l'intéressé rédigée sur papier timbré et visée par le maire de sa commune qui indiquera la profession du demandeur et certifiera que celui-ci a supporté le préjudice résultant de la saisie pour laquelle il sollicite une indemnité ;

2° Procès-verbal de saisie et d'estimation ;

3° Déclaration du propriétaire faisant connaître pour chaque animal abattu, séparément. le produit de la vente de la viande laissé à sa disposition et celui de la vente des dépouilles. Cette pièce doit être certifiée par le vétérinaire inspecteur de l'abattoir ;

3' Certificat du maire attestant que le propriétaire s'est conformé, depuis la constatation de la tuberculose, à toutes les prescriptions de la loi et des règlements sur la police sanitaire des animaux, notamment en ce qui concerne la désinfection.

*Procès-verbal de saisie et d'estimation.* — Le procès-verbal de saisie et d'estimation constituant une seule pièce est dressé par le vétérinaire inspecteur de l'abattoir immédiatement après l'abatage, il indique le nom et le domicile du propriétaire, le signalement de l'animal, sa valeur comme bête de boucherie, le poids net de la viande et le prix du kilogramme de la viande de même qualité au cours du jour. Il fait connaître si la maladie était localisée ou généralisée, il indique le siège et l'étendue des lésions, la nature des parties saines et leur poids.

L'évaluation est faite par le vétérinaire inspecteur de l'abattoir, de concert avec un expert désigné par le propriétaire ; à défaut d'expert, le vétérinaire opère seul.

Le procès-verbal de saisie et d'estimation est établi en double exemplaire. L'un des exemplaires est remis à l'intéressé ; l'autre, après avoir été visé par le maire de la commune où l'abatage a eu lieu, est transmis immédiatement par ses soins au Préfet. Le vétérinaire délégué en reçoit communication, il donne son avis, notamment sur le chiffre de l'estimation et il fait connaître si le vétérinaire inspecteur de l'abattoir privé qui a opéré la saisie était agréé par le préfet.

Si le propriétaire ne réside pas dans le département où a eu lieu la saisie, le procès-verbal de saisie et d'estimation est transmis au préfet du département de sa résidence.

*c) Pour les animaux abattus après réquisition d'un vétérinaire agréé. conformément aux prescriptions du paragraphe 3 de la loi de 1903.*

*Pièces à produire.* — 1° Demande de l'intéressé rédigée sur papier timbré et visée par le maire de sa commune qui indiquera la profession du demandeur ;

2° Procès-verbal de saisie et d'estimation ;

3° Déclaration du propriétaire faisant connaître pour chaque animal abattu, séparément, le produit de la vente de la viande laissée à sa disposition et celui de la vente des dépouilles. Cette pièce doit être certifiée par le vétérinaire sanitaire agréé qui a opéré la saisie.

4° Certificat du maire attestant que le propriétaire s'est conformé, depuis la constatation de la tuberculose, à toutes les prescriptions de la loi et des règlements sur la police sanitaire des animaux, notamment en ce qui concerne la désinfection.

*Procès-verbal de saisie et d'estimation.* — Le procès-verbal de saisie et d'estimation concernant les animaux abattus conformément aux dispositions du paragraphe 3 est dressé par le vétérinaire agréé qui a été requis dans les mêmes conditions que celui des animaux sacrifiés dans un abattoir surveillé. Le vétérinaire délégué donne également son avis, notamment sur le chiffre d'estimation et fait connaître si le vétérinaire sanitaire qui a opéré était agréé du préfet.

*d)* Enfin je crois devoir vous rappeler que les pièces à produire à l'appui des demandes d'indemnité pour *les animaux abattus par mesure administrative et reconnus non tuberculeux après abatage sont les suivantes:*

*Pièces à produire.* — 1° Une demande de l'intéressé rédigée sur papier timbré et visée par le maire de sa commune qui indiquera la profession du demandeur;

2° Rapport du vétérinaire sanitaire, dont les conclusions ont été approuvées par le vétérinaire délégué, à la suite duquel l'abatage a été ordonné:

3° Copie certifiée conforme par le maire de l'ordre d'abatage:

4° Certificat constatant que l'ordre d'abatage a reçu son exécution;

5° Procès-verbal d'estimation:

6° Procès-verbal d'autopsie:

7° Déclaration du propriétaire faisant connaître pour chaque animal abattu, séparément, le produit de la vente de la viande et celui de la vente des dépouilles. Cette pièce doit être certifiée par le maire ou le vétérinaire inspecteur de l'abattoir dans lequel l'animal a été sacrifié.

*Procès-verbal d'estimation.* — Le procès-verbal d'estimation est dressé, comme pour les animaux tuberculeux visés au paragraphe premier de la loi, par le vétérinaire sanitaire ou par le vétérinaire chargé de l'inspection de l'abattoir dans lequel l'animal est conduit. Toutefois, comme il s'agit dans ce cas d'un animal non tuberculeux, il ne doit plus être estimé uniquement au point de vue de la boucherie, mais d'après les qualités qu'il possédait, soit comme reproducteur, soit comme vache laitière, etc.

Je vous prie de bien vouloir donner des instructions dans ce sens aux agents du service sanitaire et je vous serai également obligé de rappeler aux maires chargés d'ordonner l'abatage des animaux tuberculeux qu'ils ne doivent délivrer d'ordre d'abatage que sur la demande du vétérinaire sanitaire et après avis du vétérinaire délégué.

Vous continuerez à effectuer le règlement des demandes d'indemnités pour les saisies effectuées par suite de tuberculose localisée sur les animaux ayant fait l'objet d'une déclaration préalable. Quant aux autres demandes d'indemnités, vous voudrez bien m'en transmettre les dossiers après les avoir soumis au vétérinaire délégué qui s'assurera qu'ils sont complets, que toutes les pièces sont régulières, et consignera les observations qu'il aura à présenter.

Ainsi que je vous l'ai déjà fait connaitre, les lois de finances de 1899 et de 1903 ne fixent pas de délai pour la production des demandes d'indemnités : mais comme il importe que ces indemnités soient payées le plus promptement possible, je vous prie d'éviter tout retard dans la transmission des dossiers.

Je vous serai obligé de porter à la connaissance des intéressés, par tous les moyens de publicité dont vous disposez, la liste des vétérinaires que vous aurez agréés, en exécution du paragraphe 2 de la loi du 30 décembre 1903 comme inspecteurs d'abattoirs privés, et en exécution du paragraphe 3 comme vétérinaires sanitaires.

Je vous prie également de m'accuser réception de la présente circulaire que vous devrez porter à la connaissance des maires et des agents du service sanitaire de votre département.

Le ministre de l'Agriculture,

L. MOUGEOT.

# LIVRE IX



La viande de boucherie étant une des nécessités de l'alimentation, il est indispensable d'en surveiller la qualité.

L'inspecteur de boucherie devra examiner la viande sur

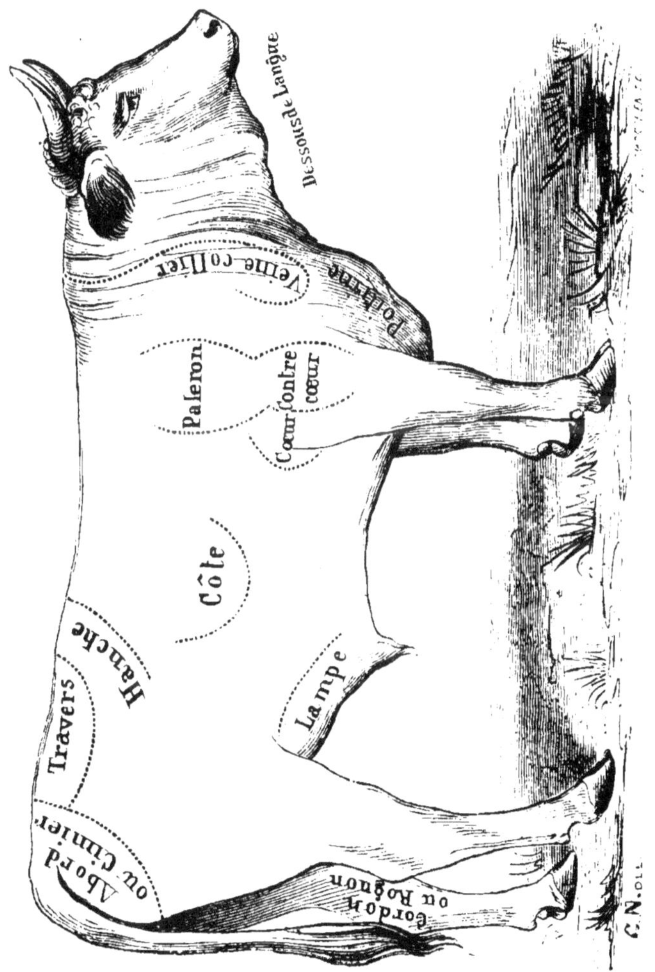


Fig. 323. — Maniements du bœuf.

pied et la viande abattue. Dans le premier cas, il aura à considérer la race, le sexe, l'âge, l'état de graisse et l'état de santé de tous les animaux de consommation : bœuf, veau, mouton, porc, cheval. Pour faire son appréciation il se basera sur les signes de santé, l'épaisseur des muscles, la conformation et surtout le développement des *maniements* (fig. 322 et 323).

Dans le second cas, l'inspecteur portera son attention sur l'état des visères et des séreuses splanchniques.

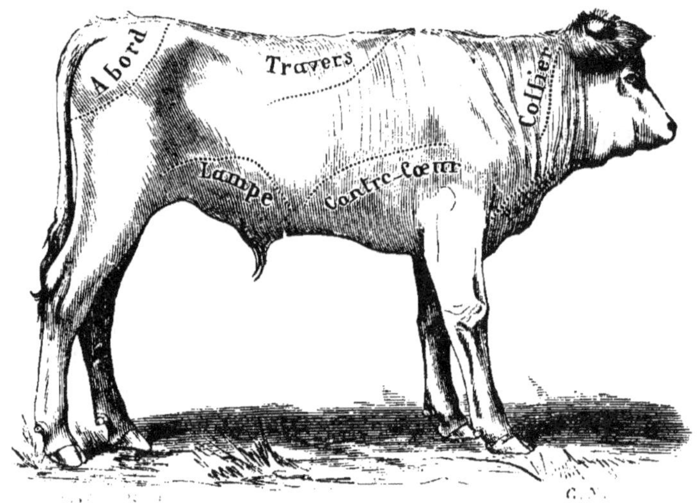


Fig. 323. — Maniements du veau.

L'examen des ganglions lymphatiques (fig. 324) est toujours indiqué, il est indispensable en cas de soupçon de maladies microbiennes. L'attention se portera surtout sur les ganglions énumérés ci-dessous :

Ganglions thoraciques supérieurs ou intercostaux ; ganglions bronchiques ; ganglions médiastinaux postérieurs ou œsophagiens ; ganglions rénaux ; ganglions lombaires ; ganglions sacrés ; ganglions iliaques internes ; ganglions de l'anus ; ganglions iliaques externes ; ganglions inguinaux profonds ; ganglions ischiaux ; ganglions poplité ; ganglions pubiens ou inguinaux superficiels ; ganglions axillaires ou trachéaux ; ganglions précruraux supérieurs ; ganglions cervicaux superficiels ou préscapulaires ; ganglions cervicaux

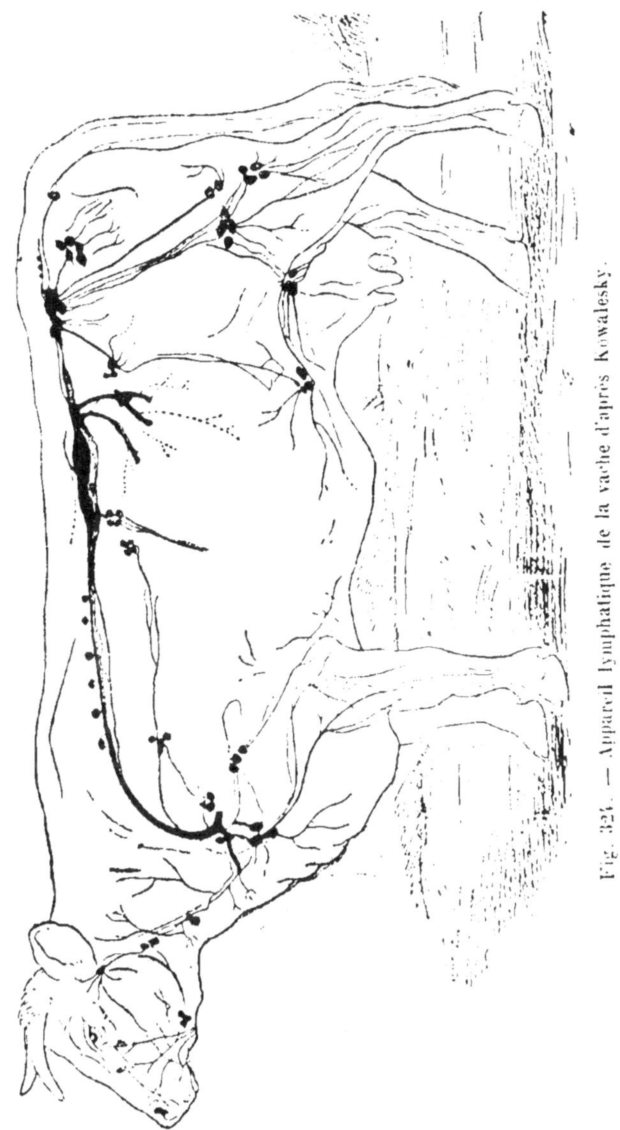

Fig. 324. — Appareil lymphatique de la vache d'après Kowalesky.

inférieurs ou prépectoraux ; ganglions cervicaux moyens ou trachéaux ; ganglions maxillaires ou sous-glossiens.

Il se rendra compte ensuite de la valeur absolue et de la valeur relative de la viande, et surtout des altérations qu'elle peut présenter.

### CATÉGORIE DES VIANDES CHEZ LES DIFFÉRENTS ANIMAUX DE BOUCHERIE

Les morceaux prennent différents noms, suivant leur siège et leur catégorie chez les différents animaux de boucherie. Ces divisions répondent à l'épaisseur de la chair, à la richesse en graisse, et à l'absence de parties aponévrotiques ou tendineuses.

### BŒUF

Le bœuf se divise, au point de vue de la qualité, en quatre catégories (fig. 325) :

PREMIÈRE CATÉGORIE. — Elle est formée par les reins et les quartiers postérieurs, moins les jambes ; elle représente environ 31 0/0 du poids de l'animal. Les morceaux qui la composent prennent les noms suivants en termes de boucherie :

1° *Culotte* (*coire, cuhaut*). — Elle est formée par la partie qui termine l'animal du côté de la queue, et se divise en *cimier*, *milieu de la culotte*, et *pointe de culotte*.

2° *Gîte à la noix* (*semelle, cuisse, reine*). — C'est la partie de la cuisse du côté extérieur, au-dessous de la pointe de culotte.

3° *Tende de tranche* (*quasi*). — Ce morceau est placé à l'extérieur sous le gîte à la noix.

4° *Tranche grasse ou pièce ronde.* — Seconde partie de la cuisse en avant de la précédente, et limitée dans toute sa longueur par l'os à moelle.

5° *Aloyau.* — Partie située entre la culotte et le train de côtes, de chaque côté de l'échine. Ce morceau se divise en *tête d'aloyau*, *milieu d'aloyau* et *troisième pièce*, qui confine au train des côtes. Chacune de ces pièces contient le *filet* et le *faux-filet*.

6° *Entre-côtes.* — C'est la chair placée entre les côtes. Le train de côtes doit contenir toutes les côtes et entre-côtes, depuis le commencement de l'aloyau jusqu'à l'épaule.

Deuxième catégorie. — Elle est formée par les épaules et les côtes ; elle représente 26 0/0 environ du poids net et comprend les divisions suivantes.

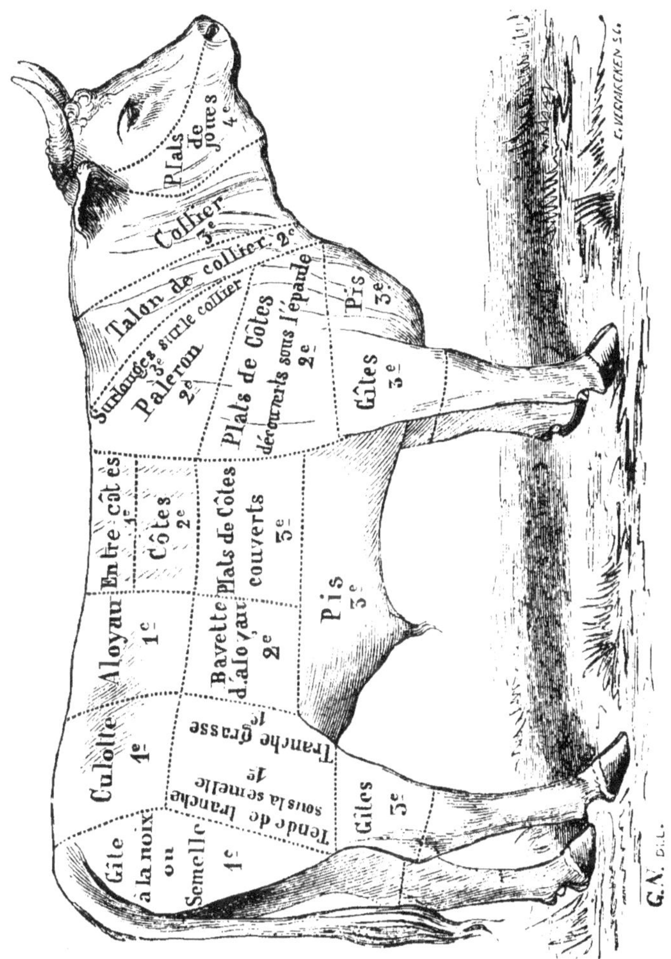


Fig. 325. — Catégories des viandes de bœuf.

1° *Paleron* (*épaulard*, *épaule*).

2° *Côtes.* — Elles sont divisées en *côtes ouvertes* et *côtes découvertes* ; ces dernières ainsi nommées parce qu'elles ne sont pas recouvertes de graisse.

3º *Talon de collier*. — Partie située entre le collier et l'épaule.

4º *Bavette d'aloyau*. — Partie inférieure de l'aloyau, près de la tranche grasse.

5º *Plates-côtes découvertes*. — Placées sous l'épaule.

6º *Rognons*.

TROISIÈME CATÉGORIE. — Formée par le thorax et l'abdomen, les jambes de devant et de derrière, le cou, la tête et le garrot ; elle représente 43 0/0 du poid net. On la distingue en :

1º *Collier*, comprenant le maigre de collier qui est placé sur le cou, et le gras de collier placé sous la gorge.

2º *Pis (Grumeau, flanc, hampe)*.

3º *Gîtes*. — Ce sont les parties supérieures des jambes ; on distingue les gîtes de devant et ceux de derrière.

1º *Surlonges (côtes de surlonge)*. — Qui sont placées en arrière du talon du collier.

2º *Plat de joues ou tête*. — Parties des joues détachées de la mâchoire.


## VEAU

La viande de veau se divise en trois catégories (fig. 326).

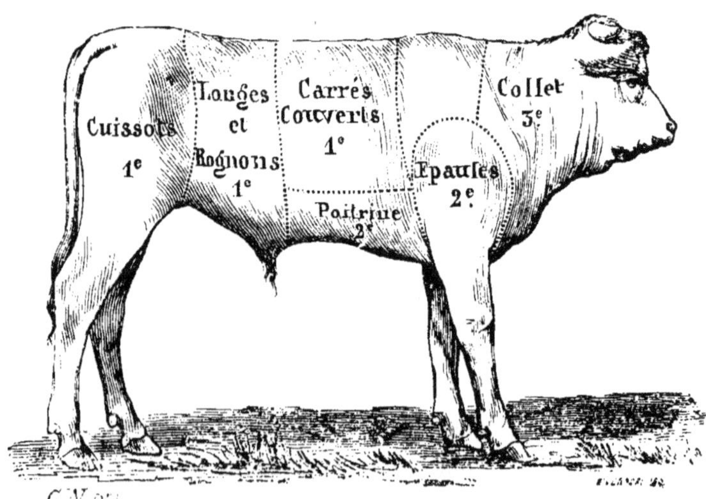


Fig. 326. — Division du veau.

PREMIÈRE CATÉGORIE. — 1° *Cuissot*, se divisant lui-même en quatre parties : *entre-deux, rouelle, cul de veau* et *quasi*.

2° *Rognon*.

3° *Longe*. — Morceau placé entre le cuissot et les carrés couverts.

4° *Carré couvert* ou *côtes couvertes*, comprend les côtes de l'animal qu'on laisse en un seul morceau ou qu'on débite en côtelettes.

DEUXIÈME CATÉGORIE. — 1° *Epaule* ou *paleron*.

2° *Poitrine*, divisée en *gros bout* et *petits tendrons*.

3° *Côtelettes* ou *côtes découvertes*.

TROISIÈME CATÉGORIE. — 1° *Collier* ou *collet*.

2° *Basses côtes*.

3° *Jarrets*.

La tête, les pieds, le foie, les ris sont vendus en dehors des catégories.

## MOUTON

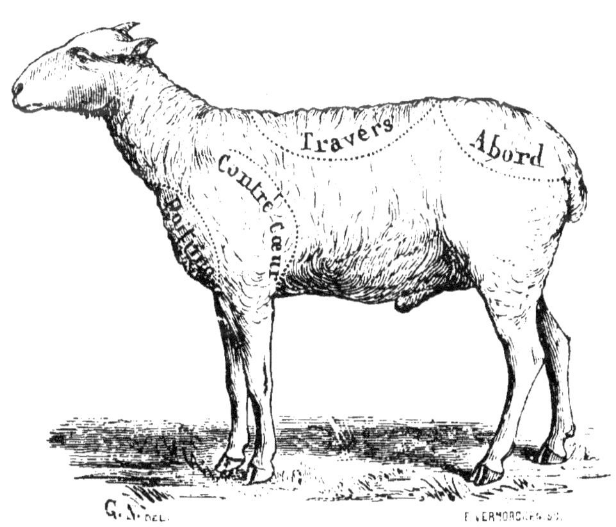


Fig. 327. — Maniements du mouton.

Se divise en trois catégories (fig. 327).

PREMIÈRE CATÉGORIE. — 1° *Gigots et carrés*. — Les carrés peuvent être découpés en côtelettes. La selle comprend toute la partie des reins, et correspond à l'aloyau du bœuf.

Deuxième catégorie. — Comprend les *épaules* ou *éclanches*.

Troisième catégorie. — Est constituée par la poitrine, le collet, et les débris de côtelettes.

## PORC

Se divise en deux catégories (fig. 328) :

Première catégorie. — Jambon et longes.

Deuxième catégorie. — Jambonneaux (correspondant aux gîtes de devant, poitrine, collet.

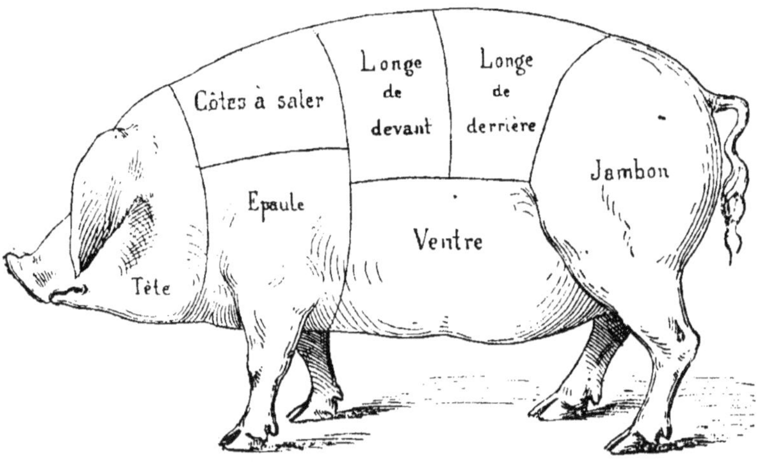


Fig. 328. — Catégories des viandes de porc.

### Qualité des viandes

Pour apprécier la qualité de la viande, il faut se baser sur : l'espèce, la race, l'individu, l'âge. le sexe, l'embonpoint, l'état de santé, etc., la région d'où provient le morceau à apprécier.

On reconnaît trois qualités de viandes: première, deuxième et troisième, divisées chacune en viande de première, deuxième et troisième sortes.

On apprécie, après l'abat, les qualités de la viande, d'après les caractères du muscle, l'odeur et la consistance de la graisse, l'existence du persillé.

D'après la région d'où elles proviennent on divise la viande de bœuf ainsi qu'il suit :

| | |
|---|---|
| Première catégorie................. | Aloyau.......... $\begin{cases} \text{Filet.} \\ \text{Faux filet.} \end{cases}$ Cuisse, tende de tranche, tranche grasse, gite à la noix, culotte. |
| Deuxième catégorie................ | Epaule ou palerons. Train de côtes. |
| Troisième catégorie................ | Tête, cou, collier. Région abdominale. Bras, avant bras. Gites de devant et de derrière. |

*Abats.* — Ce sont les viscères, poumon, cœur, foie, rate, langue, cervelle, qui doivent toujours être frais et exempts d'altérations.

### CARACTÈRES DES VIANDES CHEZ LES DIVERS ANIMAUX

**Cheval.** — Le débit de la viande de cheval a été autorisé en France par ordonnance datée du 9 juin 1866, sous les réserves contenues dans le décret daté de cette époque.

La chair du cheval est rouge brun, prenant en peu de temps une teinte foncée due à la nature des services du cheval comme animal de travail, condition provoquant des oxydations plus complètes dans la trame des tissus.

*Recherche de la viande de cheval.*

*Réactif.* — Chloroforme contenant un excès d'iode métallique.

*Méthode opératoire.* — 1. Hacher finement la viande ou la préparation à examiner.

2. Additionner de 4 fois son poids d'eau distillée.

3. Faire bouillir une heure, renouveler si nécessaire l'eau d'évaporation ; terminer à réduction du volume au quart.

4. Laisser refroidir.

5. Si la partie graisseuse qui surnage se teinte en rose par refroidissement :

Falsification par une matière colorante rouge (cochenille ou par de la mie de pain fuschinée).

5. Passer au linge mouillé, essayer la filtration au filtre fraîchement lavé.

Si difficulté de filtration, rechercher l'amidon au microscope.

Ajouter dans ce cas un volume d'acide acétique et passer au filtre mouillé.

6. Prélever dans un verre à expérience du liquide filtré.

7. Ajouter 1/4 de chloroforme saturé d'iode.

8. Imprimer aux liquides un mouvement giratoire à l'aide d'une baguette de verre. Procéder avec mesure.

*Conclusion.*

1. Nuage brun foncé au centre du mouvement de rotation.

2. Coloration de toute la masse par agitation prolongée.

3. Décantée et chauffée à 80°, la coloration s'efface, mais reparaît nettement brune par refroidissement.

**Bœuf, vache, taureau.** — Coloration rouge vif ; celle des animaux âgés ou ayant travaillé est rouge foncé.

Quelques heures après l'abatage, cette viande devient ferme, résistante et élastique sous le doigt.

L'état de graisse se caractérise par la couverture ou amas de graisse dans le tissu conjonctif sous-cutané ; elle abonde aussi autour des reins et dans les épiploons.

Dans l'épaisseur des muscles, elle constitue le persillé ou le marbré.

A la coupe, on peut apprécier le grain de la viande, qui peut être fin ou grossier.

La graisse est blanche, jaune paille, ou jaune beurre frais. Dans tous les cas, elle doit être ferme et résistante.

Chez le taureau, la couverture est peu abondante, le grain de la viande est grossier, et elle répand une odeur particulière. Contrairement à ces caractères, la génisse fournit une viande à grain fin, tendre et de couleur plus accentuée.

**Veau.** — La viande de veau (six semaines environ) est d'un rose un peu pâle, tendre, à grain fin. La graisse est abondante à l'intérieur, d'aspect blanc, dur et ferme.

**Mouton.** — La viande de mouton est rouge vif, persillée ferme et fine.

Le suif est très blanc ; la chair de brebis plus fine que celle du bélier.

**Porc.** — Cette chair est blanchâtre, légèrement rosée, le grain est fin, persillé par une graisse peu consistante et onctueuse. Le lard et la panne sont très épais.

### Altérations des Viandes.

1° Viandes maigres et saines et viandes maigres et malades.

2º Viandes gélatineuses, provenant d'animaux trop jeunes ou mort-nés;

3º Viandes saigneuses, dues à des apoplexies, des indigestions, asphyxie, immersion;

4º Viandes malades, révélant l'existence de maladies inflammatoires aiguës ou chroniques, d'altérations de liquides, d'affections septiques.

Dans l'examen de ces viandes, le vétérinaire inspecteur s'attachera à retrouver les traces de lésions pouvant baser la conviction, car l'habileté des bouchers à les faire disparaître et à parer la viande est très grande.

5º Chez certains animaux, il faudra rechercher la présence de parasites tels que le cysticerque du porc, du bœuf, et la trichine;

6º Les viandes peuvent être altérées par les diverses circonstances atmosphériques : le soleil, le vent, le froid, la pluie, l'humidité, l'électricité. Dans ces différents cas, elle peut noircir, perdre de son poids par suite de l'évaporation, prendre une odeur de relent ou d'évent, et tourner promptement à la putréfaction. La viande se corrompt toujours plus vite et plus complètement au voisinage des eaux (Baillet). Les mouches peuvent altérer la viande en y déposant leurs œufs, qui ne tardent pas à éclore;

7º Certains viscères ou issues peuvent être altérés ; le foie, la rate, les ris, la langue, la cervelle se décomposent facilement. La viande du porc peut être sujette à diverses altérations, suivant les modes de préparation qu'elle a subis : salaison, cuisson, fumée. Elle peut être *piquée, échauffée, décomposée*. La saumure dans laquelle on fait baigner les viandes peut être la cause d'accidents graves;

8º Les médicaments, les poisons ingérés par l'animal peuvent donner à la viande des caractères particuliers : tels sont l'alcool, l'ammoniaque, l'éther, l'essence, qui lui communiquent leur odeur, ainsi que le camphre, l'asa-fœtida, etc., etc.

Certaines substances peuvent même faire contracter à la viande des propriétés nuisibles : telles sont l'arsenic, la noix vomique, l'huile de croton tiglium.

Dans tous les cas, le vétérinaire inspecteur devra apporter dans ses conclusions la circonspection la plus grande, afin non seulement de sauvegarder la santé publique, mais encore d'éviter de faire encourir à des innocents le risque de pénalités plus ou moins graves, mais toujours compromettantes pour les intérêts particuliers.

Il devra se mettre en garde contre toute faiblesse, aussi bien que contre tout excès de zèle.

### ALTÉRATIONS DES VIANDES ET ABATS PAR INFLUENCES ATMOSPHÉRIQUES

D'une manière générale, la chair rassise, mortifiée est préférable à la viande du jour ; elle est moins dure et a plus de saveur.

Les divers agents atmosphériques, tels que la chaleur, le froid, la pluie, les brouillards, peuvent influer sur la qualité de la viande.

La chaleur hâte la décomposition de la viande et y fait apparaître tous les produits de fermentation, tels que les gaz, les ptomaïnes, les leucomaïnes, etc., etc.

Les viandes qui tournent le plus facilement sont : veaux, agneaux, chevreaux, moutons et, en dernier lieu, le bœuf.

Les vents humides, la pluie, les brouillards, rendent la viande molle et lui donnent un goût d'évent, de relent, qui est des plus désagréables.

Enfin, les mouches peuvent, en fort peu de temps, y déposer les œufs qui se développent sous forme de larves.

### VIANDES FORAINES

Il est quelquefois difficile à l'inspecteur d'apprécier exactement la qualité des viandes foraines, puisqu'il lui manque les éléments d'appréciation qu'on rencontre dans les abattoirs : examen de l'animal sur pied et des viscères après l'abatage.

Les moyens qu'on a prescrits pour remédier à ces inconvénients, ou plutôt à ces difficultés sont : un certificat d'origine, et surtout la présence des viscères adhérents à l'un des quartiers.

Malgré cela, l'inspection doit se montrer très vigilante et sévère (Pautet) (1).

_______

(1) Pautet, *Précis de l'inspection des viandes*, Paris, 1892.

#### Viandes maigres, cachectiques, hydroémiques

Dans les viandes maigres, les muscles sont émaciés, sans graisse, le tissu conjonctif est infiltré par une sorte de gelée jaunâtre. La couleur est variable, mais le plus souvent d'un rouge pâle, comme lavé.

Quand la maigreur est extrême, la moelle des os n'a pas de consistance, et il peut exister des infiltrations sous-cutanées ou intermusculaires. Suivant l'expression des bouchers, la viande est *guicheuse*.

Dans ces cas de maigreur extrême, la viande doit être saisie, surtout si on observe des lésions tuberculeuses même très limitées.

#### Viandes trop jeunes

Les veaux morts-nés doivent naturellement être exclus de la consommation ; il est assez facile de les reconnaître à la présence du cordon ombilical, aux articulations volumineuses, aux onglons jaunâtres. Les tissus sont infiltrés, la graisse est peu consistante, et la moelle des os ressemble à une boue sanguine.

#### Viande fiévreuse

Elle est dans ces cas diversement colorée en rouge. Les séreuses ont une teinte violacée, blafarde ; ces caractères sont encore accentués par les phénomènes de l'hypostase.

En pratiquant des coupes dans l'épaisseur des muscles, on trouve le système capillaire arborisé, les ganglions ecchymosés et le tissu conjonctif est infiltré.

La couleur générale du muscle est brunâtre et se modifie au contact de l'air.

L'odeur de la chair est spéciale, et rappelle l'odeur de l'haleine fiévreuse. Cette odeur disparaît rapidement, et pour la faire reparaître, il suffit d'opérer de nouvelles coupes.

Toutes les maladies aiguës peuvent donner aux viandes des caractères spéciaux, mais s'il n'est pas toujours facile d'apprécier la nature particulière de la maladie à laquelle a succombé l'animal, on peut toujours lui attribuer la qualité de viande fiévreuse.

Si les animaux ont été *bien saignés*, l'inspecteur pourra se montrer tolérant (Pautet).

Il se joint souvent à ces caractères une odeur de beurre rance, qui, *pratiquement*, semble indiquer que ces viandes proviennent d'animaux atteints de charbon symptomatique et peut-être de septicémie (Nocard et Moulé).

Dans ces cas, ces viandes seront saisies comme fiévreuses et microbiennes.

## VIANDES PARALYSÉES

Dans ces cas, la viande est décolorée, reflétant une teinte orangée plus accentuée par place. Dans les psoas : ecchymoses, caillots, ruptures de fibres. Dans son apparence générale, le muscle a un aspect graisseux.

Le foie est jaunâtre, comme cuit.

Ces viandes seront saisies, comme : saigneuses, fiévreuses, infiltrées. D'ailleurs, elles sont d'une décomposition rapide, qui à elle seule suffirait à justifier leur exclusion de la consommation.

## VIANDES MÉDICAMENTÉES OU EMPOISONNÉES

Quand un animal malade a subi un traitement, les substances médicamenteuses employées peuvent laisser des traces, qui rendent l'usage de cette viande désagréable ou même nuisible.

Parmi les odeurs, nous signalerons celles de l'éther, de l'ammoniaque, du camphre, de l'assa-fœtida, qui entraîneront nécessairement la saisie.

Les viandes provenant d'animaux empoisonnés accidentellement ou à dessein seront, à plus forte raison, saisies.

Mais ce cas est plus difficile, car il faut une analyse minutieuse pour reconnaître les traces certaines du poison ; phosphore, sublimé, acide arsénieux, strychnine.

## VIANDES INFECTÉES PAR DES PARASITES

Une altération grave de la viande est celle qui résulte de la présence de parasites non microbiens.

Ces viandes, outre qu'elles sont généralement de qualité peu alibile, ont encore quelquefois pour résultat de transmettre le parasite qu'elles contiennent.

TRICHINOSE. — Due à la présence de la trichnine (*trichina spiralis*), qui réside surtout dans le tissu musculaire. Elle peut se transmettre au porc, au sanglier, au rat, etc., etc., qui, par suite, peuvent la transmettre à l'homme, qui mange crue ou peu cuite la chair du porc infecté.

Sur la viande qui a généralement bel aspect, on aperçoit des points blanchâtres, disséminés ; ces points ont un millimètre de longueur et même moins. Un examen microscopique très sommaire (60 à 100 diamètres) permet de constater l'existence de kystes intermusculaires, contenant un parasite enroulé en spirale.

La quantité de ces kystes est variable ; on les trouve dans le diaphragme, les intercostaux, les psoas, le larynx, et même le cœur et le lard (Voyez *Maladies Parasitaires*).

Dans toutes les circonstances où la présence de la trichine sera démontrée, la viande sera saisie sans rémission.

STRONGLES. — Les viandes seront saisies seulement lorsqu'elles seront maigres, cachectiques.

Les poumons envahis seront retirés de la consommation.

DISTOMATOSE OU CACHEXIE AQUEUSE. — Cette maladie, assez commune chez le mouton, est due au *distoma hepaticum*, et au *distoma lanceolatum*, qui se rencontrent dans la vésicule et les canaux biliaires (Voyez *Maladies Parasitaires*).

Les viandes provenant des animaux atteints seront saisies.

Elles n'ont pas de moelle, perdent leur volume par la cuisson, et constituent un mauvais aliment très peu nutritif.

Il y a là, du reste, un degré de tolérance qui reste à l'appréciation de l'inspecteur.

LADRERIE DU PORC. — Due à la présence du cysticerque dans le tissu cellulaire intermusculaire (Voyez *Maladies Parasitaires*). Du vivant de l'animal, le parasite peut être reconnu par le langueyage. La viande du porc ladre doit être retirée de la consommation, la graisse et le lard peuvent être rendus au marchand.

La chair du porc ladre est généralement pâle, humide, prend mal le sel, et constitue un aliment inférieur.

LADRERIE DU BŒUF. — Due à la larve du *tænia inermis*. Les viandes infectées doivent être saisies, en raison de l'habitude qu'on a de les manger très peu cuites.

Toutes les parties des animaux infectées d'*échinocoques*, de *coccidies* ou autres parasites, devront être retirées de la consommation.

## VIANDES PROVENANT D'ANIMAUX ATTEINTS DE MALADIES VIRULENTES OU MICROBIENNES

TYPHUS. — Ces viandes ne peuvent guère être saisies qu'en leur qualité de viandes fiévreuses.

PÉRIPNEUMONIE CONTAGIEUSE. — Ces viandes peuvent être consommées sous réserve de leurs qualités spéciales, sauf le cas où il y aurait concomitance avec la tuberculose.

FIÈVRE APHTEUSE. — La viande provenant de ces animaux pourra être tolérée, si elle n'est pas fiévreuse.

CLAVELÉE. — La chair peut être utilisée, si elle n'est ni fiévreuse, ni cachectique.

MORVE ET FARCIN. — Ces viandes seront saisies, et dès que la maladie sera reconnue, la manipulation sera interdite, attendu qu'elles peuvent être nuisibles au consommateur et contaminer les hommes qui les préparent.

FIÈVRE CHARBONNEUSE. — Ces viandes ont l'aspect fiévreux ; elles sont décolorées, saumonées et parsemées d'ecchymoses, ainsi que les plèvres et le péritoine. Les ganglions sont injectés, le sang contient le *bacillus anthracis*. Elle devront être saisies.

CHARBON SYMMTOMATIQUE. — Il en sera de même pour les viandes affectées de cette maladie, qui leur donne une odeur de beurre rance.

TUBERCULOSE. — Se montre chez le cheval, le bœuf, le porc et les oiseaux de basse-cour.

Si la maladie est étendue et généralisée, la viande sera saisie, sinon on saisira seulement les viscères qui présentent des lésions.

Rouget et pneumonie infectieuse. — Ces viandes pourront être laissées en consommation si elles ne sont pas fiévreuses et si l'animal a été bien saigné.

Viandes putréfiées, septicémiques. — L'aspect de ces viandes est répugnant, les séreuses sont plombées, les muscles ont des teintes grisâtres, tachés d'ecchymoses plus ou moins foncées et plus ou moins étendues ; le sang est noir, incoagulé, et au repos reflète une teinte irisée.

Les viandes septiques seront saisies à cause du vibrion septique et des ptomaïnes qu'elles contiennent.

Choléra des poules. — Les volailles qui en sont atteintes doivent être saisies.

Actinomycose. — La saisie sera opérée quand le champignon, qui constitue cette maladie, siégera dans la viande des animaux, et quand la maigreur exagérée rendra la viande mauvaise.

D'une manière générale, tous les viscères et abats qui laissent apercevoir des lésions des maladies ci-dessus décrites, devront être retirés de la consommation.

Charcuterie. — Les viandes de porc préparées par la charcuterie peuvent présenter des altérations diverses.

La saumure, lorsqu'elle a un certain temps d'usage, devient louche, son odeur est forte et ammoniacale ; dans ces conditions, elle conserve mal la viande. Elle peut provoquer des accidents dus vraisemblablement aux ptomaïnes ou aux leucomaïnes qu'elle peut contenir.

Les produits fabriqués de la charcuterie (saucissons, fromages de porc, pâtés, boudins, saucisses, cervelas) peuvent être piqués, rances, décomposés, moisis.

Dans ces circonstances, ils seront invariablement saisis, et cela, avec d'autant plus de raison que leur préparation peut être défectueuse, et que des fabricants interlopes y font entrer souvent des produits de mauvaise qualité.

Viandes phosphorescentes. — Certaines viandes ont un aspect lumineux dans l'obscurité, aspect dû, vraisemblablement, à la présence de microorganismes.

La décomposition est plus prompte sur les viandes ainsi altérées.

| ÉTATS ANORMAUX & MALADIFS DES ANIMAUX | |
| --- | --- |
| Ladrerie du porc reconnue par le langueyage. (Peut exister aussi sans lésions appréciables). | Tous les porcs reconnus en vertu d'une loi. |
| Maigreur ou amaigrissement prononcé. | Dans la plupart des cas l'abatage des animaux. |
| Vieillesse avancée, sénilité. | En cas de sénilité, tolérer prononcée. |
| Fatigue ou défaut de repos. | Le repos obligatoire pour l'emploi sauf en cas de |
| Excitation sexuelle normale ou chaleurs. | Il y a lieu d'attendre la |
| Excitation sexuelle, anormale ou nymphomanie. | Abatage après castra |
| Etat de gestation. | L'abatage des femelles à pratiquer une autopsie |
| Mise-bas, avortement. | L'abatage doit être auto à cause des complications partielle. |
| Lactation. | On agit comme pour les |
| Faculté de reproduction sexuelle. Masculinité et féminité. | L'abatage des animaux d'excitation sexelle (cha cet animal laisse pendant |
| Emasculation récente et castration tardive. | L'abatage doit être auto |
| Abatage estival des porcs. | Tout en acceptant les l'été, pour certaines per est une pratique abusive, Italie, par la limitation de |
| Abatage estival des solipèdes. | L'interdiction précitée tains cas par les mesures |
| Tumeurs mélaniques extérieures et robe blanche chez le cheval. | Il n'y a pas lieu de refuser ou apparentes, sauf quand Tous ces solipèdes sans un examen de la face |
| Crapaud et eaux aux jambes du cheval. | Il y aurait avantage à jambes et le crapaud se odeur dégoûtante. Dans |
| Tétanos. | L'abatage doit être exclu |
| Gale ovine et caprine. | L'abatage des ovins et |
| Clavelée. | L'interdiction prévue par à la consommation s'ils ne Bascou). |
| Fièvre aphteuse. | Au point de vue sanitaire, peut être livré à la consom |
| Rouget du porc. | La consommation des |
| Médication par des substances odorantes ou nuisibles. | Interdiction momentanée |
| Viandes saigneuses. | 1o Viandes saigneuses. 2o Viandes très saigneuses. |
| Mort naturelle consécutive à une maladie. | Saisie totale quelle que |
| Mort accidentelle non suivie de saignée et d'éviscération immédiates. | Saisie totale. |
| Viande ictérique. | Saisie totale en cas d'ic intense. |
| Cœnurose. | Saisie partielle, quand Saisie totale, si parasites |
| Tumeurs ou néoplasies. | Saisie partielle, si tumeur Saisie totale si tumeur |
| Dégénérescences graisseuses, vitreuses, calcaires. | Saisie partielle ou totale, |
| Viandes fiévreuses. | Se reporter aux chapitres |

# VIANDES

## DOUTEUSES ET INSALUBRES, d'après Morot



ladres sur pied devraient être séquestrés et abattus dans un abattoir surveillé

de maigreur prononcée et au moindre soupçon de maladie, ne pas empêcher
Saisir ensuite s'il y a lieu.
l'abatage dans les mêmes conditions que pour les animaux en état de maigreur

les animaux fatigués est une bonne mesure, dont on ne saurait trop recommander
danger de mort imminente ou peu éloignée.
cessation des chaleurs pour autoriser l'abatage.
tion, en cas de nymphomanie très prononcée.
un degré avancé de gestation ne doit pas être interdit ; mais il y a lieu de
minutieuse, en raison des modifications dues à cet état.
risé en cas d'avortement et de mise-bas. Une autopsie minutieuse est nécessaire,
éventuelles qui peuvent, selon les circonstances, motiver une saisie totale ou

femelles pleines ou amaigries.
reproducteurs, à l'exception du bouc, doit être autorisé, sauf pendant la période
leurs). Il y a lieu d'interdire l'entrée des abattoirs au bouc entier, parce que
longtemps une odeur désagréable dans les endroits où il a passé.
risé comme avant la castration.
idées ayant cours sur la difficulté de la digestion de la chair de porc pendant
sonnes et sous les climats chauds, j'estime que la prohibition de cette viande
et qu'elle peut être remplacée sans inconvénient en France, en Espagne et en
l'abatage coïncidant avec une surveillance sanitaire minutieuse des charcuteries.
n'est ordinairement pas fondée ; elle pourrait être évitée et remplacée dans cer-
préconisées pour le débit estival de la chair de porc.
le permis d'abatage : 1° aux chevaux porteurs de tumeurs mélaniques extérieures
ces néoplasies ont un aspect trop répugnant ; 2° aux chevaux à robe blanche.
exception doivent être visités minutieusement après l'abatage, notamment subir
interne des épaules.
refuser partout le permis d'abatage aux chevaux chez lesquels les eaux aux
raient invétérés, offriraient un aspect absolument répugnant et répandraient une
tous les autres cas, l'admission devrait être de règle.
sivement toléré en cas de tétanos très restreint.
caprins *gras* doit être autorisé en cas de gale.
l'article 34 précité n'a pas sa raison d'être : car les moutons claveleux sont livrés
présentent que quelques pustules externes, sans symptômes de fièvre (Villain et

l'abatage serait préférable, car il éviterait bien des cas de contagion (le lait ne
mation s'il n'a été bouilli ou au moins pasteurisé.
porcs atteints de rouget est interdite par l'article 42 du code rural du 22 juin 1898.

de l'abatage jusqu'à complète élimination de ces produits.

{ Conserver les viandes faiblement saigneuses, susceptibles de conservation
  lorsque l'animal a été inspecté avant abatage.
{ Saisir les viandes foraines suspectes, dont l'examen n'a pu être fait après
  abatage.

{ Saisie totale.

soit l'apparence de l'animal.


tère très accentué, quand les tissus autres que la graisse ont une teinte jaune

parasites localisés et faciles à éliminer.
disséminés et nombreux.
bénigne et limitée.
maligne.
selon que l'altération est localisée ou généralisée.
précédents.

Elles pourront être consommées, à condition qu'elles soient fraîches. Quelques fumigations d'ammoniaque arrêtent promptement ces singuliers accidents.

## CONSERVATION DES VIANDES

Les multiples circonstances qui réclament l'usage de la viande ont nécessairement dû inviter à chercher les moyens

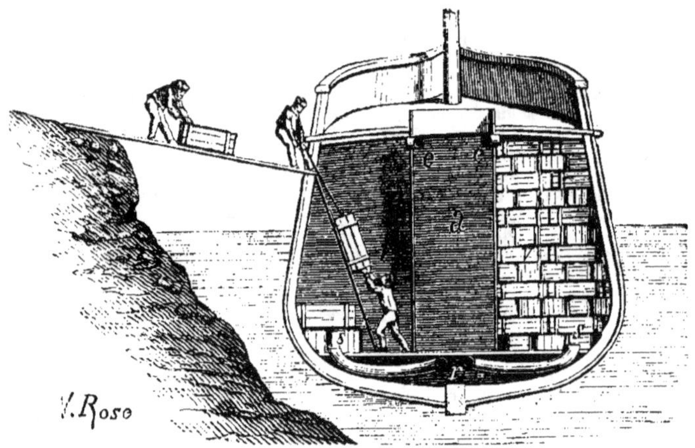

Fig. 328. — Navire boucherie, coupe transversale.

*vv*, magasin dont l'un est rempli, l'autre en chargement ; *a*, écoutilles. Sous le plancher de *a*, un gros tube *r* se bifurque et va déboucher en *S* dans chacun des magasins *vv*, amenant l'air froid de la machine ; *ec*, tubes aspirateurs qui reprennent l'air échauffé du magasin, le conduisent pour se refroidir à la machine à froid.

de conservation les plus utiles. On peut les classer comme il suit :

| | |
|---|---|
| 1° Conservation de la viande fraîche... | Conservation de la viande à l'étal.<br>Conservation par le froid. |
| 2° Conservation par dessiccation...... | Carne seca.<br>Tasajo.<br>Procédé Dizé.<br>Momification de la viande crue.<br>Tablettes de bouillon.<br>Extrait de viande.<br>Poudres alimentaires. |
| 3° Conservation par élimination de l'air. | Procédé Appert.<br>—    Fastier.<br>—    de Martin de Lignac. |
| 4° Conservation par enrobage......... | Emploi de la gélatine.<br>Emploi des corps gras.<br>Emploi des substances diverses. |

<table>
<tr><td rowspan="6">5° Conservation par les antiseptiques..<br>(Baillet).</td><td>Sel marin. Saumure.</td></tr>
<tr><td>Sel de conserve ou biborate de soude.</td></tr>
<tr><td>Acide pyroligneux et créosote.</td></tr>
<tr><td>Charbon.</td></tr>
<tr><td>Acide sulfureux.</td></tr>
<tr><td>Liquides injectés.</td></tr>
</table>

Ces moyens sont plus ou moins parfaits, et leur utilisation dépend des conditions particulières qui en nécessitent l'emploi : climat, voyages, approvisionnements de terre ou de mer. La conservation par le froid (fig. 328), la carne seca, le tasajo, les procédés Appert et Fastier, la saumure, les divers enrobages, paraissent être les plus pratiques et les plus efficaces.

Certaines de nos places fortes sont pourvues d'installations frigorifiques qui permettent de congeler et de conserver des quantités considérables de viande fraîche.

# LIVRE X

## JURISPRUDENCE COMMERCIALE

---

## CHAPITRE I

### VENTE ET ACHAT DES ANIMAUX DOMESTIQUES
### GARANTIE DES VICES RÉDHIBITOIRES

Le vendeur doit à l'acheteur la garantie de la chose vendue (C. civ., art. 1603). Cette garantie a pour objet la possession paisible, et les défauts cachés ou vices rédhibitoires (C. civ., 1625).

L'article 1641 du Code civil a limité cette garantie « aux défauts cachés de la chose vendue qui la rendent impropre à l'usage auquel on la destine, ou qui diminuent tellement cet usage, que l'acheteur ne l'aurait pas acquise, ou n'en aurait donné qu'un moindre prix, s'il les avait connus. »

Les défauts cachés au moment de la vente constituent donc seuls le vice rédhibitoire. Mais la constatation de ces vices doit être faite dans un délai déterminé que la loi précise : neuf et trente jours suivant le cas. Ces vices sont désignés par cette loi et peuvent seuls être invoqués pour la rédhibition.

Toutefois la vente peut être faite sans garantie, si l'acheteur consent à perdre le bénéfice que la loi lui concède ; dans ce cas, il sera bon que la convention soit faite par écrit, et elle pourra porter sur un ou plusieurs vices rédhibitoires ou sur la totalité. Comme conséquence, le vendeur peut étendre la garantie à d'autres vices que ceux stipulés par la loi, ou prolonger les délais s'il le juge convenable.

Ces conventions particulières ne modifient en rien les mesures relatives aux maladies contagieuses.

L'acheteur pourra réclamer au vendeur, outre la restitution du prix, la compensation de tous les frais et dommages qu'il aura subis par sa faute. De son côté, l'acheteur doit remettre la chose dans l'état où il l'a reçue ; si elle a été détériorée par son fait, il doit réparation du dommage.

L'échange est réglé par les mêmes principes que la vente et est confondu avec elle. Si les deux objets échangés n'ont pas la même valeur, la différence payée en argent constitue la soulte et devra être rendue en cas de résiliation du marché.

La loi qui régit ces matières est dite : Loi du 2 août 1884, modifiée par celle du 31 juillet 1895 ; elle est ainsi conçue :

Art. 1. — L'action en garantie dans les ventes et échanges d'animaux domestiques sera régie, à défaut de conventions contraires, par les dispositions suivantes, sans préjudice des dommages et intérêts qui peuvent être dus s'il y a dol.

Art. 2. — Sont réputés vices rédhibitoires et donneront seuls ouverture aux actions résultant des art. 1641 et suivants du Code civil, sans distinction des localités où les ventes et échanges auront lieu, les maladies ou défauts ci-après, savoir :

*Pour le cheval, l'âne et le mulet.*

L'immobilité ;
L'emphysème pulmonaire ;
Le cornage chronique ;
Le tic proprement dit, avec ou sans usure des dents ;
Les boiteries anciennes intermittentes ;
La fluxion périodique des yeux.

*Pour l'espèce porcine.*

La ladrerie.

Art. 3. — L'action en réduction de prix, autorisée par l'art. 1644 du Code civil, ne pourra être exercée, dans les ventes et échanges d'animaux énoncés à l'article précédent, lorsque le vendeur offrira de reprendre l'animal vendu, en restituant le prix et en remboursant à l'acquéreur les frais occasionnés par la vente.

Art. 4. — Aucune action en garantie, même en réduction de prix, ne sera admise pour les ventes ou pour les échanges d'animaux domestiques, si le prix en cas de vente, ou la valeur en cas d'échange, ne dépasse pas 100 francs.

Art. 4. — Le délai pour intenter l'action rédhibitoire sera de neuf jours francs, non compris le jour fixé pour la livraison, excepté pour la fluxion périodique, pour laquelle ce délai sera de trente jours francs non compris le jour fixé pour la livraison.

Art. 6. — Si la livraison a été effectuée hors du lieu du domicile du vendeur ou si, après la livraison et dans le délai ci-dessus, l'animal a été conduit hors du lieu du domicile du vendeur, le délai pour intenter l'action sera augmenté à raison de la distance, suivant les règles de la procédure civile.

Art. 7. — Quel que soit le délai pour intenter l'action, l'acheteur, à peine d'être non recevable, devra provoquer, dans les délais de l'art. 5, la nomination d'experts chargés de dresser procès-verbal ; la requête sera présentée verbalement ou par écrit au juge de paix du lieu où se trouve l'animal ; ce juge constatera dans son ordonnance la date de la requête, et nommera immédiatement un ou trois experts qui devront opérer dans le plus bref délai. Ces experts vérifieront l'état de l'animal, recueilleront tous les renseignements utiles, donneront leur avis, et, à la fin de leur procès-verbal affirmeront par serment la sincérité de leurs opérations.

Art. 8. — Le vendeur sera appelé à l'expertise, à moins qu'il n'en soit ordonné autrement par le juge de paix, à raison de l'urgence et de l'éloignement.

La citation à l'expertise devra être donnée au vendeur dans les délais déterminés par les art. 5 et 6 ; elle énoncera qu'il sera procédé, même en son absence.

Si le vendeur a été appelé à l'expertise, la demande pourra être signifiée dans les trois jours à compter de la clôture du procès-verbal dont copie sera signifiée en tête de l'exploit.

Si le vendeur n'a pas été appelé à l'expertise, la demande devra être faite dans les délais fixés par les art. 5 et 6.

Art. 9. — La demande est portée devant les tribunaux compétents, suivant les règles ordinaires du droit.

Elle est dispensée de tout préliminaire de conciliation et, devant les tribunaux civils, elle est instruite et jugée comme matière sommaire.

Art. 10. — Si l'animal vient à périr, le vendeur ne sera pas tenu de la garantie, à moins que l'acheteur n'ait intenté une action régulière dans le délai légal, et ne prouve que la perte de l'animal provient d'une des maladies spécifiées dans l'art. 2.

Art. 11. — Le vendeur sera dispensé de la garantie résultant de la morve ou du farcin pour le cheval, l'âne et le mulet, et de la clavelée pour l'espèce ovine, s'il prouve que l'animal, depuis la livraison, a été mis en contact avec des animaux atteints de ces maladies (1).

Art. 12. — Sont abrogés tous règlements imposant une garantie exceptionnelle aux vendeurs d'animaux destinés à la boucherie.

Sont également abrogées la loi du 20 mai 1838 et toutes les dispositions contraires à la présente loi.

La présente loi, délibérée et adoptée par le Sénat et par la Chambre des députés, sera exécutée comme loi de l'Etat.


## EXPLICATION DES ARTICLES DU CODE
## ET DE LA LOI DE 1884

### 1° Vente et achat des animaux domestiques.

Lorsqu'une personne achète un objet à un autre, il est juste qu'elle puisse rompre le marché, si elle s'aperçoit que l'objet acheté n'a pas toutes les qualités nécessaires. Mais il est juste aussi que le vendeur puisse se défendre contre les exigences d'un acheteur de mauvaise foi.

Le vendeur connaisant en général mieux que l'acheteur les défauts et les qualités de l'objet mis en vente, c'est surtout l'acheteur que la loi doit protéger.

Pour le commerce des animaux domestiques les agriculteurs sont à la fois vendeurs et acheteurs ; ils ont donc intérêt à être renseignés sur les droits et sur les obligations du vendeur et de l'acheteur (2).

_______

(1) La loi du 31 juillet 1895 qui supprime de la nomenclature des vices rédhibitoires la morve, le farcin et la clavelée, abroge implicitement l'article 11 de la loi de 1884.

(2) Pour de plus complètes explications, on peut recourir à l'excellent livre : *Traité des vices rédhibitoires dans les ventes ou échanges d'animaux domestiques,* par A. GALLIER, 3ᵉ édition, Paris, librairie Baillière, 1896.

*Vente.* — C'est un contrat par lequel une personne s'oblige à donner un objet, et une autre s'oblige à en payer le prix.

Pour que la vente soit valable, il faut :

1° Le *consentement* du vendeur et de l'acheteur. Ce consentement n'existe pas toujours, malgré les apparences. Ainsi l'acheteur croit acheter un cheval de selle, alors que le vendeur a vendu un cheval de gros trait. Ceci constitue une erreur sur l'objet de la vente. Il y a erreur sur les qualités, lorsqu'il s'agit d'un animal supposé à tort avoir une certaine origine.

2° *Capacité de contracter.* — Il importe essentiellement, on le comprend, que le vendeur ait bien le droit de vendre et l'acheteur celui d'acheter. Vendeur ou acheteur peuvent être pourvus d'un conseil judiciaire par exemple. Il peut arriver que le vendeur ne soit pas réellement propriétaire de l'animal que l'on se propose d'acheter.

Le contrat est *nul*, lorsqu'il est fait en violation d'une défense de la loi. Exemple vente d'un animal atteint d'une maladie contagieuse. Il est *annulable* lorsqu'il est fait dans des conditions défectueuses.

**Vente pure et simple**. — (*art.* 1138 *du code civil*). — Elle est terminée dès que l'acheteur et le vendeur sont d'accord sur la nature de l'objet et sur son prix. Dès ce moment le vendeur doit livrer l'objet, dont l'acheteur est devenu propriétaire.

Ceci a une grande importance dans le commerce des animaux domestiques, car cela signifie que dès ce moment si l'animal acheté vient à mourir, la perte est pour l'acheteur quand même l'animal ne serait pas encore arrivé chez lui.

**Vente sous condition suspensive**. — Elle dépend d'un évènement non arrivé ou peut-être arrivé, mais dont le résultat n'est pas connu.

Le vendeur restant propriétaire de l'animal jusqu'à ce que la condition soit réalisée, si cet animal vient à mourir ou à être détérioré dans l'intervalle, la perte est pour lui vendeur.

Exemple. J'achète un cheval à la condition que je gagnerai le gros lot au prochain tirage d'une loterie. Si je ne gagne pas, il n'y a pas d'achat, mais si je gagne et que avant le tirage le cheval soit mort, la perte est pour le vendeur.

**Vente sous condition résolutoire**. — C'est le cas contraire.

Un fonctionnaire, par exemple, achète un cheval avec faculté de le rendre au vendeur si, dans un délai de trois mois, il est obligé de partir par suite d'un changement de résidence. L'acheteur devient propriétaire dès le moment de la vente; et si avant la fin du délai de trois mois, le cheval meurt, la perte est pour lui acheteur.

**Vente à l'essai.** — C'est une vente avec condition suspensive; le vendeur reste propriétaire tant que l'essai n'est pas terminé.

**Vente en bloc.** — Elle est terminée dès le moment du contrat, alors que les animaux vendus n'ont pas encore été pesés ni comptés (*art. 1616 du code civil*).

Ceci a son importance dans le cas d'achat de moutons, de porcs, etc.. par lots.

Si la vente vient à être résiliée pour un des animaux, il y a lieu de faire une différence, suivant qu'il s'agit d'un lot simple ou d'animaux appareillés et formant un attelage. Si j'achète deux chevaux par exemple et que l'un d'eux soit reconnu atteint d'un vice rédhibitoire le marché est annulé pour celui-là, et je conserve l'autre. Mais si les deux chevaux ont été achetés comme formant une paire de chevaux d'attelage, la constatation d'un vice rédhibitoire sur un seul détermine l'annulation de la vente des deux chevaux, et non pas d'un seul.

**Échange.** — L'échange doit être considéré comme une vente. Beaucoup d'acheteurs croient que dans le cas d'échange d'animaux domestiques, ils n'ont pas de recours contre leur vendeur; c'est une erreur. Les droits et les obligations de l'acheteur et du vendeur sont absolument les mêmes que dans le cas de vente.

*Obligations de l'acheteur.* — Payer le prix au jour et à l'endroit désignés, prendre livraison de l'animal et s'il y a lieu acquitter les frais de vente. Si l'acheteur ne paie pas, le vendeur peut: 1° conserver l'animal, *droit de rétention*, 2° poursuivre l'acheteur en paiement, 3° demander la résiliation de la vente, 4° pratiquer une *revendication*, c'est-à-dire s'opposer à ce que l'acheteur puisse revendre l'animal. Si l'acheteur ne prend pas livraison, il perd aussi les avantages de tout ou partie des délais de garantie et le vendeur peut l'assigner à prendre livraison.

*Obligation du vendeur.* — Il doit livrer et garantir l'animal vendu. S'il ne le livre pas en temps voulu, il devient responsable de tous les accidents et la durée du délai de garantie se trouve augmentée. L'acheteur peut demander : 1° la mise en possession, 2ª la résiliation de la vente, 3° des dommages-intérêts s'il y a lieu.

Le vendeur doit garantir *possession paisible* et *utile* de l'animal vendu. Il n'y a plus possession paisible si, par exemple, l'animal est atteint d'une maladie contagieuse dont la loi ordonne la séquestration ou l'abattage. L'acheteur peut alors réclamer le prix d'achat, et des dommages-intérêts, à cause de *l'éviction* dont il a supporté les conséquences.

Le vendeur doit garantir la possession utile, c'est-à-dire qu'il est responsable des défauts cachés qui rendent l'animal vendu impropre à l'usage auquel on le destine, ou qui diminuent tellement cet usage que l'acheteur ne l'aurait pas acheté, ou en aurait donné un prix moins élevé, s'il les avait connus.

Dans le cas de défauts cachés, l'acheteur, aussitôt qu'il s'en aperçoit, peut demander l'annulation du contrat (*action rédhibitoire*).

D'après l'article 1641 du Code civil, *la garantie* n'existe pas si l'acheteur avait connaissance des défauts cachés. Dans le commerce des animaux domestiques l'application de ce principe est difficile, les acheteurs n'étant pas tous habiles à juger les qualités et les défauts de l'animal qu'ils achètent. L'un saura reconnaître aux mouvements du flanc, au bruit de la respiration que l'animal mis en vente est poussif ou corneur et par suite moins capable de faire certains travaux. Un autre ne verra pas ces symptômes, ou, s'il les constate, il les attribuera à une indisposition passagère et sans importance.

Aussi l'usage avait fait adopter la règle suivante : Considérer seulement quelques défauts comme vices rédhibitoires, en admettant qu'ils sont cachés pour tous les acheteurs sans exception. Mais la liste de ces défauts variait suivant les diverses localités. Aussi un premier progrès a été réalisé par la loi du 20 mai 1838, qui abolit les usages locaux, désigne les vices rédhibitoires et fixe d'une manière uniforme les délais nécessaires pour s'apercevoir de leur existence.

Elle a été modifiée par les lois du 2 août 1884, et du 5 juillet 1895.

Mais le principe adopté est toujours le même. La loi désigne les vices rédhibitoires des animaux, elle admet qu'ils existaient toujours au moment de la vente, si la réclamation a été faite dans le délai indiqué, et elle s'applique aux ventes comme aux échanges.

*Garantie conventionnelle; non-garantie.* — Le vendeur et l'acheteur peuvent par des conventions particulières modifier la portée de la loi : le vendeur en s'affranchissant de toute garantie, l'acheteur en exigeant que le vendeur lui garantisse des défauts non indiqués dans la loi.

Mais comme la preuve par témoins n'est pas admise dans les procès civils alors que le prix dépasse 150 fr., il sera indispensable de faire une convention écrite, rédigée d'une façon parfaitement claire.

Exemple : Un vendeur voulant s'affranchir de la garantie demande à son acheteur un billet comme celui-ci :

« Je soussigné certifie avoir acheté de M. X..., un cheval
« (ici le signalement) pour la somme de..., sans aucune es-
« pèce de garantie. — Date et signature de l'acheteur. »

Un acheteur voulant une garantie supplémentaire demande à son vendeur un billet comme celui-ci :

« Je soussigné déclare avoir vendu à M. Y..., moyennant le prix
« de..., un cheval (ici le signalement du cheval) avec garantie sup-
« plémentaire de toute boiterie pendant un délai de quinze jours...
« ou... d'attelage.
« Date et signature du vendeur. »

L'acheteur ne devra pas se contenter de formules vagues comme celles-ci : cheval sain et net, ou propre et net.

Dans le cas où la durée du délai n'a pas été spécifiée dans la convention, cette durée sera de trente jours (Tribunal de Saint-Lô).

**Perte de la garantie.** — Quelles que soient les conditions de la vente, l'acheteur perd ses droits, s'il fait acte de propriété avant l'expiration du délai, c'est-à-dire s'il modifie l'animal de façon à ne plus pouvoir le rendre tel qu'il lui a été livré, s'il fait castrer un cheval entier par exemple. Faire referrer le cheval lorsqu'il en a besoin n'est pas le modifier de façon à perdre droit à la garantie.

**Dol.** — Le dol ou tromperie entraine l'annulation de la vente lorsque les moyens employés par le vendeur de l'animal sont tels qu'il est évident que sans eux l'acheteur n'aurait pas conclu le marché. Exemple : Cheval méchant rendu tranquille au moment de la vente par l'administration d'un breuvage d'alcool ou de laudanum.

Le dol doit être prouvé non pas par des probabilités, mais au moyen de preuves écrites ou de témoignages bien précis, bien concluants.

**Vente d'animaux de boucherie.** — L'animal de boucherie est celui qui est destiné à être livré de suite à la consommation, et non pas celui qui est destiné à l'engraissement.

La vente d'un pareil animal est considérée comme faite avec garantie conventionnelle. Le vendeur est alors garant des défauts qui rendent la viande impropre à la consommation, ou en diminuent la valeur, mais il n'est garant que de ces défauts-là.

**Vente d'animaux méchants ou rétifs.** — La méchanceté ou la rétivité ne sont pas des vices rédhibitoires, mais l'acheteur qui a acheté un animal méchant ou rétif n'est pas complètement désarmé envers le vendeur. Il peut intenter une action pour *Dol*, s'il y a eu manœuvres frauduleuses, mais pour cela il doit prouver que l'animal est méchant, qu'il l'était avant la vente, et qu'il était doux au moment de l'achat, enfin spécifier les moyens employés par le vendeur pour obtenir cette douceur.

S'il n'y a pas eu manœuvres frauduleuses, et que le vendeur n'ait pas prévenu l'acheteur de l'existence de la méchanceté ou de la rétivité, l'acheteur peut intenter une action en dommages-intérêts le jour où se produit un accident (art. 1891 du code civil). Le délai pour cause de tromperie peut être de trois ans.

**Vente d'animaux atteints de maladies contagieuses.** — Voici ce que dit la loi du 3 août 1895. Cette vente est nulle de droit, que le vendeur ait connu ou ignoré l'existence de la maladie dont son animal était atteint ou suspect.

Néanmoins, aucune réclamation de la part de l'acheteur, pour raison de nullité, ne sera recevable lorsqu'il se sera écoulé plus de quarante-cinq jours depuis le jour de la livraison, s'il n'y a poursuite du ministère public.

Si l'animal a été abattu, le délai est réduit à dix jours à partir du jour de l'abatage, sans que toutefois l'action puisse être jamais introduite après l'expiration du délai de quarante-cinq jours. En cas de poursuite du ministère public, la prescription ne sera opposable à l'action civile, comme au paragraphe précédent, que conformément aux règles de droit commun.

Toutefois, en ce qui concerne la tuberculose bovine, la vente ne sera nulle que s'il s'agit d'un animal soumis à la séquestration ordonnée par les autorités compétentes.

**2o Garantie des vices rédhibitoires.**

**Délais.** — C'est le nombre de jours reconnus nécessaires à l'acheteur pour s'apercevoir de l'existence d'un vice rédhibitoire.

Le délai est de 30 jours pour la fluxion périodique, mais seulement de neuf jours pour tous les autres. Le délai est franc, c'est-à-dire que l'acheteur a neuf jours ou trente jours complets non compris celui fixé par la livraison.

**Commencement du délai.** — Beaucoup d'acheteurs se figurent que le délai ne commence que le lendemain du jour où l'animal acheté arrive chez eux. C'est là une erreur. Il ne faut pas oublier que, à moins de conventions contraires écrites, la livraison est toujours supposée faite au moment de la vente. Souvent on convient verbalement que le lendemain de la vente un employé du vendeur conduira l'animal acheté soit chez l'acheteur, soit à une gare du chemin de fer. Cela constitue un simple acte d'obligeance de la part du vendeur. Mais l'acheteur est quand même supposé avoir pris livraison au moment de la vente, et c'est à partir du lendemain de cette vente que commence le délai.

Pour qu'il en soit autrement, il faut que l'acheteur obtienne de son vendeur un billet à peu près ainsi conçu :

« Je soussigné déclare avoir vendu avec garantie à M. X···,
« moyennant la somme de... un cheval (ici le signalement
« du cheval) que je lui livrerai, à tel endroit, tel jour, à telle
« heure.

« Date et signature du vendeur. »

**Fin du délai.** — Les délais sont francs, c'est-à-dire que l'acheteur a neuf jours complets, ou trente jours complets pour s'apercevoir de l'existence d'un vice rédhibitoire. Supposons un cheval acheté le 1er mai, mais par simple convention verbale, il n'arrive que le 2 ou le 3 chez l'acheteur, la livraison étant supposée malgré cela faite le 1er, les délais commencent le 2, le délai de neuf jours se termine le 10 au soir, et celui de trente jours se termine le 31 au soir.

**Action à intenter. — Obligations de l'acheteur. —** Elles sont simples ; du moment qu'il soupçonne l'existence d'un vice rédhibitoire, sans attendre la fin du délai correspondant, il s'adresse au juge de paix du canton où se trouve à ce moment l'animal, et non pas au juge de paix d'un autre canton pour obtenir la nomination d'un ou de plusieurs experts chargés de constater *l'existence des vices rédhibitoires* dont peut être atteint l'animal dont il s'agit, et non pas seulement du vice supposé. Cette demande est faite par le ministère d'un huissier, lequel doit *de suite* assigner le vendeur en résolution de vente devant le tribunal compétent.

Autant que possible, l'acheteur ne doit pas attendre la fin du délai pour intenter l'action, mais enfin les délais sont francs, et, dans l'exemple cité plus haut, s'il s'aperçoit seulement le 30 mai au soir ou le 31, au soir, de l'existence du vice rédhibitoire, il est encore dans son droit en ne s'adressant au juge de paix que le 31 mai au matin ou le 1er juin au matin.

L'acheteur n'a pas autre chose à faire, la loi indique la marche à suivre, si le domicile du vendeur est éloigné, si la fin du délai coïncide avec un jour férié, etc. Il y a là des règles de procédure auxquelles doit se conformer l'huissier.

Dans l'exemple proposé, du moment que l'acheteur n'a pas attendu plus tard que le 31 mai au matin ou que le 1er juin au matin pour s'adresser au juge de paix, ses intérêts sont sauvegardés.

Si plus tard son procès est annulé par suite d'une erreur de procédure, soit de l'huissier, soit des juges, soit des experts, l'acheteur peut demander des dommages-intérêts à celui qui a commis l'erreur et les obtenir.

**Mort de l'animal pendant les délais ou le procès. —** 1º La mort arrive subitement, avant que l'acheteur ait intenté une action pour vice rédhibitoire. Il doit demander de suite au juge de paix la nomination d'un ou plusieurs experts chargés de constater la cause de la mort; mais la perte est pour l'acheteur, à moins que la mort ne soit causée par une maladie rédhibitoire. Ainsi, on trouve à l'autopsie les lésions d'un vice rédhibitoire : l'emphysème pulmonaire, mais on constate que la mort est causée par une hémorrhagie intestinale ; dans ce cas la perte est pour l'acheteur.

2° La mort arrive pendant la procédure mais avant l'expertise. La solution est la même.

3° La mort arrive après l'expertise, mais avant le jugement. Dans ce cas, la perte, même pour cause de mort accidentelle, est pour le vendeur, à condition que le rapport déjà rédigé par l'expert prouve, d'une façon bien évidente, l'existence du vice rédhibitoire. Parce que, dans ce cas, c'est par suite de formalités judiciaires que le vendeur n'a pas encore été mis dans l'obligation de reprendre l'animal.

**Dommages-intérêts dus par l'acheteur au vendeur dans certains cas.** — L'acheteur qui perd son procès doit payer tous les frais et par suite rembourser au vendeur les sommes qu'il a dépensées pour se rendre à la citation (expertise). Dans le cas où le vendeur s'est déplacé sur une simple lettre, et non sur une citation régulière, si l'acheteur est obligé de reconnaître que l'animal est sain, le vendeur a droit au remboursement de ses frais. Il peut également arriver qu'un acheteur de mauvaise foi annonce au vendeur que son cheval est en fourrière, alors que ce n'est pas exact  Le vendeur a droit au remboursement de ses frais ou de ceux de son représentant.

Un plaideur est toujours obligé de réparer le dommage qu'il a causé par légèreté, imprudence ou mauvaise foi (1).

_______________

(1) P. Cagny, *Opuscule sur la Jurisprudence vétérinaire pour l'enseignement agricole populaire*.

# CHAPITRE II

## DE QUELQUES RESPONSABILITÉS CONCERNANT LES ANIMAUX DOMESTIQUES

### *Responsabilité.*

*Obligation de répondre et d'être garant de certains actes, et particulièrement du dommage causé à autrui (1).*

Art. 1382 du Code civil. — Tout fait quelconque de l'homme, qui cause à autrui un dommage, oblige celui par la faute duquel il est arrivé à le réparer.

Art. 1383. — Chacun est responsable du dommage qu'il a causé, non seulement par son fait, mais encore par sa négligence ou son imprudence.

Art. 1384. — On est responsable non seulement du dommage que l'on cause par son propre fait, mais encore de celui qui est causé par le fait des personnes dont on doit répondre, ou des choses que l'on a sous sa garde. Le père, et la mère, après le décès du mari, sont responsables du dommage causé par leurs enfants mineurs habitant avec eux ; les maîtres et les commettants, du dommage causé par leurs domestiques et préposés dans les fonctions auxquelles ils les ont employés. Les instituteurs et artisans, du dommage causé par leurs élèves et apprentis pendant le temps qu'ils sont sous leur surveillance. La responsabilité ci-dessus a lieu, à moins que les père et mère, instituteurs et artisans, ne prouvent qu'ils n'ont pu empêcher le fait qui donne lieu à cette responsabilité.

Art. 1385. — Le propriétaire d'un animal ou celui qui s'en sert pendant qu'il est à son usage est responsable du dommage que l'animal a causé, soit que l'animal fût sous sa garde, soit qu'il fût égaré ou échappé.

Ces divers articles visent la responsabilité du fait personnel, du fait d'autrui, à raison des animaux.

(1) Voyez Galtier, *Médecine légale vétérinaire*, in Encyclopédie vétérinaire, Cadéac, et Cagny et Gobert, *Dictionnaire vétérinaire*, t. II.

**Responsabilité des vétérinaires**. — Les vétérinaires peuvent être déclarés responsables des faits de leur pratique lorsqu'ils ont commis une *faute grossière*, une *faute lourde*, quand ils ont agi avec légèreté, incurie, négligence, quand ils ont fait des essais hasardés, commis des imprudences graves.

C'est aux juges à décider, suivant les cas, s'il y a ou non lieu à responsabilité, s'il y a faute lourde ou non.

Les vétérinaires *sanitaires* et les *inspecteurs de boucherie* peuvent encourir une responsabilité considérable et engagent en outre la responsabilité de l'État et des villes, si dans l'accomplissement de leur mission ils ont fait preuve de négligence ou d'incurie.

Cependant il ne semble pas que le vétérinaire sanitaire ou délégué doive être rendu responsable vis-à-vis du propriétaire du dommage qui est causé à celui-ci par une erreur de diagnostic, l'abatage d'un animal sain par exemple, à moins toutefois qu'il soit prouvé que ce vétérinaire ait fait preuve de légèreté, d'imprudence ou d'ignorance dans la recherche du diagnostic.

**Responsabilité des maréchaux ferrants**. — Le maréchal est responsable des accidents de ferrure qui sont de son fait ou de celui de ses ouvriers (piqûre, brûlures de la sole, etc.) lorsqu'il y a faute lourde de sa part. Bouley dit dans un rapport au tribunal de commerce de la Seine : « La brûlure de la sole est une des éventualités de la ferrure dite à chaud, qui n'entraîne pas, *ipso facto*, la responsabilité du chef d'atelier, à moins qu'elle ne constitue ce que les tribunaux appellent la faute lourde, c'est-à-dire une faute tellement grosse, qu'elle implique de la part de l'ouvrier une absolue incapacité dans l'accomplissement de l'œuvre qui lui était confiée ; que cette incapacité résulte de ce qu'il était destitué actuellement de ses moyens, comme dans le cas d'ivresse, ou d'une complète impéritie, comme ce peut être le cas pour des apprentis qui n'ont pas encore une suffisante pratique pour bien faire le travail auquel on les a mis. »

Le propriétaire qui intente un procès contre un maréchal responsable d'un accident de ferrure doit prouver que l'animal a subi cet accident et en outre que le maréchal a commis une faute lourde.

**Responsabilité des propriétaires.** — Elle est établie par l'article 1385 du Code civil cité plus haut. Si l'animal est à l'usage d'un autre que du propriétaire, la responsabilité du dommage incombe à celui qui avait l'usage de l'animal. Cependant le propriétaire serait responsable si c'était par sa faute que le dommage eût été causé, si par exemple il avait prêté ou livré un cheval vicieux sans en prévenir l'emprunteur ou le locataire. Pour certains auteurs, le maître d'un animal est, en principe, responsable du dommage que cet animal a causé, sans qu'il soit besoin de rechercher s'il y a eu faute du propriétaire. Pour d'autres, la responsabilité édictée par l'article 1385 n'a lieu qu'autant qu'il y a eu faute personnelle du propriétaire de l'animal ; si ce dernier peut prouver qu'il a fait tout son possible pour empêcher ou prévenir l'accident, il n'est pas responsable.

Un animal vicieux peut blesser d'autres animaux ou être blessé par eux. Si c'est l'agresseur qui est blessé ou tué, son maître n'a droit à aucune réparation. Dans le cas contraire, son maître est responsable ; dans le doute, le dommage doit être considéré par cas fortuit et supporté par le propriétaire.

**Responsabilité des dépositaires, aubergistes, logeurs, etc.** — *Art. 1952.* — Les aubergistes ou hôteliers sont responsables, comme dépositaires, des effets apportés par le voyageur qui loge chez eux ; le dépôt de ces sortes d'effets doit être regardé comme un dépôt nécessaire.

*Art. 1954.* — Ils ne sont pas responsables des vols faits avec force armée ou autre force majeure.

La responsabilité des aubergistes est encore engagée par les articles 1384 et 1385 précités.

Un écriteau placé dans l'écurie ou au-dessus de la porte de l'auberge ou de l'écurie et portant que l'aubergiste n'est pas *responsable des accidents,* n'exonère pas l'aubergiste de la responsabilité si, en fait, l'accident est arrivé par la faute, la négligence de ses employés, défaut de surveillance ou vice d'installation.

**Responsabilité des compagnies de chemins de fer.** — Elle peut être mise en cause pour retard dans la livraison des animaux transportés. Mais le seul fait de ce retard ne suffit pas à motiver l'allocation de dommages-intérêts. Il faut encore qu'il y ait préjudice causé et que ce préjudice soit justifié. L'action en responsabilité peut être intentée par l'expéditeur et par le destinataire.

Cependant la responsabilité de la Compagnie disparaît, lorsque le dommage résulte d'une force majeure.

La responsabilité des Compagnies peut encore être engagée par suite de détérioration, de perte partielle ou totale des animaux transportés. L'étendue de cette responsabilité varie suivant que les animaux sont transportés au *tarif général* ou au *tarif spécial*. Dans le premier cas, la Compagnie est responsable des accidents survenus aux animaux en cours de transport, à moins qu'elle n'établisse le vice propre de l'animal ou la force majeure. Dans le second, la Compagnie se décharge de toute responsabilité pour les accidents de route, et il faut, pour que sa responsabilité soit engagée, que l'expéditeur ou le destinataire établisse à sa charge une faute (manque de soins, construction défectueuse du wagon, défaut de solidité, etc.).

La réception des animaux transportés et le paiement du prix du transport éteignent la responsabilité de la compagnie (art. 105 du Code de commerce).

La responsabilité des Compagnies peut enfin être engagée en ce qui concerne les accidents causés sur les passages à niveau et sur la voie. S'il y a faute, contravention commise par la Compagnie (barrière restée indûment ouverte), celle-ci est responsable. Si, au contraire, les animaux se sont introduits sur la voie par les barrières régulièrement ouvertes d'un passage à niveau, ou en brisant, en franchissant les clôtures des voies, la Compagnie n'est pas responsable (1).

**Responsabilité encourue par les propriétaires qui vendent des animaux atteints de maladies contagieuses.** — La loi du 31 juillet 1895 stipule que si la vente des animaux atteints ou suspects de maladies contagieuses a eu lieu, elle est nulle de droit, que le vendeur ait connu ou ignoré l'existence de la maladie dont son animal était atteint ou suspect.

Si le vendeur était de bonne foi, l'acquéreur ne peut intenter qu'une action en nullité de vente. Si l'acheteur démontre

(1) A. Galtier, *loc. cit.*

que le vendeur était de mauvaise foi, qu'il connaissait l'existence de la maladie chez l'animal, l'acquéreur peut intenter non seulement l'action en nullité, mais encore une action en dommages-intérêts.

L'acheteur doit intenter l'action dans les délais prescrits par la loi de 1895 et prouver que la maladie contagieuse ou que la contamination de l'animal est antérieure à la vente.

L'article 31 de la loi du 12 juillet 1881 dit :

Seront punis d'un emprisonnement de deux mois à six mois et d'une amende de 100 à 1000 fr.

. . . . . . . . . . . . . . . . . . . . . . . . . . . . . .

2° Ceux qui auront vendu ou mis en vente des animaux qu'ils savaient atteints ou soupçonnés d'être atteints de maladies contagieuses.

## Des constatations médico-légales en matière d'accidents de chemins de fer

### RAPPORTS.

Lorsqu'un accident est survenu en cours de route à un ou plusieurs animaux expédiés par chemin de fer et que le destinataire refuse de prendre livraison, la Compagnie et le destinataire, chacun de leur côté, font choix d'un vétérinaire à titre de *conseil*; le rôle de celui-ci ne saurait se comparer à celui d'expert ou d'arbitre, il doit agir vis-à-vis de la compagnie ou du destinataire comme envers un client; il doit donner son avis sur les suites qu'il serait bon de donner à l'affaire dans l'intérêt de sa partie.

Il lui faudra 1° recueillir tous les renseignements susceptibles d'être utilisés dans cette mission : circonstances dans lesquelles l'accident s'est produit, état du wagon dans ses moindres détails, état du ou des animaux expédiés, autopsie s'il y a lieu, conditions de l'expédition, tarif demandé, etc.

Dans le cas où l'autopsie serait nécessaire, n'y procéder qu'après y avoir convoqué la partie adverse.

2° Adresser un rapport à celui qui l'a convoqué : destinataire ou chef de service (service des réclamations, contentieux, chef de gare).

Le rapport comprendra en général 4 parties :

A. *Exposé des constatations* faites et des renseignements recueillis ;

B. *Estimation du dommage.* — Elle doit être établie dans tous les cas et quel que soit le responsable. Le calcul a *généralement* pour base les 3 points suivants :

Chômage, dépréciation, frais de traitement.

C. *Examen des responsabilités.* — Point très délicat où le praticien devra tirer des renseignements toutes les déductions qu'elles comportent, les interpréter et peser judicieusement leur valeur. Impossible de tracer un cadre à ce chapitre à cause de la variété des cas qui peuvent se présenter.

Disons cependant à titre de renseignement que dans les transports au tarif général, les compagnies sont responsables du dommage hors les cas fortuits, de force majeure ou le vice de la chose dont elles doivent apporter la preuve.

Dans le cas du tarif spécial elles ne sont responsables que si le destinataire ou l'expéditeur peut établir la preuve d'une faute de la compagnie.

S'il y a retard dans la livraison le destinataire ou l'expéditeur peuvent réclamer réparation du préjudice à la condition de prouver le retard.

Dans tous les cas pour avoir recours contre la compagnie le destinataire doit, s'il prend livraison des blessés, formuler des réserves soit sur le registre de la gare, soit par lettre, dans les 48 heures qui suivent la livraison.

Enfin pour les accidents arrivés aux passages à niveau, la responsabilité des compagnies n'est en jeu que s'il y a faute ou imprudence de la part de la compagnie ; par contre elles ne sont pas responsables lorsque l'accident survient à des animaux qui se sont introduits sur les voies à la faveur de passages légalement pourvus de barrière et dans ce cas elles ont recours contre le propriétaire si elles ont subi de ce fait un préjudice.

D. *Conclusions.* — Conseiller à la compagnie ou au destinataire, selon les cas, de transiger, d'accorder le paiement du dommage ou de décliner toute responsabilité, en laissant au besoin l'affaire venir devant les tribunaux.

Nous donnons ici deux rapports qui pourront servir de types.

(BRICAIRE).

## I<sup>er</sup> RAPPORT

Monsieur le Chef du service des arrivages à la gare de X.

J'ai l'honneur de vous informer que j'ai visité aujourd'hui dans les écuries de M. A. où elle est en fourrière une jument d'attelage sous poil bai, taches accidentelles sur les côtés de la poitrine et à l'épaule gauche, toupet rasé, queue entière, crins écourtés. 9 à 10 ans (contremarquée) de la taille de 1<sup>m</sup>59 environ. Valeur commerciale sept à huit cents francs sauf aptitudes spéciales. Cette bête en assez mauvais état paraît avoir du sang.

Elle faisait partie d'un convoi de 9 chevaux, expédition n° 24 du 10 novembre, de M. M., à M. R., tarif spécial 11, wagons-écuries L. 4, L. 12, 5767.

Cette jument porte à la hanche gauche une large plaie superficielle de 10 à 12 centimètres de long sur 6 à 8 de large, irrégulière, très sensible, plaie par frottement avec usure de la peau ; elle présente en son milieu deux eschares dont les cicatrices de guérison resteront visibles.

Au membre postérieur gauche, blessures petites et superficielles de la couronne et de la face antérieure du paturon. Petites plaies également superficielles sur le jarret gauche (face externe et pointe) plaies plus anciennes du jarret droit.

Dépilations à la base de l'oreille droite, qui semble résulter de l'application du tord-nez.

La jument est déferrée du pied postérieur droit.

Exercée au pas et au trot la jument présente au membre postérieur gauche un mouvement de harper, résultant soit d'un vice ancien (éparvin sec), soit de la présence des plaies siégeant au voisinage du pied.

J'estime que le dommage peut être évalué comme suit :

| | |
|---|---:|
| Chômage 30 jours à fr. 8 . . . | 240 |
| Dépréciation. . . . . . . . | 80 |
| Traitement . . . . . . . . | 30 |
| Ensemble fr. . . | 350 |

Sauf complications imprévues (tétanos, etc.).

*Responsabilités.* — La jument ne paraît pas vicieuse mais

elle a du sang et elle est impressionnable, elle couche les oreilles quand on l'approche et paraît vive.

J'ai visité le wagon-écurie L. R. dans lequel elle a fait le voyage, il n'a pas subi de violence extérieure. La stalle du milieu et celle de gauche occupées par deux compagnons de voyage sont en très bon état. La stalle de droite, occupée par la jument blessée, est endommagée. La toile du capiton de gauche est déchirée et le foin qui sert à la rembourrer s'échappe par la déchirure, une certaine quantité même est mélangée à la paille de la litière. Il ne manque pas de barrettes au plancher. Sur les parois, en dessous et en arrière des capitons, de très nombreuses traces de coups de pieds. Egalement sur le côté droit de la stalle, au niveau des membres antérieurs de nombreuses traces de piétinement. Enfin sur le haut du capiton gauche une large marque de sang correspondant à la plaie de la hanche gauche de la jument.

Il me paraît absolument évident que cette jument, comme on le constate sur beaucoup de chevaux de sang, n'a pas supporté d'être enfermée dans un espace étroit et qu'elle s'est défendue.

Elle s'est appuyé la hanche gauche sur le côté de la stalle (marques de sang sur le capiton), se contusionnant fortement la région et essayant avec ses pieds antérieurs à prendre un point d'appui sur l'angle opposé de la stalle (marques en bas et à droite). Entre temps, elle n'a cessé de donner des coups de pieds qui ont déchiré la toile de gauche et ont laissé leurs empreintes sur les deux parois de la stalle ; ses deux compagnons de voyage, plus sages, se sont résignés et sont arrivés indemnes, il n'y a à incriminer que le caractère de la jument.

Je n'ai relevé ni faute, ni imprudence de la part de la compagnie et j'estime que la compagnie doit repousser toute responsabilité dans cet accident.

Veuillez agréer, Monsieur...

HÉNAULT

## DEUXIÈME RAPPORT

Monsieur le chef du service des réclamations,

Comme suite à la communication reçue le 27 décembre, j'ai l'honneur de vous informer que j'ai visité le 28, chez M. X..., à C..., deux vaches laitières arrivées à la gare de D... le 18 décembre et au sujet desquelles le propriétaire avait fait une réclamation le 20 décembre.

Ces deux vaches, expédiées le 17 à 3 heures 25 du soir, auraient dû parvenir à destination le 18, à 9 heures du matin. Elles ne sont arrivées que le 18 à 9 heures du soir et le destinataire a été prévenu seulement le 19, à 10 h. 1/2.

Il y a donc eu un retard légal de 12 heures auquel il faut ajouter 13 h. 1/2 au moins.

M. B..., mandataire de M. X..., a pris livraison des deux bêtes *sans réserves*. De son côté M. X... n'a fait qu'une réclamation *verbale*.

Nous avons pu faire les constatations suivantes :

1° Vache laitière en bon état, race hollandaise, robe blanche et noire, 7 ans, valeur 650 francs.

2° Vache laitière maigre, race normande, sous poil fauve bringé, 8 ans, valeur 600 francs.

Ces deux vaches présentent les caractères de bonnes laitières, l'une d'elles a encore un léger écoulement vulvaire qui dénote un vêlage récent. Elles paraissent être toutes deux en pleine production lactée (moyenne : 22 litres de lait par jour).

Les deux vaches sont atteintes de mammite, la première du quartier postérieur gauche, la seconde du quartier postérieur droit. Chacun des quartiers malades est le siège d'une inflammation ayant encore un caractère aigu (le 7 janvier), mais en voie de passage à l'état chronique ; la sécrétion lactée en est complètement tarie, elle est fortement diminuée dans les autres quartiers. Traites, devant moi, à fond, elles donnent une quantité de lait minime : 3 litres à 3 litres 1/2, ce qui porte la production journalière environ à 7 litres pour chacune des vaches. Les bêtes sont tristes et légèrement fiévreuses.

Dans l'espoir que la maladie serait rapidement localisée aux quartiers malades et qu'il y aurait suppléance dans la sécrétion des autres quartiers, j'ai demandé une huitaine de jours et prié M. Z..., vétérinaire à C..., de donner ses soins aux malades.

J'ai revu à nouveau, aujourd'hui 7 janvier, les deux vaches. Aucune amélioration ne s'est produite ; l'une d'elles reste fiévreuse, a peu d'appétit et me paraît plus malade qu'à ma première visite. L'état général de la seconde est plus satisfaisant. La production du lait est restée sensiblement la même.

Il n'y a pas lieu désormais de compter sur ces deux vaches *comme laitières*.

D'accord avec M. Z..., vétérinaire de M. X.., nous avons estimé le dommage comme suit :

| | |
|---|---|
| Prix d'achat des deux vaches . . . | 1250 fr. |
| Auquel il faut ajouter le prix du transport. . . . . . . . . . | 82 — |
| Frais de traitement . . . . . . | 25 — |
| Perte de bénéfice : 30 litres de lait à 0 fr. 25 pendant 20 jours . . . | 150 — |
| | 1507 — |
| A déduire le prix de vente des deux bêtes pour la boucherie . . . . | 450 — |
| | 1057 — |

Soit 1057 francs à ce jour (le chiffre des frais de traitement continue à augmenter de jour en jour).

Quelles sont les causes de la maladie ?

Il y a lieu d'écarter l'hypothèse de l'achat de bêtes malades par un *nourrisseur*.

Deux des causes *favorisantes* les plus certaines de la mammite se sont rencontrées ici : suractivité fonctionnelle des glandes et rétention du lait dans la mamelle. Les vaches n'ont pu être traitées du 17 décembre à 3 heures environ au 19 décembre à midi, alors qu'elles auraient *pu* et *dû* l'être le 18, vers 9 ou 10 heures du matin. Il y a eu empissement laiteux, congestion de la mamelle (constatée dès leur arrivée par le vétérinaire) et par suite mammite.

Certains auteurs nient que ces causes soient suffisantes et qu'à elles viennent s'ajouter le *froid* et l'*infection* ; mais personne ne conteste que ces deux causes réunies ne favorisent au plus haut point l'apparition de la maladie : il y a donc lieu d'en *tenir le plus grand compte*.

*Responsabilités*. — Hors le cas de force majeure, les compagnies sont responsables des retards dans la livraison des animaux transportés s'il y a préjudice et si ce préjudice est justifié. L'indemnité doit correspondre à la perte subie par le plaignant, et au bénéfice dont il a été privé.

Dans le cas qui nous occupe, le retard est prouvé et il y a préjudice.

Il n'y a pas de preuve absolue et mathématique que la mammite ait été directement causée par le *seul* retard mais un expert ayant à se prononcer sur ce cas ne manquera pas de la prendre en grande considération.

De tout ce qui précède, il résulte que la responsabilité de la compagnie me paraît sérieusement engagée dans cette affaire ; mais que en raison du doute qui, dans une certaine mesure, peut exister, quant à l'étiologie de la maladie, en raison d'autre part de la livraison effectuée sans réserves de la part du mandataire du destinataire, il y a intérêt, à mon avis, de chercher à terminer ce différend en offrant à M. X, à titre de transaction, une somme égale au plus aux deux tiers du dommage.

Je n'ai pas pressenti le plaignant, ni son vétérinaire à cet égard, mais je pense avec quelque raison qu'ils accepteront.

Tel est l'avis que j'ai l'honneur de vous soumettre.

Recevez, etc., etc.

HENAULT.

La solution proposée a été acceptée par la Compagnie et par le destinataire.


## RAPPORT ADMINISTRATIF

À M. le Ministre de l'Agriculture

### SUR UNE ÉPIZOOTIE DE PÉRIPNEUMONIE

par M. Camille LEBLANC

Monsieur le Ministre,

Vous m'avez donné la mission de me rendre dans la commune d'A..., à la ferme de la P....., pour examiner le bétail déjà décimé par la péripneumonie, afin de vous mettre à même de répondre à la demande d'abatage général, qui nous a été adressée par M. le préfet du département de l'I..... Je viens aujourd'hui vous rendre compte du résultat de ma visite.

Pour être plus clair, je dois remonter au commencement de l'épizootie.

La maladie a été importée dans la ferme de P..... par un taureau acheté à la foire de C..... ; cet animal, tombé malade vers la fin de juin, fut mis au pâturage avec trente-cinq bêtes bovines ; on méconnut la nature de la maladie, et ce n'est que le 22 octobre, alors qu'on dut abattre cinq vaches reconnues atteintes de péripneumonie, qu'on soupçonna la cause de la contagion. M. G...., envoyé par vous dans l'I....., fit abattre le taureau qui fut reconnu péripneumonique.

Deux vaches avaient été couvertes par lui en dehors de la ferme ; l'une d'elles a été vendue depuis à la boucherie et reconnue saine ; l'autre est toujours bien portante. Deux autres taureaux, achetés en même temps que le premier, ont été l'objet d'une surveillance incessante, et n'ont jamais présenté aucun symptôme inquiétant. Depuis l'abatage des cinq vaches portant les n<sup>os</sup> 21, 22, 23, 24 et 25, puis du taureau n° 10, on dut sacrifier pour cause de péripneumonie, le 18 octobre, une vache n° 6, un veau n° 15, deux bœufs portant les n<sup>os</sup> 42 et 43. L'autopsie fut faite à l'abattoir de C... pour la vache et les deux bœufs, sur place pour le veau : chez tous les quatre, on a trouvé les lésions caractéristiques de la péripneumonie.

Depuis, on a abattu, en janvier, une génisse n° 8, un veau n° 13, et un bœuf n° 29.

Le vétérinaire délégué, tombé malade, n'a pu, depuis un mois, faire son service, et personne ne l'a remplacé pour visiter les animaux ; c'est le propriétaire qui a dû l'avertir de la maladie des bêtes bovines précitées, et qui, sur son ordre, les a fait conduire à l'abattoir.

L'autopsie des deux premières a été faite par un vétérinaire militaire et celle de la troisième par le vétérinaire délégué, qui a pu sortir pour aller jusqu'à l'abattoir.

Pendant sa maladie, au dire du métayer, presque tous les animaux restants ont toussé, présentant des intermittences d'appétit, et la plupart ont maigri. C'est donc sur son dire et en se rappelant les faits constatés par lui-même en novembre, que le vétérinaire délégué a rédigé un rapport dans lequel il est dit, que tous les animaux ont été plus ou moins malades, et c'est en se basant sur ce rapport que le préfet a envoyé sa dernière dépêche.

A mon arrivée à C...., je me suis rendu chez M. A...., qui, par suite de son état de santé, n'a pu m'accompagner à la ferme de la P....; je suis parti avec M. D..... propriétaire, et en arrivant j'ai constaté dans la ferme la présence de trente et un bovidés; or, le recensement fait en deux fois portait quarante-trois bêtes et treize ayant été abattues, il n'en devait rester que trente. Après de minutieuses recherches rendues plus difficiles par l'absence du vétérinaire délégué et le peu d'intelligence du métayer, j'ai pu me convaincre qu'on avait oublié de recenser une vache du pays âgée de trois ans, sous poil froment.

Le poil ayant repoussé, les marques avaient en partie disparu, et j'ai dû refaire animal par animal le dit recensement: j'ai trouvé cinq vaches, deux génisses, huit veaux, deux taureaux, sept bœufs restant des trente-cinq portés sur le premier état, et six bœufs de travail sur huit portés sur le second état, plus une vache non recensée, total: trente et une bêtes bovines.

Les trente portées aux deux états ont une valeur de 7,995 francs.

J'ai examiné tous les animaux, et aucun d'eux ne m'a paru atteint de la péripneumonie à l'état aigu; il est certain que plusieurs d'entre eux ont eu la maladie à l'état atténué; quatre de ces derniers m'ont paru avoir été plus fortement atteints et sont en mauvais état:

Savoir:

Vache n° 1, Marchaise, 2 ans, valeur...................... 220 fr.
Vache n° 5, Limousine croisée, 4 ans, valeur.......... 285 —
Veau n° 18, Marchais noir, 1 an, valeur.............. 150 —
Bœuf n° 41, Froment, 4 ans, valeur.................... 450 —

Dans le doute, mon avis est de faire abattre de suite ces quatre animaux, afin de diminuer les chances de contagion; mais la mesure la plus radicale et la meilleure, serait de détruire le foyer d'infection en faisant sacrifier malades et contaminés.

Le département de l'I.... est indemne depuis plus de vingt ans, et le vétérinaire délégué n'a pas eu, depuis cette époque, à constater un seul cas de péripneumonie.

Si on laisse la maladie s'éteindre sur place, il y aura encore d'autres victimes, et une fois les trois mois écoulés après le dernier cas, le propriétaire sera libre de vendre les animaux restants, parmi lesquels quelques-uns auront, sans aucun doute, la maladie à l'état chronique.

Il est à craindre que ces animaux, vendus dans le pays, y deviennent le véhicule de la contagion et que la péripneumonie se développe dans l'I.... comme elle l'a fait dans la N...., et dans l'A....

Le chiffre de l'indemnité sera diminué par la plus-value qu'on doit tirer de la vente des bœufs qui ont été estimés bon marché, et qui pourront être vendus un bon prix, en laissant au propriétaire un délai suffisant pour livrer ces bêtes à la boucherie.

Mon avis est donc qu'il y a intérêt à autoriser l'abattage des trente animaux ci-dessus, en payant la moitié de la valeur des animaux reconnus malades à l'autopsie, et les trois quarts pour les contaminés, sauf à percevoir les sommes dépassant le quatrième quart lors de la vente au boucher, et à les déduire de ladite indemnité.

Telle est, Monsieur le Ministre, la conclusion que j'ai l'honneur de soumettre à votre juste appréciation.

Veuillez agréer, Monsieur le Ministre, etc., etc.

Cam. LEBLANC.

# INTÉRÊTS PROFESSIONNELS

## RESPONSABILITÉ DES VÉTÉRINAIRES

Dans la plupart des circonstances il vient tout naturellement à l'esprit des propriétaires d'animaux, de rendre le vétérinaire responsable des accidents qui surviennent dans le cours de certaines opérations chirurgicales, quelques précautions qu'on ait prises pour les éviter. C'est là une déduction logique de leur façon d'apprécier les choses, il ne leur viendra pas à l'idée, et, en cela ils auront raison, d'incriminer le chirurgien, si l'un des leurs succombait pendant une opération, soit à l'absorption du chloroforme par exemple, soit à une cause d'un tout autre ordre ; mais quand il s'agit d'une bête repré-

sentant un certain capital, il n'en est plus ainsi ; on se sou-
vient aussitôt des articles 1382 et suivants du Code civil et on
a recours au papier timbré, si le vétérinaire refuse, à bon
droit le plus souvent, de se soumettre aux réclamations qui
lui sont adressées.

Puisque notre profession jouit de ce singulier privilège, il
importe aux arbitres et aux experts d'exposer les faits aux
tribunaux, de les commenter et de démontrer, que si rien de
grave ne peut être relevé contre l'opérateur, il ne saurait être
inquiété ; c'est un devoir professionnel auquel, pour notre
part, nous ne faillirons pas, toutes les fois que l'occasion se
présentera.

Nous mettons sous les yeux de ceux qui voudront bien nous
lire, les pièces d'un très intéressant procès.

Henri Benjamin.

*A messieurs les Président et Juges composant le Tribunal
de Commerce de Paris.*

Par votre jugement en date du 8 avril 1884, rendu contra-
dictoirement dans une contestation entre M. T..., négociant,
demeurant à Paris, demandeur d'une part ; et M. G... médecin
vétérinaire à Paris, défendeur d'autre part, il vous a paru
utile à l'éclaircissement des faits de cette cause et avant de
faire droit, de me nommer arbitre rapporteur de cette affaire
et vous m'avez chargé en cette qualité, de réunir les parties,
de les entendre, d'essayer de les concilier, et, dans le cas
contraire, de vous faire mon rapport en la manière habituelle.

Conformément au désir de votre jugement, j'ai réuni les
parties, je les ai entendues, mais comme je n'ai pu les concilier, j'aurai l'honneur de vous exposer les faits de cette
cause et de vous donner ensuite respectueusement mon avis.

Voici les faits tels qu'ils ressortent de leurs dires. M. T...
a exposé qu'il réclamait à M. G..., en raison d'un accident
survenu à un cheval lui appartenant : 1° une somme de douze
cent cinquante-sept francs, représentant le prix du cheval, la
pension de l'animal à A..., l'achat d'un autre cheval ; 2° une

somme de deux cents francs à titre de dommages-intérêts, et ce, pour les raisons suivantes : Dans le courant du mois de février, M. T... confia à M. G..., son vétérinaire, un cheval entier, âgé de six ans, sous poil noir, en le priant de lui faire subir l'opération de la castration, non sans avoir pris son avis sur les conséquences possibles d'une semblable opération chirurgicale. La castration fut pratiquée sans aucun incident; quelques jours après, il se développa, dans la région du fourreau et des bourses, une infiltration œdémateuse, et M. G... consulté, fit savoir qu'il importait de faire, dans la région malade, des scarifications avec la lame fine d'un bistouri. Le cheval fut donc conduit à cet effet dans son établissement, et là fut victime de l'accident qui a causé la demande : au moment où M. G... faisait les scarifications, l'animal entraîna les hommes qui le maintenaient près d'un établi, au pied duquel se trouvait, mal placé, suivant M. T..., un baquet contenant des limes et s'affaissa pour ainsi dire dessus ; la pointe de l'une d'elles lui fit, au jarret gauche, une blessure telle que l'animal dût être conduit à A... où il n'est pas encore guéri.

M. G... a répliqué tout d'abord que le baquet sur lequel l'animal s'était blessé était parfaitement à sa place, et que ce n'était que par suite du caractère de l'animal que l'accident s'était produit. Il a ajouté que, lorsque, quelques jours après la castration, il avait voulu couper les testicules mortifiés et enlever les casseaux, il avait été dans l'impossibilité la plus absolue de le faire, comme cela se pratique ordinairement, c'est-à-dire l'animal maintenu debout suivant les règles indiquées; force lui avait été de le coucher pour faire cette petite opération que généralement les animaux les plus méchants endurent sans réagir d'une manière dangereuse. M. G... a dit, en outre, que le jour où il devait faire les scarifications, le cheval avait été amené dans son établissement les yeux bandés, que toutes les précautions avaient été prises et que l'animal ayant deux tord-nez, l'un au nez et l'autre à l'oreille, était maintenu par trois hommes placés à la tête, tandis qu'un autre aide, des plus solides, levait un membre postérieur pour lui permettre d'opérer. Malgré cela, le cheval, sous l'influence de l'irritation et doué d'une vigueur peu commune, entraîna tous les hommes qui le maintenaient, alla s'affaisser sur le baquet dans lequel se trouvaient plusieurs limes, et s'y blessa en se perforant plusieurs gaines tendineuses. En terminant, M. G... a ajouté qu'il n'avait pu empêcher cet accident qui s'était produit sous les yeux mêmes de M. T..., qu'il avait pris toutes les précautions exigées en pareil cas, et qu'il ne saurait être rendu responsable.

A l'appui de sa demande, M. T... m'a remis : 1º un certificat de M. B... vétérinaire à V... constatant qu'il a visité deux fois l'animal dont il s'agit, chez son propriétaire M. B..., qu'il lui a mis un séton sans difficulté aucune et qu'il ne s'était jamais aperçu qu'il fût méchant ; 2º un certificat signé B... à qui M. T... l'avait acheté, constatant que l'animal n'avait jamais présenté de signes de méchanceté ; 3º un certificat signé C..., maréchal-ferrant, qui constate que jamais l'animal n'a été méchant.

Je suis allé à A..., où j'ai vu le cheval, objet du litige ; bien qu'il ait subi la castration, il témoigne, par son regard, le port de ses oreilles et son habitude extérieure, qu'il est encore doué d'un caractère vicieux ; il s'est en effet tourné sur moi et, au besoin, m'aurait mordu, ainsi que le faisait très judicieusement remarquer une personne qui m'accompagnait dans ma visite.

Le jarret blessé est en aussi bon état que possible ; on peut dire que sa guérison est radicale, il suffira d'une cautérisation en pointes pour le ramener à son volume normal. Malheureusement le sabot postérieur droit est devenu difforme par suite des lésions de fourbure chronique et ce, en raison de l'appui constant qui se faisait sur lui pendant que le membre malade, par suite de la douleur dont il était le siège, ne reposait que fort peu sur le sol ; la dépréciation qui en résulte est assez grande, mais, malgré cela, l'animal a encore une certaine valeur comme cheval de labour.

Je me suis transporté ensuite dans l'établissement de M. G..., et là, en présence des parties, j'ai examiné le local et je me suis fait représenter le baquet contenant les limes sur lesquelles l'animal s'était blessé ; bien que M. T... et M. G... ne fussent pas d'accord sur la place exacte qu'il occupait le jour de l'accident, j'ai la conviction intime qu'il était suffisamment sous l'établi et qu'il a fallu le concours de circonstances tout à fait particulières, sur lesquelles je reviendrai plus loin, pour que l'accident ait pu se produire. J'ai ensuite prié M. G... de me montrer exactement l'endroit où l'animal était maintenu comme il l'a exposé plus haut, et j'ai pu constater qu'il avait fallu de sa part une vigueur très grande pour arriver à entraîner ceux qui le tenaient jusqu'à l'endroit où l'accident a eu lieu.

Lequel de M. T... ou de M. G... est fondé dans ses prétentions? Examinons :

La demande de M. T... ne me paraît pas recevable, M. G... a-t-il omis de prendre toutes les précautions nécessitées par le caractère vicieux du cheval, lorsqu'il a fait les scarifications qu'il avait jugé utile de pratiquer? Assurément non. A-t-il commis une faute quelconque? Non. L'animal était maintenu, nous pouvons le dire, avec un luxe inusité de précautions qu'on ne prend généralement pas, lorsqu'il s'agit de faire quelques mouchetures dans un œdème de ce genre, et que M. G... n'a pas cru devoir négliger, en raison des grandes difficultés qu'il avait déjà éprouvées, lorsqu'il avait voulu couper les testicules et enlever les casseaux. Peut-on reprocher quelque chose à M. G... ? Je ne le pense pas.

Il a pris soin de faire bander les yeux du cheval avant de le faire amener chez lui, et cela, dans le but d'essayer de le tromper, mais lorsque l'animal s'est senti maintenu, il s'est sans doute rappelé les souffrances qu'il avait éprouvées, il est devenu furieux, et malgré la grappe humaine qui s'était suspendue à lui, il s'est précipité contre l'établi et est venu se blesser le jarret sur une lime contenue dans un baquet suffisamment protégé par l'établi lui-même. L'animal, au lieu de se jeter là, aurait pu entraîner ceux qui le maintenaient, contre les enclumes qui se trouvent non loin, et se blesser contre la bigorne de l'une d'elles.

En faisant ce que sa profession l'obligeait à faire, M. G... courait auprès de ce cheval les plus grands dangers : en d'autres termes, il exposait sa vie. Je suppose que si au lieu de se blesser, l'animal avait frappé avec un de ses membres, M. G... ou un de ses ouvriers, il ne serait pas venu à l'idée, ni à lui, ni à eux, de rendre M. T.., responsable. Ce dernier aurait été en droit de répondre que c'était là un des dangers de la profession vétérinaire et il n'aurait pas eu tort.

Si l'animal avait été mal maintenu, si M. G... n'avait pas pris toutes les précautions désirables, on aurait pu l'accuser de négligence et le blâmer dans une certaine mesure. Mais il n'a rien fait au hasard ; connaissant la vigueur et le caractère du cheval, il l'a fait fixer d'une façon toute spéciale, il a opéré aussi rapidement qu'on peut le faire, dans les conditions particulières de position du corps où on est placé lorsqu'on fait des scarifications dans cette région ; et on peut dire que, si l'accident est arrivé, c'est qu'il y a eu là un cas de force majeure et qu'il n'est imputable qu'au caractère de l'animal, devenu féroce par suite du souvenir probable des douleurs endurées et de celles que lui causait la pénétration du bistouri dans les tissus enflammés.

Des trois certificats que m'a remis M. T..., un seul me paraît sérieux et discutable, c'est celui de M. B..., médecin-vétérinaire à V... ; quant aux deux autres, comme ils émanent de l'ancien propriétaire du cheval et de son maréchal, il est permis de ne pas les considérer comme désintéressés. De ce que M. B... n'a pas éprouvé de difficulté à mettre un séton au cheval, il n'en faut pas conclure qu'il n'est pas méchant ; je déclare ici, pour ma part, que d'après ce que j'ai vu à A... je considère l'animal comme méchant.

En résumé, considérant que M. T... réclame à M. G... une somme de 1,457 fr. à titre de réparation d'un accident, survenu à un cheval lui appartenant et à titre de dommages-intérêts ;

Considérant que si l'accident dont il s'agit s'est produit, il est entièrement imputable au caractère vicieux de l'animal, qui s'est, pour ainsi dire, blessé lui-même en s'affaissant sur un baquet contenant des limes ;

Considérant que rien ne peut être relevé contre M. G..., soit dans sa façon d'opérer, soit dans la manière dont il a fait fixer et maintenir le cheval ;

Considérant que le baquet contenant des limes m'a paru être bien à sa place et suffisamment protégé par l'établi, au pied duquel il se trouve ;

Considérant que le cheval, objet du litige, est dangereux à approcher ;

J'estime qu'il serait juste que M. T... fût débouté de sa demande et fût condamné aux frais du procès.

Tel est l'avis, Messieurs...

Henri BENJAMIN.

En date du 26 juin 1884, le Tribunal de commerce a rendu le jugement suivant :

Attendu que T... expose qu'en février dernier, il confia à G..., vétérinaire, un cheval devant subir une grave opération ; que, par suite de la négligence de G... et de précautions insuffisantes, le cheval, pendant l'opération, aurait réussi à entraîner les hommes qui le tenaient ; qu'en se débattant, il se serait fait une blessure grave à la jambe qui le rendrait impropre à tout service ; que la faute de l'accident incomberait à G... ; que la demande en paiement de 1.257 francs, pour prix du cheval, et 200 francs de dommages-intérêts devrait être accueillie ;

Attendu que T... n'apporte pas la preuve que l'accident survenu à son cheval soit imputable à G... ; qu'il est au contraire établi, notamment par le rapport de l'arbitre, que G... a pris toutes les précautions voulues pour maintenir le cheval pendant l'opération ; que l'accident qui est arrivé est indépendant de sa volonté et que le caractère vicieux du cheval en est la cause ; que G... ne saurait en être responsable ;

Qu'en conséquence, il y a lieu de déclarer T... mal fondé en ses demandes et conclusions ;

Par ces motifs, vu le rapport de l'arbitre, le Tribunal, jugeant en dernier ressort,

Déclare T... mal fondé en sa demande, l'en déboute et le condamne aux dépens.

TABLE ALPHABÉTIQUE.

# TABLE ALPHABÉTIQUE

# TABLE DES MATIÈRES

# LIVRE III

## PATHOLOGIE INTERNE

# LIVRE IV

## PATHOLOGIE EXTERNE

# LIVRE V

## CHIRURGIE

### Opérations générales.



# LIVRE VI

## OBSTÉTRIQUE

# LIVRE VII

## THÉRAPEUTIQUE

# LIVRE VIII

## POLICE SANITAIRE



# LIVRE IX

## INSPECTION DES VIANDES DE BOUCHERIE

# LIVRE X

## JURISPRUDENCE COMMERCIALE



FIN DE LA TABLE DES MATIÈRES

DIJON. — IMP. DARANTIERE